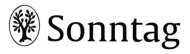

Kompendium für die Heilpraktiker-Prüfung

Margit Allmeroth

4., überarbeitete Auflage

16 Abbildungen
51 Tabellen

Sonntag Verlag · Stuttgart

Bibliografische Information
Der Deutschen Nationalbibliothek
Die Deutsche Bibliothek verzeichnet diese Publikation in der Deutschen Nationalbibliografie; detaillierte bibliografische Daten sind im Internet über http://dnb.d-nb.de abrufbar.

Anschrift der Autorin:

Margit Allmeroth
Heilpraktikerschule
Hermannstraße 8
40233 Düsseldorf

1. Auflage 2000
unter Mitwirkung von Silvia Jakob
2. Auflage 2003
3. Auflage 2006

© 2007 Sonntag Verlag in
MVS Medizinverlage Stuttgart GmbH & Co. KG
Oswald-Hesse-Str. 50
70469 Stuttgart

Unsere Homepage: www.sonntag-verlag.com

Printed in Germany

Umschlaggestaltung: Thieme Verlagsgruppe
Umschlagfotos: Photo Disc, Inc.
Verwendete Fotos von: Creativ Collection, Freiburg; Schunke M, Schulte E, Schumacher U: Prometheus, Lernatlas der Anatomie. Hals und Innere Organe. Stuttgart: Thieme; 2005. (© Grafik: Markus Voll, München)
Ebert W: Labordiagnostik in der naturheilkundlichen Praxis. Bd. 1. 3. Aufl. Stuttgart: Sonntag; 2007.
Satz: Satz & mehr, 74354 Besigheim
gesetzt in Advent 3B2
Druck: Grafisches Centrum Cuno, 39240 Calbe

ISBN 978-3-8304-9176-7   1 2 3 4 5 6

Wichtiger Hinweis: Wie jede Wissenschaft ist die Medizin ständigen Entwicklungen unterworfen. Forschung und klinische Erfahrung erweitern unsere Erkenntnisse, insbesondere was Behandlung und medikamentöse Therapie anbelangt. Soweit in diesem Werk eine Dosierung oder eine Applikation erwähnt wird, darf der Leser zwar darauf vertrauen, dass Autoren, Herausgeber und Verlag große Sorgfalt darauf verwandt haben, dass diese Angabe **dem Wissensstand bei Fertigstellung des Werkes** entspricht.
Für Angaben über Dosierungsanweisungen und Applikationsformen kann vom Verlag jedoch keine Gewähr übernommen werden. **Jeder Benutzer ist angehalten**, durch sorgfältige Prüfung der Beipackzettel der verwendeten Präparate und gegebenenfalls nach Konsultation eines Spezialisten festzustellen, ob die dort gegebene Empfehlung für Dosierungen oder die Beachtung von Kontraindikationen gegenüber der Angabe in diesem Buch abweicht. Eine solche Prüfung ist besonders wichtig bei selten verwendeten Präparaten oder solchen, die neu auf den Markt gebracht worden sind. **Jede Dosierung oder Applikation erfolgt auf eigene Gefahr des Benutzers.** Autoren und Verlag appellieren an jeden Benutzer, ihm etwa auffallende Ungenauigkeiten dem Verlag mitzuteilen.

Geschützte Warennamen (Warenzeichen) werden **nicht** besonders kenntlich gemacht. Aus dem Fehlen eines solchen Hinweises kann also nicht geschlossen werden, dass es sich um einen freien Warennamen handelt.
Das Werk, einschließlich aller seiner Teile, ist urheberrechtlich geschützt. Jede Verwertung außerhalb der engen Grenzen des Urheberrechtsgesetzes ist ohne Zustimmung des Verlages unzulässig und strafbar. Das gilt insbesondere für Vervielfältigungen, Übersetzungen, Mikroverfilmungen und die Einspeicherung und Verarbeitung in elektronischen Systemen.

Inhalt

Hauptfächer: Innere Medizin
Grundwissen zur Anatomie, Physiologie, Pathologie 1

| **I** | **Atmungssystem** | **3** |

1	Anatomie, Physiologie	4
1.1	Grundlagen	4
1.1.1	Zuleitende Atemwege	4
1.1.1.1	Nase (Naso) und Nasennebenhöhlen (Sinus paranasales)	4
1.1.1.2	Rachen (Schlund, Pharynx)	5
1.1.1.3	Kehlkopf (Larynx)	5
1.1.1.4	Luftröhre (Trachea)	5
1.1.1.5	Bronchien	5
1.1.2	Lunge (Pulmo)	5
1.1.3	Lungenbläschen (Alveolen)	6
1.1.4	Brustfell (Pleura)	6
1.1.5	Ein- und Ausatmung	6
1.1.5.1	Atemmuskulatur	6
1.1.5.2	Steuerung der Atmung	6
1.1.6	Atemgrößen	7
1.2	Diagnostik, Untersuchung	7
1.2.1	Typische Symptome	7
1.2.2	Inspektion	7
1.2.3	Palpation	8
1.2.4	Perkussion	8
1.2.5	Auskultation	9
1.2.6	Lungenfunktionsprüfung (Spirometrie)	9
1.2.7	Blutgasanalyse	10
1.2.8	Sputum	10
1.2.9	Bronchoskopie	10
1.2.10	Pleurapunktion	10
1.2.11	Bildgebende Diagnostik	10
2	Pathologie	11
2.1	Störungen der Atemfunktionen	11
2.1.1	Störungen der Lungenbelüftung – Ventilationsstörungen	11
2.1.1.1	Obstruktive Ventilationsstörungen	11
2.1.1.2	Restriktive Ventilationsstörungen	11
2.1.2	Störungen der Lungendurchblutung – Perfusionsstörungen	11
2.1.3	Störungen des Gasaustausches – Diffusionsstörungen	11
2.2	Akute obstruktive Ventilationsstörungen	12
2.2.1	Akute Rhinitis (Schnupfen)	12
2.2.2	Akute Sinusitis (Nasennebenhöhlenentzündung)	12
2.2.3	Akute Pharyngitis/Laryngitis	12
2.2.4	Pseudokrupp (Laryngitis subglottica)	13
2.2.5	Epiglottitis	13
2.2.6	Akute Bronchitis	13
2.3	Chronisch obstruktive Ventilationsstörungen	14
2.3.1	Chronische Bronchitis	14
2.3.2	Asthma bronchiale	15
2.3.3	Lungenemphysem	16
2.4	Lungenfibrosen	16
2.4.1	Silikose (Steinstaublunge)	16
2.4.2	Asbestose	17
2.4.3	Sarkoidose (Morbus Boeck)	17
2.5	Erkrankungen der Pleura	18
2.5.1	Pleuritis	18
2.5.2	Pneumothorax	19
2.5.2.1	Spannungs- oder Ventilpneumothorax	19
2.6	Störungen des Lungenkreislaufes	19
2.6.1	Lungenödem	19
2.6.2	Lungenembolie	20
2.6.3	Chronisches Cor pulmonale	20
2.7	Pneumonien	21
2.7.1	Typische Pneumonien	21
2.7.1.1	Lobärpneumonie	21
2.7.1.2	Bronchopneumonie	22
2.7.2	Atypische Pneumonien	22
2.7.2.1	Legionellose	22
2.7.2.2	Pneumocystis-carinii-Pneumonie	22
2.7.2.3	Ornithose (Psittakose, Papageienkrankheit)	22
2.7.2.4	Q-Fieber	22
2.8	**Weitere Lungenerkrankungen**	**23**

2.8.1	Bronchialkarzinom	23		2.8.3	Atelektasen	24
	Sonderform: Pancoast-Tumor	23		2.8.4	Bronchiektasen	24
2.8.2	Lungentuberkulose	24		2.8.5	Schlafapnoesyndrom (SAS)	25

II Blut, Abwehr und Lymphe 27

3 Anatomie, Physiologie 28

3.1 Blutplasma 28

3.2 Blutzellen 29

- 3.2.1 Erythrozyten (rote Blutkörperchen) 29
- 3.2.2 Leukozyten (weiße Blutkörperchen) 29
- 3.2.2.1 Granulozyten 30
- 3.2.2.2 Lymphozyten 30
- 3.2.2.3 Monozyten 31
- 3.2.3 Thrombozyten (Blutplättchen) ... 31

3.3 Blutgruppen 32

- 3.3.1 AB0-System 32
- 3.3.2 Rhesus-System 32

3.4 Labor 33

- 3.4.1 BSG (Blutkörperchensenkungsgeschwindigkeit) 35
- 3.4.2 Hämatologisches Blutbild/Kleines Blutbild 36
- 3.4.3 Großes Blutbild 36
- 3.4.4 Elektrophorese 36
- 3.4.5 Eisenspiegel im Blut 36
- 3.4.6 Schilling-Test 37
- 3.4.7 Diagnosestellung hämorrhagischer Diathesen 37

4 Pathologie 38

4.1 Erkrankungen der Erythrozyten: Anämien 38

- 4.1.1 Akute Blutungen 38
- 4.1.2 Chronische Blutungen 38
- 4.1.3 Eisenmangelanämie 39
- 4.1.4 Vitamin-B_{12}-Mangel-Anämie (Perniziöse Anämie, Morbus Biermer) ... 39
- 4.1.5 Folsäure-Mangel-Anämie 40
- 4.1.6 Kugelzellanämie (Hereditäre Sphärozytose) 40
- 4.1.7 Thalassämie 41
- 4.1.8 Sichelzellanämie 41
- 4.1.9 Glukose-6-Phosphatdehydrogenase-Mangel (Favismus) 41
- 4.1.10 Renale Anämie 42
- 4.1.11 Tumor- und Infektanämie 42

4.2 Erkrankung der Erythrozyten: Polyglobulie 42

- 4.2.1 Polycythaemia rubra vera (Polyzythämie) 43

4.3 Erkrankungen der Leukozyten: Leukämien 43

- 4.3.1 Akute lymphatische Leukämie (ALL) 44
- 4.3.2 Akute myeloische Leukämie (AML) . 44
- 4.3.3 Chronische myeloische Leukämie (CML, chronische Myelose) 44
- 4.3.4 Chronische lymphatische Leukämie (CLL, chronische Lymphadenose) .. 45

4.4 Erkrankungen der Leukozyten: maligne Lymphome 45

- 4.4.1 Morbus Hodgkin (Lymphogranulomatose) 45
- 4.4.2 Multiples Myelom (Plasmozytom, Morbus Kahler) 46

4.5 Erkrankung der Leukozyten: Allergien 47

- 4.5.1 Allergie vom Typ I (Soforttyp) 47
- 4.5.2 Allergie vom Typ II (zytotoxische Reaktion) 47
- 4.5.3 Allergie vom Typ III (Immunkomplextyp) 47
- 4.5.4 Allergie vom Typ IV (Spätreaktion) . 48

4.6 Erkrankungen des Gerinnungssystems 48

- 4.6.1 Hämorrhagische Diathese (Blutungsneigung) 48
- 4.6.2 Bluterkrankheit (Hämophilie A und B) 48

4.7 Lymphatisches System: Anatomie und Physiologie 49

- 4.7.1 Lymphgefäße 49
- 4.7.2 Lymphflüssigkeit 49
- 4.7.3 Lymphknoten 49
- 4.7.4 Milz 49
- 4.7.5 Thymus 50
- 4.7.6 Waldeyer-Rachenring 50

4.8 Erkrankungen des lymphatischen Systems 50

- 4.8.1 Lymphödem 50
- 4.8.2 Lymphangitis 50
- 4.8.3 Akute Tonsillitis 51
- 4.8.4 Splenomegalie 51
- 4.8.5 Milzruptur 51

III Harnsystem   53

5 Anatomie, Physiologie 54

5.1 Harnproduzierende Organe – Nieren (Renes) 54

5.1.1 Lage und Bau 54
5.1.1.1 Makroskopie 54
5.1.1.2 Mikroskopie 54
5.1.1.3 Die Blutversorgung der Nieren ... 55
5.1.2 Die Harnproduktion 56
5.1.2.1 Produktion des Primärharns 56
5.1.2.2 Produktion des Endharns 56
5.1.2.3 Zusammensetzung des Endharns .. 57

5.2 Harnableitende Organe 57

5.2.1 Harnleiter (Ureter) 57
5.2.2 Harnblase (Vesica urinaria) 57
5.2.3 Harnröhre (Urethra) 58

5.3 Wasser-, Elektrolyt- und Säure-Basen-Haushalt 58

5.3.1 Wasser- und Elektrolythaushalt ... 58
5.3.1.1 Störungen im Elektrolythaushalt .. 59
5.3.2 Säure-Basen-Haushalt 59

5.4 Untersuchungsmethoden 60

5.5 Labordiagnostik 60

5.5.1 Harnanalyse 60
5.5.1.1 Dichte bzw. spezifisches Gewicht .. 61
5.5.1.2 pH-Wert 61
5.5.1.3 Leukozyten 61
5.5.1.4 Nitrit 61
5.5.1.5 Eiweiß 61
5.5.1.6 Glukose 62
5.5.1.7 Keton 62
5.5.1.8 Urobilinogen 62
5.5.1.9 Bilirubin 62
5.5.1.10 Blut/Hämoglobin 62

5.5.2 Harnsediment 63
5.5.3 Anlegen einer Harnkultur (Uricult) . 63
5.5.4 Ziehl-Neelsen-Färbung 63
5.5.5 Blutdiagnostik 63

6 Pathologie 64

6.1 Harnwegsinfektionen 64

6.1.1 Zystitis 64
6.1.2 Akute Pyelonephritis 64
6.1.3 Chronische Pyelonephritis 65

6.2 Abakterielle Harnwegsinfektionen. 65

6.2.1 Akute postinfektiöse Glomerulonephritis 66
6.2.2 Chronisch progredientes Glomerulonephritis-Syndrom 66

6.3 Nephrotisches Syndrom (Eiweißverlustniere) 66

6.4 Nierenversagen und Niereninsuffizienz 67

6.4.1 Akutes Nierenversagen 67
6.4.2 Chronische Niereninsuffizienz und Urämie 68

6.5 Analgetikanephropathie 69

6.6 Zystenniere 70

6.7 Nierenzysten 70

6.8 Nierentumoren 70

6.8.1 Wilms-Tumor (Nephroblastom) ... 70
6.8.2 Grawitztumor (syn.: Hypernephrom oder Nierenzellkarzinom) 70

6.9 Urolithiasis 71

IV Herz, Kreislauf und Gefäßsystem   73

7 Anatomie, Physiologie 74

7.1 Das Herz 74

7.1.1 Lage und Bau 74
7.1.1.1 Die vier Innenräume des Herzens . 74
7.1.1.2 Herzwände 75
7.1.1.3 Herzkranzgefäße (Koronarien) 75
7.1.2 Arbeitsphasen des Herzens 75
7.1.3 Herztöne 76
7.1.4 Erregungsbildung und Erregungsleitung des Herzens 76

7.1.5 Schlagvolumen und Herzminutenvolumen 77
7.1.5.1 Herzleistung 77
7.1.6 Untersuchung des Herzens/Diagnostische Verfahren 77
7.1.6.1 Anamnese 77
7.1.6.2 Inspektion 77
7.1.6.3 Palpation 77
7.1.6.4 Perkussion 78
7.1.6.5 Auskultation 78
7.1.6.6 Apparateuntersuchung 78

7.2 Kreislauf und Gefäßsystem 79

7.2.1	Allgemeiner Aufbau der Gefäße (von innen nach außen)	79	8.4.6	Aortenstenose	92
			8.4.7	Aortenisthmusstenose	92
7.2.1.1	Arterien und Arteriolen (Hochdruckgefäße)	79	**8.5**	**Erworbene Herzklappenfehler**	**92**
7.2.1.2	Kapillare (Haargefäße)	79	8.5.1	Mitralstenose	92
7.2.1.3	Venen und Venolen (Niederdruckgefäße)	79	8.5.2	Mitralinsuffizienz	93
			8.5.3	Aortenstenose	93
7.2.2	Kreislauf- und Blutdrucksteuerung	80	8.5.4	Aorteninsuffizienz	93
7.2.3	Die wichtigsten Arterien im Überblick	80	**8.6**	**Diagnostik angeborener und erworbener Herzfehler**	**94**
7.2.4	Die wichtigsten Venen im Überblick	81			
7.2.5	Fetaler Kreislauf	81	**8.7**	**Entzündungen des Herzens**	**94**
7.2.6	Untersuchungsmethoden	81	8.7.1	Rheumatische abakterielle Endokarditis (Rheumatisches Fieber)	94
7.2.6.1	Inspektion	81			
7.2.6.2	Palpation	81	8.7.2	Infektiöse bakterielle Endokarditis	95
7.2.6.3	Auskultation	81	8.7.3	Subakute bakterielle Endokarditis (Endocarditis lenta)	95
7.2.6.4	Klinische Funktionsprüfungen	81			
7.2.7	Blutdruck	82	8.7.4	Myokarditis	96
			8.7.5	Akute Perikarditis	96
8	**Pathologie**	**83**	8.7.6	Chronisch konstriktive Perikarditis	97
8.1	**Koronare Herzkrankheit (KHK)**	**83**	**8.8**	**Medikamente für Herzerkrankungen**	**97**
8.1.1	Angina pectoris (Brustenge)	83			
8.1.1.1	Formen der Angina pectoris	84	**8.9**	**Digitalisintoxikation**	**97**
8.1.2	Herzinfarkt (Myokardinfarkt)	84	**8.10**	**Erkrankungen des arteriellen Systems**	**98**
8.2	**Herzrhythmusstörungen**	**85**			
8.2.1	Tachykardie	86	8.10.1	Arterielle Hypertonie	98
8.2.2	Bradykardie	86	8.10.2	Hypotonie	99
8.2.3	Reizleitungsstörungen	87	8.10.3	Aneurysma	99
8.2.3.1	Sinuatrialer Block (SA-Block)	87	8.10.4	Arteriosklerose	100
8.2.3.2	Atrioventrikuläre Blockierung (AV-Block)	87	8.10.5	Periphere arterielle Verschlusskrankheit (pAVK)	100
8.2.4	Extrasystolen	88	8.10.5.1	Chronischer peripherer arterieller Verschluss	100
8.3	**Herzinsuffizienz (Herzmuskelschwäche)**	**88**	8.10.5.2	Akuter peripherer arterieller Verschluss	101
8.3.1	Akute Herzinsuffizienz	88	8.10.6	Arteriitis temporalis (syn.: Morbus Horton, Horton-Magath-Brown-Syndrom)	101
8.3.2	Chronische Herzinsuffizienz	89			
8.4	**Angeborene Herzfehler**	**90**	8.10.7	Migräne	101
8.4.1	Vorhofseptumdefekt	90	**8.11**	**Venöse Gefäßerkrankungen**	**102**
8.4.2	Ventrikelseptumdefekt	91	8.11.1	Varizen/Varikosis (Krampfadern)	102
8.4.3	Persistierender Ductus arteriosus Botalli	91	8.11.2	Oberflächliche Thrombophlebitis	102
8.4.4	Fallot-Tetralogie	91	8.11.3	Phlebothrombose	102
8.4.5	Pulmonalklappenstenose	92			

V	**Hormonsystem**			**105**

9	**Anatomie, Physiologie**	**106**	9.1.3	Freisetzungsmechanismen der Hormone	107
9.1	**Endokrine Drüsen und deren Hormone**	**106**	**9.2**	**Hypothalamisch-hypophysäres System**	**108**
9.1.1	Endokrine Drüsen	106	9.2.1	Hypothalamus	108
9.1.2	Hormone	106	9.2.2	Hypophyse	108

9.2.3	Hormone des Hypothalamus	108	10.2.1	Euthyreote Struma	116
9.2.3.1	Steuerungshormone (Releasing- und Inhibiting-Hormone)	108	10.2.2	Hyperthyreose	117
			10.2.3	Immunogene Hyperthyreose (Morbus Basedow)	117
9.2.3.2	Effektorische Hormone	108	10.2.4	Hypothyreose	118
9.2.4	Hormone des Hypophysenvorderlappens	108	10.2.5	Kretinismus	118
9.2.4.1	Glandotrope Hormone	108	10.2.6	Thyreoiditis	119
9.2.4.2	Effektorische Hormone	109	10.2.7	Subakute Thyreoiditis de Quervain	119
9.2.5	Hormone des Hypophysenhinterlappens	109	10.2.8	Thyreoiditis Hashimoto (Lymphozytäre Thyreoiditis)	119
			10.2.9	Schilddrüsenkarzinom	119
9.3	Periphere endokrine Drüsen	110	10.3	Erkrankungen der Nebenschilddrüse	120
9.3.1	Schilddrüse (Glandula thyroidea)	110			
9.3.1.1	Hormone der Schilddrüse	110	10.3.1	Primärer Hyperparathyreoidismus	120
9.3.1.2	Untersuchungsmethoden der Schilddrüse	110	10.3.2	Sekundärer Hyperparathyreoidismus	120
			10.3.3	Hypoparathyreoidismus	121
9.3.2	Nebenschilddrüsen (Glandulae parathyroideae)	111	10.4	Erkrankungen der Nebennierenrinde	121
9.3.2.1	Hormone der Nebenschilddrüse	111			
9.3.2.2	Regulation des Kalziumspiegels	111	10.4.1	Conn-Syndrom (primärer Hyperaldosteronismus)	121
9.3.3	Nebennieren (Glandulae suprarenales)	111			
9.3.3.1	Hormone der Nebennierenrinde	112	10.4.2	Hyperkortisolismus (Cushing-Syndrom)	121
9.3.3.2	Hormone des Nebennierenmarks	112	10.4.3	Adrenogenitales Syndrom (AGS)	122
9.3.4	Männliche und weibliche Keimdrüsen	113	10.4.4	Hypokortisolismus (Nebennierenrindeninsuffizienz)	122
9.3.5	Langerhans-Inseln der Bauchspeicheldrüse (Pankreas)	113	10.5	Erkrankungen des Nebennierenmarks	123
9.3.5.1	Hormone des Pankreas	113			
10	**Pathologie**	**114**	10.5.1	Phäochromozytom	123
10.1	Erkrankungen der Hypophyse	114	10.6	Erkrankungen der Gonaden	124
10.1.1	Diabetes insipidus	114	10.7	Erkrankungen des endokrinen Teils des Pankreas	124
10.1.2	Schwartz-Bartter-Syndrom	114			
10.1.3	Akromegalie (Hyperpituitarismus)	114	10.7.1	Diabetes mellitus	124
10.1.4	Gigantismus (Hypophysärer Riesenwuchs)	115	10.7.1.1	Komplikationen des Diabetes mellitus	125
10.1.5	Prolaktinom	115	10.7.1.2	Diagnose Diabetes mellitus	126
10.1.6	Hypophysenvorderlappeninsuffizienz	115	10.7.2	Hyperglykämisches Koma (Coma diabeticum)	127
10.2	Erkrankungen der Schilddrüse	116	10.7.3	Hypoglykämischer Schock	128

VI Infektionskrankheiten 131

11	**Mikrobiologie**	**132**	**12**	**Pathologie**	**136**
11.1	Terminologie	132	12.1	Infektionskrankheiten der Haut	136
11.2	Biologische Merkmale von Mikroorganismen	133	12.1.1	Impetigo contagiosa (Borkenflechte)	138
			12.1.2	Krätze (Skabies)	138
			12.1.3	Läuse	139
11.2.1	Bakterien	133	12.1.4	Milzbrand (Antrax)	139
11.2.2	Viren	134	12.1.5	Scharlach	140
11.2.3	Protozoen	134	12.1.6	Masern (Morbilli)	140
11.2.4	Parasiten	134	12.1.7	Röteln (Rubeola)	141
11.2.5	Pilze	135	12.1.8	Windpocken	141

12.1.9	Erysipel (Wundrose)	142	12.4.7	HUS (hämolytisch-urämisches Syndrom)	157
12.1.10	Fleckfieber (Typhus exanthematicus)	142	12.4.8	Trichinose	157
12.1.11	Lepra	143	12.4.9	Hepatitis A	158
12.1.12	Tularämie (Hasenpest)	143	12.4.10	Hepatitis B	158
			12.4.11	Hepatitis C	159
12.2	**Infektionskrankheiten des Atemsystems**	**144**	12.4.12	Hepapitis D	159
			12.4.13	Hepatitis E	159
12.2.1	Haemophilus influenzae-Infektion	144			
12.2.2	Keuchhusten (Pertussis)	144	**12.5**	**Infektionskrankheiten der Genitalorgane**	**160**
12.2.3	Diphtherie	145			
12.2.4	Tuberkulose (Morbus Koch, Koch-Krankheit)	145	12.5.1	Lymphogranuloma inguinalis	160
12.2.5	Ornithose (Psittakose)	146	12.5.2	Lues (Syphilis)	160
12.2.6	Legionellose	146	12.5.3	Lues connata	161
12.2.7	Q-Fieber	147	12.5.4	Ulcus molle	161
12.2.8	Influenza	147	12.5.5	Gonorrhöe (Tripper)	162
12.3	**Infektionskrankheiten des Nervensystems**	**148**	**12.6**	**Infektionskrankheiten der Lymphknoten**	**164**
12.3.1	Tetanus (Wundstarrkrampf)	148	12.6.1	Mononukleose (Pfeiffer-Drüsenfieber)	164
12.3.2	Tollwut (Rabies, Lyssa)	148	12.6.2	Pest	164
12.3.3	Poliomyelitis (Kinderlähmung)	149	12.6.3	Brucellose	165
12.3.4	Toxoplasmose	149			
12.3.5	Meningokokken-Meningitis	150	**12.7**	**Infektionskrankheiten der Erythrozyten, Konjunktiven, Parotis**	**166**
12.3.6	Meningoenzephalitis	150			
12.3.7	FSME (Frühsommermeningo-enzephalitis)	151	12.7.1	Malaria	166
12.3.8	Lyme-Borreliose (Morbus Lyme)	151	12.7.2	Adenovirus-Infektion/Conjunctivitis epidemica	167
12.3.9	Botulismus	152	12.7.3	Mumps (Parotitis epidemica)	167
12.3.10	Herpes Zoster (Gürtelrose)	152			
12.3.11	Humane spongioforme Enzephalopathie	153	**12.8**	**Primär systemische Infektionskrankheiten**	**168**
12.4	**Infektionskrankheiten des Verdauungssystems**	**154**	12.8.1	Leptospirose (Morbus Weil)	168
			12.8.2	Listeriose	168
12.4.1	Cholera	154	12.8.3	HIV-Erkrankung	169
12.4.2	Typhus abdominalis	154	12.8.4	Zytomegalie	170
12.4.3	Paratyphus	155	12.8.5	Virusbedingtes hämorrhagisches Fieber	171
12.4.4	Echinokokkose	155			
12.4.5	Shigellenruhr	156	12.8.6	Rückfallfieber (Febris recurrens)	171
12.4.6	Enteritis infectiosa	156	12.8.7	Gelbfieber	172

VII Verdauungssystem 175

13	**Anatomie, Physiologie**	**176**	13.4.1	Mikroskopische Anatomie der Magenschleimhaut	178
13.1	**Mundhöhle (Cavitas oris)**	**176**	13.4.2	Regulation der Magensaftproduktion	179
13.1.1	Speicheldrüsen (Glandulae salivariae)	176	**13.5**	**Dünndarm (Intestinum tenue)**	**179**
13.1.2	Zunge (Lingua)	177	13.5.1	Mikroskopische Anatomie der Dünndarmschleimhaut	180
13.1.3	Die Zähne (Dentes)	177			
13.2	**Rachen (Pharynx)**	**177**	**13.6**	**Dickdarm (Intestinum crassum) und Enddarm (Rektum)**	**180**
13.3	**Speiseröhre (Ösophagus)**	**177**	13.6.1	Der Dickdarm	180
			13.6.2	Enddarm	181
13.4	**Magen (Gaster, Ventriculus)**	**178**	**13.7**	**Bauchfell (Peritoneum)**	**182**

13.8	Bauchspeicheldrüse (Pankreas)	182	14.3.11	Divertikulitis	196
13.8.1	Regulation der Enzymproduktion	182	14.3.12	Hämorrhoiden	196
			14.3.13	Analfissur	197
13.9	Leber (Hepar) und Gallenblase (Vesica fellea)	183	14.3.14	Kolonpolypen	197
			14.3.15	Appendizitis (Akute Wurmfortsatzentzündung)	197
13.9.1	Leber	183	14.3.16	Colitis ulcerosa	198
13.9.2	Mikroskopische Anatomie	183	14.3.17	Kolorektales Karzinom	199
13.9.3	Gallenblase	184	14.3.18	Untere gastrointestinale Blutungen	199
			14.3.19	Diarrhöe	200
14	**Pathologie**	**187**	14.3.20	Obstipation	200
			14.3.21	Ileus (Darmverschluss)	201
14.1	Erkrankungen des Ösophagus	187	14.3.21.1	Mechanischer Ileus	201
14.1.1	Ösophagitis (Speiseröhrenentzündung)	187	14.3.21.2	Paralytischer Ileus	202
14.1.2	Refluxkrankheit und Refluxösophagitis	187	14.3.22	Diagnoseverfahren bei Dünndarmerkrankungen	202
14.1.3	Ösophaguskarzinom	188	14.3.23	Diagnoseverfahren bei Dickdarmerkrankungen	202
14.1.4	Ösophagusdivertikel	188			
14.1.5	Hiatushernien (Zwerchfellhernien)	189	14.4	Erkrankungen des Peritoneums	202
14.1.5.1	Axiale Gleithernie (Gleitbruch)	189	14.4.1	Bauchfellentzündung (Peritonitis)	202
14.1.5.2	Paraösophageale Hiatushernie	189			
14.1.6	Achalasie	189	14.5	Akutes Abdomen	204
14.1.7	Diagnoseverfahren bei Ösophaguserkrankungen	190	14.6	Erkrankungen des Pankreas	204
			14.6.1	Akute Pankreatitis	204
14.2	Erkrankungen des Magens	190	14.6.2	Chronische Pankreatitis	205
14.2.1	Reizmagen (Nervöser Magen)	190	14.6.3	Pankreaskarzinom	205
14.2.2	Akute Gastritis	190	14.6.4	Mukoviszidose (Fibrose, zystische)	205
14.2.3	Chronische Gastritis	190	14.6.5	Diagnoseverfahren bei Pankreaserkrankungen	206
14.2.4	Ulcus ventriculi	191			
14.2.5	Magenkarzinom	191			
14.2.6	Dumping-Syndrom nach Magenteilresektion	192	14.7	Erkrankungen von Leber und Gallenblase	206
14.2.7	Diagnoseverfahren bei Magenerkrankungen	192	14.7.1	Ikterus (Gelbsucht)	206
			14.7.1.1	Prähepatischer Ikterus	207
14.3	Erkrankungen des Darms	193	14.7.1.2	Intrahepatischer Ikterus	207
14.3.1	Duodenaldivertikel	193	14.7.1.3	Posthepatischer Ikterus	207
14.3.2	Einheimische Sprue (Zöliakie bei Manifestation im Kindesalter)	193	14.7.2	Virushepatitis	207
14.3.3	Laktasemangel	193	14.7.3	Leberzirrhose	207
14.3.4	Ulcus duodeni (Zwölffingerdarmgeschwür)	194	14.7.4	Ösophagusvarizenblutung	208
14.3.5	Morbus Crohn (Ileitis regionalis, Enteritis regionalis)	194	14.7.5	Hepatische Enzephalopathie und Leberausfallkoma	209
14.3.6	Dünndarmtumoren	195	14.7.6	Fettleber	209
14.3.7	Malassimilationssyndrom	195	14.7.7	Gallensteinleiden (Cholelithiasis)	209
14.3.8	Obere gastrointestinale Blutungen	195	14.7.8	Akute Cholezystitis	210
14.3.9	Reizdarm („Colon irritabile")	196	14.7.9	Diagnoseverfahren bei Leber- und Gallenblasenerkrankungen	210
14.3.10	Divertikulose	196			
			14.8	Aszites (Bauchwassersucht)	210

Nebenfächer: Weitere Organsysteme
Grundwissen zur Anatomie, Physiologie, Pathologie — 213

VIII Auge und Ohr — 215

15 Anatomie, Physiologie — 216

15.1 Auge — 216

- 15.1.1 Augapfel (Bulbus oculi) — 216
  - 15.1.1.1 Äußere Augenhaut: Lederhaut (Sklera) — 216
  - 15.1.1.2 Mittlere Augenhaut: Aderhaut (Choroidea) — 216
  - 15.1.1.3 Innere Augenhaut: Netzhaut (Retina) — 217
  - 15.1.1.4 Linse — 217
  - 15.1.1.5 Glaskörper — 217
- 15.1.2 Hilfsapparate des Auges — 217
  - 15.1.2.1 Bewegungsapparat — 217
  - 15.1.2.2 Schutzapparat — 218
  - 15.1.2.3 Tränenapparat — 218
- 15.1.3 Sehbahnen — 218
- 15.1.4 Sehvorgang — 218

15.2 Ohr — 218

- 15.2.1 Äußeres Ohr — 219
- 15.2.2 Mittelohr — 219
- 15.2.3 Innenohr — 219
  - 15.2.3.1 Hörorgan (Schnecke = Kochlea) — 220
  - 15.2.3.2 Gleichgewichtsorgan (Vestibularapparat) — 220
- 15.2.4 Diagnostik, Untersuchung — 221
  - 15.2.4.1 Inspektion des äußeren Ohres — 221
  - 15.2.4.2 Ohrspiegelung (Otoskopie) — 221
  - 15.2.4.3 Palpation — 221
  - 15.2.4.4 Funktionsprüfungen — 221

16 Pathologie — 222

16.1 Erkrankungen der Augen — 222

- 16.1.1 Gerstenkorn (Hordeolum) — 222
- 16.1.2 Hagelkorn (Chalazion) — 222
- 16.1.3 Xanthelasma — 222
- 16.1.4 Konjunktivitis — 222
- 16.1.5 Virale Konjunktivitis (Conjunctivitis epidemica) — 223
- 16.1.6 Grauer Star (Linsentrübung, Katarakt) — 223
- 16.1.7 Glaukom (Grüner Star) — 223
  - 16.1.7.1 Chronisches Glaukom (Glaucoma chronicum simplex, Offenwinkelglaukom) — 224
  - 16.1.7.2 Akutes Glaukom (Winkelblockglaukom) — 224
- 16.1.8 Ablatio retinae (Netzhautablösung) — 224
- 16.1.9 Astigmatismus (Hornhautverkrümmung) — 225
- 16.1.10 Hyperopie (Weitsichtigkeit) — 225
- 16.1.11 Myopie (Kurzsichtigkeit) — 225
- 16.1.12 Strabismus (Schielen) — 225

16.2 Erkrankungen der Ohren — 225

- 16.2.1 Otitis externa — 225
- 16.2.2 Ohrenschmalzpfropf (Cerumen obturans) — 226
- 16.2.3 Akute Otitis media — 226
- 16.2.4 Mastoiditis — 226
- 16.2.5 Tubenkatarrh — 226
- 16.2.6 Otosklerose — 227
- 16.2.7 Morbus Ménière — 227
- 16.2.8 Hörsturz — 228
- 16.2.9 Akustisches Trauma — 228
- 16.2.10 Tinnitus aurium (Ohrgeräusche) — 228
- 16.2.11 Akustikusneurinom — 228

IX Bewegungsapparat — 229

17 Anatomie, Physiologie — 230

17.1 Skelett — 230

- 17.1.1 Knochenentwicklung (Ossifikation) — 230
- 17.1.2 Knochenaufbau am Beispiel eines Röhrenknochens — 231
- 17.1.3 Gelenke — 231
- 17.1.4 Wichtigste Knochen des Körpers — 232

17.2 Skelettmuskulatur — 234

- 17.2.1 Aufbau des Skelettmuskels — 234
- 17.2.2 Wichtigste Skelettmuskeln des Körpers — 235

18 Pathologie — 236

18.1 Knochenerkrankungen mit verminderter Dichte — 236

- 18.1.1 Osteoporose — 236
- 18.1.2 Osteomalazie/Rachitis — 236
- 18.1.3 Osteogenesis imperfecta (Glasknochenkrankheit) — 237

18.2	Knochenerkrankungen mit erhöhter Dichte	238
18.2.1	Morbus Paget (Osteodystrophia deformans, Paget-Krankheit)	238
18.3	Erkrankungen der Wirbelsäule	238
18.3.1	Bandscheibenvorfall (Diskusprolaps)	238
18.3.2	Cauda-equina-Syndrom	239
18.3.3	Ischiassyndrom	239
18.3.4	Lumbalgie (Hexenschuss)	240
18.3.5	Zervikalsyndrom (HWS-Syndrom)	240
18.4	Entzündliche Erkrankungen des Knochens	241
18.4.1	Osteomyelitis	241
18.5	Rheumatische Erkrankungen	241
18.5.1	Chronische Polyarthritis (Rheumatoide Arthritis, cP, pcP)	242
18.5.2	Morbus Bechterew	243
18.5.3	Metabolische Arthritis (Gicht, Arthritis urica, Hyperurikämie)	243
18.5.4	Rheumatisches Fieber	244
18.5.5	Reaktive Arthritis (Reiter-Syndrom)	244
18.5.6	Sarkoidose	244
18.5.7	Arthrose (Arthrosis deformans)	244
18.5.8	Extraartikuläre rheumatische Erkrankungen (Weichteilerkrankungen)	245
18.6	Knochentumoren	245
18.6.1	Osteosarkom	245
18.6.2	Chondrosarkom	245
18.6.3	Ewing-Sarkom	246
18.6.4	Sekundäre Knochentumoren (Metastasen anderer maligner Tumoren)	246
18.7	Aseptische (ischämische) Knochennekrosen	246
18.7.1	Morbus Scheuermann (Juvenile Kyphose, Adoleszentenkyphose)	246
18.7.2	Morbus Perthes (Juvenile Hüftkopfnekrose)	247
18.7.3	Hüftkopfnekrose des Erwachsenen	247
18.8	Traumatische Erkrankungen des Knochens	247
18.8.1	Distorsion (Verstauchung)	247
18.8.2	Luxation (Verrenkung)	247
18.8.3	Fraktur (Knochenbruch)	248
18.8.4	Schädelbasisfraktur	248
18.9	Erkrankungen der Muskulatur	249
18.9.1	Muskelfaserriss	249
18.9.2	Myositis	249
18.9.3	Dermatomyositis (Lila-Krankheit)	249
18.9.4	Myogelose (Muskelhärte)	249

X Fortpflanzungsorgane 251

19	Anatomie, Physiologie	252
19.1	Männliche Geschlechtsorgane	252
19.1.1	Hoden (Testes)	252
19.1.2	Ableitende Samenwege	252
19.1.3	Geschlechtsdrüsen	253
19.1.4	Glied (Penis)	253
19.1.5	Hodensack (Skrotum)	254
19.2	Weibliche Geschlechtsorgane	254
19.2.1	Eierstöcke (Ovarien)	254
19.2.2	Eileiter (Tuba uterina)	255
19.2.3	Gebärmutter (Uterus)	255
19.2.4	Scheide (Vagina)	255
19.2.5	Vulva	256
19.3	Eizellbildung (Oogenese) und Follikelreifung	256
19.4	Menstruationszyklus	257
19.5	Weibliche Brust (Mamma)	257
20	Pathologie	258
20.1	Begriffe und Definitionen	258
20.2	Erkrankungen der männlichen Genitalien	259
20.2.1	Benigne noduläre Prostatahyperplasie	259
20.2.2	Prostatitis	259
20.2.3	Prostatakarzinom	259
20.2.4	Varikozele	260
20.2.5	Maldescensus testis (Kryptorchismus, Hodendystopie)	260
20.2.6	Orchitis	261
20.2.7	Epididymitis	261
20.2.8	Hodentorsion	261
20.2.9	Maligner Hodentumor	262
20.2.10	Phimose	262
20.3	Erkrankungen der weiblichen Genitalien	262
20.3.1	Prämenstruelles Syndrom (PMS)	262
20.3.2	Dysmenorrhöe	262
20.3.3	Amenorrhöe	263
20.3.4	Klimakterium	263
20.3.5	Extrauteringravidität	263
20.3.6	Fehlgeburt (Abort)	263

20.3.7	Frühgeburt	264
20.3.8	Schwangerschaftserbrechen	264
20.3.9	EPH-Gestose	264
20.3.10	Adnexitis	265
20.3.11	Ovarialkarzinom	265
20.3.12	Gebärmuttersenkung (Descensus uteri)	265
20.3.13	Gebärmuttervorfall (Prolapsus uteri)	266
20.3.14	Endometriose	266
20.3.15	Myom	266
20.3.16	Uteruskarzinom	266
20.3.17	Vaginitis (syn. Kolpitis)	266
20.3.18	Mastopathie	267
20.3.19	Mastitis (syn. Mastadenitis)	267
20.3.20	Mammakarzinom	267

XI Haut — 269

21 Anatomie, Physiologie — 270

- 21.1 Hautschichten — 270
- 21.2 Hautanhangsgebilde — 271

22 Pathologie — 272

- 22.1 Effloreszenzen der Haut — 272
- 22.2 Definitionen wichtiger Hautveränderungen — 272
- 22.3 Erkrankungen mit erblicher Disposition — 272
  - 22.3.1 Psoriasis vulgaris (Schuppenflechte) — 272
  - 22.3.2 Neurodermitis (Endogenes Ekzem, atopische Dermatitis) — 273
- 22.4 Allergische Erkrankungen — 274
  - 22.4.1 Kontaktekzem — 274
  - 22.4.2 Urtikaria (Nesselsucht) — 274
  - 22.4.3 Quincke-Ödem (syn. Angioödem) — 275
  - 22.4.4 Erythema nodosum (Knotenrose) — 275
- 22.5 Erregerbedingte Hauterkrankungen — 275
  - 22.5.1 Herpes-simplex-Infektion — 275
  - 22.5.2 Impetigo contagiosa — 276
  - 22.5.3 Erysipel — 276
  - 22.5.4 Verruca vulgaris (Stachelwarzen) — 276
  - 22.5.5 Condylomata acuminata (Feig- oder Feuchtwarzen) — 276
  - 22.5.6 Candidosis (syn. Soormykosen) — 277
- 22.6 Kollagenosen — 277
  - 22.6.1 Systemischer Lupus erythematodes (SLE) — 277
  - 22.6.2 Sklerodermie (Progressive systemische Sklerose) — 278
  - 22.6.3 Dermatomyositis — 278
- 22.7 Tumoren der Haut — 278
  - 22.7.1 Basaliom (Basalzellkarzinom) — 278
  - 22.7.2 Spinaliom (Plattenepithel-Karzinom) — 279
  - 22.7.3 Malignes Melanom — 279
- 22.8 Vitiligo (Weißfleckenkrankheit, Leucopathia acquisita) — 280

XII Nervensystem — 281

23 Anatomie, Physiologie — 282

- 23.1 Anatomische Grundlagen — 282
  - 23.1.1 Nervenzellen (Neuron) — 282
  - 23.1.2 Neuroglia (Gliazellen) — 282
  - 23.1.3 Reizweiterleitung — 282
    - 23.1.3.1 Synapse (chemische Reizweiterleitung) — 283
    - 23.1.3.2 Das Aktionspotenzial (elektrische Reizweiterleitung) — 283
- 23.2 Funktionelle Einteilung des Nervensystems — 284
- 23.3 Anatomische Einteilung — 284
  - 23.3.1 Zentrales Nervensystem — 284
    - 23.3.1.1 Gehirn (Encephalon) — 284
    - 23.3.1.2 Rückenmark (Medulla spinalis) — 286
- 23.4 Peripheres Nervensystem — 287
  - 23.4.1 Spinalnerven — 287
  - 23.4.2 Zwölf paarige Hirnnerven — 287
- 23.5 Hirnhäute (Meningen) — 288
- 23.6 Blutversorgung des Gehirns — 288
  - 23.6.1 Arterielles Gefäßsystem — 288
  - 23.6.2 Venöses Gefäßsystem — 289
- 23.7 Hirn- und Rückenmarkflüssigkeit (Liquor cerebrospinalis) — 289
  - 23.7.1 Blut-Liquor-Schranke — 289
- 23.8 Vegetatives Nervensystem — 289
  - 23.8.1 Zentrale Anteile des vegetativen Nervensystems — 289
  - 23.8.2 Peripherer Sympathikus — 289

23.8.3	Peripherer Parasympathikus	290		24.3.5	Lähmung des N. medianus (Mittelnerv)	296
24	**Pathologie**	291		24.3.6	Polyneuropathien	296
24.1	Zentrale Erkrankungen	291		**24.4**	**Zerebrale Durchblutungsstörungen**	**297**
24.1.1	Parkinson-Syndrom (Schüttellähmung)	291		24.4.1	Hirnvenenthrombose (syn. Sinusthrombose)	297
24.1.2	Epilepsie	291		24.4.2	Arterielle Verschlusskrankheit der Hirnarterien und ischämischer Hirninfarkt (= Enzephalomalazie)	297
24.1.2.1	Grand-mal-Anfall (neue Bezeichnung: generalisierter tonisch-klonischer Anfall)	292				
24.1.2.2	Petit-mal-Epilepsie	293		**24.5**	**Hirnblutungen**	**299**
24.1.3	Tumoren des ZNS	293		24.5.1	Epidurales Hämatom	299
24.1.4	Multiple Sklerose (MS, Encephalomyelitis disseminata)	293		24.5.2	Subdurales Hämatom	299
				24.5.3	Subarachnoidalblutung	300
24.1.5	Alzheimer-Krankheit (syn. Demenz vom Alzheimer-Typ)	294		**24.6**	**Traumata**	**300**
				24.6.1	Commotio cerebri (Hirnerschütterung)	300
24.2	**Entzündliche Erkrankungen**	**294**		24.6.2	Contusio cerebri (Hirnprellung)	300
24.2.1	Meningitis	294		24.6.3	Compressio cerebri (Hirnquetschung)	301
24.2.2	Enzephalitis	294				
24.3	**Erkrankungen einzelner Nerven**	**295**		**24.7**	**Lähmungen**	**301**
24.3.1	Trigeminusneuralgie	295		24.7.1	Zentrale Lähmung (spastische Lähmung)	301
24.3.2	Fazialisparese	295				
24.3.2.1	Periphere Fazialislähmung	295		24.7.2	Periphere Lähmung (schlaffe Lähmung)	301
24.3.2.2	Zentrale Fazialislähmung	295				
24.3.3	Lähmung des N. radialis (Speichennerv)	296		**24.8**	**Tod (Exitus letalis)**	**302**
24.3.4	Lähmung des N. ulnaris (Ellennerv)	296				

Spezielles Prüfungswissen 303

XIII Leitsymptome der Erkrankungen 305

XIV Gesetzeskunde 325

25	**Original-Gesetzestext und Interpretation**	326		25.6	Gesetz über den Verkehr mit Betäubungsmitteln	342
25.1	Gesetz über die berufsmäßige Heilkunde ohne Bestallung (Heilpraktikergesetz) vom 17.2.1939	326		25.7	Gesetz über die Ausübung der Zahnheilkunde	342
				25.8	Hebammengesetz	343
25.2	Erste Durchführungsverordnung (DVO) zum Gesetz über die berufsmäßige Ausübung der Heilkunde ohne Bestallung vom 18.2.1939	327		25.9	Blutproben und körperliche Untersuchung bei strafbaren Handlungen	343
				25.10	Röntgenverordnung	343
25.3	Infektionsschutzgesetz	328		25.11	Leichen- und Bestattungswesen	344
25.4	Gesetz über den Verkehr mit Arzneimitteln (Arzneimittelgesetz)	341		25.12	Gesetz über die Werbung auf dem Gebiete des Heilwesens	344
25.5	Verordnung über verschreibungspflichtige Arzneimittel	342		25.13	Behandlungs- und Hilfspflicht	345

25.14	Schweigepflicht	345
25.15	Zusammenarbeit zwischen Ärzten und Heilpraktikern	345
25.16	Abrechnung mit Krankenkassen	345
25.17	Hygienebestimmungen	345
25.18	Schutzimpfungen	345
25.19	Eichbestimmungen und Medizingeräteverordnung	346
25.20	Gesetz über Medizinprodukte (MPG vom 2.8.1994)	346
25.21	Praxiseröffnung	346
25.22	Berufsordnung für Heilpraktiker (BOH)	347

XV Hygieneanforderungen in der Praxis 349

26 Sterilisation und Desinfektion 350

26.1	Übertragungsmodalitäten	350
26.2	Sterilisation	350
26.2.1	Sterilisationsverfahren in der Praxis	350
26.2.1.1	Heißluftsterilisation	350
26.2.1.2	Dampfsterilisation, Sterilisation durch gespannten Wasserdampf (Autoklav)	350
26.2.1.3	Weitere Sterilisationsverfahren	351
26.2.2	Überprüfung von Sterilisationsanlagen	351
26.2.3	Durchführung eines Sterilisationsvorganges	351
26.3	Desinfektion	352
26.3.1	Desinfektionsverfahren in der Praxis	352
26.3.1.1	Hautdesinfektion	352
26.3.1.2	Händedesinfektion	352
26.3.1.3	Flächendesinfektion	353
26.3.1.4	Grobdesinfektion	353
26.3.1.5	Wasserdesinfektion	354
26.3.1.6	Desinfektion von Textilien	354
26.3.1.7	Raumluftdesinfektion	354
26.3.1.8	Instrumentendesinfektion	354
26.4	Praxisausstattung	354
26.5	Abfallbeseitigung	354

XVI Injektionstechniken 355

27 Durchführung der Applikationsarten 356

27.1	Vorbereitungsmaßnahmen einer Injektion	356
27.2	Injektionsarten	357
27.2.1	Intrakutane (i. c.) Injektion	357
27.2.2	Subkutane (s. c.) Injektion	357
27.2.3	Intramuskuläre (i. m.) Injektion	357
27.2.4	Intravenöse (i. v.) Injektion	358
27.2.5	Blutentnahme	359

XVII Notfall 361

28 Erste Hilfe 362

28.1	Maßnahmen des Ersthelfers	362
28.2	A-B-C-D-Regel (Kardiopulmonale Reanimation)	363
28.3	Sofortmaßnahmen am Unfallort	364

29 Pathologie 365

29.1	Schock	365
29.2	Schockformen	365
29.2.1	Hypovolämischer Schock	365
29.2.2	Anaphylaktischer Schock	366
29.2.3	Septischer Schock	366
29.2.4	Kardiogener Schock	366
29.3	Koma	366
29.4	Verbrennungen	367
29.5	Hitzeschäden	368
29.5.1	Hitzeerschöpfung	368
29.5.2	Hitzschlag (syn. Hyperthermiesyndrom)	368
29.5.3	Hitzekrämpfe	368
29.5.4	Sonnenstich	368
29.6	Unterkühlung	369

29.7	Auflistung wichtiger Notfallerkrankungen und deren Grundversorgung	369			

XVIII Psychiatrie 381

30 Grundlagen – Erläuterungen der psychopathologischen Symptome 382

- 30.1 Bewusstseinsstörungen 382
  - 30.1.1 Quantitative Bewusstseinsstörungen 382
  - 30.1.2 Qualitative Bewusstseinsstörungen 383
- 30.2 Gedächtnisstörungen 383
  - 30.2.1 Amnesien 383
  - 30.2.2 Korsakow-Syndrom 383
  - 30.2.3 Paramnesie 383
- 30.3 Denkstörungen 383
  - 30.3.1 Formale Denkstörungen 383
  - 30.3.2 Inhaltliche Denkstörungen 384
- 30.4 Wahn 384
- 30.5 Wahrnehmungsstörungen und Sinnestäuschungen 384
  - 30.5.1 Halluzinationen 384
- 30.6 Zwang 384
- 30.7 Störungen der Affektivität 385
- 30.8 Antriebsstörungen 385
- 30.9 Ich-Störungen 385

31 Endogene Psychosen (affektive Psychosen) 386

- 31.1 Affektive Psychosen (syn. manisch-depressive Erkrankungen) 386
- 31.2 Schizophrenie (syn. schizophrene Psychosen) 387

32 Psychogene Psychosen 389

- 32.1 Anpassungs- und Belastungsstörungen 389
- 32.2 Neurotische Störungen 389
  - 32.2.1 Angstneurose (syn. Angststörung, Panikattacke) 389
  - 32.2.2 Zwangsneurosen 389
- 32.3 Persönlichkeitsstörungen 390

33 Organisch bedingte Psychosen 391

- 33.1 Akute symptomatische Psychosen (Psychosyndrom) 391
- 33.2 Chronische symptomatische Psychosen 391

34 Alkoholismus 392

35 Essstörungen 393

- 35.1 Anorexia nervosa (Pubertätsmagersucht) 393
  - 35.1.1 Unterform: Bulimie (Ess-Brech-Sucht) 393

XIX Schwangerschaft und Entwicklung 395

36 Entwicklung eines Kindes 396

- 36.1 Befruchtung (Konzeption) bis Einnistung (Nidation) 396
- 36.2 Embryonalperiode 396
- 36.3 Fetalperiode 396

37 Schwangerschaft 397

- 37.1 Schwangerschaftsvorsorge 397

38 Geburt und Wochenbett 398

- 38.1 Geburt 398
- 38.2 Wochenbett (Puerperium) 398
- 38.3 Das Neugeborene (1.–28. Lebenstag = Neonatalperiode) 398
- 38.4 Impfungen 399

39	**Entwicklung**	400	39.4	Sprachentwicklung	400
39.1	Größen- und Gewichtsentwicklung	400			
39.2	Zahnentwicklung	400	39.5	Intellektuelle und emotionale Entwicklung	400
39.3	Statisch-motorische Entwicklung	400			

XX Spezielle Prüfungspraxis 403

40	**Atmungssystem**	404	**48**	**Bewegungsapparat**	443
40.1	Fragen	404	48.1	Fragen	443
40.2	Lösungen	408	48.2	Lösungen	446
41	**Blut, Abwehr und Lymphe**	409	**49**	**Fortpflanzungsorgane**	447
41.1	Fragen	409	49.1	Fragen	447
41.2	Lösungen	413	49.2	Lösungen	449
42	**Harnsystem**	414	**50**	**Haut**	450
42.1	Fragen	414	50.1	Fragen	450
42.2	Lösungen	418	50.2	Lösungen	451
43	**Herz, Kreislauf- und Gefäßsystem**	419	**51**	**Nervensystem**	452
43.1	Fragen	419	51.1	Fragen	452
43.2	Lösungen	423	51.2	Lösungen	455
44	**Hormonsystem**	424	**52**	**Gesetzeskunde**	456
44.1	Fragen	424	52.1	Fragen	456
44.2	Lösungen	428	52.2	Lösungen	459
45	**Infektionskrankheiten**	429	**53**	**Hygiene / Injektionstechniken**	460
45.1	Fragen	429	53.1	Fragen	460
45.2	Lösungen	434	53.2	Lösungen	463
46	**Verdauungssystem**	435	**54**	**Notfall**	464
46.1	Fragen	435	54.1	Fragen	464
46.2	Lösungen	439	54.2	Lösungen	466
47	**Auge und Ohr**	440	**55**	**Psychiatrie**	467
47.1	Fragen	440	55.1	Fragen	467
47.2	Lösungen	442	55.2	Lösungen	469

56	**Schwangerschaft und Entwicklung** 470	**56.2**	**Lösungen** 471
56.1	Fragen 470		

Anhang — 473

Über die Autorin 474
Literatur 475

Abbildungsnachweis 476
Sachverzeichnis 477

Hauptfächer:
Innere Medizin

Grundwissen zur
- Anatomie
- Physiologie
- Pathologie

I Atmungssystem

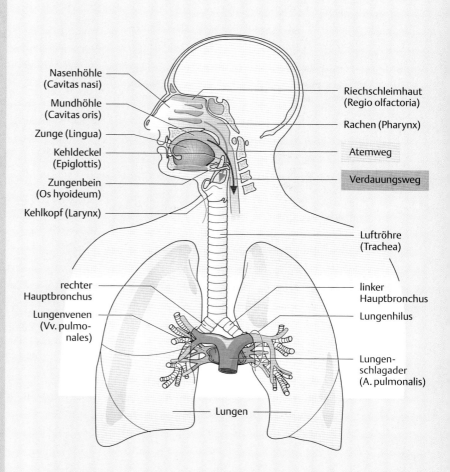

Abb. 1 **Übersicht über die Atmungsorgane.**

1 Anatomie, Physiologie

1.1 Grundlagen

Die Lunge und die zuleitenden Atemwege (Strecke Nasen-Rachenraum bis Bronchioli) zählen zum Atmungssystem. Die eingeatmete Luft (Ventilation) wird zunächst über die Nase (oder den Mund) in den Rachen, dann über den Kehlkopf in die Luftröhre geleitet. Von dort gelangt sie in die Bronchien zu den Bronchioli und schließlich in die Alveolen (Blut-Luft-Schranke).

Entlang des Konzentrationsgefälles (Diffusion) gelangt O_2 durch die Membran der Lungenbläschen ins Blutsystem des Lungenkreislaufes (Perfusion). Im Gegenzug wird ebenfalls entlang des Konzentrationsgefälles CO_2 in die Ausatemluft (Ventilation) gebracht. Die Ausatemluft verlässt die Lungen in umgekehrter Richtung.

Um einen optimalen Atemvorgang zu gewährleisten, müssen Ventilation (Belüftung der Lungenalveolen im Wechsel von Inspiration und Exspiration), Diffusion (Gasaustausch über die alveolokapilläre Membran) und Perfusion (der Ventilation angepasste Durchblutung der Lungenkapillaren) gut aufeinander abgestimmt sein.

Aufgaben des Atmungssystems

Äußere Atmung

- Aufnahme des Sauerstoffes aus der Atemluft in das Blutsystem.
- Abgabe von Kohlendioxid als Endprodukt des Körperstoffwechsels.

> **Spezieller Lernhinweis**
>
> Innere Atmung: intrazellulärer Verbrennungsprozess mittels Sauerstoff; Endprodukt: Kohlendioxid.

Regulation des Säure-Basen-Haushaltes

- Zusammen mit den Nieren und dem Pufferungssystem (hauptsächlich Bikarbonatpuffer) im Blut fungieren die Lungen als die schnellsten Regulatoren des Säure-Basen-Haushaltes.

> **Spezieller Lernhinweis**
>
> Bei einer Übersäuerung (Azidose) reagiert der Körper mit einer vertieften Abatmung von CO_2 (Kußmaulatmung), um den zu sauren Blut-pH wieder in den Normbereich zu bringen. Ist der Blut-pH zu alkalisch (Alkalose), reagiert der Körper mit einer flachen (eher verminderten) Abatmung von CO_2, um den zu alkalischen Blut-pH wieder in den Normbereich zu bringen.

1.1.1 Zuleitende Atemwege

Alle zuleitenden Atemwege sind innen mit einer Flimmerepithel tragenden Schleimhaut ausgestattet und erfüllen somit folgende Aufgaben:

- Anfeuchtung der Atemluft (durch ständige Schleimproduktion).
- Vorreinigung der Atemluft (Flimmerepithel befördert Fremdkörper nach außen).
- Erwärmung der Atemluft (v. a. im Bereich der Nasenschleimhaut befindet sich ein dichtes Blutgefäßgeflecht).
- Luftweiterleitung.

1.1.1.1 Nase (Naso) und Nasennebenhöhlen (Sinus paranasales)

- Die Nase liegt über dem harten Gaumen, die Seitenwände werden vom Oberkieferknochen gebildet; oben wird sie durch die Siebbeinplatte begrenzt.
- Die paarigen Nasennebenhöhlen sind durch offene Gänge mit der Nase verbunden.
- Zu den Nasennebenhöhlen zählen
  - Stirnhöhlen (Sinus frontales)
  - Kieferhöhlen (Sinus maxillares)
  - Siebbeinzellen (Sinus ethmoidales)
  - Keilbeinhöhlen (Sinus sphenoidales).
- In der Nasenschleimhaut sind Riechzellen eingelagert (schlechter Geruch kann vor schädlichen Stoffen warnen).
- Nase und Nasennebenhöhlen stellen einen Resonanzraum für die Stimmbildung dar.

1 Anatomie, Physiologie

1.1.1.2 Rachen (Schlund, Pharynx)

- Der Rachen ist ein Muskelschlauch, der sich von der Schädelbasis bis zur Speiseröhre erstreckt.
- Er liegt vor der Halswirbelsäule und hinter der Mund- und Nasenhöhle.
- Im Rachen kreuzen sich Luft- und Speisewege, wobei die Luftwege beim Schluckakt durch den Kehldeckel verschlossen werden.

1.1.1.3 Kehlkopf (Larynx)

- Der Kehlkopf ist ein aus vier größeren sowie einigen kleineren Knorpeln bestehendes röhrenförmiges Gerüst, das sich vom Zungengrund bis zur Luftröhre erstreckt und teilweise durch Gelenke miteinander verbunden ist (von kranial nach kaudal: Schildknorpel mit Kehldeckelknorpel, Stellknorpel und Ringknorpel).
- Auf dem größten Knorpel (Schildknorpel) liegt der Kehldeckel (Epiglottis), der sich beim Schluckakt als schützende Verschlussklappe auf den Kehlkopfeingang legt, damit der Speisebrei nicht in die Luftröhre gelangt.
- Zwischen dem Schildknorpel und den zwei Stellknorpeln spannen sich die Stimmbänder aus; der Spaltraum zwischen den Stimmbändern wird als Stimmritze (Glottis) bezeichnet; die Weite der Stimmritze ist von der Stellung der Stimmbänder abhängig; bei der Stimmbildung werden die Stimmbänder durch den Luftstrom in Schwingungen versetzt.

1.1.1.4 Luftröhre (Trachea)

- Die Luftröhre ist eine 10–12 cm lange biegsame Röhre und beginnt unterhalb des Ringknorpels; sie liegt hinter der Schilddrüse und vor der Speiseröhre.
- Die Wand der Trachea wird durch 16–20 „c"-förmige Knorpelspangen verstärkt, deren Bögen nach ventral gerichtet sind; somit wird die Luftröhre bei Unterdruck (z. B. bei der Einatmung) offen gehalten.
- Die Hinterwand wird von elastischem und kollagenem Bindegewebe gebildet, in das glatte Muskelfasern eingelagert sind, wodurch eine Ausweitung der dahinter liegenden Speiseröhre ermöglicht wird.

1.1.1.5 Bronchien

- In Höhe des 4. Brustwirbels teilt sich die Trachea (Bifurkation) in den rechten und linken Stammbronchus auf, welche am Lungenhilus in die rechte und linke Lunge eintreten.
- Der rechte Stammbronchus teilt sich innerhalb der rechten Lunge in 3, innerhalb der linken Lunge in 2 Hauptäste (Lappenbronchien).
- Die Lappenbronchien spalten sich in Segmentbronchien (rechts: 10, links: 8–10 Segmentbronchien).
- Wie die Äste eines Baumes entstehen immer kleiner werdende Verzweigungen des Bronchialbaumes bis zu den Endbronchiolen (Bronchioli terminales).
- Die Endbronchiolen gehen in das eigentlich atmende Lungengewebe, die Lungenbläschen (Alveolen), über.
- Ähnlich der Trachea besteht die Wand der Hauptbronchien aus Knorpelspangen und der umgebenden Muskulatur; je weiter sich die Bronchien aufzweigen, desto mehr nehmen die knorpeligen Anteile ab und werden durch Knorpelplättchen ersetzt, bis sich in den terminalen Verzweigungen überwiegend Muskelzellen befinden.

1.1.2 Lunge (Pulmo)

- Die Lunge liegt innerhalb des knöchernen Thorax.
- Sie besteht aus zwei getrennten Lungenflügeln, die sich beiderseits des Mediastinums befinden.
- Die Außenflächen liegen der inneren Thoraxwand an, während die Unterflächen (Lungenbasis) dem Zwerchfell aufsitzen.
- Die Lungenspitzen ragen 2–4 cm über das Schlüsselbein hinaus, ventral liegen die Lungen in Höhe der 6. Rippe, axillar in Höhe der 8. Rippe, dorsal zwischen dem 10.–12. Brustwirbel.
- Die Stammbronchien, die Lungenschlagadern (Arteriae pulmonales), die Lungenvenen (Venae pulmonales), die Lymphgefäße und Nerven treten über den Lungenhilus in die Lungen ein bzw. aus.
- Weiterhin teilen sich die beiden Lungenflügel in Lungenlappen auf: die rechte Lunge besteht aus 3 Lappen (Ober-, Mittel- und Unterlappen), die linke Lunge aus 2 Lappen (Ober- und Unterlappen).
- Die Lungenlappen unterteilen sich weiterhin in 10 Segmente rechts und 8–10 Segmente links, deren Grenzen äußerlich nicht mehr sichtbar sind.

I Atmungssystem

- Die Masse des Lungengewebes besteht aus Anteilen der zuleitenden Atemwege und der Alveolen, die außen um den Bronchialbaum herum liegen.
- Zwischen den Bronchien befindet sich Bindegewebe, das reich an elastischen Fasern ist.

1.1.3 Lungenbläschen (Alveolen)

Die zuleitenden Atemwege bringen die vorgewärmte, vorgereinigte und angefeuchtete Luft in die Lungenbläschen (Alveolen). Insgesamt besitzen beide Lungenflügel ca. 300 Mio. Alveolen, sodass die Kontaktfläche zwischen Luft- und Blutraum 80–120 m^2 beträgt.

- Die Alveolen bestehen zu 95 % aus Pneumozyten I (Deckzellen), die für Sauerstoff und Kohlendioxid durchlässig sind, um die Diffusion zu gewährleisten; sie sind von einem dichten Kapillarnetz umgeben.
- Den Pneumozyten I sind Pneumozyten II (Nischenzellen) zwischengelagert; sie produzieren den *Surfactant*, welcher eine Emulsion aus Phospholipiden und Mukoiden darstellt.
- Der Surfactant verhindert u. a. den Kollaps von Alveolen während der Exspiration durch Minderung der Oberflächenspannung.
- Um Volumenschwankungen bei der Ein- und Ausatmung standzuhalten, sind die Alveolen von einem feinen Netz elastischer Fasern umgeben.

1.1.4 Brustfell (Pleura)

- Jeder Lungenflügel ist von einer dünnen, mit Gefäßen versorgten Hülle, dem Lungenfell (Pleura visceralis) umgeben. Sie grenzt, nur durch einen engen Flüssigkeitsspalt getrennt, an das Rippenfell (Pleura parietalis); beide Pleurablätter zusammen nennt man Pleura oder Brustfell.
- Die Adhäsionskräfte (Anhaftung zweier Körper aneinander) der serösen Flüssigkeit zwischen den beiden Blättern bewirken, dass die Lungenoberfläche den Atembewegungen des Brustkorbes folgt.
- Durch den Zug der elastischen Fasern und der Oberflächenspannung der Alveolen steht die Lunge unter einer gewissen Zugspannung; gelangt Luft in den Pleuraspalt, fällt die Lunge durch die Elastizität ihrer Fasern in sich zusammen.

1.1.5 Ein- und Ausatmung

1.1.5.1 Atemmuskulatur

Der Wechsel zwischen Einatmung (Inspiration) und Ausatmung (Exspiration) ermöglicht den Gasaustausch in den Alveolen. Jegliche Atemmuskulatur liegt außerhalb der Lunge, d. h. sie wird passiv bewegt.

Einatmung

Reguläre Atmung

- Das Zwerchfell (Diaphragma) senkt sich bei der Einatmung.
- Die äußeren Zwischenrippenmuskeln (Mm. intercostales externi) erweitern den Brustkorb, indem sie die Rippen anheben.

Auxikuläre Atmung

- Bei erhöhten Anforderungen an die Atmungsarbeit (v. a. bei Atemnot) kommt es zum Einsatz der Atemhilfsmuskulatur; damit sind die Muskeln gemeint, die infolge ihrer Zugrichtung die Rippen heben können. Dazu gehören der große und kleine Brustmuskel (M. pectoralis major und minor), die Treppenmuskeln (Mm. scaleni), der Kopfwender (M. sternocleidomastoideus) und die Sägemuskeln (Mm. serrati).

Ausatmung

Reguläre Atmung

- Die Zwerchfellkuppel bewegt sich bei der Ausatmung nach oben.
- Die inneren Zwischenrippenmuskeln (Mm. intercostales interni) veranlassen, dass der Brustkorb gesenkt wird.

Auxikuläre Atmung

- Als Hilfsausatmer werden die Bauchmuskeln (v. a. M. rectus abdominis und M. obliquus abdominis) eingesetzt, welche die Rippen herabziehen und als Bauchpresse die Baucheingeweide mit dem Zwerchfell nach oben drängen.

1.1.5.2 Steuerung der Atmung

Unwillkürliche Atmung

Die zentrale Steuerungsstelle liegt in der Medulla oblongata (verlängertes Mark), sie sendet ständig Impulse an die Atemmuskulatur.

1 Anatomie, Physiologie

Mechanisch-reflektorische Kontrolle der Atmung (Hering-Breuer-Reflex)

Dehnungsrezeptoren im Lungenparenchym steuern die Atemexkursion auf eine begrenzte Amplitude; d. h. bei einer Blähung der Lunge wird die Inspiration reflektorisch gehemmt und somit die Exspiration eingeleitet. Bei größerer Volumenabnahme der Lunge kommt es im Gegenzug zur Einleitung einer verstärkten Inspiration. Die Atemtiefe wird somit den jeweiligen Bedingungen angepasst und eine Überdehnung der Lunge verhindert.

Chemische Kontrolle der Atmung

Chemorezeptoren im Glomus caroticum und am Aortenbogen messen den pO_2, pCO_2 und den pH-Wert des Blutes. Bei Wertveränderungen erfolgt über Nervenimpulse die Rückkoppelung an die Medulla oblongata, die wiederum über Nervenimpulse den entsprechenden Befehl an die Atemmuskulatur sendet. Sinkt z. B. der pO_2-Wert oder steigt der pCO_2-Wert an, kommt es über den Regelkreis des Atemzentrums zu einem gesteigerten Atemantrieb.

Willkürliche Atmung

Die Atmung kann eingeschränkt willkürlich beeinflusst werden, indem der Atem kurzzeitig angehalten oder bewusst vermehrt oder vermindert wird. Nach der willkürlichen Beeinflussung unterliegt die Atmung wieder der zentralnervösen Steuerung.

1.1.6 Atemgrößen

Lungen- und Atemvolumina

Das Lungen- und Atemvolumen ist abhängig von Körperbau, Lebensalter, Geschlecht und Trainingszustand.
- Bei körperlicher Ruhe atmet der durchschnittliche Erwachsene ca. 16–20-mal/min.
- Pro Atemzug werden ca. 500 ml Luft ein- und wieder ausgeatmet (Atemzugvolumen).
- Das Atemminutenvolumen beträgt demnach ca. 10 l (500 ml 20 Atemzüge/min.).
- Die Luftmenge, die man nach normaler Inspiration noch maximal einatmen kann, bezeichnet man als das inspiratorische Reservevolumen: ca. 2–3 l.
- Das exspiratorische Reservevolumen ist die Luftmenge, die man nach einer normalen Ausatmung noch maximal ausatmen kann: ca. 0,5–1,5 l.
- Auch nach tiefster Ausatmung bleibt noch Luft in den Atemwegen zurück, die man als Residualluft (Residualvolumen) bezeichnet: ca. 1,5 l.
- Die Summe des normalen Atemzugvolumens, des in- und exspiratorischen Reservevolumens, nennt man Vitalkapazität: ca. 3,5–5 l.
- Die Totalkapazität ergibt sich aus der Addition von Vitalkapazität und Residualluft.

> **Spezieller Lernhinweis**
>
> Unter einer funktionellen Residualkapazität versteht man das nach einer normalen Exspiration in der Lunge noch vorhandene Volumen (Summe aus ERV + RV).

1.2 Diagnostik, Untersuchung

> **Wichtiger Praxishinweis**
>
> Der Patient sollte bis zur Taille entkleidet sein, um seitenvergleichend die Lunge untersuchen zu können. Der Seitenvergleich erlaubt es, den Patienten als eigene Kontrollperson anzusehen.

1.2.1 Typische Symptome

- Husten ohne Auswurf = unproduktiver Husten
- Husten mit Auswurf = produktiver Husten
- Dyspnoe (Atembeschwerden)
- evtl. Fieber, evtl. Brustschmerz.

> **Diagnosehinweis**
>
> Jeder Husten, jede Heiserkeit, die länger als 4 Wochen dauern, sind karzinomverdächtig!

1.2.2 Inspektion

Thoraxdeformitäten
- Fassthorax
- Hühnerbrust
- Kyphose (rückwärts gerichtete Krümmung der Wirbelsäule)
- Skoliose (seitliche Krümmung der Wirbelsäule)
- Trichterbrust
- Voussure (Herzbuckel).

Veränderungen der Haut/Akren

- Trommelschlegelfinger (Auftreibung des Fingerendglieds)
- Uhrglasnägel
- Zyanose (Blaufärbung).

Veränderungen der Atemzüge und Atemexkursionen

- **Tachypnoe**
  > 20 Atemzüge/min., z. B. bei Herz- und Lungenerkrankungen, Anämie, Schock, Fieber.
- **Bradypnoe**
  < 16 Atemzüge/min. Schädigung des Atemzentrums, z. B. bei Vergiftungen.
- **Dyspnoe**
  Erschwerte Atmung, verbunden mit dem Gefühl der Atemnot.
- **Orthopnoe**
  Nur mit Einsatz der Atemhilfsmuskulatur und unter aufrechter Haltung kompensierte höchste Luftnot.
- **Nachschleppende Atmung**
  Ungleiche Atemexkursion, z. B. beim Pneumothorax.
- **Paradoxe Atmung**
  Beim Einatmen senkt sich die Bauchdecke, z. B. bei Rippenserienfrakturen, Emphysem.
- **Inverse Atmung**
  Bei Bolusverlegung in der Trachea maximale Bewegung des Zwerchfells ohne Beteiligung der Zwischenrippenmuskulatur, Vorwölbung des Abdomens.
- **Schnappatmung**
  Kurz vor dem Tode infolge Schädigung des Atemzentrums.
- **Kußmaul-Atmung**
  Vertiefte Atmung bei Azidose, z. B. diabetisches oder urämisches Koma.
- **Biot-Atmung**
  Gleich tiefe Atemzüge mit plötzlichen Atempausen. Durch Hirnverletzungen, Hirndrucksteigerung kommt es zu Störungen im Atemzentrum.
- **Cheyne-Stokes-Atmung**
  Periodisches An- und Abschwellen der Atmung mit kurzen Pausen. Bei chronischen Lungenerkrankungen, Linksherzinsuffizienz, Klappenfehler, Vergiftungen kommt es zu Störungen der Chemorezeptoren, die nur noch auf einen O_2-Abfall reagieren.

> **Wichtiger Therapiehinweis**
>
> Die Gabe von reinem Sauerstoff führt bei der Cheyne-Stokes-Atmung zur lebensgefährlichen Apnoe, weil der Atmungsantrieb ausgeschaltet wird. Ohne Sauerstoff stirbt der Patient jedoch! Also: O_2-Gabe und ggf. künstliche Beatmung!

1.2.3 Palpation

Durch die Palpation lassen sich Lungengewebsverminderungen oder Verdichtungen feststellen. Da die Stimme als Geräusch auf die Thoraxwand übertragen wird, kann man sie als Vibration mit der Hand fühlen (Stimmfremitus).

Durchführung

Man legt die Handteller flach auf und palpiert seitenvergleichend von oben nach unten die Vorder- und Rückseite des Thorax. Der Patient sagt dabei jedes Mal mit tiefer Stimme „99" (bei Kindern und Frauen ist diese Untersuchung aufgrund der zu hohen Stimme nicht möglich; Alternative: Bronchophonie).

- **Stimmfremitus verstärkt**
  Lungengewebsverdichtung (z. B. Tumoren, infiltrative Prozesse, Lobärpneumonie).
- **Stimmfremitus abgeschwächt**
  Lungengewebsverminderung (z. B. Emphysem, Pneumothorax).

1.2.4 Perkussion

Beklopfen des Brustkorbes, um Lungengewebsverminderungen oder -verdichtungen zu ermitteln.

Durchführung

Das Beklopfen des Brustkorbes versetzt die Thoraxwand und die darunter befindlichen Gewebe in Schwingungen, die man als Geräusche hört. Die erzeugte Schwingung dringt jedoch nur ca. 5 cm in die Tiefe (tiefer liegende Geschehen können nicht erfasst werden). Man perkutiert von oben nach unten (Thoraxvorder- und -rückseite) in den Interkostalräumen seitenvergleichend.

- Sonorer Klopfschall: Normalbefund.
- Hypersonorer Klopfschall (Schachtelton): Lungengewebsverminderung.
- Hyposonorer Klopfschall (Schenkelschall, Dämpfung): Lungengewebsverdichtungen.

- Tympanitischer Klopfschall (ähnelt einem Klang und ist durch regelmäßige Schwingungen charakterisiert): über luftgefüllten Magen- und Darmschlingen.
- Amphorischer Klopfschall (klingt metallisch): über leeren Kavernen (z. B. Tbc).

Atemverschiebbarkeit der Lungengrenze

Die Atemverschieblichkeit der Lungengrenze gibt Aufschluss über die Ausdehnbarkeit der Lunge.

Durchführung

Während der Patient die Luft anhält, perkutiert man von oben nach unten entlang der Skapularlinie, bis der sonore Klopfschall in einen hyposonoren Klopfschall umwechselt. Diese Stelle wird markiert. Der Patient atmet jetzt aus (bleibt in Ausatemstellung) und man perkutiert von der markierten Stelle wieder nach oben, bis ein sonorer Klopfschall ertönt. Der Abstand dieser Strecke sollte 4–5 cm betragen.

1.2.5 Auskultation

Durch die Auskultation kann man das Strömen der Luft durch den Tracheobronchialbaum beurteilen.

Durchführung

Der Patient atmet durch den Mund tief ein und aus. Man auskultiert mit dem Stethoskop von oben nach unten seitenvergleichend Thoraxvorder- und -rückseite. Man unterscheidet hier Bronchialatmen von Vesikuläratmen und achtet auf nicht physiologische Zusatzgeräusche.

Bronchialatmen (Röhrenatmen)

- Physiologisch über den oberen Lungenabschnitten (Kehlkopf/Trachea) hörbar.
- Pathologisch: das Geräusch wird zum Alveolargewebe fortgeleitet (infolge von Infiltrationen).

Vesikuläratmen (Bläschenatmen)

Ein Vesikuläratmen entsteht durch das Eindringen der Luft in die Alveolen und ist vor allem bei der Einatmung zu hören.
- Physiologisch hört man es am besten in der mittleren Axillarlinie.
- Pathologisch abgeschwächt z. B. bei Emphysem, Pleuritis, Pneumothorax.
- Pathologisch verschärft z. B. bei Pneumonie, Lungenfibrose, Bronchitis.

Pathologische Nebengeräusche

- Trockene, kontinuierliche Rasselgeräusche (Giemen, Pfeifen, Brummen): der Luftstrom setzt zähe Sekretmassen in Bewegung, z. B. bei Asthma bronchiale, chronischer Bronchitis.
- Feuchte diskontinuierliche Rasselgeräusche: ein hörbares Zeichen für Flüssigkeitsansammlung in Bronchien und Alveolen. Je nach Entstehungsort (untere, mittlere oder obere Lungenabschnitte) der Flüssigkeit unterscheidet man fein-, mittel- und grobblasige Rasselgeräusche, z. B. bei Bronchopneumonie, akuter Bronchitis, Bronchiektasen.

Sondergeräusche

- Crepitatio indux/redux: Knistergeräusch, Entfaltungsgeräusch der Lunge, zu Beginn und am Ende einer Lobärpneumonie.
- Amphorisches Atmen (Kavernenjuchzen): Hallgeräusch bei leeren Kavernen z. B. bei Tuberkulose.
- Pleurareiben (Lederknarren): Knistergeräusch bei Pleuritis sicca.

Bronchophonie

Auskultatorische Alternative zum Stimmfremitus; Frauen und Kinder flüstern mit leiser Stimme „66"; normalerweise ist das Flüstergeräusch nur schwer hörbar, über infiltrierten Gewebeabschnitten ist die Schallverstärkung jedoch deutlich erhöht.
- Bronchophonie lauter: z. B. bei Pneumonie, Atelektasen, das Flüstergeräusch ist verstärkt wahrnehmbar.

1.2.6 Lungenfunktionsprüfung (Spirometrie)

Sie dient der Erfassung der Lungenvolumina und Atemstromstärken.

Durchführung

Der Patient pustet über ein Mundstück in ein Messsystem, welches die atemabhängigen Volumenschwankungen und/oder Atemstromstärken misst. Gebräuchliche spirometrische Messgrößen:
- Bestimmung der *Vitalkapazität*.
- Bestimmung der *1-Sekunden-Ausatmungskapazität* (Tiffeneau-Test).

Tiffeneau-Test

Man bittet den Patienten einzuatmen und dann kräftig auszuatmen. Das Volumen, das in der ersten Sekunde ausgeatmet wird, gibt Auskunft über den Zustand des Lungengerüstes und der Atemwege.
Physiologischer Wert: ca. 70 % der Vitalkapazität (bei Verengungen der Atemwege ist dieser Wert erniedrigt).

1.2.7 Blutgasanalyse

Die Blutgasanalyse erlaubt die Beurteilung des Gasaustausches in der Lunge und dient besonders der Einschätzung von Lungenerkrankungen.
Im arteriellen Blut werden Teilkonzentrationen (Partialdrücke) der Atemgase Sauerstoff und Kohlendioxid bestimmt. Da die Blutgase eng mit dem Säure-Basen-Haushalt zusammenhängen, wird auch der pH-Wert und das Standardbikarbonat ermittelt.

Tab. **1** Normbereiche

pO_2 Normbereich (altersabhängig):	75–100 mmHg
pCO_2 Normbereich (altersunabhängig):	35–45 mmHg
pH-Wert Normbereich:	7,36–7,44
Standardbikarbonat:	22–26 mmol/l

- Hypoxie
  Erniedrigung des O_2 im Gesamtorganismus oder einzelner Regionen, z. B. bei Anämie, Durchblutungsstörungen.
- Hypoxämie
  Erniedrigung des pO_2 im arteriellen Blut < 70 mmHg infolge Lungenerkrankungen.
- Hypokapnie
  Erniedrigung des pCO_2 im arteriellen Blut < 35 mmHg, z. B. Hyperventilation.
- Hyperkapnie
  Erhöhung des pCO_2 im arteriellen Blut > 45 mmHg, z. B. respiratorische Insuffizienz mit Hypoventilation.

1.2.8 Sputum

Das Sputum wird untersucht hinsichtlich:
- Blutbeimengungen (Hämoptyse: geringe Blutbeimengungen, Hämoptoe: größere Blutbeimengungen)
- Erreger (Mycobacterium tuberculosis, Influenza-Virus etc.)
- Konsistenz (gelblich-eitrig bei bakteriellen Prozessen, schaumig und leicht blutend bei Lungenödem, 3-schichtig bei Bronchiektasen etc.).

1.2.9 Bronchoskopie

Mit einem Spezialendoskop lassen sich die Luftwege betrachten. Evtl. wird auch eine Biopsie vorgenommen.

1.2.10 Pleurapunktion

Die Pleura wird punktiert, um einen Erguss abzulassen oder um das Punktat zu analysieren. Ebenso können auf diesem Wege Medikamente eingebracht werden.

1.2.11 Bildgebende Diagnostik

- Röntgen
- Tomografie (Schichtaufnahme)
- CT und MRT
- nuklearmedizinische und Kontrastmitteluntersuchungen
- Sonografie.

2 Pathologie

2.1 Störungen der Atemfunktionen

2.1.1 Störungen der Lungenbelüftung – Ventilationsstörungen

Definition

Behinderte Zufuhr von O_2 und/oder behinderte Abatmung von CO_2.

2.1.1.1 Obstruktive Ventilationsstörungen

90 % aller Lungenerkrankungen sind obstruktiver Natur. Es handelt sich um Verengungen der zuführenden Atemwege. Die Folge ist ein Widerstand (Resistance), der sich der Ausatemluft entgegensetzt, sodass die Lunge zunehmend überbläht ist.

Ursachen

- Z. B. chronische Bronchitis, Asthma bronchiale
- alle Stenosen des Bronchialbaumes.

Gemeinsame Symptome aller obstruktiven Ventilationsstörungen:

- Dyspnoe (je höher der Widerstand, desto stärker die Dyspnoe)
- Husten
- Stridor, inspiratorisch: bei Verlegung der oberen Atemwege (Mund – Bifurkation)
- Stridor, exspiratorisch: bei Verlegung der unteren Atemwege (Bifurkation – Bronchioli).

2.1.1.2 Restriktive Ventilationsstörungen

Definition

Durch verminderte Ausdehnbarkeit (Compliance) des Lungen-Thorax-Zwerchfellsystems kommt es zu einer Verkleinerung des maximal mobilisierbaren Lungenvolumens.

Ursachen

- Pulmonale Restriktion (z. B. Atelektasen, Fibrosen, Infiltrate, Pneumokoniose, Lungenödem)
- pleurale Restriktion (z. B. Pleuritis, Pleuraschwarte, Pneumothorax)
- thorakale Restriktion (z. B. Kyphoskoliose, Thoraxdeformitäten).

2.1.2 Störungen der Lungendurchblutung – Perfusionsstörungen

Definition

Eine gestörte Blutzufuhr verhindert den Gasaustausch.

Ursachen

- Störungen der arteriellen Blutzufuhr (z. B. Lungenembolie)
- Kapillarschwund bei destruktiven Lungenerkrankungen
- alveolokapillärer Reflex (Euler-Liljestrand), z. B. Emphysem
- Störungen des Blutabflusses (z. B. Linksherzinsuffizienz).

2.1.3 Störungen des Gasaustausches – Diffusionsstörungen

Definition

Der Übertritt von Sauerstoff aus den Alveolen in die Kapillare kann beeinträchtigt sein.

Ursachen

- Emphysem (Oberfläche der Lungenkapillare ist vermindert)
- Verdickung der Alveolar- und/oder Kapillarwand führt zu einer Vergrößerung der Diffusionsstrecke
- Einlagerung von Flüssigkeit in den Alveolen.

> **Wichtiger Lernhinweis**
>
> Alle oben genannten pathologisch veränderten Mechanismen sind eng miteinander verknüpft und treten häufig in Kombination auf!

2.2 Akute obstruktive Ventilationsstörungen

2.2.1 Akute Rhinitis (Schnupfen)

Definition
Entzündung der Nasenschleimhaut.

Ursachen
- Rhinoviren (häufigste Ursache)
- Adenoviren, Echoviren
- selten Bakterien (i. d. R. Superinfektion).

Pathomechanismus
Abwehrschwäche begünstigt die Ansiedelung pathogener Keime auf der Nasenschleimhaut, sodass eine klassische Entzündungsreaktion die Folge ist. Auch Mundatmung verursacht ein Austrocknen der Nasenschleimhaut, welches die Ansiedelung pathogener Keime fördert.

Symptome
- Allgemeines Krankheitsgefühl
- Brennen und Kratzen in der Nase
- Schwellung der Nasenschleimhaut mit Absonderung eines Sekrets
- bei viralen Infekten: wässriger Schleim
- bei bakteriellen Infekten: gelb-grüner Schleim

Häufig Initialsymptom anderer Infektionskrankheiten.

Komplikationen
- Chronischer Verlauf mit Sinusitis
- Otitis media
- Bronchitis.

Therapie
- Sole-Inhalationsbäder
- Gurgeln mit Zitronenwasser
- abschwellende Nasentropfen.

2.2.2 Akute Sinusitis (Nasennebenhöhlenentzündung)

Definition
Akute Entzündung der Nasennebenhöhlen.
Bei Erwachsenen sind am häufigsten die Sinus maxillares befallen, bei Kindern der Labyrinthus ethmoidalis.

Ursachen
- Meist fortgeleitet infolge einer Rhinitis (v. a. Viren, Haemophilus influenzae, Streptokokken, Staphylokokken; → häufig Mischinfektion)
- evtl. dentogene Infektion in die Sinus maxillares
- begünstigende Faktoren: Deviation der Nasenscheidewand.

Symptome
- Allgemeine Krankheitssymptome
- Gesichts- und Kopfschmerzen
- behinderte Nasenatmung
- Klopf- und Druckschmerz über Nasennebenhöhlen und Nervenaustrittspunkten.

Komplikationen
- Chronischer Verlauf mit Empyembildung
- Perforation in äußere Weichteile (Augenhöhle, Schädelhöhle)
- Osteomyelitis
- Sinusthrombose.

Therapie
- Verbesserung des Sekretabflusses: Wärme (Rotlicht)
- ggf. Antibiotika
- Sinuspunktion
- Sinusspülung
- evtl. operative Sanierung.

2.2.3 Akute Pharyngitis/Laryngitis

Definition
Akute Entzündung des Rachens bzw. des Kehlkopfes.

Ursachen
- Viren
- Bakterien (i. d. R. Superinfektion)
- physikalische oder chemische Noxen
- Tumor (Raucheranamnese).

Symptome
- Halsschmerzen
- Dysphagie
- Kratzen und Brennen im Hals
- Trockenheitsgefühl
- Heiserkeit
- geröteter Rachen
- evtl. Fieber.

Komplikationen
- Chronischer Verlauf
- Epiglottitis.

Therapie

- Rachenspülung
- warme Halswickel
- Lutschtabletten.

2.2.4 Pseudokrupp (Laryngitis subglottica)

Definition

Eine im Kindesalter (meist zwischen dem 3.–5. Lebensjahr) auftretende Erkrankung, die durch eine subglottische Einengung der Atemwege gekennzeichnet ist.
(Differenzialdiagnose: Diphtherie, Epiglottitis, Fremdkörperaspiration).

Ursachen

- Meist Viren, v. a. Parainfluenzaviren
- Bakterien, v. a. Haemophilus influenza, Staphylococcus aureus
- allergisch bedingt, meist im Zusammenhang mit hoher Luftverschmutzung und psychischen Einflüssen.

Symptome

Die Symptome manifestieren sich meist nachts:
- Inspiratorischer Stridor
- bellender, trockener Husten
- Halsschmerzen
- Atemnot
- meist mäßiges Fieber
- heisere Stimme bis Aphonie
- evtl. Zyanose.

Komplikationen

- Glottisödem
- Erstickungsanfall.

Therapie

> **Notfall!** Maßnahmen zur Grundversorgung → Kap. „Notfall".

- Evtl. Kortikoide
- evtl. Intubation, Tracheotomie.

2.2.5 Epiglottitis

Definition

Eine vor allem im Kindesalter (meist zwischen dem 5.–12. Lebensjahr) auftretende, lebensgefährliche entzündliche Schwellung der Epiglottis und des Larynx.

Ursachen

- Meist Bakterien, v. a. Haemophilus influenzae
- Viren
- Allergie (z. B. Insektenstich).

Symptome

Die Symptome entwickeln sich akut:
- Inspiratorischer Stridor
- starke Dyspnoe
- starke Schluckbeschwerden
- Hypersalivation (vermehrter Speichelfluss)
- kloßige Sprache
- meist hohes Fieber.

Komplikationen

- Erstickungsanfall.

Therapie

> **Notfall!** Maßnahmen zur Grundversorgung → Kap. „Notfall".

- In 80 % der Fälle Intubation erforderlich
- Kortikosteroide, Antibiotika.

2.2.6 Akute Bronchitis

Definition

Akute Entzündung der Bronchialschleimhaut.

Ursachen

- Viren (z. B. Myxoviren, Echoviren, Adenoviren, Influenzaviren, Masernviren)
- Bakterien (selten Primärinfektion, i. d. R. Superinfektion)
- Pilze (Soorbronchitis, meist bei Immunschwächen)
- Reizstoffe (Gase, Staub, chemische Noxen)
- akute Linksherzinsuffizienz (Stauungsbronchitis)
- begleitend bei Keuchhusten, Masern, Scharlach, Diphtherie, Brucellose, Typhus.

Pathomechanismus

Häufigster Krankheitsauslöser ist eine Abwehrschwäche. Prädisponierende Faktoren sind z. B. Unterkühlung oder Durchnässung. Die Erreger siedeln sich auf der Bronchialschleimhaut an, die daraufhin mit den typischen Entzündungszeichen reagiert:

I Atmungssystem

Sie ist gerötet, geschwollen und produziert vermehrt ein muköx-seröses Sekret.

Symptome

Meist besteht im Vorfeld eine Rhinitis, Laryngitis oder Tracheitis.
- Kopf- und Gliederschmerzen
- retrosternales Brennen/Wundsein (Begleittracheitis)
- Schmerzen beim Husten
- mäßiges Fieber bei Viren, bei Bakterien evtl. hohes Fieber
- 1–3 Tage schmerzhafter unproduktiver Reizhusten, wird abgelöst durch produktiven Husten
- Auswurf bei bakteriellen Infekten: eitrig-schleimig
- Auswurf bei viralen Infekten: schleimig-glasig.

Komplikationen

- Bronchopneumonie
- sekundäre bakterielle Infektionen.

Diagnose

- Klinische Untersuchungsmethoden: → Tab. 3, S. 25.

Therapie

- Feucht-warme Brustwickel
- Bettruhe
- Schleim lösende ätherische Öle (z. B. Kamille) oder Ambroxol
- Antibiotika bei bakteriellem Befall
- evtl. Bronchospasmolytikum
- bei quälendem Husten: Codein
- bei Reizgasvergiftung: stationäre Beobachtung und Kortikoide
- toxische Bronchitis: Steroide.

2.3 Chronisch obstruktive Ventilationsstörungen

2.3.1 Chronische Bronchitis

Definition

Gemäß WHO ist eine chronische Bronchitis dann anzunehmen, wenn bei einem Patienten in 2 aufeinander folgenden Jahren während mindestens 3 Monaten pro Jahr Husten und Auswurf bestand. Häufigste chronische Lungenerkrankung m : w = 3 : 1.

Ursachen

- Chronisches Inhalationsrauchen (jeder 2. Raucher im Alter > 40 J.)
- Luftverschmutzung und Berufsnoxen
- gehäufte bronchopulmonale Infekte
- konstitutionell bedingte Krankheiten des Respirationstraktes, z. B. Antikörpermangelsyndrome.

Pathomechanismus

Infolge der chronischen Reizzufuhr (v. a. Inhalationsnoxen) kommt es zu einer Zerstörung des Flimmerepithels. Da eine erhöhte Anforderung besteht, Schadstoffe abzutransportieren, hypertrophiert die Bronchialschleimhaut und sondert vermehrt (Hyperkrinie) abnormen (Dyskrinie) Schleim ab. Die Hypertrophie wird durch eine Atrophie der Schleim bildenden Zellen abgelöst, die Bronchialwand wird dünner und erschlafft. Das Sekret zeigt eine zähe Viskosität. Der chronische Entzündungsprozess begünstigt außerdem die Entstehung von Ulzerationen, die narbig abheilen. Obstruktionen sind die Folge.

Symptome

Die Erkrankung entwickelt sich in 3 Stadien:
- **Stadium I** (chronische, nichtobstruktive Bronchitis = reversibel):
    - Bereits über Jahre bestehender Husten und v. a. morgendlicher Auswurf.
- **Stadium II** (chronisch obstruktive Bronchitis):
    - Husten mit Auswurf
    - Belastungsdyspnoe
    - Leistungsabfall.
- **Stadium III** (geht mit Spätkomplikationen einher):
    - obstruktives Emphysem
    - Cor pulmonale.

Die Beschwerden verstärken sich im Herbst und Winter.

Komplikationen

- Bronchopneumonie
- eitrige Bronchitis
- Lungenabszess
- Bronchiektasen
- respiratorische Insuffizienz.

Merke
Jeder Infekt ist aufgrund der schlechten Abwehrlage für den Patienten bedrohlich!

2 Pathologie

Diagnose
- Klinische Untersuchungsmethoden:
  → Tab. 3, S. 25.

Therapie
- Noxen ausschalten (Zigarettenrauchen einstellen)
- Inhalation
- Atemgymnastik
- Klopfmassage
- aktive Immunisierung gegen Influenzaviren und Pneumokokken
- Medikamente (Antibiotika, Amoxicillin, Cephalosporine)
- Sanierung vorhandener Infektquellen.

2.3.2 Asthma bronchiale

Definition
Anfallsweise auftretende Atemwegsobstruktion infolge einer Überreaktion und Entzündung des Bronchialsystems.

Ursachen
- **Allergisches Asthma** (Extrinsic Asthma)
  IgE-vermittelte allergische Sofortreaktion Typ I gegen Umweltallergene; zählt zu den atopischen Krankheiten mit familiärer Häufung (→ Kap. „Blut, Abwehr und Lymphe")
- **Nicht allergisches Asthma** (Intrinsic Asthma)
  Unspezifische Reize (z. B. Infektionen, kalte Luft, psychische Belastungen, Anstrengung, Medikamente → Acetylsalicylsäure) aktivieren Rezeptoren in der Bronchialschleimhaut (irritant receptors). Auf dem Reflexweg werden efferente Vagusfasern erregt, deren Überträgerstoff Acetylcholin die Bronchialmuskulatur zur Kontraktion veranlasst. Acetylcholin veranlasst auch die Mastzellen zur Ausschüttung von Histamin (zählt zu den genetisch determinierten Erkrankungen)
- **Mischform aus allergischem und nicht allergischem Asthma** (häufigste Form).

Pathomechanismus
Die auslösenden Faktoren bewirken eine Entzündung der Bronchialschleimhaut. Entzündungszellen sezernieren gewebeschädigende Mediatoren, die die Struktur des respiratorischen Flimmerepithels zerstören. Die vagal vermittelte Reflexbronchokonstriktion und die Ausschüttung von Mediatoren beeinflussen den Tonus der glatten Muskulatur, die Produktion des Bronchialsekrets und das bronchiale Gefäßsystem. Die Folge ist eine bronchiale Obstruktion, die durch Bronchospasmus, Bronchialwandödem und Mukostase zustande kommt.

Symptome
- Anfallsweise auftretende Atemnot mit erschwerter Ausatmung, häufig nachts und früh morgens
- thorakales Engegefühl
- deutlich verlängerte Ausatmungsphase, wird von quälenden Hustenanfällen begleitet
- Orthopnoe, Tachypnoe
- Tachykardie
- exspiratorischer Stridor
- Zyanose
- nach Anfallsende: heftige Hustenattacken mit zäh-glasigem Auswurf.

Diagnose
- Klinische Untersuchungsmethoden:
  → Tab. 3, S. 25
- Labor: Charcot-Leyden-Kristalle und Curschmann-Spiralen im Auswurf
- Blutlabor: Eosinophilie, IgE ↑ bei allergischem Asthma, Leukozytose und BSG ↑ bei Infektasthma.

Komplikationen

- Status asthmaticus (schweres Asthma über Stunden oder Tage), einhergehend mit ausgeprägter Zyanose, verlangsamte, unregelmäßige Atmung, Somnolenz
- Emphysem
- pulmonale Hypertonie mit Entwicklung eines Cor pulmonale
- respiratorische Insuffizienz.

Therapie

> **Notfall!** Maßnahmen zur Grundversorgung → Kap. „Notfall".

- Meiden der auslösenden Faktoren
- Bronchospasmolytika
- Sympathomimetika, Theophyllin, inhalative Kortikoide
- Atemgymnastik
- psychische Betreuung
- Desensibilisierung.

I Atmungssystem

2.3.3 Lungenemphysem

Definition
Irreversible Erweiterung der Lufträume distal der Bronchioli terminales mit Zerstörung von Alveolen und Lungensepten.

Ursachen
- Asthma bronchiale und chronische Bronchitis (häufigste Ursachen)
- Altersemphysem (atrophisches Emphysem)
- Alpha-1-Antitrypsinmangel
- angeboren
- rezidivierende frühkindliche Bronchitiden.

Pathomechanismus
Infolge der häufigsten Ursachen (chronische Bronchitis, Asthma bronchiale), die mit einer Obstruktion der Bronchien einhergehen, besteht eine erschwerte Ausatmung. Die daraus resultierende vermehrte Luftansammlung im Alveolarraum bewirkt eine Zerstörung der Alveolen. Die Wände der Alveolen verstreichen, sodass größere säckchenartige Hohlräume entstehen. Durch den Abbau der Alveolarwände wird auch das Kapillarnetz reduziert.

Symptome
- Progrediente Belastungsdyspnoe (Leitsymptom)
- Husten und Auswurf (bei Bestehen einer chronischen Bronchitis)
- Fassthorax, horizontal verlaufende Rippen, geblähte Schlüsselbeingruben
- Atembehinderung bei der Ausatmung, deutlich verlängerte Ausatemphase
- Presslippenatmung.

Komplikationen
- Cor pulmonale
- Pneumothorax (Platzen von Emphysemblasen)
- zunehmende Verschlechterung der Lungenfunktion mit respiratorischer Insuffizienz.

Diagnose
- Klinische Untersuchungsmethoden: → Tab. 2
- Atemfunktionstest: Vitalkapazität und Tiffeneau-Test.

Therapie
- Meidung exogener Noxen, z. B. Zigaretten rauchen
- symptomatische Behandlung

- Atemtherapie
- → Kap. „Chronische Bronchitis".

Tab. 2 Klinische Untersuchungsmerkmale der verschiedenen Emphysemtypen

	Blue Bloater	Pink Puffer
Habitus	pyknischer Typ	asthenischer Typ
Dyspnoe	kaum, „hat sich seiner Atemnot ergeben"	ausgeprägt, „kämpft gegen sein Emphysem"
Zyanose	ausgeprägt	kaum
Polyglobulie	ja	nein
Hypoxämie	ja	ja
Hyperkapnie	ja	nein
Husten	ja, mit Auswurf	trockener Reizhusten

2.4 Lungenfibrosen

Definition
Bei Lungenfibrosen besteht eine Verstärkung des Lungengerüstes durch neu gebildetes Bindegewebe (Fibrose = Vermehrung des Bindegewebes). Folgen sind restriktive Ventilationsstörungen und Rechtsherzüberbelastungen.

Ursachen
- Unbekannt (ca. 50 % der Fälle)
- chronische Reizungen durch Entzündung oder Röntgenbestrahlung
- chronische Linksherzinsuffizienz
- rezidivierende Lungenembolie
- ständige Staubinhalation (Steinstaub, Asbest)
- chronische Stauungslunge
- Systemerkrankungen: Rheumatoide Arthritis, Kollagenosen, Mukoviszidose, Sarkoidose
- Medikamente, z. B. Zytostatika.

2.4.1 Silikose (Steinstaublunge)

Definition
Bei Bergleuten, Sandstrahlbläsern, Gießereiarbeitern, Industrieofenmaurern, Steinmetzen, Porzellan- und Glasarbeitern auftretende Berufskrankheit durch langjähriges Einatmen von quarzhaltigem Staub.

Pathomechanismus

Der kristalline Quarz ist alveolengängig. Die Einwanderung von Abwehrzellen hat eine fibroblastische Reizwirkung. Folge ist eine Bindegewebswucherung, die eine eingeschränkte Ausdehnbarkeit der Lunge nach sich zieht.

Symptome

- Im frühen Stadium oft keine Beschwerden, Zufallsbefund bei Routineuntersuchung
- im fortgeschrittenen Stadium Belastungsdyspnoe
- Husten, grauer Auswurf.

Komplikationen

- Infektanfälligkeit (etwa 10 % entwickeln eine Begleittuberkulose)
- durch den fibrotischen Lungenumbau entwickelt sich eine pulmonale Hypertonie mit Rechtsherzbelastung und Cor pulmonale.

Diagnose

- Auskultation: Giemen, Pfeifen, Brummen
- Lungenfunktionsprüfung: Vitalkapazität ↓, verminderte Compliance
- Labor: Hypoxämie
- Röntgenbefund: diffuse, fein- bis grobfleckige Verschattungen.

Therapie

- Arbeitsschutzmaßnahmen
- Nikotinkarenz
- → Therapie „Chronische Bronchitis"
- Behandlung der Komplikationen.

2.4.2 Asbestose

Definition

Eine durch Asbeststaubinhalation hervorgerufene Berufskrankheit (häufig Bauindustrie) mit fibrinogenen und karzinogenen Prozessen.

Symptome

- Oft erst nach 20–30-jähriger Exposition zunehmende Belastungsdyspnoe.

Komplikationen

- Tumorleiden
- respiratorische Insuffizienz und Cor pulmonale.

Diagnose

- Auskultation: Knistern über der Lunge
- Fibrose im Röntgenbild
- Lungenfunktionsprüfung: Vitalkapazität ↓
- verminderte Compliance.

Therapie

- Behandlung der Komplikationen.

2.4.3 Sarkoidose (Morbus Boeck)

Definition

Granulomatöse Systemerkrankung (befällt zu 90 % die Lunge) mit Bildung von fibrinösen Granulomen und bindegewebigem Umbau des Lungenparenchyms.

Ursachen

- Unbekannt
- evtl. immunologische Reaktion.

Pathomechanismus

Es bilden sich nicht verkäsende Granulome aus Epitheloidzellen, Makrophagen, Langhanszellen und T-Lymphozyten.

■ Akute Sarkoidose (Löfgren-Syndrom, 5% der Fälle)

Befällt überwiegend junge Frauen.
- Sprunggelenks-Arthritis
- Erythema nodosum
- bihiläre Adenopathie
- Fieber, Husten, BSG ↑.

■ Chronische Sarkoidose (95% der Fälle)

- Anfangs meist symptomlos, Röntgenzufallsbefund
- später Reizhusten, Belastungsdyspnoe
- eingeschränkte Compliance.

Extrapulmonale Manifestationen

- Haut: Erythema nodosum
- Augen: Kerato-Konjunktivitis, Uveitis
- Parotis in Kombination mit Uveitis und Fazialisparese
- Knochen: Arthritis
- Nervensystem: Fazialislähmung, Diabetes insipidus, granulomatöse Meningitis
- alle weiteren Organe können befallen werden.

I Atmungssystem

Komplikationen
- Übergang zur respiratorischen Insuffizienz und Cor pulmonale.

Diagnose
- Labor: BSG ↑ (bei akutem Verlauf) Gammaglobuline und IgG ↑, Leuko- und Lymphozytopenie
- Röntgendiagnostik.

Therapie
- 70–90 % Spontanheilung
- Behandlung mit Glukokortikoiden umstritten.

2.5 Erkrankungen der Pleura

2.5.1 Pleuritis

Anmerkung
Aus didaktischen Gründen werden hier Pleuritis und Pleuraerguss gemeinsam dargestellt.
Es muss jedoch keineswegs jeder Pleuraerguss (insbesondere bei den malignen Erkrankungen) mit den klassischen Zeichen der Entzündung einhergehen.

Definition
Entzündung der Pleurablätter.

Ursachen
Primärerkrankungen sind sehr selten; Auftreten meist als Sekundärerkrankung nach
- malignen Erkrankungen z. B. Mammakarzinom, Bronchialkarzinom
- bakteriellen Erkrankungen z. B. Pneumonie, Tbc, bronchopulmonale Infekte
- Herzinsuffizienz
- Lungenembolie
- Pankreatitis
- rheumatische Erkrankungen
- Urämie
- Leberzirrhose
- Postmyokardinfarktsyndrom
- posttraumatisch.

Die Erkrankung verläuft in 2 Stadien:

■ Pleuritis sicca (trockene Pleuritis, oft Vorläufer der Pleuritis exsudativa)

Pathomechanismus
Die sonst glatte Oberfläche des Rippenfells wird durch Fibrinauflagerungen rau; die Pleurablätter reiben aneinander.

Symptome
- Rücken- und Seitenstechen
- atemabhängiger, stechender Schmerz
- epigastrische Schmerzen weisen auf eine Beteiligung der Pleura diaphragmatica hin
- Patient liegt auf der betroffenen Seite, um die schmerzende Atemexkursion einzuschränken
- Hustenreiz.

Diagnose
- Klinische Untersuchungsmethoden:
  → Tab. 3, S. 25.

■ Pleuritis exsudativa (feuchte Pleuritis)

Pathomechanismus
Der Pleuraspalt füllt sich mit unterschiedlichen Flüssigkeiten, z. B. Blut, Eiter, Transsudat, Exsudat in Abhängigkeit der Ursache (genauer bezeichnet als Pleuraerguss).

Symptome
- Schmerz wird abgelöst durch ein Beklemmungsgefühl
- Schmerz in der Schulter der betroffenen Seite, besonders bei Seitenlage (Phrenikusreiz)
- Fieber kann fehlen oder hohe Temperaturen erreichen
- Dyspnoe, Tachypnoe
- evtl. Vorwölbung der Interkostalräume.

Diagnose
- Klinische Untersuchungsmethoden:
  → Tab. 3, S. 25.
- Labordiagnostik: BSG ↑, Leukozytose
- Pleurapunktion (Exsudat, Transsudat, Zytologie, Bakteriologie).

Komplikationen
- Je nach Grunderkrankung
- Pleuraschwarte.

Therapie
- Behandlung der Grunderkrankung
- Schmerztherapie
- Atemgymnastik.

2.5.2 Pneumothorax

Definition
Totales oder teilweises Kollabieren eines Lungenabschnittes bzw. Lungenflügels durch Eindringen von Luft in den Pleuraspalt.

Ursachen
- Äußerer Pneumothorax
  - Messerstich, Traumen (Rippenfraktur)
  - iatrogen, z. B. Pleuradrainage, Subclavia-Katheter, Akupunktur.
- Innerer Pneumothorax
  - Platzen von subpleuraler Emphysemblase
  - idiopathisch (bei jungen leptosomen Männern ca. 15–35 Jahre, tritt plötzlich z. B. bei körperlicher Arbeit auf)
  - sekundär bei Asthma, Fibrosen.

Pathomechanismus
Durch den verstärkten Anteil elastischer Fasern im Lungengewebe hat die Lunge die Tendenz, sich zusammenzuziehen. Wird der subatmosphärische Druck, der im Pleuraspalt herrscht, durch atmosphärischen ersetzt, so verlieren die Pleura parietalis und die Pleura visceralis den Kontakt, die Lunge kollabiert.

Symptome
- Akut auftretende Atemnot (Dyspnoe), Tachypnoe
- ziehender, stechender, atemabhängiger, meist gut lokalisierter Schmerz, evtl. in die Schulterregion ausstrahlend
- Hustenreiz.

Komplikationen
- Spannungs- oder Ventilpneumothorax.

2.5.2.1 Spannungs- oder Ventilpneumothorax

Pathomechanismus
Durch einen Ventilmechanismus kommt es während der Inspiration zu einer Ansammlung von Luft im Pleuraspalt, die exspiratorisch nicht mehr entweichen kann. Das Mediastinum wird aufgrund zunehmender Druckentwicklung in der Pleurahöhle zur gesunden Seite gedrängt. Der Blutrückstrom in die großen thorakalen Venen wird verhindert.

Symptome
- Scharfer, thorakal lokalisierter, plötzlich auftretender Schmerz
- Husten

- immer stärker werdende Dyspnoe, Tachypnoe
- Blässe, Zyanose
- Einflussstauung (Verhinderung des Blutrückstroms in das Herz)
- Schocksymptomatik: Blutdruck ↓, Puls ↑.

Diagnose
- Klinische Untersuchungsmethoden: → Tab. 3, S. 25.
- Röntgenbefund: kollabierte Lunge, evtl. verdrängtes Mediastinum.

Therapie
Notfall! Maßnahmen zur Grundversorgung → Kap. „Notfall".

2.6 Störungen des Lungenkreislaufes

2.6.1 Lungenödem

Definition
Ansammlung von Flüssigkeit im Interstitium des Lungengewebes (interstitielles Lungenödem) bzw. in den Alveolen (alveoläres bzw. manifestes Lungenödem).

Ursachen
- Anstieg des hydrostatischen Drucks: Linksherzinsuffizienz (Hauptursache), Niereninsuffizienz
- herabgesetzter onkotischer Druck: z. B. nephrotisches Syndrom, übermäßige Flüssigkeitszufuhr (Infusion)
- toxisch-infektiöse Einflüsse: z. B. Giftgase, Heroinintoxikation, Urämie (abnorme Gefäßdurchlässigkeit bei normalem Lungenkapillardruck)
- allergisch (anaphylaktischer Schock)
- Lungenembolie
- neurogen: z. B. Schädel-Hirn-Trauma, Meningoenzephalitis (reflektorische Venolenkonstriktion)
- zu schnelle Pleurapunktion.

Pathomechanismus
Ausgehend von der Hauptursache des Lungenödems, der Linksherzinsuffizienz, kommt es zu einer Druckerhöhung im pulmonalvenösen und -kapillären System. Übersteigt der Druck der Lungenkapillare (durch Anstieg des hydrostatischen oder Abnahme des kolloidosmotischen Drucks)

den interstitiellen Gewebedruck, so kommt es zu einem Flüssigkeitsaustritt zunächst ins Lungeninterstitium und bei weiterem Druckanstieg im Kapillarbereich auch in den Alveolarraum.

Symptome

Einem manifesten Lungenödem geht oft ein interstitielles Lungenödem (fluid lung) voraus.

■ Interstitielles Lungenödem

- Nächtliches Husten
- Dyspnoe
- Tachypnoe
- Orthopnoe
- verschärftes Atemgeräusch, evtl. Giemen.

Diagnose

- Nur über Röntgenbild nachweisbar.

■ Manifestes alveoläres Lungenödem

- Schwerste Dyspnoe, Angst, Zyanose, Blässe
- Rasseln und „Kochen" über der Brust, auch ohne Stethoskop hörbar
- schaumig-rötliches Sputum
- evtl. Bronchospasmus (Asthma cardiale).

Diagnose

- Klinische Untersuchungsmethoden:
  → Tab. 3, S. 25.

Therapie

> ! **Notfall!** Maßnahmen zur Grundversorgung → Kap. „Notfall".

2.6.2 Lungenembolie

Definition

Verschluss einer Lungenarterie durch Verschleppen von Thromben vor allem aus den tiefen Bein- und Beckenvenen.

Risikofaktoren

- Höheres Lebensalter
- Immobilität (Bettlägerigkeit, Langstreckenflüge)
- Adipositas
- Schwangerschaft, Therapie mit Östrogenen, Einnahme von Ovulationshemmern
- chirurgische Eingriffe (Thrombosegipfel um den 7. Tag).

Auslösende Faktoren

- Morgendliches Aufstehen
- pressorische Akte (Defäkation)
- plötzliche körperliche Anstrengung.

Pathomechanismus

Durch die mechanische Verlegung eines Lungengefäßes kommt es zu einem Druckanstieg in den Lungenarterien und zu einem Rückstau ins rechte Herz. Die Folge ist eine akute Rechtsherzinsuffizienz. Der verminderte Blutstrom zum linken Herzen bewirkt eine Minderversorgung des Körpers mit Sauerstoff.

Symptome

Das klinische Bild wird vom Ausmaß des Infarktareals bestimmt.

- Akute, schlagartig einsetzende Dyspnoe
- Tachypnoe
- Thoraxschmerzen
- Tachykardie
- Halsvenenstauung
- Husten, Hämoptyse
- Angst, Beklemmungsgefühl
- Schweißausbruch, Synkope, Schock
- evtl. Begleitpleuritis.

Komplikationen

- Lungeninfarkt
- Cor pulmonale
- Herz-Kreislauf-Stillstand.

Therapie

> ! **Notfall!** Maßnahmen zur Grundversorgung → Kap. „Notfall".

2.6.3 Chronisches Cor pulmonale

Definition

Hypertrophie des rechten Ventrikels als Folge einer Struktur-, Funktions- oder Zirkulationsstörung der Lunge mit pulmonaler Hypertonie.

Ursachen

Einschränkung des Lungengefäß-Gesamtquerschnittes durch

- **obstruktive Störungen:** chronische Bronchitis, Asthma bronchiale, Emphysem
- **restriktive Störungen:** Lungenfibrosen
- **vaskuläre Störungen:** rezidivierende Lungenembolien, Vaskulitiden

Pathomechanismus

Alveolokapillärer Reflex (Euler-Liljestrand)

Alveoläre Hypoventilation führt zur Konstriktion der kleinen Lungenarterien im unterbelüfteten Lungenbereich. Folge ist eine Blutumleitung in belüftete Bereiche, pulmonale Hypertonie und Rückstau ins rechte Herz.

> **Lernhinweis**
>
> Minderbelüftete Lungenabschnitte werden auch minderdurchblutet.

Zeichen der Lungenerkrankung

- Belastungsdyspnoe
- Schwindel
- Zyanose
- Uhrglasnägel, Trommelschlegelfinger.

Zeichen der Rechtsherzinsuffizienz

- Ödeme
- Nykturie
- Venenstauungen (sichtbare Stauung v. a. der Hals- und Zungengrundvenen)
- Leberstauung
- Stauungsgastritis
- Stauungsniere mit Proteinurie.

Diagnose

- Grunderkrankung (→ Ursachen)
- Herzvergrößerung (Röntgen).

Therapie

- Behandlung der Grunderkrankung
- Sauerstofftherapie
- medikamentös (z. B. Diuretika, ACE-Hemmer u. a.).

2.7 Pneumonien

Man unterscheidet die typischen Pneumonien, die meist bakteriell (z. B. Pneumokokken, Staphylokokken, Haemophilus influenzae, Klebsiella pneumoniae) verursacht werden, von den atypischen Pneumonien.
Die Erreger der atypischen Pneumonien sind Viren, Chlamydien (z. B. Chlamydia psittaci), Mykoplasmen (z. B. Mycoplasma pneumoniae), Rickettsien (z. B. Coxiella burnetii), Pilze und Parasiten (z. B. Pneumocystis carinii).

Atypische Pneumonien sind i. d. R. nur röntgenologisch diagnostizierbar.
Weiterhin werden primäre Pneumonien von den sekundären unterschieden. Primäre Pneumonien entstehen bei einem zuvor gesunden Organismus, während bei sekundären Pneumonien eine prädisponierende Vorerkrankung bestand.

2.7.1 Typische Pneumonien

Die Entzündung findet im Alveolarraum und/oder den Bronchien statt. Erreger sind hauptsächlich Bakterien.

2.7.1.1 Lobärpneumonie

Definition

Akute Entzündung im Alveolarraum, meist des rechten unteren Lungenlappens.

Erreger

- Pneumokokken.

Infektionsmodus

- Tröpfcheninfektion.

Histologische Befunde (Verlauf in 4 Stadien)

Anschoppung (Dauer: 1 Tag)

- Im Rahmen der Abwehr sind die Kapillaren weit gestellt; es kommt zum Austritt von Fibrinfäden und serösem Exsudat in die Alveolen
- Auskultation: Crepitatio indux (Knistergeräusch)
- Auswurf: kein Auswurf, trockener Husten.

Rote Hepatisation (Dauer: 2–3 Tage)

- Alveolen sind jetzt vollständig mit fibrinreichem Exsudat und Erythrozyten gefüllt; es findet kein Gasaustausch in den betroffenen Lungenabschnitten statt
- Auskultation: kein Atemgeräusch über den betroffenen Lungenabschnitten
- Auswurf: pflaumenmusartig.

Grau-gelbe Hepatisation (Dauer: ca. 4 Tage)

- Abwehrbeginn; Phagozyten wandern in die Alveolen und leiten die Lyse ein
- Auskultation: Rasselgeräusche
- Auswurf: eitrig.

Lyse (Dauer: ca. 2 Tage)
- Ausheilungsphase; Abwehrzellen räumen vollständig auf. Flüssige Zerfallsmassen werden z. T. abgehustet oder in die Lymphbahnen resorbiert und abtransportiert; die vollständige Resorption des fibrinösen Exsudats dauert 4 Wochen
- Auskultation: Crepitatio redux (Knistergeräusch).

Symptome
- Aus voller Gesundheit plötzlich hohes Fieber (bis 41 °C) mit Schüttelfrost
- Dyspnoe
- Tachypnoe mit Nasenflügelatmung
- Herpes labialis (Zeichen eines geschwächten Immunsystems)
- retrosternaler Schmerz mit Husten und Auswurf (→ verschiedene Stadien)
- evtl. stechende, atemabhängige Schmerzen (Hinweis auf Pleuramitbeteiligung).

Komplikationen
- Kritische Entfieberung (7./9. Tag lebensgefährlicher Fieberabfall mit gleichzeitiger Pulserhöhung)
- Carnifikation (= Fleisch werdend)
- Abwehrsystem leitet die Lyse der Fibrinfäden nicht ein: verminderte Ausdehnbarkeit der Lungen.

Diagnose
- Klinische Untersuchungsmethoden:
  → Tab. 3, S. 25.
- Röntgenbefund: lobäre Verschattung.

2.7.1.2 Bronchopneumonie

Definition
Eine meist durch Bakterien verursachte Entzündung mit disseminierten Herden auf beiden Lungenflügeln, wobei sowohl Alveolen als auch Bronchien befallen sein können (Disseminierung = Ausstreuung).

Ursachen
Begünstigend sind Vorerkrankungen oder eine schlechte Abwehrlage:
- Bronchitis (häufigste Ursache)
- als Komplikation von Infektionskrankheiten: z. B. Masern, Keuchhusten, Diphtherie, Typhus
- lange Bettlägerigkeit mit eingeschränkter Belüftung der basalen Lungenabschnitte.

Symptome
- Symptome der akuten Bronchitis (→ dort)
- Fieber (nicht so hoch wie bei Lobärpneumonie)
- eitrig-schleimiger Auswurf
- schnelle Verschlechterung der Respiration
- Dyspnoe, Tachypnoe.

Diagnose
- Klinische Untersuchungsmethoden:
  → Tab. 3, S. 25.
- Röntgen: diffuse, nicht lappenbegrenzte herdförmige Verschattungen.

2.7.2 Atypische Pneumonien

Die Entzündung läuft im Interstitium ab und zeigt sich diffus über beide Lungenflügel verteilt. Erreger sind Viren, Mykoplasmen, Rickettsien und Chlamydien.

Allgemeine Symptome
- Keine typischen Pneumoniesymptome
- Kopf- und Gliederschmerzen
- subfebrile, langsam ansteigende Temperaturen (ohne Schüttelfrost)
- Reizhusten mit wenig Auswurf.

Diagnose
- Oft keine Auskultations-/Perkussionsbefunde
- Röntgen: meist hilusnahe Verschattung
- Labor: Lymphozytose, BSG ↑.

2.7.2.1 Legionellose
→ Kap. „Infektionskrankheiten".

2.7.2.2 Pneumocystis-carinii-Pneumonie
→ Kap. „Infektionskrankheiten" unter AIDS.

2.7.2.3 Ornithose (Psittakose, Papageienkrankheit)
→ Kap. „Infektionskrankheiten".

2.7.2.4 Q-Fieber
→ Kap. „Infektionskrankheiten".

Komplikationen aller Pneumonien
- Pleuritis, Pleuraerguss

- septische Streuung bei bakteriellen Lungenentzündungen: z. B. Otitis media, Meningitis, Endokarditis
- Lungenabszess
- respiratorische Insuffizienz
- Thromboembolien (infolge langer Bettlägerigkeit).

Therapie aller Pneumonien
- Körperliche Schonung, Bettruhe
- Atemgymnastik, Inhalationsbehandlung, Sekretolytika, ggf. O_2
- ausreichend Flüssigkeitszufuhr
- Antibiotika
- Thromboembolieprophylaxe.

2.8 Weitere Lungenerkrankungen

2.8.1 Bronchialkarzinom

Definition
Ein meist vom Bronchialepithel ausgehender Lungentumor (häufigster bösartiger Tumor, 25% aller Karzinome).

Histologisch unterscheidet man:
- Plattenepithelkarzinom (40–50 %)
- kleinzelliges Bronchialkarzinom (25–30 %, höchste Wachstumsrate)
- Adenokarzinom (10–15%)
- großzelliges Bronchialkarzinom (5–10 %).

Prädisponierende Faktoren
- Zigarettenrauchinhalation
- Berufsnoxen: Asbeststaub, radioaktives Gestein usw.
- genetische Disposition.

> **Merke**
>
> 9 von 10 Bronchialkarzinomen sind auf das inhalative Zigarettenrauchen zurückzuführen. Die Bedeutung der Luftverschmutzung, sowie genetische Faktoren sind wahrscheinlich gering. Zwischen der Anzahl der pro Tag gerauchten Zigaretten und der Anzahl der Raucherjahre besteht eine positive Korrelation an einem Bronchialkarzinom zu erkranken. Raucht man beispielsweise 20 Jahre täglich 20 Zigaretten, so erhöht sich das Erkrankungsrisiko um den Faktor 10; nach Einstellen des Rauchens sinkt das Erkrankungsrisiko nach ca. 15 Jahren auf das eines Nichtrauchers.

Symptome
Keine Frühsymptome.
- Beginn mit therapieresistentem Reizhusten, evtl. Heiserkeit
- rezidivierende pulmonale Infekte
- leichte, dumpfe Schmerzen in der Brust oder im Rücken
- klassische Tumorzeichen
- Abgeschlagenheit, Gewichtsverlust
- subfebrile Temperaturen, Nachtschweiß.

Spätsymptome
- Thoraxschmerzen
- blutig, schaumiger Auswurf
- blutiges Pleuraexsudat
- Infiltration oder Penetration des Ösophagus (→ Schluckbeschwerden), des Herzbeutels (→ Perikarditis mit Herzrhythmusstörungen) und/oder der Pleura (→ Pleuritis exsudativa)
- Phrenikuslähmung
- paraneoplastisches Syndrom, v. a. beim kleinzelligen Karzinom (produziert Hormone, z. B. ADH)
- Metastasenbildung (in regionale Lymphknoten, Leber, Gehirn, Nebennieren, Skelett (v. a. Wirbelsäule).

Sonderform: Pancoast-Tumor

Definition
Peripheres Karzinom der Lungenspitze, meist Plattenepithelkarzinom.

Zusätzliche Symptome zum Bronchialkarzinom
- Zerstörung der 1. und 2. Rippe und des 1. Brustwirbels
- Armschmerzen (Plexusneuralgie)
- Armschwellung (Lymph- und Venenstau)
- Interkostalneuralgie
- Befall des Halssympathikus → Horner-Trias
- Rekurrensparese → Heiserkeit, Aphonie.

Diagnose
- Röntgenbefund
- Bronchoskopie mit Zytologie
- Biopsie.

Prognose
- Schlecht; 5-Jahres-Überlebensrate 5%.

Therapie
- Chirurgische Tumorresektion

- Chemo-/Radio- oder Strahlentherapie
- palliative Therapie.

2.8.2 Lungentuberkulose

→ Kap. „Infektionskrankheiten".

2.8.3 Atelektasen

Definition
Nicht belüfteter Lungenabschnitt, in dem die Wände kollabierter Alveolen aneinander liegen (reversibel).

Ursachen
- Angeboren
- Obstruktionsatelektasen: Verlegung der feinsten Bronchien durch angesammelten Schleim
- Kompressionsatelektasen: Druck von außen z. B. durch Tumoren, Ergüsse, Herzvergrößerung, Zwerchfellhochstand.

Symptome
- der Grunderkrankung und der Sauerstoffminderversorgung.

Komplikationen
- Entzündungen
- Ödembildung
- Fibrosierung.

Diagnose
- Klinische Untersuchungsmethoden:
  → Tab. 3, S. 25.
- Röntgen.

2.8.4 Bronchiektasen

Definition
Irreversible sackartige oder zylindrische Ausweitungen der Bronchien mit bronchialer Obstruktion.

Ursachen
- **Angeboren**
  - z. B. bei Mukoviszidose
  - unvollständige fetale Differenzierung der Bronchien.
- **Erworben**
  - chronisch-rezidivierende bronchopulmonale Infekte
  - chronisch-obstruktive Bronchitis
  - Keuchhusten (Pertussis), Masern
  - Bronchusstenosen (Ca, Fremdkörper)
  - Lungen-Tbc
  - Lungenfibrosen.

Pathomechanismus
Erworbene Bronchiektasen entwickeln sich durch chronisch entzündliche Wanddestruktion. Innerhalb der Bronchiektasen kommt es zu einem Sekretstau, der zu bakteriellen Superinfektionen prädisponiert.

Symptome
Je nach Grunderkrankung:
- chronischer Husten mit „maulvoller" Exspektoration, besonders morgens: 3-schichtiges Sputum (unten Eiter, in der Mitte Schleim, oben Schaum)
- süßlich fader Mundgeruch
- Uhrglasnägel, Trommelschlegelfinger (infolge Sauerstoffmangel)
- rezidivierende pulmonale Infektionen
- schlechtes Allgemeinbefinden, oft Kachexie
- häufig Hämoptoe (50 %)
- oft chronische Rechtsherzbelastung mit Rückstau in den großen Kreislauf (chronisches Cor pulmonale).

Komplikationen
- Lungenblutungen
- Lungenabszess
- rezidivierende bronchopulmonale Infekte
- bakteriell metastatische Herde
- respiratorische Insuffizienz
- Wachstumsretardierung bei Kindern.

Diagnose
- Zeichen der akuten und chronischen Entzündung: Fieber, Leukozytose, BSG ↑
- Auskultation: grobblasige Rasselgeräusche
- Bronchografie
- Röntgen.

Therapie
- „Bronchialtoilette": Abhusten des Schleims in Quincke-Hängelage (Knie-Ellenbogen-Lage)
- Atemgymnastik
- Vibrationsmassage
- Soleinhalation
- gezielte Antibiotikatherapie
- chirurgisch: Segmentresektion oder Lobektomie.

2.8.5 Schlafapnoesyndrom (SAS)

Definition
Nächtliche Atemstörung mit wiederholenden, länger andauernden Atempausen.

Ursachen
- **Obstruktive Schlafapnoe (häufigste Form):**
  - vergrößerte Tonsillen
  - Makroglossie
  - Tonusregulationsstörungen der glatten Muskulatur im Pharynx.
- Zentrale Schlafapnoe.

Pathomechanismus
Meist sind übergewichtige Männer zwischen 40–60 Jahren betroffen. Alkohol wirkt begünstigend. Infolge der längeren Atempausen kommt es zu einer schweren arteriellen Hypoxämie. Diese induziert eine „Weckreaktion" und somit eine Wiedereröffnung der oberen Atemwege.

Symptome
- Länger dauernde nächtliche Atemstillstände (> als 10 Sek.)
- starkes Schnarchen
- ausgeprägte Müdigkeit am Tage, auch bei ausreichendem Nachtschlaf
- Einschlafneigung
- morgendliche Kopfschmerzen
- Persönlichkeitsveränderung
- Polyglobulie
- Herzrhythmusstörungen
- arterielle und pulmonale Hypertonie

Therapie
- Gewichtsreduktion
- Alkoholkarenz
- Änderung der Schlafposition (erhöhte Lage des Oberkörpers, Seitenlage)
- evtl. chirurgische Maßnahmen
- nasale Überdruckbeatmung.

Tab. 3 Klinische Untersuchungsbefunde

	Inspektion	Palpation	Perkussion	Auskultation
Akute Bronchitis				evtl. trockene Rasselgeräusche, bei peribronchitischer Infiltration evtl. feinblasige Rasselgeräusche
Chronische Bronchitis	Dyspnoe	Stimmfremitus verstärkt	hyposonorer Klopfschall	trockene Rasselgeräusche mit Giemen, Pfeifen, Brummen, evtl. auch feuchte Rasselgeräusche in Abhängigkeit des Entzündungszustandes
Asthma bronchiale	starke Dyspnoe, Zyanose	Stimmfremitus abgeschwächt	hypersonorer Klopfschall	trockene Rasselgeräusche mit Giemen, Pfeifen, Brummen
Lungenemphysem	Fassthorax, horizontal verlaufende Rippen, geblähte Schlüsselbeingruben	Stimmfremitus abgeschwächt	hypersonorer Klopfschall, wenig verschiebliche Atemgrenzen	trockene Rasselgeräusche mit Giemen, Pfeifen, Brummen, leises abgeschwächtes Atemgeräusch
Pleuritis sicca				atemsynchrones Lederknarren
Pleuritis exsudativa	nachschleppende Thoraxhälfte	Stimmfremitus abgeschwächt bis aufgehoben	absolute Dämpfung	abgeschwächtes bis aufgehobenes Atemgeräusch
Pneumothorax	nachschleppende Thoraxhälfte	Stimmfremitus abgeschwächt bis aufgehoben	hypersonorer Klopfschall	abgeschwächtes bis aufgehobenes Atemgeräusch

1 Atmungssystem

Tab. 3 Fortsetzung

	Inspektion	Palpation	Perkussion	Auskultation
Lungenödem, alveoläres				feinblasige, feuchte Rasselgeräusche
Lobärpneumonie	Nasenflügelatmen	Stimmfremitus verstärkt	gedämpft hyposonorer Klopfschall	Bronchialatmen, feuchte Rasselgeräusche
Bronchopneumonie	gerötet entzündet	Stimmfremitus verstärkt	gedämpft hyposonorer Klopfschall	feinblasige Rasselgeräusche
Atelektasen	nachschleppende Thoraxhälfte	Stimmfremitus verstärkt	Dämpfung	Bronchialatmen, abgeschwächtes bis aufgehobenes Atemgeräusch
Bronchiektasen				grobblasige Rasselgeräusche

Pulmonale Hypertonie

→ Erhöhung des mittleren Pulmonalarteriendrucks auf > 20 mmHg

→ Ursache: chronische Lungenerkrankungen
　→ Emphysem
　→ chron.-obst. Bronchitis
　→ Lungenfibrose
　→ wiederholte Lungenembolien

→ Chronisches Cor pulmonale

→ Reaktion der Lunge:
→ Minderbelüftung mit Konstriktion der Arteriolen im entspr. Bereich = physiol. Regulationsmechanismus
　→ Euler-Liljestrand-Mechanismus

→ sorgt für Durchblutung belüfteter Lungenabschnitte und Einschränkung Belüftung von schlecht durchbluteten Bezirken

→ kommt es bei chron. Erkrankungen zu generalisierter Minderbelüftung → führt Euler-Liljestrand-Mech. zur übermäßigen Erhöhung des Gefäßwiderstandes in der Lunge u. somit zur pulmonalen Hypertonie

Therapie: Symptomatisch bzw. wie Rechtsherzinsuffizienz

→ Beschwerden ab über 25-30 mmHg: Kurzatmigkeit, Schwindel, Synkope
→ kurzzeitige Bewusstlosigkeit → Rechtsherzinsuff., Halsvenenstauung, Beinödeme, Leberstauung

II Blut, Abwehr und Lymphe

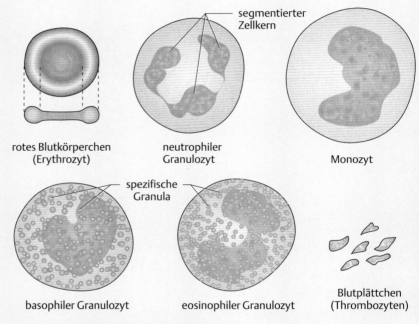

a Abkömmlinge des roten Knochenmarks

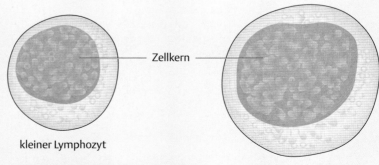

b Abkömmlinge der lymphatischen Organe

Abb. **2a u. b Blutzellen.** Blutzellen werden von einer gemeinsamen Stammzelle, dem Hämozytoblasten, im roten Knochenmark gebildet und nach einer bestimmten Zeit der Reifung in das periphere Blut ausgeschwemmt. Mit Ausnahme der Lymphozyten, die sich auch in lymphatischen Organen vermehren, werden alle Blutzellen zeitlebens im roten Knochenmark hergestellt.

3 Anatomie, Physiologie

Das Blut ist ein flüssiges Organ, dessen äußere Begrenzung die Wände der Blutgefäße sind.
Es besteht aus
- Blutzellen (ca. 45%) und
- Blutplasma (ca. 55%).

Die Menge des Blutes beträgt 7–8% des Körpergewichts (ca. 4–6 Liter).

> **Spezieller Lernhinweis**
>
> Bei einem verminderten Blutvolumen spricht man von Hypovolämie, ein vermehrtes Blutvolumen wird als Hypervolämie bezeichnet!

Differenzialdiagnose

Hypovolämie

- Längeres Erbrechen oder Durchfälle
- Fieber
- forcierte Diurese
- Diabetes insipidus
- starkes Schwitzen
- Verbrennungen
- Blutungen.

Hypervolämie

- Nierenerkrankungen (Ausscheidungshemmung)
- Schwartz-Bartter-Syndrom
- physiologisch in der Schwangerschaft.

Aufgaben des Blutes

Transportfunktion

- Zellulärer Transport von Sauerstoff (O_2) und Kohlendioxid (CO_2) durch Erythrozyten
- humoraler Transport von Eiweißen, Hormonen, Stoffwechselabbauprodukten, Nährstoffen, Elektrolyten und Vitaminen.

Abwehrfunktion

- Zelluläre Komponente: Leukozyten
- humorale Komponente: Immunglobuline.

Gerinnung und Blutstillung

- Zelluläre Komponente: Thrombozyten
- humorale Komponente: Gerinnungsfaktoren.

Regulierung des Wärmehaushaltes

- Durch die Verteilung in unterschiedliche Gefäßbetten.

Pufferfunktion

- Regulation des Säure-Basen-Gleichgewichts durch v. a. das Bikarbonatpuffersystem (der pH-Wert des Blutes liegt zwischen 7,38–7,42).

3.1 Blutplasma

Das Blutplasma bezeichnet die nicht zellulären Anteile des Blutes und setzt sich wie folgt zusammen:

- Wasser (90 %) → Trägersubstanz
- Nährstoffe → Zellversorgung
- Mineralien, Vitamine → Zellversorgung (dienen Stoffwechselvorgängen)
- Spurenelemente → Zellversorgung (dienen Stoffwechselvorgängen)
- Enzyme → spalten, helfen bei Stoffwechselprozessen
- Hormone → Botenstoffe, helfen bei Stoffwechselprozessen
- Abbauprodukte → entstehen beim Zellstoffwechsel, werden über Galle, Niere, Darm und Haut ausgeschieden
- Eiweiße → es existieren 100 verschiedene Eiweiße mit unterschiedlicher Aufgabe; sie werden durch die Elektrophorese in 5 Fraktionen unterteilt:
  – Albumine → Transportfunktion von wasserunlöslichen Stoffen, halten den kolloidosmotischen (onkotischen) Druck aufrecht, Nahrungsreserve bei Eiweißmangel
  – α_1-, α_2-, β-Globuline → Transport von wasserunlöslichen Stoffen, Blutgerinnung
  – γ-Globuline → Abwehrfunktion.

> **Spezieller Lernhinweis**
>
> Blutplasma ohne Fibrinogen = Blutserum

3 Anatomie, Physiologie

3.2 Blutzellen

- Erythrozyten → Sauerstofftransport
- Leukozyten → Abwehrfunktion
- Thrombozyten → Blutgerinnung.

Bildungsort

Blutzellen (Erythrozyten, Leukozyten, Thrombozyten) werden beim Erwachsenen im roten Knochenmark der platten Knochen, der kurzen Knochen und in den Epiphysen der Röhrenknochen (z. B. Oberschenkel und Sternum) aus der pluripotenten (= alles könnenden) Stammzelle gebildet.

3.2.1 Erythrozyten (rote Blutkörperchen)

Erythrozyten stellen 98% des Hämatokrit dar und haben folgende Eigenschaften:
- Es handelt sich um kernlose, bikonkave Scheiben.
- Sie enthalten keine Mitochondrien für den oxidativen Stoffwechsel.
- Funktioneller Hauptbestandteil: Hämoglobin (Hb).
- Sie sind nicht teilungsfähig.
- Die Frühformen der Erythrozyten nennt man Retikulozyten.
- Lebensdauer: ca. 120 Tage, Erythrozyten werden überwiegend in der Milz abgebaut (→ Bilirubin-Kreislauf → Kap. „Verdauungssystem").

Aufbau

Hämoglobin
- Beim Hämoglobin handelt es sich um eine Farbstoff-Eiweißverbindung.
- Es besteht aus 4 Polypeptidketten mit je einer Farbstoffkomponente → Häm.
- Häm, als der rote Blutfarbstoff, enthält 2-wertiges Eisen in einem Porphyrinring.
- Das 2-wertige Eisen bindet Sauerstoff.

Zytoplasma
- Das Zytoplasma enthält Enzyme für den Stoffwechsel des Erythrozyten (besonders reich an Laktat-Dehydrogenase, wird für den anaeroben Stoffwechsel benötigt).

Notwendige Faktoren für die Bildung der Erythrozyten (Erythropoese)
- Vitamin B_{12}
- Folsäure
- Eisen

- Erythropoetin (→ Kap. „Harnsystem")
- andere.

Vitamin B_{12}
- Das Vitamin B_{12} wird mit der Nahrung aufgenommen (z. B. Milchprodukte, Fleisch) und im terminalen Ileum resorbiert.
- Es kann nur mithilfe des Intrinsic-Faktors (wird im Magen von den Belegzellen gebildet) resorbiert werden.
- Gespeichert wird es in der Leber (Speicherkapazität: ca. 5 Jahre).

Wirkungsweise
- Vitamin B_{12} fördert die Zellteilung und Zellreifung **aller** Zellen (auch der Blutzellen!!).
- Es übernimmt die Ernährungsfunktion des Nervengewebes (Gliazellen des ZNS und der peripheren Nerven).

Folsäure
- Folsäure wird mit der Nahrung aufgenommen (z. B. Vollgetreide, Blattgemüse) und im Jejunum resorbiert.
- Sie wird in der Leber gespeichert.

Wirkungsweise
- Folsäure fördert die Zellteilung und Zellreifung aller Zellen (auch der Blutzellen!!).

Im Gegensatz zu Vitamin B_{12} ist Folsäure nicht für die Ernährung des Nervengewebes zuständig.

Eisen
- Eisen wird mit der Nahrung aufgenommen (z. B. Hirse, Petersilie usw.) und im Duodenum resorbiert.
- Es wird in der Leber gespeichert (Speicherkapazität: ca. 3 Monate).

Wirkungsweise
- Eisen bindet Sauerstoff.

3.2.2 Leukozyten (weiße Blutkörperchen)

- Nur 5% der im Körper vorhandenen Leukozyten zirkulieren vorübergehend im Blut.
- Alle Leukozyten sind kernhaltig und werden in Granulozyten (ca. 70%), Monozyten (ca. 5%) und Lymphozyten (ca. 25%) unterteilt.
- Sie sind maßgeblich an der Abwehr von Fremdstoffen und Krankheitserregern beteiligt.

II Blut, Abwehr und Lymphe

Handschriftliche Notiz oben: Komplementsystem: humorale unspezifische Abwehr = Plasmaproteine C1–C9 ⇒ gegenseitige Aktivierung

- Sie können die Kapillare verlassen und in Gewebe, Lymphe, Organe und Schleimhäute einwandern (Diapedese).
- Einige Leukozyten besitzen die Fähigkeit zur Phagozytose (Fremdstoffe werden von Ausstülpungen der Zelle umflossen, eingeschlossen und anschließend von Enzymen abgebaut).

3.2.2.1 Granulozyten

- Sie dienen der unspezifischen zellulären Abwehr.
- Es werden 3 verschiedene Typen unterteilt:
- **Neutrophile Granulozyten** (schwach anfärbbare Granula) sind die am häufigsten im Körper vorkommenden Immunzellen
  - Sie treten besonders bei bakteriellen Infektionen auf
  - werden durch Bakterien und Zellgifte angelockt
  - phagozytieren vor allem Bakterien, Zelltrümmer und Antigen-Antikörper-Komplement-Komplexe
  - sterben sie danach ab, entsteht Eiter
  - man unterscheidet *stabkernige* (= jugendliche neutrophile Granulozyten) und *segmentkernige* (= reife neutrophile Granulozyten)
  - am Anfang einer bakteriellen Infektion werden v. a. vermehrt junge, stabkernige Neutrophile „in die Schlacht" geschickt (*reaktive Linksverschiebung*).
- **Eosinophile Granulozyten** (rötlich anfärbbare Granula)
  - Es handelt sich um Abwehrzellen gegen Parasiten (z. B. Würmer)
  - sie sind an allergischen Reaktionen beteiligt und
  - bei chronischen Hauterkrankungen und am Ende einer bakteriellen Erkrankung erhöht („Morgenröte").
- **Basophile Granulozyten** (bläulich anfärbbare Granula)
  - Sie verlassen die Blutbahn und siedeln sich als Mastzellen im interstitiellen Raum an
  - enthalten Heparin, Histamin und Serotonin
  - es sind Abwehrzellen gegen Parasiten
  - sie sind an allergischen Reaktionen (→ „Allergie Typ I") beteiligt.

3.2.2.2 Lymphozyten

- Lymphozyten entstehen aus der lymphatischen Stammzelle des roten Knochenmarks

- nach ihrer Reifung halten sie sich im lymphatischen Gewebe auf (Lymphknoten, Milz, Peyer-Plaques etc.)
- sie differenzieren sich in B- und T-Lymphozyten.

T-Lymphozyten

- Sie dienen der spezifisch zellulären Abwehr.
- T-Lymphozyten werden wegen ihrer Thymusabhängigkeit als T-Zellen bezeichnet.
- Sie erhalten im Thymus ihre Prägung, indem sie lernen, körpereigenes von körperfremdem Material zu unterscheiden.
- T-Lymphozyten können sich in den Lymphknoten teilen.
- Es werden mindestens 4 verschiedene Arten von T-Lymphozyten unterschieden:

T-Killer-Zellen

- T-Killer-Zellen können andere Zellen direkt „killen".
- Sie dienen der Tumorabwehr.
- Sie dienen der Abtötung virusinfizierter Zellen.
- Sie spielen eine Rolle bei der Transplantatabstoßung.

T-Helfer-Zellen

- Sie fördern die Antikörperbildung.
- Aktivieren die T-Killer-Zellen und andere Immunzellen.

T-Suppressor-Zellen

- T-Suppressor-Zellen hemmen das Immungeschehen und verhindern somit überschießende Immunreaktionen.

T-Memory-Zellen (Gedächtniszellen)

- Sie spielen eine Rolle bei einer erneuten Infektion mit demselben Erreger.

B-Lymphozyten

- Sie dienen der spezifischen humoralen Abwehr.
- B-Lymphozyten erhalten im Knochenmark ihre spezielle Prägung.
- Sie werden als Plasmazelle bezeichnet, sofern ein Kontakt mit einem Antigen erfolgt ist; die Plasmazelle stellt nun spezifische Antikörper (Immunglobulin = Ig) her.
- B-Memory-Zellen (Gedächtniszellen) spielen eine Rolle bei einer erneuten Infektion mit demselben Erreger.

Antikörper/Immunglobuline

Nach Kontakt mit einem Antigen reifen immunologisch kompetente B-Lymphozyten zu Plasmazellen heran und produzieren Antikörper, um das Antigen zu inaktivieren.

- Sie besitzen 2 Anhaftungsstellen, die Antigene binden (Antigen-Antikörper-Komplex).
- Dadurch wird eine Unbeweglichkeit der Keime hergestellt.

> **Spezieller Lernhinweis**
>
> Antigene sind humorale oder zelluläre Substanzen (z. B. Bakterien oder Eiweiße), die vom Organismus als fremd empfunden werden.

Die Antikörper werden in fünf verschiedene Klassen eingeteilt:

IgG

- Wichtigste Antikörper-Klasse (anteilig 75% aller Immunglobuline).
- Ist ab der 18. Woche plazentagängig und verleiht dem Neugeborenen einen Schutz in den ersten ca. 3 Lebensmonaten.
- Erscheint 2–4 Wochen nach einer akuten Infektion als so genannter Spätantikörper im Blut.

IgM

- Tritt bei Kontakt mit einem Antigen immer als erstes auf (Frühantikörper) und ist nur für kurze Zeit beständig.

IgA

- Ist auf Abwehrvorgänge an Schleimhautoberflächen spezialisiert.
- Befindet sich auch in der Muttermilch, sodass das Neugeborene durch die Mutter einen immunologischen Schutz erhält.

IgD

- Über IgD liegen heute nur wenige Kenntnisse vor.

IgE

- IgE spielt bei Parasitenbefall eine Rolle.
- Ist bei Allergikern erhöht (binden sich an Mastzellen und basophile Granulozyten und setzen Histamin frei → Allergie Typ I).

3.2.2.3 Monozyten

- Sie können phagozytieren in Form der unspezifischen zellulären Abwehr.
- Monozyten befinden sich 1–2 Tage im Blut.
- Sie wandern in Gewebe aus, um dort zu *Makrophagen* (große Fresszellen) auszureifen (Monozyten-Makrophagen-System).
- Sie erhalten je nach Aufenthaltsort eine spezifische Bezeichnung: befinden sie sich im Bindegewebe nennt man sie Histiozyten, in der Leber werden sie als *Kupffer-Sternzellen* bezeichnet, etc.
- Sie präsentieren die phagozytierten Antigene auf ihrer Zelloberfläche.

Impfen

Passive Immunisierung

Bei der passiven Immunisierung werden dem Körper Immunglobulinpräparationen (spezifische Antikörper) injiziert. Die Wirkung der passiven Immunisierung tritt sofort ein, ist aber auf einen relativ kurzen Zeitraum begrenzt. Dadurch wird eine gezielte und schnelle Behandlung von Infektionskrankheiten erreicht.

Aktive Immunisierung

Bei der aktiven Immunisierung führt man dem Körper eine unschädlich gemachte Menge eines bestimmten Antigens zu, die im Organismus eine Antikörperproduktion bewirkt. Auf diese Weise kommt es zu einer künstlichen Erzeugung einer abgeschwächten Erkrankung.
Bei Kontakt mit einem virulenten Erreger besitzt nun der Körper bereits Memory-B-Zellen, die den Erreger sofort bekämpfen können. Ziel ist eine belastbare Krankheitsimmunität durch sofortige Antikörperbildung.

3.2.3 Thrombozyten (Blutplättchen)

- Sie bilden ein Thrombozytennetz (Blutstillung) und leiten die Blutgerinnung ein.
- $2/3$ der Thrombozyten sind im Blut enthalten.
- Thrombozyten sind kernlose Scheiben.
- Sie können Pseudopodien bilden, um rasch zu einer verletzten Gefäßwand zu gelangen.
- Sie leiten die Blutgerinnung durch die Freisetzung von Thrombozytenfaktoren ein.
- Die Lebensdauer beträgt ca. 9–10 Tage, der Abbau erfolgt in der Milz.

Blutgerinnung und Blutstillung

Unmittelbar nach einer Verletzung ziehen sich die Gefäßwände zusammen (Vasokonstriktion); daraufhin wird die Blutstillung eingeleitet.

- Die Blutstillungszeit beträgt 1–3 min; um die Wundränder lagern sich Thrombozyten an und bilden ein Thrombozytennetz. Dabei wird der Thrombozytenfaktor freigesetzt und die Blutgerinnung einleitet.
- Die Blutgerinnungszeit beträgt 5–7 min; zum dauerhaften Verschluss der verletzten Gefäßstelle wird durch den Thrombozytenfaktor die *Gerinnungskaskade* eingeleitet, die über zwei verschiedene Wege ablaufen kann:
  - **Extravasal** (Extrinsic-System)
    Bestimmte Gerinnungsfaktoren reagieren nur bei Gewebsverletzungen.
  - **Intravasal** (Intrinsic-System)
    Einige Gerinnungsfaktoren werden nur bei Gefäßverletzung aktiviert.

Da in der Regel sowohl Gewebe als auch Gefäße verletzt sind, werden beide Systeme gleichzeitig aktiviert und die Gerinnungskaskade in Gang gesetzt. Im Blut liegen ca. 14 Gerinnungsfaktoren vor, die kaskadenartig miteinander reagieren, um als letzten Schritt durch die Aktivierung von Fibrinogen zu Fibrin den Wundverschluss herbeizuführen. Die letzten Reaktionsschritte beider Systeme bis zur Fibrinbildung laufen jedoch identisch ab:

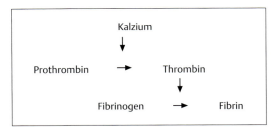

Abb. 3 Gerinnungskaskade

Fibrin bewirkt eine mechanische Verfestigung des Gerinnsels, indem es sich in Form von Fäden über den Thrombozytenpfropf ausspannt und die Wundränder zusammenzieht. Auf diese Weise wird die Durchlässigkeit für Blutflüssigkeit und zelluläre Bestandteile verhindert.

Hemmung der Blutgerinnung

- Natriumcitrat, Natriumoxalat oder EDTA (nur für Labormedizin von Bedeutung) verhindern die Gerinnung, indem sie Kalzium als wichtigen Gerinnungsfaktor binden.
- Heparin hemmt die Aktivierung von Fibrinogen zu Fibrin (vereinfacht dargestellt).
- Cumarin (Marcumar) ist ein Vitamin K-Antagonist. Vitamin K wird zur Bildung der meisten Gerinnungsfaktoren in der Leber benötigt.

3.3 Blutgruppen

3.3.1 AB0-System

- Jeder Mensch gehört einer der 4 Blutgruppen an: AB, A, B oder 0.
- Die Blutgruppenstrukturen befinden sich auf der Zellmembran der Erythrozyten und besitzen eine Antigeneigenschaft.
- Um bei Bluttransfusionen eine Hämolyse zu verhindern, ist die Kenntnis über die jeweilige Blutgruppe wichtig.

Tab. 4 Blutgruppen

Blutgruppe	A	B	AB	0
% in Europa	ca. 44%	ca. 10%	ca. 4%	ca. 42%
Antigeneigenschaften	A	B	A und B	keine
Antikörper im Serum	Anti-B	Anti-A	keine	Anti-A und Anti-B

Spezieller Lernhinweis

Blutgruppe **AB** besitzt keine Antikörper, sie toleriert die Übertragung jeder Blutgruppe = **Universalempfänger**.
Die Blutgruppe **0** hat keine Antigeneigenschaft auf der Zellmembran der Erythrozyten = **Universalspender**.

3.3.2 Rhesus-System

Das Rhesus-System ist ein weiteres System zur Unterscheidung von menschlichen Blutgruppen.

- Menschen, die die Antigenstruktur D auf der Erythrozytenmembran besitzen, werden als rh-positiv, solche ohne Antigen D als rh-negativ bezeichnet.
- Anders als beim AB0-System werden Antikörper gegen die Antigenstruktur D erst dann gebildet, wenn eine rh-negative Person mit rh-positiven Erythrozyten in Berührung gekommen ist.

Beispiel
Eine rh-negative Frau bringt ein rh-positives Kind zur Welt. Dabei gelangen die Erythrozyten des Kindes in den mütterlichen Blutkreislauf. Das mütterliche Immunsystem bildet nun Antikörper gegen die rh-positiven Erythrozyten des Kindes. Im Falle einer weiteren Schwangerschaft, vorausgesetzt das Kind ist auch rh-positiv, richten sich die Antikörper der Mutter, die die Plazenta passieren können, gegen die Erythrozyten des ungeborenen Kindes und verursachen eine Hämolyse. Um dies zu verhindern werden nach der Geburt des 1. Kindes Medikamente verabreicht, die die Antikörperbildung der Mutter gegen rh-positives Blut verhindern.

3.4 Labor

Nachfolgend sind die wichtigsten Laborparameter aufgeführt. Eine vertiefende Auseinandersetzung der einzelnen Blutbestandteile würde den Rahmen dieses Buches jedoch sprengen.

Tab. 5 Hämatologische und klinisch-chemische Laborparameter

	Einheit	männlich	Referenzbereich	weiblich
Entzündungsparameter				
Blutsenkung (< 50 J.)	mm/h	< 15 (1 h)		< 20 (1 h)
S-CRP	mg/l		< 5	
Hämatologische Untersuchung				
B-Erythrozyten	Mill./µl	4,3–5,7		3,9–5,3
B-Leukozyten (Erw.)	/µl		3800–10500	
B-Thrombozyten	1000/µl		140–345	
B-Ery-MCH	pg		28–34	
B-Ery-MCV	fl		85–98	
B-Ery-MCHC	g/dl		31–37	
B-Hämatokrit	%	40–52		37–48
B-Hämoglobin	g/dl	13,5–17		12–16
B-Retikulozyten	/1000 Erys		3–18	
Blutausstrichdifferenzierung				
Granulozyten				
neutrophile, segmentkernige	%		30–80	
neutrophile, stabkernige	%		0–5	
basophile	%		0–2	
eosinophile	%		0–6	
Lymphozyten	%		15–50	
Monozyten	%		1–12	
Weitere wichtige Laborparameter				
Leberenzyme				
S-γ-GT	U/l	6–28		4–18
S-GPT (= ALT)	U/l	< 23		< 19

II Blut, Abwehr und Lymphe

Tab. 5 (Fortsetzung)

	Einheit	männlich	Referenzbereich	weiblich
S-GOT (= AST)	U/l	< 19		< 15
S-GLDH	U/l	< 4		< 3
S-CHE	U/l		3000–8000	
S-LAP	U/l	20–35		16–32
Pankreasenzyme				
S-α-Amylase	U/l		< 121	
S-Lipase	U/l		< 190	
Kardiale Diagnostik				
cTnT	µg/l		< 0,1	
S-CK ges.	U/l	10–80		0–70
S-CK-MB	U/l		< 5	
S-GOT (= AST)			(s. Leberenzyme)	
S-LDH	U/l		120–240	
S-α-HBDH	U/l		70–135	
Nierenfunktion				
S-Kreatinin	mg/dl		0,5–1,1	0,5–0,9
S-Harnstoff	mg/dl		12–50	
Lipidstoffwechsel/Harnsäure				
S-Triglyceride	mg/dl		< 150	
S-Cholesterin	mg/dl		Risiko > 200	
S-LDL-Cholesterin	mg/dl		Risiko > 150	
S-HDL-Cholesterin	mg/dl		Risiko < 40	
S-Harnsäure	mg/dl	< 6,4		< 6
Proteine				
S-Proteine ges.	g/l		66–83	
S-Albumin	%		ca. 54–65	
S-$α_1$-Globuline	%		2–5	
S-$α_2$-Globuline	%		7–13	
S-β-Globuline	%		8–15	
S-γ-Globuline	%		11–22	
Serumelektrolyte				
S.-Natrium (Erw.)	mmol/l		135–145	
S.-Kalium (Erw.)	mmol/l		3,6–5,0	
S.-Kalzium (gesamt)	mmol/l		2,2–2,6	

Tab. 5 (Fortsetzung)

	Einheit	männlich	Referenzbereich	weiblich
Tumormarker				
S-CEA	µg/l		< 5	
S-α-Fetoprotein	U/l		< 8,5	
S-PSA (< 49 J.)	ng/ml		< 2,5	
CA 19-9	U/ml		< 37	
Phosphatasen				
S-Saure Phosphatase	U/l		5–13	
S-Alk. Phosphatase	U/l	< 175		< 150
Leberstoffwechsel				
S-Bilirubin gesamt	mg/dl		0,2–1,2	
S-Bilirubin direkt	mg/dl		0,0–0,25	
Glukosestoffwechsel				
Glukose nüchtern	mg/dl		< 100	
OGTT				
Glukose n. 2 h	mg/dl		< 140	

3.4.1 BSG (Blutkörperchensenkungsgeschwindigkeit)

Unspezifischer Suchtest, der orientierend Hinweise auf das Bestehen einer Krankheit gibt; diese Untersuchung wird auch zur Verlaufsbeurteilung von Krankheiten herangezogen.

Ursache der Senkung

Die Oberflächenkräfte der Erythrozytenmembranen (elektrostatische Ladungen, polare Grenzflächenphänomene) treten mit den Plasmaproteinen in Wechselwirkung. Die Geschwindigkeit der Senkung ist hauptsächlich abhängig von der Anzahl der Erythrozyten und dem Eiweißgehalt im Plasma.

Durchführung

Eine im Verhältnis 1 : 4 verdünnte Venenblutprobe (z. B. 0,4 ml Natriumcitrat + 1,6 ml Blut) wird mit einer Pipette nach Westergren bis zur 200-mm-Marke aufgezogen und senkrecht fixiert. Nach 1 Stunde liest man die Länge des Plasmaüberstandes in mm ab.

BSG ↑

Eine Verminderung der Erythrozyten oder eine Erhöhung der Proteine führen zu einer schnelleren Senkung.
- Entzündungsherde im Körper (bakterielle oder virale Entzündung, hoher Antikörpertiter)
- nephrotisches Syndrom
- Leukämie
- Plasmozytom (sog. Sturzsenkung)
- Tumoren
- Anämie
- rheumatische Erkrankung
- Hämolyse
- Autoimmunerkrankungen.

BSG ↓

Eine Vermehrung der Blutkörperchen verzögert die Geschwindigkeit der Blutsenkung.
- Polyglobulie (z. B. infolge Herzinsuffizienz, chronische Lungenerkrankungen)
- Polycythaemia vera
- Cushing-Syndrom
- Raucher
- Medikamente

- Cortison
- Acetylsalicylsäure.

> **Spezieller Lernhinweis**
>
> Eine veränderte BSG ist ein unspezifischer Parameter und erfordert eine gezielte Untersuchung nach Entzündungsherden, Tumoren o. ä.

3.4.2 Hämatologisches Blutbild/ Kleines Blutbild

Im kleinen Blutbild wird die Anzahl der 3 Blutzellen erfasst. Speziell die Erythrozyten werden hinsichtlich ihres Hämoglobingehaltes und ihrer Größe untersucht, da spezifische Veränderungen auf bestimmte Krankheiten hinweisen.

MCH (mittlerer korpuskulärer Hämoglobingehalt eines einzelnen Erythrozyten)

- Befindet sich die Menge des MCH im Normbereich, so bezeichnet man den Erythrozyten als *normochrom*.
- Der Begriff *„hyperchrom"* sagt aus, dass der Hämoglobingehalt des einzelnen Erythrozyten erhöht ist, als hypochrom wird ein Erythrozyt mit einem niedrigen Hämoglobingehalt bezeichnet.

MCV (mittleres korpuskuläres Volumen eines einzelnen Erythrozyten)

- Befindet sich die Menge des MCV im Normbereich, so bezeichnet man den Erythrozyten als *normozytär*.
- Eine Erhöhung des Erythrozytenvolumens nennt man *makrozytär*.
- Eine Erniedrigung des Erythrozytenvolumens wird als *mikrozytär* bezeichnet.

Hb (Hämoglobin)

- Der Hb-Wert bezieht sich auf den gesamten Hämoglobinanteil des Blutes.

Hkt (Hämatokrit)

- Dieser Wert erlaubt eine Aussage über den prozentualen Anteil der Blutzellen zum Plasma.
- Zu 98% wird der Hämatokrit von den Erythrozyten bestimmt.

MCHC (mittlere korpuskuläre Hämoglobinkonzentration)

- Dieser Wert beschreibt die relative Größe des MCH zum MCV.

- Aufgrund des gleichsinnigen Verhaltens von Erythrozytenvolumen und Hämoglobingehalt des Einzelerythrozyten bleibt die MCHC bei vielen Veränderungen des roten Blutbildes jedoch konstant.

3.4.3 Großes Blutbild

Das große Blutbild beinhaltet das Differenzialblutbild (Blutausstrichdifferenzierung) und weitere spezifische Parameter, z. B. Leberenzyme, Herzenzyme, Fette etc.

3.4.4 Elektrophorese

Trennung der Plasmaproteine nach ihrer unterschiedlichen Wanderungsgeschwindigkeit im elektrischen Gleichspannungsfeld.

Normwerte der prozentualen Verteilung

- Albumin   ca. 60 %
- α_1-Globulin   ca. 4 %
- α_2-Globulin   ca. 8 %
- β-Globulin   ca. 12 %
- γ-Globulin   ca. 16 %.

Beispiele

- Leberzirrhose: Albumin ↓, Globulin ↓
- Nephrotisches Syndrom: Albumin ↓, α_2-Globulin ↑, β-Globulin ↑, γ-Globulin ↓.

3.4.5 Eisenspiegel im Blut

Bei Verdacht auf Eisenmangelanämie sollten 3 Parameter zur differenzialdiagnostischen Abklärung überprüft werden:

Serumeisen

- Unter Serumeisen versteht man jenes Eisen, welches an das Transportprotein Transferrin in Form von Fe^{3+} transportiert wird.

Transferrin

- Transferrin gilt als das Transportprotein des Serumeisens und ist normal nur zu $1/3$ ausgelastet.

Serum-Ferritin

- Eisen liegt v. a. in Leber und Milz in der Speicherform Ferritin vor.
- Nur geringe Teile gelangen ins Blut und werden als Maß für die Menge des Speichereisens herangezogen.

3 Anatomie, Physiologie

> **Spezieller Lernhinweis**
>
> Als totale Eisenbindungskapazität (TEBK) bezeichnet man die Summe von Serumeisen und der freien Eisenbindungskapazität; die Eisenmenge, die zusätzlich gebunden werden kann, bezeichnet man als freie Eisenbindungskapazität (FEBK).

Tab. 6

	Tumor- und Infektanämie	Eisenmangelanämie
Serumeisen	↓	↓
Transferrin	↓	↑
Serum-Ferritin	↑	↓

3.4.6 Schilling-Test

Der Schilling-Test dient der Ursachenforschung hinsichtlich eines Vitamin-B$_{12}$-Mangels. Diese Methode erlaubt eine Differenzierung, ob ein Vitamin-B$_{12}$-Mangel durch eine Malassimilation oder durch einen Mangel des Intrinsic-Faktors hervorgerufen wurde.

Durchführung

Doppelisotopenmethode: mit 2 Testsubstanzen, oral.
- ^{58}Co-Vitamin B$_{12}$ **ohne** Intrinsic-Faktor, ^{57}Co-Vitamin B$_{12}$ **mit** Intrinsic-Faktor.
- Normalbefund: im 24 h-Sammelurin Ausscheidung > 10% beider Testsubstanzen.
- Resorptionsstörung im Ileum: Ausscheidung beider Testsubstanzen vermindert.
- Intrinsic-Faktor-Mangel: Die Testsubstanz ohne Intrinsic-Faktor ist vermindert, die Ausscheidung der Testsubstanz mit Intrinsic-Faktor normal.

3.4.7 Diagnosestellung hämorrhagischer Diathesen

Quick-Test (Thromboplastinzeit, Prothrombinzeit)

Der Quick-Test dient der Überprüfung des Extrinsic-Systems.

Quick ↓
- Lebererkrankungen (Mangel an Gerinnungsfaktoren)
- Cumarinbehandlung (Marcumar ist der Antagonist von Vitamin K)
- Fibrinogenmangel
- angeborener Gerinnungsfaktormangel der Faktoren II, VII, X.

> **Spezieller Lernhinweis**
>
> Keine i. m. Injektionen bei Marcumarpatienten durchführen! Durch die verlängerte Blutungszeit kann es zu unkontrollierbaren Blutungen ins Gewebe kommen.

Partielle Thromboplastinzeit (PTT)

Sie dient der Überprüfung des Intrinsic-Systems.

PTT ↑
- Hämophilie
- i. v. Heparintherapie
- schwere Leberzirrhose
- Verbrauchskoagulopathie.

PTT ↓
- Pille
- Entzündungen
- Thrombose
- nach Operationen.

Rumpel-Leede-Test

Der Rumpel-Leede-Test dient der Überprüfung der Kapillarfragilität; diese ist abhängig von dem Gefäßzustand sowie Zahl und Funktion der Thrombozyten.

Durchführung

Mittels einer Blutdruckmanschette staut man das Blut 10 mmHg über den diastolischen Wert. Pathologischerweise bilden sich nach 5 min. Petechien, vor allem in der Ellenbeuge.

Rumpel-Leede-Test positiv
- Angiopathie
- Thrombopenie
- Scharlach
- Röteln
- Meningokokken-Meningitis
- Rückfallfieber
- Purpura Schoenlein-Henoch (Vasculitis allergica)
- Vitamin C-Mangel (Skorbut).

4 Pathologie

4.1 Erkrankungen der Erythrozyten: Anämien

Definition
Unter einer Anämie versteht man
- eine verminderte Anzahl der Erythrozyten
- einen verminderten Hämatokrit
- einen verminderten Hämoglobingehalt unter die Norm.

Allgemeine Ursachen
- Anämie durch Blutverluste
  - akute Blutungen
  - chronische Blutungen.
- Anämie durch Bildungsstörungen
  - Eisenmangelanämie
  - Vitamin-B$_{12}$-Mangelanämie
  - Folsäure-Mangel-Anämie.
- Hämolytische Anämie (gesteigerter Abbau von Erythrozyten)
  - Kugelzellanämie
  - Thalassämie
  - Sichelzellanämie
  - Glukose-6-Phosphatdehydrogenase-Mangel.
- Begleitanämie bei Erkrankungen
  - renale Anämie
  - Tumor- und Infektanämie.

Allgemeine Anämiesymptome
- Tachykardie
- Ohrensausen
- Atemnot
- Hyperventilation
- Schwindel
- Schwarzwerden vor den Augen
- Konzentrationsschwäche
- Leistungsstörung
- Müdigkeit/Abgeschlagenheit
- Kopfschmerzen
- Kälteempfindlichkeit.

Untersuchungsbefund
- Blässe, vor allem an den Schleimhäuten (Konjunktiven, Mundschleimhaut).

4.1.1 Akute Blutungen

Ursachen
- Trauma
- Ösophagusvarizenblutung
- sonstige.

Blutverluste über 30 % verursachen einen hypovolämischen Schock, Blutverluste über 50 % enden ohne Behandlung immer tödlich.

Symptome
- Schocksymptome → Kap. „Notfall"
- allgemeine Anämiesymptome.

Labor
- Anfangs MCV im Normbereich, MCH im Normbereich: → Normozytäre, normochrome Anämie.

Therapie
> **Notfall!** Maßnahmen zur Grundversorgung → Kap. „Notfall".

- Bluttransfusion
- Behandlung der Ursache.

4.1.2 Chronische Blutungen

Ursachen
- Meist chronische Magen-Darm-Blutungen (Stuhltest auf okkultes Blut)
- Tumoren.

Symptome
- Symptome der Grunderkrankung
- Symptome der Eisenmangelanämie (→ dort).

Labor
- → „Eisenmangelanämie".

Therapie
- Behandlung der Grunderkrankung
- → „Eisenmangelanämie".

4.1.3 Eisenmangelanämie

Definition

Störung der Hämoglobinsynthese infolge eines Eisenmangels.

Ursachen

- Mangelnde Zufuhr
- erhöhter Bedarf (Wachstum, Schwangerschaft und Stillzeit)
- Eisenverluste z. B. bei chronischen Blutungen
  - häufigste Ursache: *gastrointestinale Blutungen*
  - genitale Blutungen bei der Frau
  - Tumoren und chronische Entzündungen
  - traumatische oder operative Blutverluste
  - häufige Blutabnahmen/Blutspenden
- mangelnde Resorption im Duodenum durch Malassimilation
- mangelnde Resorption bei Zustand nach Magen(teil)resektion (fehlende Umwandlung von Fe^{3+} in Fe^{2+} durch Salzsäure).

Symptome

- Allgemeine Anämiesymptome (→ dort)
- *Plummer-Vinson-Syndrom:*
  - Mundwinkelrhagaden
  - Glossitis (Zunge atrophisch und brennend)
  - Dysphagie
- brüchige Nägel mit Rillen
- trockene rissige Haut
- struppige Haare
- Pruritus.

Labor

- Erythrozyten ↓
- Hb ↓, Hkt ↓, MCV ↓, MCH ↓ → mikrozytäre hypochrome Anämie
- Transferrin = Freie Eisenbindungskapazität ↑, Serumeisen ↓, Ferritin ↓.

Therapie

- Ursachen beheben
- Eisensubstitution (100–200 mg/Tag) oral als zweiwertiges oder i. v. als dreiwertiges Eisen (nur in Sonderfällen) über mindestens drei Monate
- eisenreiche Ernährung (Fleisch, Ei, grünes und rotes Gemüse, roter Traubensaft, Datteln).

Therapiekontrolle

- Retikulozyten und Hämoglobin müssen nach einer Woche angestiegen sein.

4.1.4 Vitamin-B$_{12}$-Mangel-Anämie (Perniziöse Anämie, Morbus Biermer)

Definition

Störung der DNA-Synthese infolge eines Vitamin-B$_{12}$-Mangels.

Ursachen

- Verminderte Zufuhr (Vegetarier)
- gestörte Resorption im terminalen Ileum (z. B. Morbus Crohn)
- gesteigerter Verbrauch (Schwangerschaft, Wachstum, Fischbandwurminfektion)
- Mangel an Intrinsic-Faktor
  - bei Magenresektion
  - Magenschleimhautatrophie durch Autoimmunreaktion (Typ-A-Gastritis).

Symptome

Verminderte Zellteilung und -reifung aller Blutzellen

- Infektanfälligkeit (Leukozyten ↓)
- allgemeine Anämiesymptome (Erythrozyten ↓)
- Blutungsneigung (Thrombozyten ↓).

Verminderte Zellteilung und -reifung der Haut und Schleimhäute

- Dünne Haut und Schleimhäute
- frühzeitiges Ergrauen der Haare
- Hunter-Glossitis (glatte rote Zunge mit Zungenbrennen)
- gastrointestinale Beschwerden (atrophische Gastritis).

Neurologisches Syndrom

- Zeichen der Polyneuropathie:
  - Parästhesien an Händen und Füßen
  - Areflexie
  - Störungen der Tiefensensibilität bzw. des Vibrationsempfindens.
- Zeichen der funikulären Spinalerkrankung:
  - Gangunsicherheit (spinale Ataxie)
  - Paresen
  - Pyramidenbahnzeichen.

Hämolysesymptomatik

- Café-au-lait-Hautkolorit (strohgelbe Blässe = Anämie und leichter Ikterus → „prähepatischer Ikterus, **Verdauungssystem**")
- Hepatosplenomegalie.

Labor

- Erythrozyten ↓, Leukozyten ↓, Thrombozyten ↓
- Hkt ↓, Hämoglobin ↓
- MCH ↑, MCV ↑ → makrozytäre hyperchrome Anämie
- Zeichen der Hämolyse: Eisen ↑, LDH ↑, indirektes Bilirubin ↑.

Therapie

- Beheben der Ursache
- Substitution von Vitamin B_{12}
- Substitution von Eisen und Kalium (aufgrund der gesteigerten Erythropoese).

4.1.5 Folsäure-Mangel-Anämie

Definition
Störung der DNA-Synthese aufgrund eines Folsäuremangels.

Ursachen
- Mangelernährung (v. a. Alkoholiker und alte Menschen)
- verminderte Resorption im Jejunum (z. B. Sprue)
- gesteigerter Verbrauch (Schwangerschaft, Stillen, Wachstum, Hämolyse)
- Medikamente (Folsäureantagonisten, Zytostatika).

Symptome
- → „Symptome der Vitamin-B_{12}-Mangel-Anämie"
- neurologische Symptome fehlen!

Labor
- → „Vitamin-B_{12}-Mangel-Anämie".

Therapie
- Ursache beheben
- Substitution von Folsäure.

Hämolytische Anämien

Definition
Verkürzung der Erythrozytenüberlebenszeit durch vorzeitigen und/oder vermehrten Abbau in der Milz.

Allgemeine Symptome einer Hämolyse
- Allgemeine Anämiesymptome
- Ikterus
- Splenomegalie
- Oberbauch- und Rückenschmerzen
- evtl. Gallensteine (Bilirubinsteine).

Komplikation
- Fieberkrisen.

Labor (allgemein)
Blut
- Erythrozyten ↓, Leukozyten ↑
- Hämoglobin ↓, Hkt ↓
- indirektes Bilirubin ↑, LDH ↑.

Urin
- Urobilinogen ↑.

4.1.6 Kugelzellanämie (Hereditäre Sphärozytose)

Definition
Angeborener Membrandefekt der Erythrozyten (häufigste angeborene hämolytische Anämie in Nordeuropa, Prävalenz 1 : 5000).

Pathomechanismus
Der Membrandefekt der Erythrozyten führt zu einem erhöhten Einstrom von Natrium und Wasser, sodass die Zelle eine Kugelform annimmt. Folge ist ein verstärkter Abbau in der Milz und somit eine verkürzte Erythrozytenüberlebenszeit.

Symptome
- → „Allgemeine Symptome einer Hämolyse"
- evtl. auftretende Krisen mit Fieber, Schüttelfrost und Oberbauchbeschwerden.

Labor
- → Labor „Allgemeine Symptome einer Hämolyse"
- MCH im Normbereich → normochrome Anämie
- Kugelzellen ohne zentrale Aufdellung.

Therapie
- Splenektomie (verkürzte Erythrozytenüberlebenszeit normalisiert sich wieder).

4 Pathologie

4.1.7 Thalassämie

Definition
Vererbte Hämoglobinsynthesestörung und dadurch ineffektive Blutbildung.

Vorkommen
- Mittelmeergebiete.

Symptome
Die Symptome sind je nach Erbanlage (homozygot oder heterozygot) unterschiedlich stark ausgeprägt. Homozygote Merkmalsträger besitzen eine Lebenserwartung von ca. 30 Jahren.
- Bei Heterozygotie: → „Allgemeine Symptome einer Hämolyse"
- bei Homozygotie: → „Allgemeine Symptome einer Hämolyse" mit ausgeprägter Verlaufsform
  - zusätzlich: Bürstenschädel (Knochenmarkhyperplasie).

Labor
- → Labor „Allgemeine Symptome einer Hämolyse"
- MCH ↓, MCV im Normbereich → hypochrome normozytäre Anämie
- Targetzellen.

Therapie
- Knochenmarktransplantation bei Homozygotie
- bei Bedarf Bluttransfusion
- Behandlung der Eisenüberladung des Körpers.

4.1.8 Sichelzellanämie

Definition
Vererbter Defekt der Hämoglobinsynthese.

Pathomechanismus
Bei Sauerstoffmangel (z. B. bei Höhenaufenthalten, sportlicher Betätigung) verformen sich die Erythrozyten sichelförmig, verlieren ihre Elastizität und verstopfen die kleinen Blutgefäße mit der Folge von Organinfarkten.

Vorkommen
- West-Zentralafrika (20–40 % der Bevölkerung)
- Amerika (5–10 % der schwarzen Bevölkerung).

Symptome
- Bei heterozygoten Anlageträgern: meist asymptomatisch

- bei homozygoten Anlageträgern:
  - → „Allgemeine Symptome einer Hämolyse"
  - Thromboseneigung
  - Mikro- und Makroinfarkte (z. B. in Milz, Niere, Gehirn).

Komplikationen
- Neigung zu bakteriellen Infekten (rezidivierende Milzinfarkte bewirken Milzatrophie)
- Skelettstörungen (Knochennekrosen)
- entstanden aus den Organinfarkten.

Labor
- Bei O_2-Entzug verformen sich die Erythrozyten zur Sichelzelle
- → Labor, „Allgemeine Symptome einer Hämolyse".

Therapie
- Knochenmarktransplantation bei homozygoten Anlageträgern
- Meidung von O_2-Mangelzuständen.

> **Spezieller Lernhinweis**
>
> Heterozygote Anlageträger sind gegenüber Malariaplasmodien resistenter als die übrige Bevölkerung.

4.1.9 Glukose-6-Phosphatdehydrogenase-Mangel (Favismus)

Definition
X-chromosomal rezessiv vererbter Enzymdefekt der Erythrozyten.

Pathomechanismus
Infektionen, bestimmte Arzneimittel oder der Genuss von Saubohnen (Favabohne) bewirken die Entstehung von Peroxiden, die bei G-6-PD-Mangel nicht entgiftet werden können. Die Folgen sind hämolytische Krisen.

Vorkommen
- Vor allem Afrikaner, Asiaten, Bewohner der Mittelmeerländer.

Symptome
- → „Allgemeine Symptome einer Hämolyse", evtl. mit lebensbedrohlichen Krisen.

Labor

- → Labor „Allgemeine Hämolysezeichen".

Therapie

- Keine kausale Therapie bekannt
- Meidung auslösender Stoffe (Patientenausweis).

> **Spezieller Lernhinweis**
>
> Heterozygote Anlageträger sind gegenüber Malariaplasmodien resistenter als die übrige Bevölkerung.

4.1.10 Renale Anämie

Definition

Normochrome, normozytäre Anämie, die durch einen Mangel an Erythropoetin (→ „Harnsystem") verursacht wird.

Ursachen

- Meist infolge Niereninsuffizienz.

Symptome

- Allgemeine Anämiesymptome
- Symptome der Grunderkrankung (→ Kap. „Harnsystem")
- Café-au-lait Farbe der Haut (anämische Blässe und Ablagerung der Urochrome).

Labor

- Erythrozyten ↓, Hkt ↓, Hb ↓
- MCV im Normbereich, MCH im Normbereich → normochrome normozytäre Anämie
- Retikulozyten ↓
- Zeichen der Nierenerkrankung: Kreatinin, Harnsäure ↑, Creatinin-Clearance ↓.

Therapie

- Behandlung der Grunderkrankung
- Substitution von Erythropoetin.

4.1.11 Tumor- und Infektanämie

Definition

Tumoren und Erreger von Infekten können zu Störungen des Eisenstoffwechsels führen.

Pathomechanismus

Die Eisenverwertungsstörung beruht auf einem Transferrinmangel im Blutplasma bei gleichzeitiger Ferritinsteigerung. Diese wird durch eine gesteigerte Aufnahme von Eisen durch Makrophagen in Knochenmark und Leber verursacht.

Symptome

- Allgemeine Anämiesymptome
- Symptome der Grunderkrankung.

Labor

- Serumeisen ↓
- Speichereisen (Ferritin) ↑
- Transferrin ↓.

Therapie

- Behandlung der Grunderkrankung.

4.2 Erkrankung der Erythrozyten: Polyglobulie

Definition

Gesteigerte Erythropoese infolge verschiedener Grunderkrankungen, die einen Anstieg der Erythrozyten, des Hämatokrits und des Hämoglobins zur Folge haben.

Ursachen

- Hypoxie
  - Sauerstoffmangel bei Aufenthalt in großen Höhen
  - chronische Lungenerkrankungen (z. B. chronische Bronchitis, Emphysem)
  - chronische Herzerkrankungen (z. B. Herzinsuffizienz).
- Raucher
- autonome Stimulation der Blutbildung bei verschiedenen Tumoren (z. B. Erythropoetin produzierender Nierentumor)
- Dehydratation (relative Polyglobulie/Pseudopolyglobulie)
- autonome Proliferation der Erythrozyten (Polycythaemia vera)
- familiäre Erythrozytose
- hormonelle Stimulation (Morbus Cushing, Cortison- und Androgentherapie).

Symptome

- Symptome der Grunderkrankung
- Gesichtsrötung (Plethora)
- Lippenzyanose
- Kopfschmerzen

4 Pathologie

- Schwindel
- Ohrensausen
- Nasenbluten
- Hypertonie.

Komplikationen
- Thromboembolien
- Blutungen.

Labor
- Hb ↑, Erythrozyten ↑, Hkt ↑.

Therapie
- Behandlung der Grunderkrankung
- blutiger Aderlass.

4.2.1 Polycythaemia rubra vera (Polyzythämie)

Definition
Myeloproliferative Erkrankung mit gesteigerter Blutbildung aller drei Blutzellreihen (Erythrozyten sind am stärksten betroffen).
Der Hämatokrit kann dabei die kritische Marke von über 55% erreichen.

Ursachen
- Unbekannt.

Symptome
- → „Polyglobulie".

Komplikationen
- Neigung zu Thrombosen und hämorrhagischer Diathese
- Thromboembolien
- Knochenmarkinsuffizienz
- Entwicklung einer akuten Leukämie.

Labor
- Erythrozyten ↑, Leukozyten ↑, Thrombozyten ↑, Hkt ↑, Hb ↑
- BSG ↓
- Erythropoetin ↓
- Harnsäure ↑.

Diagnose
- Beckenkammbiopsie.

Therapie
- Blutige Aderlässe
- Zytostatika und Strahlentherapie.

4.3 Erkrankungen der Leukozyten: Leukämien

Definition
Maligne Erkrankung des Knochenmarks, die durch unkontrolliertes Wachstum einer einzelnen Leukozytenpopulation gekennzeichnet ist. Folge ist eine qualitative und quantitative Veränderung der Leukozyten.

Einteilung der Krankheitsbilder
- Akute Leukämien
  - Akute lymphatische Leukämie (ALL)
  - Akute myeloische Leukämie (AML).
- Chronische Leukämien
  - Chronisch myeloische Leukämie (CML)
  - Chronisch lymphatische Leukämie (CLL).

> **Spezieller Lernhinweis**
>
> Myeloische Leukämien sind Folge einer malignen Umwandlung der primitiven granulopoetischen Stammzelle im Knochenmark.
> *Lymphatische Leukämien* sind Folge einer malignen Umwandlung der lymphopoetischen Stammzelle.

Allgemeine Ursachen
- Weitgehend unklar; es werden verschiedene Ursachen diskutiert:
  - Viren
  - Knochenmarkschädigung durch chemische Substanzen (Benzol, Zytostatika), ionisierende Strahlen (Hiroshima!)
  - genetische Faktoren (höheres Risiko bei Trisomie 21).

Allgemeine Symptome einer Leukämie
- Durch das unkontrollierte Wachstum im Knochenmark wird die übrigen Blutzellbildung unterdrückt:
  - Erythrozyten ↓: Anämiesymptome
  - Thrombozyten ↓: Blutungsneigung.
- Immunkompetente Leukozyten ↓: Immunschwäche mit Infektanfälligkeit
- subfebrile Temperaturen
- Nachtschweiß
- Gewichtsverlust
- Leistungsschwäche, Abgeschlagenheit
- Lymphatische Leukämien zeigen überwiegend das Symptom einer generalisierten Lymphknotenschwellung.

- Myeloische Leukämien zeigen überwiegend das Symptom einer Milzvergrößerung.

Allgemeine Laborparameter bei Leukämien

- *Akute Leukämien* zeigen im Blutbild überwiegend:
  - Blasten (Hiatus leucaemicus); Leukozyten können erhöht, normal oder erniedrigt sein.
- *Chronische Leukämien* zeigen im Blutbild überwiegend:
  - buntes Blutbild (alle Reifungsformen) mit massiver Leukozytose.
- *Myeloische Leukämien* zeigen im Blutbild:
  - Granulozytose (die Anzahl ist abhängig von der Leukämieform, akute oder chronische).
- *Lymphatische Leukämien* zeigen im Blutbild:
  - Lymphozytose (die Anzahl ist abhängig von der Leukämieform, akute oder chronische).
- *Alle Leukämien* zeigen im Blutbild:
  - BSG ↑↑
  - Harnsäure ↑, LDH ↑ (aufgrund des erhöhten Zellumsatzes)
  - Erythrozyten ↓, immunkompetente Leukozyten ↓, Thrombozyten ↓

Sicherung des Befundes durch Knochenmarkuntersuchung (Beckenkammbiopsie).

Allgemeine Therapie bei Leukämien

- Symptomatisch
- Chemotherapie
- Strahlentherapie
- Knochenmarktransplantation
- Splenektomie

4.3.1 Akute lymphatische Leukämie (ALL)

Definition

Maligne Entartung der lymphatischen Stammzelle. Häufigste maligne Erkrankung im Kindesalter.

Ursachen

- → „Allgemeine Ursachen".

Symptome

- Allgemeine Leukämiesymptome (→ oben)
- Lymphknotenschwellung (30 %)
- evtl. Milzvergrößerung (Splenomegalie), seltener Lebervergrößerung (Hepatomegalie)
- leukämische Haut- und Organinfiltrationen, evtl. Knochenschmerzen
- neurologische Symptome (Meningitis leucaemica) mit starken Kopfschmerzen

Labor

- Erythrozyten ↓, Thrombozyten ↓, Leukozyten erhöht, normal oder erniedrigt
- BSG ↑, Harnsäure ↑, LDH ↑
- Blasten (unreife Zellen) sichern die Diagnose.

Therapie

- → „Allgemeine Therapie bei Leukämie".

Prognose

- Nach Therapie leben nach 5 Jahren noch ca. 80 % der Kinder, nach 10 Jahren nur noch 50 %.

4.3.2 Akute myeloische Leukämie (AML)

Definition

Maligne Entartung der granulopoetischen Stammzelle.
Betrifft überwiegend das Erwachsenenalter.

Ursachen

- → „Allgemeine Ursachen".

Symptome

- Allgemeine Leukämiesymptome (→ oben)
- Lymphknotenschwellung (30 %), Milzvergrößerung (Splenomegalie).

Labor

- Erythrozyten ↓, Thrombozyten ↓, Leukozyten erhöht, normal oder erniedrigt
- BSG ↑, Harnsäure ↑, LDH ↑
- Blasten (unreife Zellen) sichern die Diagnose.

Therapie

- → „Allgemeine Therapie bei Leukämie".

Prognose

- 5-Jahres-Rezidivfreiheit: 20–40 %.

4.3.3 Chronische myeloische Leukämie (CML, chronische Myelose)

Definition

Maligne Entartung der granulopoetischen Stammzelle.
Beginnt schleichend im mittleren Lebensalter (zwischen dem Beginn der Stammzellentartung und der Diagnosestellung liegen ca. 8 Jahre).

4 Pathologie

Ursachen
- → „Allgemeine Ursachen"
- Philadelphia-Chromosom (verändertes 9. und 22. Chromosom) in 90 % d. F. positiv.

Symptome
Schleichender Beginn, oft über Jahre stabil.
- Allgemeine Leukämiesymptome (→ oben)
- Leitsymptome: stärkste Milzvergrößerung mit Druckgefühl im linken Oberbauch und stärkster Leukozytose.

Labor
- Erythrozyten ↓, Thrombozyten ↓, Leukozyten: > 500 000/μl (höchste Leukozytenzahl unter allen Leukämien) mit Linksverschiebung
- Harnsäure ↑, LDH ↑
- BSG ↑↑; im Senkungsröhrchen breite Leukozytenmanschette erkennbar
- buntes Blutbild.

Therapie
- → „Allgemeine Therapie bei Leukämie".

Prognose
- Ca. 3,5 Jahre Lebenserwartung.

4.3.4 Chronische lymphatische Leukämie (CLL, chronische Lymphadenose)

Definiton
Maligne Entartung der Lymphozyten mit niedrigem Malignitätsgrad.
Häufigste Leukämieform; die Erkrankung betrifft meist Männer im höheren Alter (aufgrund unterschiedlicher wissenschaftlicher Einteilungen ist die CLL auch unter „Non-Hodgkin-Lymphomen" zu finden).

Ursachen
- → „allgemeine Ursachen".

Symptome
Bei 70 % symptomloser Zufallsbefund.
- Allgemeine Leukämiesymptome (→ oben)
- Lymphknotenschwellung (im Mediastinum und Abdomen)
- Hauterscheinungen:
  - Pruritus
  - Ekzeme
  - Neigung zu Hautinfektionen
  - Herpes zoster
  - Mykosen
  - knotige Infiltrate
  - Hautblutungen.
- Evtl. Mikulicz-Syndrom (Parotisschwellung und Tränendrüsenbefall).

Labor
- Erythrozyten ↓, Thrombozyten ↓, Leukozyten: 20 000–100 000/μl
- BSG ↑, Harnsäure ↑, LDH ↑
- evtl. Gumprecht-Kernschatten (mikroskopischer Nachweis).

Therapie
So spät und schonend wie möglich.
- → „Allgemeine Therapie bei Leukämie".

> **Spezieller Lernhinweis**
>
> Bei allen im höheren Lebensalter auftretenden Hauterscheinungen stets die chronische lymphatische Leukämie ausschließen!

4.4 Erkrankungen der Leukozyten: maligne Lymphome

Definition
Maligne Entartung des lymphatischen Systems; es werden 2 Gruppen unterschieden:
- Morbus Hodgkin (Lymphogranulomatose)
- Non-Hodgkin-Lymphome.

Bösartige Neubildung, ausgehend von den B- oder T-Zellen des lymphatischen Gewebes.
Gehäuftes Auftreten bei Abwehrgeschwächten (HIV-Patienten, Immunsupprimierte).
30 % der Non-Hodgkin-Lymphome manifestieren sich leukämisch; Sonderform: Plasmozytom.

4.4.1 Morbus Hodgkin (Lymphogranulomatose)

Definition
Maligne Entartung des lymphatischen Systems, welche sich im Spätstadium auch an extralymphatischen Organen (z. B. Leber, Lunge, Haut, Knochenmark, Skelett) manifestieren kann.
Erkrankungsalter ist 2-gipfelig: um das 30. und 60. Lebensjahr.

II Blut, Abwehr und Lymphe

Ursachen
- Unbekannt
- evtl. im Zusammenhang mit Epstein-Barr-Virus.

Symptome
- Lymphknotenschwellung, beginnend meist im Kopf-Hals-Gebiet (schmerzlose, zu Paketen verbackene Lymphknoten, „kartoffelsackartig")
- im weiteren Verlauf:
  - mediastinale Lymphknotenschwellungen führen zu Druckstörungen im Hilusbereich → Horner-Syndrom, Dyspnoe, Stridor
  - inguinale Lymphknotenschwellungen → periphere Ödeme
  - mesenteriale Lymphknotenschwellung → intestinale Malabsorption.
- Lymphknotenschmerzen nach Alkoholgenuss (selten)
- B-Symptome
  - Pel-Ebstein-Fieber (wellenförmiger Fieberverlauf)
  - Nachtschweiß
  - Gewichtsverlust
  - Leistungsminderung.
- Evtl. Juckreiz.

Labor
- BSG ↑
- Lymphozytopenie
- evtl. Eosinophilie
- evtl. Erythrozytopenie.

Biopsie
- Sternberg-Reed-Riesenzellen und Hodgkinzellen.

Therapie
- Je nach Stadium:
  - Strahlentherapie
  - Chemotherapie
  - Knochenmarktransplantation.

Prognose
- In Abhängigkeit des Ausbreitungsstadiums des Lymphknotenbefalls und nach dem Auftreten der B-Symptome (es werden 4 Stadien unterschieden, die für die Therapie von erheblicher Bedeutung sind).

4.4.2 Multiples Myelom (Plasmozytom, Morbus Kahler)

Definition
Das Plasmozytom manifestiert sich primär im Knochenmark durch maligne transformierte Plasmazellen. Sie bilden entweder funktionslose Immunglobuline eines einzigen Typen oder nur Leichtketten (Bence-Jones-Eiweiße).
Auftreten: > 40. Lebensjahr, Häufigkeitsgipfel um das 60. Lebensjahr; häufigster Tumor von Knochenmark und Knochen.

Ursachen
- Unbekannt
- bei einigen Fällen: genetische Disposition, ionisierende Strahlen.

Symptome
- **Allgemeinerscheinungen**
  - Abgeschlagenheit
  - Gewichtsverlust
  - subfebrile Temperaturen
  - Nachtschweiß.
- **Kardinalsymptome**
  - monoklonale Antikörper im Serum und/oder Urin
  - Plasmazellnester im Knochenmark
  - osteolytische Herde im Knochen (B-Lymphozyten zerstören den Knochen); Hauptlokalisation:
    → Schädel (Kopfschmerzen), Rö.: Schrotschussschädel
    → Rippen, Wirbel (Rückenschmerzen, Spontanfrakturen)
    → Becken, Oberschenkelknochen (Knochenschmerzen).
- selten: Verdrängung des Blut bildenden Knochenmarks
  - Leukozyten ↓: Infektanfälligkeit
  - Erythrozyten ↓: Anämie
  - Thrombozyten ↓: Blutungsneigung.

Labor
Urin
- Proteinurie (Bence-Jones-Eiweiße im Urin; über den Streifen-Test nicht nachweisbar)
- Kochprobe positiv, Bence-Jones-Eiweiße nachweisbar: Urin wird auf 50 °C erhitzt, die Proteine fallen aus. Bei Temperaturerhöhung > 50 °C gehen die Proteine wieder in Lösung.

4 Pathologie

Blut
- Extrem beschleunigte BSG (1 Stunde > 100 mm n. W., Sturzsenkung)
- Gesamteiweiß ↑ (Elektrophorese, Hyperimmunglobulinämie)
- Hyperkalzämie (durch den Knochenabbau)
- AP ↑
- evtl. Erythrozyten ↓
- evtl. Leukozyten ↓
- evtl. Thrombozyten ↓.

Komplikationen
- Spontanfrakturen
- nephrotisches Syndrom mit Gefahr der Niereninsuffizienz
- Nephrokalzinose
- hyperkalzämische Krisen
- Antikörpermangelsyndrom mit Infektanfälligkeit.

Therapie
- Stadienabhängige Chemotherapie
- Strahlentherapie
- α-Interferon
- ggf. palliative Bestrahlung.

4.5 Erkrankung der Leukozyten: Allergien

Definition
Eine Allergie ist eine erworbene oder angeborene spezifische Überempfindlichkeit gegenüber körperfremden (i. d. R. unschädlichen) Substanzen, die vom Körper als Allergen erkannt werden.

Ursachen
- Unbekannt
- genetische Faktoren
- HLA-assoziierte allergische Reaktionsbereitschaft.

Umweltfaktoren und der „moderne Lebensstil" begünstigen die Entstehung von Allergien!

4.5.1 Allergie vom Typ I (Soforttyp)

Definition
Unter Vermittlung von IgE-Antikörpern kommt es zu einer Freisetzung von Mediatoren aus basophilen Granulozyten und Mastzellen.

Pathomechanismus
Vor der allergischen Reaktion muss erst eine *Sensibilisierung* stattgefunden haben. Nach einem zweiten Kontakt mit dem Antigen (z. B. Hausstaub) reagiert das Immunsystem mit einer überschießenden Bildung von IgE. Diese heften sich an Mastzellen, sodass eine übermäßige Histaminausschüttung die Folge ist. Histamin bewirkt eine Vasodilatation und eine Bronchokonstriktion.

Typische Allergene: Erdbeeren, Gräserpollen, Tierhaare, Bienengift, Schurwolle, Stäube.

Symptome
Reaktionszeit: Sekunden bis Minuten, evtl. zweite Reaktion nach 4–6 Stunden.
- Konjunktivitis
- Rhinitis
- Nesselsucht (Urtikaria)
- Asthma
- anaphylaktischer Schock.

> **Merke**
>
> Bereits ein Bienenstich kann innerhalb von Minuten zum Tode führen!

4.5.2 Allergie vom Typ II (zytotoxische Reaktion)

Definition
Unter Vermittlung von IgG- und IgM-Antikörpern im Zusammenwirken mit dem Komplementsystem erfolgt eine Zytolyse.

Symptome
Reaktionszeit: 6–12 Stunden.
- Hämolytische Anämie (→ dort)
  - infolge Blutgruppenunverträglichkeit
  - Transfusionszwischenfälle.

4.5.3 Allergie vom Typ III (Immunkomplextyp)

Definition
Abbaustörung von Antigen-Antikörper-Immunkomplexen (IgM- oder IgG-vermittelt) im zirkulierenden Blut.

Pathomechanismus
Die Antigen-Antikörper-Immunkomplexe werden nicht phagozytiert und lagern sich an den feinsten

Kapillaren des Körpers ab. Unter Einsatz von Komplementfaktoren wird eine Entzündungsreaktion ausgelöst.

Symptome

Reaktionszeit: 6–12 Stunden.
- Glomerulonephritis
- rheumatisches Fieber.

4.5.4 Allergie vom Typ IV (Spätreaktion)

Definition

Eine von den T-Lymphozyten vermittelte Reaktion.

Pathomechanismus

Sensibilisierte T-Lymphozyten setzen nach erneutem Kontakt mit Vollantigenen (kleinmolekulare Substanzen) Lymphokine frei. Dies führt zur Aktivierung anderer Abwehrzellen sowie deren Wanderung an den Ort der Antigenbelastung. Folge ist eine Entzündungsreaktion.

Symptome

Reaktionszeit: 12–72 Stunden.
- Allergisches Kontaktekzem (typische Allergene: Nickel, Säuren, Basen, Mineralöle, Lösungsmittel)
- Transplantatabstoßungen
- Arzneimittelexantheme
- Tuberkulinreaktion.

4.6 Erkrankungen des Gerinnungssystems

4.6.1 Hämorrhagische Diathese (Blutungsneigung)

Definition

Die Blutung ist zu lange, und/oder zu stark, und/oder aus inadäquatem Anlass.

Ursachen

Störungen der Thrombozyten (Thrombozytopenie)

$2/3$ aller hämorrhagischen Diathesen finden hier ihre Ursache.
- Knochenmarkschädigungen
  - Medikamente
  - Strahlen
  - Infektionen (z. B. HIV).
- Knochenmarkinfiltrationen
  - Leukämien
  - Lymphome
  - Karzinome.
- Reifestörungen der Thrombozyten infolge
  - Vitamin-B_{12}-Mangel
  - Folsäuremangel.
- Thrombozytopenie bei gesteigertem Umsatz (DIC)
- M. Werlhof
- Urämie
- idiopathisch.

Störungen der Gerinnungsfaktoren
- Fehlen eines Gerinnungsfaktors (z. B. Hämophilie)
- Vitamin-K-Mangel
  - Vitamin-K-Antagonisten (Marcumar)
  - Malabsorption
  - Leberzirrhose.

Störungen der Gefäße (Angiopathien)
- Medikamente
- Infektionen (z. B. Masern, Scharlach, Pocken, Meningitis)
- Purpura Schoenlein-Henoch
- angeborene Erkrankungen (z. B. M. Osler)
- Langzeitbehandlung mit Kortikoiden
- Vitamin-C-Mangel
- im Alter (Purpura senilis).

4.6.2 Bluterkrankheit (Hämophilie A und B)

Definition

X-chromosomal rezessiv vererbter Mangel an Gerinnungsfaktor VIII (Hämophilie A, 85%) oder an Gerinnungsfaktor IX (Hämophilie B, 15%).
Die Erkrankung betrifft fast ausschließlich Männer.

Symptome

- Großflächige Blutungen
- Hämatome
- Muskeleinblutungen
- Gelenkblutungen mit Entwicklung einer Arthropathie, besonders an den Kniegelenken (Gonarthrosen, Gelenkversteifungen).

Komplikationen

- Lebensgefährliche, unstillbare Blutungen.

4 Pathologie

Labor
- Quick normal
- PTT verlängert
- Blutungszeit normal.

Therapie
- Substitution des fehlenden Gerinnungsfaktors.

4.7 Lymphatisches System: Anatomie und Physiologie

Das lymphatische System bildet neben dem Blutkreislauf ein eigenes Transportsystem, ist aber im Gegensatz dazu kein Kreislaufsystem. Es besteht aus folgenden Anteilen:
- Lymphgefäße
- Lymphknoten
- Milz
- Thymus
- lymphatischer Rachenring mit Rachen-, Zungen- und Gaumenmandeln
- lymphatisches Gewebe des Darms (Peyer-Plaques, Appendix).

Aufgabe
- Immunabwehr (aufgrund reicher Lymphozytenbesiedelung)
- Transport von Nahrungsfetten aus dem Darm
- Drainage von Flüssigkeit aus dem Interstitium ins venöse System.

4.7.1 Lymphgefäße

- Beginnen blind als kleinste Kapillare im Interstitium.
- Wie feine Äste eines Baumes münden sie in größere Lymphgefäße.
- Die großen Lymphgefäße sind von innen nach außen wie folgt aufgebaut: Intima (mit Klappen), Media, Adventitia.
- Der Lymphflüssigkeitstransport erfolgt durch die
  - geringe rhythmische Kontraktion der Media
  - durch Kontraktion der Skelettmuskulatur (Flüssigkeitsstrom kann durch Muskelarbeit enorm gesteigert werden)
  - durch Klappen, die einen Rückstrom von Lymphflüssigkeit verhindern.
- Die großen Lymphbahnen der Beine münden in die Cisterna chyli und laufen als Ductus thoracicus (Milchbrustgang) in das hintere Mediastinum.
- Hier erfolgt der Zufluss der Lymphgefäße des linken Arms und der linken Kopfhälfte; weiter mündet der Ductus thoracicus in den linken Venenwinkel.
- Die Lymphe der rechten oberen Körperseite mündet als Ductus lymphaticus dexter in den rechten Venenwinkel.

4.7.2 Lymphflüssigkeit

- Die Lymphflüssigkeit besteht aus einer Gewebeflüssigkeit, die sich durch Austritt von Blutplasma aus den Blutkapillaren gebildet hat.
- Sie stellt sich als eine hellgelbe Flüssigkeit dar und entspricht in ihrer Zusammensetzung dem Blutplasma, allerdings mit weniger Eiweißanteil.
- Pro Tag nehmen die blind endenden Lymphgefäße 2–3 Liter Lymphflüssigkeit auf.

4.7.3 Lymphknoten

- Lymphknoten sind in den Strombahnen der Lymphgefäße eingeschaltet.
- Sie sind linsen- bis bohnengroß, von bindegewebiger Kapsel umgeben.
- Sie filtern die Lymphflüssigkeit (Retikulumzellen phagozytieren Zelltrümmer, Mikroorganismen u. a.).
- Sie beinhalten Retikulumzellen (Zellen des Monozyten-Makrophagen-Systems) und Lymphozyten, die sich dort vermehren.
- Aus der Kapsel ziehen bindegewebige Stränge in das Innere des Lymphknotens und unterteilen ihn in mehrere Lappen.

4.7.4 Milz

- Die Milz liegt intraperitoneal im linken Oberbauch, wiegt ca. 200 g.
- Sie ist von einer Kapsel umgeben, von der aus Bälkchen ins Innere ziehen.
- Neben diesem Bälkchenwerk unterscheidet man eine rote und eine weiße Pulpa.

Weiße Pulpa
- Die weiße Pulpa besteht aus lymphatischem Gewebe, welches um Arterien herum angeordnet ist.

Rote Pulpa
- Die rote Pulpa besteht aus erweiterten Kapillaren (Milzsinusoide) an deren Wänden Makrophagen angelagert sind.

Aufgabe

- Infektabwehr
- Abbau überalterter Erythrozyten
- Abbau von kleinen Thromben
- Eisenspeicher
- Blutspeicher
- vor der Geburt ist sie an der Hämatopoese beteiligt.

4.7.5 Thymus

- Der Thymus ist ein zweilappiges Organ, liegt im vorderen Mediastinum zwischen Perikard und Sternum.
- Sie ist im Kindesalter voll ausgeprägt und verfettet im Erwachsenenalter (es bleiben jedoch narbige Thymusreste zurück).
- Im Thymus findet die Prägung der T-Lymphozyten statt.

4.7.6 Waldeyer-Rachenring

- Es handelt sich hier um eine Ansammlung von lymphatischem Gewebe im Rachenbereich, schützt den Eingang des Verdauungs- und Atmungssystems und besteht aus
  - 2 Gaumenmandeln (Tonsillae palatinae); sie liegen zwischen dem hinteren und vorderen Gaumenbogen
  - 1 Rachenmandel (Tonsilla pharyngea), sie befindet sich im Rachendach des Nasenrachens
  - 1 Zungenmandel (Tonsilla lingualis), sie liegt am Zungengrund, in Form einer Ansammlung von Lymphfollikeln
  - lymphatischen Seitensträngen, die beidseits der hinteren Rachenwand entlang ziehen.

4.8 Erkrankungen des lymphatischen Systems

4.8.1 Lymphödem

Definition

Schwellung einer Körperregion infolge einer Behinderung des Lymphabflusses.

Ursachen

Primär
- Angeborene Fehlanlage.

Sekundär
- Abflusshindernis, z. B. durch Tumoren
- maligne Lymphknotenerkrankungen (z. B. M. Hodgkin)
- Lymphangitis
- postoperativ (häufig nach Mastektomie infolge Mammakarzinom)
- nach Trauma.

Symptome

Sie manifestieren sich häufig im Bereich der Extremitäten:
- Schmerzlose regionale Schwellung (nur z. T. eindrückbar), anfangs weich und teigig, später verhärtet
- Spannungs- und Schweregefühl
- Spätsymptome: die Haut nimmt eine schmutzig-bräunliche Verfärbung an und zeigt Abschuppungen.

Therapie

- Behandlung der Grunderkrankung
- manuelle Lymphdrainage
- Kompressionsverbände
- Hochlagerung der betroffenen Extremität
- Entwässerung.

4.8.2 Lymphangitis

Definition

Entzündung der Lymphbahnen.

Ursachen

- Hautläsionen oder ein Infektionsherd begünstigen das Eindringen von Mikroorganismen.

Symptome

- Entzündete Lymphbahn ist als roter Streifen sichtbar und druckempfindlich (umgangssprachlich „Blutvergiftung")
- Schwellung der regionalen Lymphknoten
- subfebriles oder evtl. septisches Fieber.

Komplikationen

- Sepsis.

Therapie

- Antibiotika
- evtl. Operation
- Ruhigstellung.

4.8.3 Akute Tonsillitis

Definition
Akute Entzündung der Gaumenmandeln.

Ursachen
- Meist β-hämolysierende Streptokokken Gruppe A
- Viren
- Staphylokokken, Pneumokokken u. a.

Symptome
- Beginnt akut mit hohem Fieber (40°) und Schüttelfrost
- schlechter Allgemeinzustand
- starke Halsschmerzen
- Dysphagie
- kloßige Sprache
- Schwellung der regionalen Lymphknoten
- die Tonsillen sind gerötet und geschwollen, im Falle einer bakteriellen Infektion sind Eiteransammlungen (weiße Stippchen) sichtbar.

Komplikationen
- Sinusitis
- Otitis media
- Abszess
- Sepsis.

Therapie
- Bettruhe
- Antibiotika
- lokale Analgetika
- Desinfizienzien
- feuchte Halswickel.

4.8.4 Splenomegalie

Definition
Schwellung der Milz.

Ursachen
- Mechanisch bedingt
  - portale Hypertension (Leberzirrhose)
  - Stauungsmilz (Herzinsuffizienz).
- Bei Erkrankungen des Blut- und Lymphsystems
  - Leukämie
  - Morbus Hodgkin
  - hämolytische Anämien
  - Polyzythämie.
- Erkrankungen des Leber-Galle-Systems
  - akute Hepatitis
  - Cholangitis.
- Bei akuten Infektionskrankheiten
  - Typhus abdominalis
  - Paratyphus
  - Mononukleose
  - Brucellose
  - Echinokokkuszysten
  - bakterielle Endokarditis.
- Bei Speicherkrankheiten
  - Hämochromatose
  - Wilson-Krankheit.
- Bei rheumatischen Krankheiten
  - Lupus erythematodes
  - Reiter-Krankheit.

Symptome
- Symptome der Grunderkrankung
- evtl. Druckgefühl im linken Oberbauch
- palpabler Milztumor.

Therapie
- Therapie der Grunderkrankung.

4.8.5 Milzruptur

Definition
Zerreißen der Milz, meist infolge eines stumpfen Bauchtraumas.

Formen
- Einzeitige Milzruptur
  - gleichzeitige Verletzung von Milzkapsel und Milzparenchym mit sofortiger Blutung in die Bauchhöhle.
- Zweizeitige Milzruptur
  - initial Parenchymverletzung, Stunden bis Wochen später Kapselriss mit Blutungen in die Bauchhöhle.

Symptome
- Evtl. Druckschmerzen im linken Oberbauch oder Flankenschmerz links
- Schocksymptomatik (bei zweizeitiger Milzruptur erst nach Kapselriss).

Therapie
- Volumensubstitution
- Operation, evtl. Splenektomie.

III Harnsystem

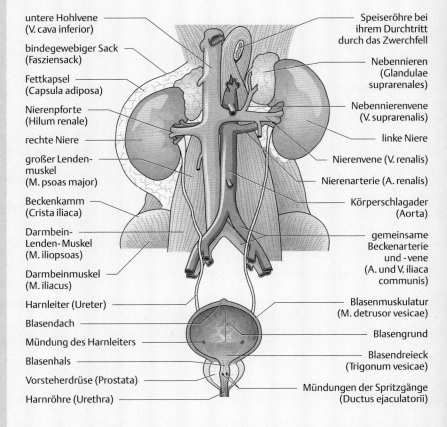

Abb. 4 **Männliche Harnorgane.**

5 Anatomie, Physiologie

Die Hauptaufgabe der Nieren liegt in der Bildung und Ausscheidung des Harns.
Damit erfüllen die Nieren u. a. mehrere **lebenswichtige Aufgaben**:
- Ausscheidung von Stoffwechselendprodukten (harnpflichtige Substanzen, insbesondere des Eiweißstoffwechsels).
- Ausscheidung von Fremdsubstanzen, wie z. B. Medikamente oder Umweltgifte.
- Aufrechterhaltung der Elektrolytkonzentration (Isoionie).
- Aufrechterhaltung des Wasserhaushaltes (Isohydrie).
- Aufrechterhaltung des osmotischen Drucks (Isotonie).
- Aufrechterhaltung des Säure-Basen-Gleichgewichts.
- Bildung der Hormone Renin (beeinflusst Elektrolythaushalt und Blutdruck) und Erythropoetin (stimuliert bei O_2-Mangel die Blutbildung).
- Umwandlung von Vitamin D in die aktive Form.

Der Harnapparat setzt sich aus folgenden Abschnitten zusammen:

Harnproduzierende Organe
- 2 Nieren (Renes)

Harnableitende Organe
- 2 Harnleiter (Ureter)
- 1 Harnblase (Vesica urinaria)
- 1 Harnröhre (Urethra).

5.1 Harnproduzierende Organe – Nieren (Renes)

5.1.1 Lage und Bau

- Die beiden Nieren liegen paarig links und rechts der Wirbelsäule unter dem Zwerchfell im Retroperitonealraum.
- Der obere Nierenpol liegt in Höhe Th 12, der untere Nierenpol liegt in Höhe L 3.
- Die Nieren besitzen keinen eigenen Aufhängeapparat, sondern werden durch die Nierenfettkapsel (Capsula adiposa) und durch die Nierengefäße (A. renalis und V. renalis) in ihrer Lage gehalten.

5.1.1.1 Makroskopie

- Eine Niere ist ca. 11 cm lang, 7 cm breit und 4 cm hoch; sie wiegt ca. 150 g.

Spezieller Lernhinweis
Merke: „4711" 4 cm hoch, 7 cm breit, 11 cm lang, sind die Maße der Niere.

- Ihre bohnenähnliche Form weist nach lateral einen konvexen Rand und nach medial eine konkave Krümmung auf.
- In der konkaven Krümmung befindet sich der Nierenhilus; hier treten Nierenarterie, Nierenvene, Nerven, Lymphgefäße und Ureter ein bzw. aus; der Ureter verbindet das Nierenbecken mit der Harnblase.
- Die äußerste Schicht der Niere ist eine derbe Kapsel (Capsula fibrosa).
- Schneidet man eine Niere der Länge nach auf, so erkennt man 3 Zonen (von außen nach innen):
  - Nierenrinde (Cortex renalis)
  - Nierenmark (Medulla renalis)
  - Nierenbecken (Pelvis renalis).
- Ausläufer der Rinde reichen hinunter bis zum Nierenbecken und unterteilen die Markschicht in 8–16 kegelförmige Markpyramiden, deren Spitzen (Nierenpapillen) zum Nierenhilus zeigen.
- Je 1–2 Nierenpapillen werden von schlauchförmigen Nierenkelchen überzogen.
- Insgesamt 8–10 Nierenkelche vereinigen sich zum Nierenbecken, welches den fertigen Urin auffängt.
- Über die Harnleiter wird der Urin zur Harnblase, dann über die Harnröhre nach außen befördert.

5.1.1.2 Mikroskopie

- In der Nierenrinde und im Nierenmark befinden sich ca. 1,5 Mio. Nephrone.

Nephron
- Ein Nephron ist die kleinste funktionelle Einheit der Niere, in der die Harnbildung stattfindet; es

setzt sich aus dem Glomerulum und dem Tubulusapparat zusammen.

Glomerulum

- Das Glomerulum ist ein Kapillarknäuel und liegt zusammen mit den ungeraden Anteilen des Tubulusapparates in der Nierenrinde.
- Das zuleitende Gefäß ist das *Vas afferens*, das ableitende Gefäß das *Vas efferens* → Gefäßpol.
- Das Glomerulum ist von einer Art „doppelwandigem Becher" → Bowmankapsel umgeben.
- Das innere Blatt der Bowmankapsel umhüllt das Glomerulum und dient zusammen mit dem Kapillarendothel des Glomerulums als Filtermembran.
- Als *Kapselraum* bezeichnet man den Raum zwischen äußerem und innerem Blatt der Bowmankapsel.
- An den unteren Teil der Bowmankapsel schließt sich der Tubulusapparat an → Harnpol.

Aufgabe

- Bildung des Primärharns (ca. 150 l pro Tag).

Tubulusapparat

- Der Tubulusapparat wird in 3 Abschnitte unterteilt und liegt mit seinen geraden Anteilen im Nierenmark:
  – proximaler Tubulus
  – Henle-Schleife
  – distaler Tubulus.
- Der proximale Tubulus schließt direkt an die Bowmankapsel an; er beginnt mit einem stark gewundenen Teil, der in einen gestreckt verlaufenden Teil übergeht.
- Daran schließt sich ein haarnadelförmiger Kanälchenabschnitt an → Henle-Schleife.
- Die Henle-Schleife geht in den distalen Tubulus über, der erst gerade nach oben zieht, sich in Höhe des Glomerulums aufwindet und letztendlich in ein Sammelrohr mündet.

Aufgabe

- Bildung des Endharns (ca. 1,5 l pro Tag).

Sammelrohre

- Die Sammelrohre eines jeden Nephrons vereinigen sich zu immer größer werdenden Rohren, durch die der Harn zur Nierenpapille der betreffenden Markpyramiden weitergeleitet wird.
- So erreicht der Endharn (*Sekundärharn*) das Nierenbecken, welches den Urin auffängt.

Aufgabe

- Weiterleitung des Endharns in das Nierenbecken.

Juxtaglomerulärer Apparat

- In der Kontaktzone zwischen zuführender Arteriole und distalem Tubulusabschnitt befinden sich besondere Zellhaufen, die den juxtaglomerulären Apparat bilden. Hier werden die Hormone Renin und Erythropoetin gebildet.

Renin

- Natriummangel oder Blutdruckabfall bewirken eine Freisetzung von Renin in den Blutkreislauf.
- Renin ist das erste Hormon, welches eine kaskadenartige Reaktion von anderen Hormonen in Gang setzt, um letztendlich Aldosteron freizusetzen (→ „Harnproduktion").

Erythropoetin (EPO)

- Sauerstoffmangel im Blut bewirkt eine Freisetzung von EPO; es fördert den Differenzierungs- und Reifungsprozess der Erythrozyten im Knochenmark.

5.1.1.3 Die Blutversorgung der Nieren

Pro Tag fließen ca. 1500 l Blut durch die Nieren, die dieses kontrollieren und reinigen. Um dies zu gewährleisten, werden die Nieren durch ein kompliziert aufgebautes Gefäßsystem versorgt:

- Aus der Bauchaorta spaltet sich je eine Schlagader ab: A. renalis dextra und A. renalis sinistra.
- Nach Eintritt in die Niere verzweigen sie sich in die Zwischenlappenarterien (Aa. interlobares).
- An der Basis der Markpyramiden entspringen den Zwischenlappenarterien arkadenförmige Äste (Bogenarterien = Aa. arcuatae), aus denen sich wiederum die Zwischenläppchenarterien (Aa. interlobulares) fortsetzen.
- Aus den Zwischenläppchenarterien entspringen Arteriolen, die als zuleitendes Gefäß (Vas afferens) zur eigentlichen Filterstation, dem Glomerulum ziehen.
- Vom Glomerulum weg zieht eine abführende Arteriole (Vas efferens).
- Die fortführenden Gefäße des Vas efferens (Vasa recta) umspinnen den Tubulusapparat, sodass hier dem Primärharn lebenswichtige Stoffe wieder entzogen werden können (Aufbereitung des Primärharns zu Endharn).

- Letztendlich münden sie in eine Venole, die parallel zu o. g. Arterien in die V. renalis abfließt.

5.1.2 Die Harnproduktion

5.1.2.1 Produktion des Primärharns

- Durch die Poren des Glomerulums und des inneren Blattes der Bowmankapsel wird das Blut gefiltert (es werden alle Substanzen abgefiltert, die kleiner sind als Albumin) und zwar nur wasserlösliche Substanzen:
  - Wasser
  - Elektrolyte
  - harnpflichtige Substanzen
  - Stoffwechselabbauprodukte
  - Nährstoffe.

> **Spezieller Lernhinweis**
>
> Da auch lebenswichtige Substanzen abgefiltert werden, spricht man hier von einer *unselektiven Filtration*.

- Im Rahmen eines Blutdrucks von 80–190 mmHg reguliert die glatte Muskulatur der zu- und ableitenden Gefäße (Vas afferens und Vas efferens) den glomerulären Blutdruck gerade so, dass er 50 mmHg beträgt (Autoregulation).
- Der Primärharn wird in der Bowmankapsel aufgefangen und in das anschließende Tubulussystem weitergeleitet; er beinhaltet neben lebensnotwendigen Nährstoffen und Elektrolyten auch Schadstoffe.
- Das vorher schadstofffreie (*aber auch nährstoffreiche!*) Blut des Vas afferens, mündet nach Passieren des Glomerulums in das Vas efferens; das Blut ist jetzt schadstoffarm (*aber auch nährstoffarm!*).

Glomerulärer Filtrationsdruck

Der *glomeruläre Filtrationsdruck* entspricht nicht dem Blutdruck in den Glomeruli von 50 mmHg, da ihm noch 2 Kräfte gegenüberstehen:
- Der kolloidosmotische Druck des Blutes von 25 mmHg
- der hydrostatische Druck in der Bowmankapsel von 17 mmHg.

Zu Errechnung des effektiven Filtrationsdrucks muss man vom glomerulären Blutdruck den kolloidosmotischen Druck des Blutes und den hydrostatischen Druck in der Bowmankapsel abziehen, sodass der *effektive Filtrationsdruck in den Glomeruli 8 mmHg beträgt*.

5.1.2.2 Produktion des Endharns

- Im Tubulusapparat wird der Primärharn aufbereitet; die Schadstoffe verbleiben im Tubulusapparat, Wasser und Nährstoffe werden über die Vasa recta rückresorbiert.
- Dieser Prozess erfolgt mittels *aktiver* und *passiver Transportprozesse* und der feinregulierenden Wirkung von *Hormonen*. An den unterschiedlichen Abschnitten des Tubulusapparates finden folgende Resorptionsvorgänge statt:

Proximaler Tubulus

- Die Grobaufbereitung des Harns findet im proximalen Tubulus statt; 70–95% des Glomerulumfiltrats werden durch aktive und passive Transportprozesse zurückgewonnen (v. a. Glukose, Aminosäuren, Natrium, Kalium, Magnesium, Chlor, Bikarbonat, Wasser).
- Manche ausscheidungspflichtigen Stoffe werden in die Nierenkanälchen über die Vasa recta durch *aktive Sekretion* in den Urin gegeben (z. B. Penicillin).
- Je nach Bedarf reguliert Parathormon die Rückresorption von Kalzium oder Phosphat (→ Kap. „Hormonsystem").

Henle-Schleife

- Die Henle-Schleife besteht aus einer semipermeablen Membran, durch die mittels osmotischer Prozesse Wasser zurückresorbiert wird.

Distaler Tubulus

- Im distalen Tubulus findet die Feineinstellung des Wasser- und Elektrolytbedarfs des Körpers statt. Dies geschieht mittels folgender Hormone:

Aldosteron

- Aldosteron fördert die Natrium- und Wasserrückresorption; im Austausch dafür werden Kalium- und Wasserstoffionen ausgeschieden.

> **Spezieller Lernhinweis**
>
> Aldosteron ist ein Hormon der Nebenniere. Freigesetzt wird es erst, wenn eine Hormonkaskade in Gang gesetzt worden ist, die initial durch einen Blutdruckabfall oder Natriummangel gestartet wird:

Renin-Angiotensin-Aldosteron-System (RAAS)
- Die Zellen des juxtaglomerulären Apparates registrieren einen Blutdruckabfall und schütten das Hormon **Renin** in den Blutkreislauf.
- **Angiotensinogen** (Bildungsort: Leber) reagiert mit Renin zu **Angiotensin I**.
- **ACE** = Angiotensin converting enzyme (Bildungsort: Lunge) reagiert mit Angiotensin I zu **Angiotensin II**.
- Angiotensin II bewirkt
  1. Vasokonstriktion (stärkste vasokonstriktorisch wirksame Substanz).
  2. Freisetzungsreiz von Aldosteron aus der Nebennierenrinde, mit dem Effekt der Blutdruckerhöhung (Wasser- und Natriumrückresorption).

ANF (Atrialer natriuretischer Faktor)
- Er dient der Natrium- und Wasserausscheidung.

Spezieller Lernhinweis

ANF ist ein Gegenspieler von Aldosteron und bewirkt am Tubulusapparat eine Ausscheidung von Natrium; ANF wird im Vorhof des rechten Herzens gebildet und durch einen erhöhten Blutdruck freigesetzt.

Adiuretin (ADH)
ADH bewirkt eine Wasserrückresorption (→ Kap. „Hormonsystem").

5.1.2.3 Zusammensetzung des Endharns

Pro Tag werden ca. 1,5 l Endharn ausgeschieden. Er besteht aus:
- Wasser (95%)
- organische und anorganische Salze
- Urobilinogen
- harnpflichtige Substanzen:
  - Harnstoff als Stoffwechselendprodukt des Eiweißstoffwechsels (ca. 30–40 g pro Tag)
  - Harnsäure, die aus dem Purinstoffwechsel (Nucleinsäure der Zellkerne) stammt (ca. 1 g pro Tag)
  - Kreatinin, Abfallprodukt des Muskelstoffwechsels (1–2 g pro Tag).

Spezieller Lernhinweis

Ca. 1500 l Blut fließt täglich durch die Nieren,
ca. 150 l Primärharn werden täglich gebildet,
ca. 1,5 l Endharn werden täglich produziert,
ca. 1,5 Mio. Nephrone sind in jeder Niere,
ca. 150 g wiegt eine Niere,
ca. 150 mg physiologische Eiweißausscheidung pro Tag.

5.2 Harnableitende Organe

5.2.1 Harnleiter (Ureter)

- Die Harnleiter beginnen in Höhe L1, liegen im Retroperitonealraum und ziehen als 30 cm lange und 2–3 mm dicke Schläuche in das kleine Becken; sie verbinden das Nierenbecken mit der Harnblase.

Wandaufbau (von innen nach außen)
- Innere Schleimhautschicht (Urothel oder Übergangsepithel)
- Submukosa (bindegewebige Schicht)
- mittlere Muskelschicht (innere Längs- und äußere Ringmuskulatur); die Muskulatur führt pro Minute 1–5 peristaltische Bewegungen aus, damit der Urintransport nicht der Schwerkraft überlassen wird
- Adventitia (bindegewebige Hülle).

Die Harnleiter münden seitlich hinten in die Harnblase ein; die Einmündungsstelle ist eine klappenähnliche Schleimhautfalte mit ventilartiger Wirkung (sie verhindert das Zurückströmen des Urins).

Aufgabe
- Durch je einen Harnleiter wird der Harn aus dem Nierenbecken in die Harnblase befördert.

5.2.2 Harnblase (Vesica urinaria)

- Die Harnblase liegt unterhalb des Bauchraumes, vorne im kleinen Becken hinter der Schambeinfuge und unterhalb des Dünndarms.

Wandaufbau (von innen nach außen)
- Innere Schleimhautschicht (Urothel oder Übergangsepithel)
- Submukosa (bindegewebige Schicht)
- mittlere Muskelschicht (3-schichtig, wenig voneinander abgrenzbar); der Spannungszustand passt sich ständig der Blasenfüllung an
- Adventitia (bindegewebige Hülle).

Die Harnblase hat ein Fassungsvermögen von 400–500 ml.
Im Bereich der Harnröhre verdicken sich die Fasern der glatten Muskulatur zu einem inneren Schließmuskel (M. sphincter internus); ein äußerer Schließmuskel besteht aus quer gestreifter Muskulatur (M. sphincter externus).

> **Spezieller Lernhinweis**
>
> Ab ca. 150 ml Blaseninhalt verspürt man Harndrang.

Aufgabe
- Die Harnblase ist ein Sammelgefäß für den Urin.

5.2.3 Harnröhre (Urethra)

- Die Harnröhre liegt im kleinen Becken und setzt unterhalb der Harnblase an; sie zieht sich hinter der Symphyse zum Scheidenvorhof bzw. setzt sich in den Penis fort.
- Die Harnröhre des Mannes ist 20–25 cm lang und dient gleichzeitig als Harn-Samen-Röhre; die Harnröhre der Frau ist 5 cm lang.

Wandaufbau
- → „Harnleiter".

Aufgabe
- Die Harnröhre befördert den Urin nach außen.

5.3 Wasser-, Elektrolyt- und Säure-Basen-Haushalt

5.3.1 Wasser- und Elektrolythaushalt

Zur Gewährleistung der Funktionsfähigkeit von Organen und Gewebe ist es von äußerster Wichtigkeit, dass innerhalb und außerhalb der Zellen die Flüssigkeitsmenge und die Elektrolytkonzentration konstant gehalten wird. Eine wesentliche Regelgröße der Wasser- und Elektrolyt-Homöostase ist die osmotische Gesamtkonzentration in der extrazellulären Flüssigkeit.
Die genaue Regulation der Wasserrückresorption aus dem Glomerulumfiltrat ist für den Organismus lebenswichtig:

- Der durchschnittliche Erwachsene nimmt täglich ca. 1,5 l Wasser durch Getränke und ca. 600 ml durch feste Nahrung zu sich.
- Ebenso fallen im Organismus durch Stoffwechselvorgänge 400 ml Oxidationswasser an.
- Diesen 2,5 l steht die Wasserausscheidung gegenüber:
    - über den Urin werden täglich 1,5 l
    - über den Stuhl 200 ml
    - über die Haut 300 ml und
    - über die Ausatemluft 500 l Wasser abgegeben.

Damit einer *Überwässerung* oder einer *Unterwässerung* entgegengewirkt wird, regulieren vor allem **ADH**, aber auch **Aldosteron** die Menge der gelösten Teilchen im Wasserbestand.

Die wichtigsten Elektrolyte

- Natrium
- Kalium
- Kalzium
- Magnesium, Chlorid und Phosphat.

Aufgabe von Natrium (Na^+)
- Häufigstes Ion im *Extrazellularraum*.
- Aufrechterhaltung des Flüssigkeitsgleichgewichtes.
- Aufrechterhaltung des osmotischen Drucks.

Aufgabe von Kalium (K^+)
- Häufigstes Kation des *Intrazellularraums*.
- Kalium spielt eine wichtige Rolle bei der Entstehung von Aktionspotenzialen im Nervensystem (neuromuskuläre Erregungsübertragung) und am Herzen.
- Kalium unterstützt den Insulintransport in die Zellen.

Aufgabe von Kalzium (Ca^+)
- Kalzium hilft bei der elektromechanischen Kopplung in der Muskelzelle.
- Es unterstützt Erregungsleitung und Erregungsbildung am Herzen.
- Es dient als Knochenbausubstanz und für den Aufbau der Zähne.
- Gerinnungsfaktor.
- Kalzium besitzt eine antiallergische, antientzündliche und gefäßabdichtende Wirkung.

5.3.1.1 Störungen im Elektrolythaushalt

Tab. 7 Störungen im Elektrolythaushalt

Symptome Hypernatriämie	Symptome Hyponatriämie
Hypertonie und deren Folgen	Hypovolämie
Ödeme	Exsikkose
Symptome Hyperkalzämie	**Symptome Hypokalzämie**
schwache Muskulatur	Tetanie
verminderte Reflexe	gesteigerte Reflexe
Bradykardie – Herzstillstand	Tachykardie – Herzflimmern
Obstipation	Diarrhöe
Übelkeit, Erbrechen	Übererregbarkeit
Neigung zu gastrointestinalen Geschwüren	
Symptome Hyperkaliämie	**Symptome Hypokaliämie**
Übererregbarkeit der Muskulatur/Muskelzuckungen	schwache Muskulatur-Lähmungen
„Ameisenlaufen" um den Mund	
gesteigerte Reflexe	verminderte Reflexe
Bradykardie – Herzstillstand	Tachykardie – Herzflimmern
Diarrhöe	Obstipation

5.3.2 Säure-Basen-Haushalt

Zusammen mit den Nieren und v. a. dem Bikarbonatpuffer im Blut fungieren die Lungen als die schnellsten Regulatoren des Säure-Basen-Haushaltes. Wird der Blut-pH von ca. 7,41 nicht konstant aufrechterhalten, kann es zu lebensgefährlichen Flüssigkeitsentgleisungen kommen.
Der pH-Wert (Abkürzung für Potenz und dem Maß für Wasserstoffionenkonzentration [H]) zeigt die saure (pH < 7), neutrale (pH = 7) oder alkalische (pH > 7) Reaktion einer Lösung an.

Physiologische Werte

- Blut, Serum   7,37–7,45
- Pankreassaft   7,5–8,8
- Galle   6,5–8,2
- Harn   4,5–7,9
- Magensaft   1–4.

Störungen des Säure-Basen-Haushaltes

■ **Azidose**

Definition

Störung im Säure-Basen-Haushalt mit Abfall des arteriellen pH-Wertes unter 7,36.

Ursachen

- Respiratorische Azidose (Ursache liegt im Atemsystem)
  - chronische Lungenerkrankungen, die mit Funktionsverlust einhergehen (keine Abatmung von CO_2).
- Metabolische Azidose (Ursache liegt im Stoffwechsel)
  - Niereninsuffizienz (keine Ausscheidung von sauren Valenzen)
  - Hyperkaliämie
  - Hyponatriämie
  - Hypokalzämie
  - Ketoazidose bei Diabetes Typ I (Ketonkörper entstehen aus der Lipolyse und wirken auf den Organismus sauer → Kap. „Endokrinium").

Pathomechanismus

Durch Gegenregulation kann eine Entgleisung kompensiert werden.
- Bei der *respiratorischen Azidose* reagiert der Körper mit einer vermehrten Ausscheidung von sauren Valenzen über die Niere.
- Bei der *metabolischen Azidose* reagiert das Atemsystem mit einer verstärkten, vertieften Atmung (Kußmaulatmung) mit dem Ziel, das

„sauer wirkende" Kohlendioxid verstärkt zu eliminieren und den pH-Wert wieder ins Gleichgewicht zu bringen; ebenso reagiert langfristig die Niere, indem sie verstärkt saure Valenzen ausscheidet; weiterhin tritt der Bikarbonatpuffer im Blut in Kraft, indem folgende chemische Reaktion abläuft:
- Bikarbonat (HCO_3) + H^+-Ionen = H_2CO_3 (Kohlensäure)
- H_2CO_3 zerfällt zu H_2O und CO_2 (wird ebenfalls über die Lunge entfernt).

■ Alkalose

Definition

Störung im Säure-Basen-Haushalt mit Anstieg des arteriellen pH-Wertes über 7,44.

Ursachen

- Respiratorische Alkalose
  - Hyperventilation.
- Metabolische Alkalose
  - Hypokaliämie (z. B. nach längerem Erbrechen, Durchfall)
  - Hyperkalzämie
  - Hypernatriämie.

Pathomechanismus

Durch Gegenregulation kann eine Entgleisung kompensiert werden.
- Bei der *respiratorischen Alkalose* kommt es kurzfristig zu folgender Reaktion: Im Blut befinden sich 100% Kalziumionen; davon sind 50% an Albumin gebunden und wirken auf den Blut-pH neutral; 50% der Kalziumionen liegen ungebunden vor und wirken auf den Blut-pH alkalisch. Um der Alkalose entgegenzuregulieren, werden die freien Kalziumionen ebenfalls an Albumin gebunden, sodass eine Pseudohypokalzämie die Folge ist; daraus resultiert eine Tetanie (Hyperventilationstetanie); langfristig reagieren die Nieren mit einer verstärkten Ausscheidung von alkalischen Valenzen.
- Bei der *metabolischen Alkalose* reagiert das Atemsystem kurzfristig mit einer flachen, verminderten Abatmung von CO_2, um den zu alkalischen pH-Wert wieder in die Norm zu bringen; langfristig reagieren die Nieren mit einer verstärkten Ausscheidung von alkalischen Valenzen.

5.4 Untersuchungsmethoden

Anamnese

- Störungen beim Wasserlassen und der Urinausscheidung:
  - Polyurie   = > 2000 ml Harn pro Tag
  - Oligurie   = < als 500 ml Harn pro Tag
  - Anurie   = < als 100 ml Harn pro Tag
  - Pollakisurie   = häufiger Harndrang mit geringen Harnmengen
  - Dysurie   = erschwertes Wasserlassen mit schwachem Harnstrahl.
- Schmerzen im Nierenlager
- Ödeme
- Kopfschmerzen
- Fieber.

Inspektion

- Blässe (renale Anämie z. B. durch Erythropoetinmangel)
- Café-au-lait-Hautverfärbung (Anämie mit Ablagerungen von Stoffwechselendprodukten bei Urämie)
- Ödeme (besonders im Gesicht und um die Augen)
- urämischer Foetor bei terminaler Niereninsuffizienz.

Palpation

- Tastbarer Nierentumor (Wilmstumor, evtl. Zystennieren).

Perkussion

- Klopfschmerz im Nierenlager.

Auskultation

- Fließgeräusche über der Aorta renalis bei Nierenarterienstenose.
- Perikarditisches Reiben bei terminaler Niereninsuffizienz.
- Feuchte Rasselgeräusche über der Lunge (renales Lungenödem durch Überwässerung bei Urämie).

5.5 Labordiagnostik

5.5.1 Harnanalyse

Die Harnanalyse erfolgt mit einem Schnelltest durch Trockenchemie-Teststreifen. Nachfolgend werden 10 Parameter bestimmt:

5.5.1.1 Dichte bzw. spezifisches Gewicht

Normwerte: 1013–1028 g/l
Das spezifische Gewicht ist im Morgenurin am höchsten und wird hauptsächlich durch den Harnstoff bestimmt.

Ursachen Dichte ↑	Ursachen Dichte ↓
• gesteigerter Wasserverbrauch (z. B. Fieber)	• Diabetes insipidus
• Diabetes mellitus (Glukosurie)	• erhöhte Wasserbelastung
• Proteinurie	

5.5.1.2 pH-Wert

Normwerte: 4,8–7,9 (Idealwert: 5–6)
Der pH-Wert ist stark nahrungsabhängig.

Ursachen pH-Wert ↑	Ursachen pH-Wert ↓
• Harnwegsinfekte (Stoffwechselendprodukte der Bakterien wirken alkalisch)	• fleischreiche Kost
• vegetarische Ernährung	

5.5.1.3 Leukozyten

Leukozyten im Urin geben einen Hinweis auf *Entzündungen* oder *Tumoren* der Niere oder der ableitenden Harnwege.

Ursachen Leukozyten ↑

- Urethritis
- Zystitis
- Pyelonephritis
- Nierentuberkulose
- Nieren-, Harnleiter-, Blasen-, Harnröhrenkarzinom.

5.5.1.4 Nitrit

Nitrit ist eine chemische Umwandlung von Nitrat. Nitrat befindet sich im Boden, im Trinkwasser und in pflanzlicher Nahrung.
Die meisten bakteriellen Erreger von Harnwegsinfekten, v. a. E.-coli-Bakterien (aber auch Klebsiellen, Aerobacter, Citrobacter, Salmonellen, Enterokokken, Pseudomonas) reduzieren das im Harn vorhandene Nitrat zu Nitrit.

Ursachen Nitrit ↑

- Urethritis
- Zystitis
- Pyelonephritis.

Spezieller Lernhinweis

Säurefeste Stäbchen (Mycobacterium tuberculosis), Trichomonaden, Chlamydien, Gonokokken, aber auch Viren und Pilze wandeln Nitrat nicht zu Nitrit um (sterile Leukozyturie)!

5.5.1.5 Eiweiß

Physiologische Ausscheidung: 150 mg pro Tag (zeigt keine Reaktion im Testfeld).

Ursachen Eiweiß ↑

Prärenale Ursachen

- Fieber
- Anstrengung
- körperliche Arbeit
- Marschproteinurie
- Stress
- Hypertonie (s. Ursachen)
- Stauungsproteinurie (Rechtsherzinsuffizienz)
- Schwangerschaft
- EPH-Gestose
- Hyperlordosierung der LWS
- Nierenvenenthrombose.

Renale Ursachen

- Nephrotisches Syndrom
- Glomerulonephritis
- Pyelonephritis
- diabetische Nephropathie
- Nieren-Tbc
- Nierentumoren
- Zystenniere
- Phenacetin-Niere
- Kollagenosen
- Amyloidose.

Postrenale Ursachen

- Prostata-Karzinom
- Nieren-, Harnleiter-, Blasen-, Harnröhrenkarzinom.

III Harnsystem

> **Spezieller Lernhinweis**
>
> Bence-Jones-Proteine (bei Plasmozytom) werden durch den Streifentest nicht erfasst, da dieser fast nur Albumin nachweist!

5.5.1.6 Glukose

Eine Glukosurie tritt erst dann auf, wenn der Nierenschwellenwert von 160–180 mg/dl überschritten wird.

> **Ursachen Glukose ↑**
>
> - Diabetes mellitus
> - extrem glukosereiche Nahrung
> - Medikamente
> - starke Schmerzen, z. B. akute Pankreatitis, Schlaganfall, Herzinfarkt
> - Schwangerschaft (zu niedriger Schwellenwert)
> - Stress
> - Erkrankungen des endokrinen Systems (M. Cushing, Phäochromozytom, Akromegalie, Hyperthyreose).

5.5.1.7 Keton

Ketone sind Stoffwechselabbauprodukte der Lipolyse.

> **Ursachen Keton ↑**
>
> - Diabetes mellitus Typ I
> - Diät, Hungern.

5.5.1.8 Urobilinogen

Urobilinogen entsteht beim Abbau von Hämoglobin (→ Kap. „Verdauungssystem, enterohepatischer Kreislauf").

> **Ursachen Urobilinogen ↑**
>
> - Vermehrter Hämoglobinabbau (Hämolyse z. B. Malaria, hämolytische Anämie)
> - Hepatitis.

5.5.1.9 Bilirubin

Nur das konjugierte (direkte) Bilirubin ist wasserlöslich und somit ausscheidungsfähig (→ Kap. „Verdauungssystem").

> **Ursachen Bilirubin ↑**
>
> - Hepatitis
> - intra- und extrahepatische Cholestase:
>   - Cholelithiasis
>   - Cholangitis
>   - Cholezystitis
>   - Pankreatitis
>   - Pankreaskopfkarzinom.

5.5.1.10 Blut/Hämoglobin

Unter einer *Makrohämaturie* versteht man sichtbare Blutbeimengungen, eine *Mikrohämaturie* ist hingegen nicht sichtbar.

> **Spezieller Lernhinweis**
>
> Jede Hämaturie ist so lange tumorverdächtig, bis das Gegenteil bewiesen wurde!!

> **Ursachen Blut/Hämoglobin ↑**
>
> *Prärenal*
> - Hämorrhagische Diathese (Antikoagulation, Thrombozytopenie, Angiopathie etc.)
> - massive Hämolysen (Malaria, hämolytische Anämien etc.)
> - Stauungsniere bei Rechtsherzinsuffizienz
> - Marschhämaturie.
>
> *Renal*
> - Nierentumoren
> - Nephrolithiasis
> - Glomerulonephritis
> - Nierentuberkulose
> - evtl. Pyelonephritis
> - Nierenverletzungen
> - Zystenniere
> - Papillennekrose.
>
> *Postrenal*
> - Tumoren der ableitenden Harnwege
> - Urolithiasis
> - evtl. Zystitis (selten)
> - andere Tumoren der ableitenden Harnwege
> - Traumen.
>
> *Genitale Blutungen*
> - Menstruation
> - Uteruskarzinom
> - Prostatakarzinom u. a.

5.5.2 Harnsediment

Durchführung

Der frische Urin wird 5 min. bei 1000–1500 Umdrehungen zentrifugiert; der Bodensatz wird auf einen Objektträger gegeben, sodass unter einem Mikroskop der Bodensatz beurteilt werden kann.

Kristalle

Kristalle haben selten eine pathologische Bedeutung, das Vorhandensein reichlicher Kristalle kann evtl. einen Hinweis auf Nierensteine geben.

Zellen

- Leukozyten (→ „Leukozyturie")
- Erythrozyten (→ „Hämaturie").

Zylinder

Zylinder sind Ausgusspräparate des distalen Tubulus und sind daher beweisend für eine renale Herkunft.

Hyaline Zylinder (gleiche diagnostische Bedeutung wie Proteinurie)

- Bei Gesunden, z. B. nach körperlicher Anstrengung.
- Nephrotisches Syndrom.

Erythrozytenzylinder

- Glomerulonephritis.

Leukozytenzylinder

- Pyelonephritis.

Epithelzylinder

- Epithelzylinder sind für keine bestimmte Nierenerkrankung pathognomonisch (entstehen durch Verschmelzung abgeschilferter Tubuluszellen; diese werden später zu granulierten Zylindern, dann zu Wachszylinder, z. B. nach akuter Anurie, Schrumpfnieren, nephrotischem Syndrom).

5.5.3 Anlegen einer Harnkultur (Uricult)

Der Uricult-Test dient dem Nachweis von *Bakterien*.

Durchführung

- Ein mit Agarnährboden beschichteter Objektträger wird in den Urin eingetaucht und in ein mikrobiologisches Labor versandt.
- Dort wird er bei 37° bebrütet, sodass nach 24 h eine Bakterienkultur entsteht, die als runder Herd auf dem Nährboden erkennbar ist.
- Bei einem Nachweis von > 100 000 Bakterien (Kass-Zahl) spricht man von einer signifikanten Bakteriurie.

5.5.4 Ziehl-Neelsen-Färbung

Dient dem Nachweis von säurefesten Stäbchen (*Mycobacterium tuberculosis*); bei einer Rotfärbung ist der Test positiv, bei einer Blaufärbung ist er negativ.

5.5.5 Blutdiagnostik

Neben Veränderungen von Leukozyten und Erythrozyten werden im Rahmen einer Nierenerkrankung die *harnpflichtigen Substanzen*, die *Elektrolyte* und die *Eiweiße* bestimmt. Bester Parameter hinsichtlich eines Nierenfunktionsverlustes ist das Kreatinin, da es als Abfallprodukt aus dem Muskelstoffwechsel nahrungsunabhängig ist.

> **Spezieller Lernhinweis**
>
> **Die Kreatinin-Clearance** ist ein spezielles Rechenverfahren und dient zur Erfassung leichterer Einschränkungen der Nierenfunktion bei noch normalen Retentionswerten im Blut.

Bis zu einer Einschränkung der glomerulären Filtrationsrate von 50 % bleibt der Kreatininwert im Blut noch unverändert.
In diesem „blinden" Bereich lässt die Bestimmung der Kreatinin-Clearance eine genaue Einschätzung der Nierenfunktion zu. Ist die Kreatinin-Clearance erniedrigt, ist eine eingeschränkte Nierenfunktion nachgewiesen.

6 Pathologie

6.1 Harnwegsinfektionen

Physiologisch sind in der **Harnröhre** aufgrund der räumlichen Nähe zum Anus immer Erreger vorhanden.
In der **Harnblase**, in den **Harnleitern** und im **Nierenbecken** hingegen sollte der Urin steril sein; physiologisch wird durch die Diurese das Aufsteigen und die Vermehrung der Erreger verhindert. Eine Vermehrung und ein Ansteigen der Erreger führt zu Harnwegsinfektionen (Erregerspektrum: fast immer E. coli; andere Erreger: Klebsiella, Proteus, Enterokokken, Pseudomonas, Staphylokokken).

Ursachen

Harnabflussstörungen

- Obstruktionen
  - Nierensteine
  - Ureterstenosen
  - Ureterstrikturen
  - Tumoren
  - Prostatahypertrophie.
- Anatomische Anomalien der Niere und der ableitenden Harnwege.
- Blasenfunktionsstörungen
  - neurologische Störungen (z. B. Querschnittlähmung, MS).
- Defekte Ventilmechanismen der Ureter- und Urethramündungen.

Stoffwechselstörungen

- Diabetes mellitus
- Gicht
- Hyperkalzämie.

Sonstige Ursachen

- Analgetikaabusus
- Instrumentationen an den Harnwegen (Katheter)
- Gravidität
- Abwehrschwäche.

Weitere auslösende Faktoren

- Durchnässung, Unterkühlung (auch kalte Füße)
- sexuelle Aktivität (Honeymoon-Zystitis der Frauen)
- geringe Harnbildung bei Flüssigkeitsverlusten (Schwitzen).

Pathomechanismus

Bakterien wandern über die Harnröhre in die Blase bzw. über die Harnleiter in das Nierenbecken und Nierenparenchym, vermehren sich dort und verursachen eine entzündliche Reaktion.

6.1.1 Zystitis

Definition
Schmerzhafte Entzündung der Harnblasenschleimhaut.

Ursachen

- → „Ursachen Harnwegsinfektionen"
Häufiger bei Frauen infolge der kürzeren Harnröhre.

Symptome

- Brennen beim Wasserlassen
- Dysurie
- Pollakisurie (evtl. Nykturie)
- anhaltender Druckschmerz in der Blasengegend.

Komplikationen

- Hämorrhagische Zystitis
- aszendierende Infektion mit Pyelonephritis.

Urindiagnostik

- Leukozyten ↑, Nitrit ↑, pH-Wert: alkalisch.

Uricult-Test

- Positiv.

Therapie

- Anregung der Diurese, Trinkmenge > 2 l/Tag
- lokale Wärmeanwendung
- je nach Schweregrad: Antibiotika.

6.1.2 Akute Pyelonephritis

Definition
Akute interstitielle Nephritis infolge einer bakteriellen Infektion.

Ursachen

- → „Ursachen Harnwegsinfektionen".

Symptome

- Prodromale Symptome einer Zystitis mit höherer Entzündungsintensität
- Flankenschmerzen
- Fieber, evtl. mit Schüttelfrost
- Schmerzen beim Wasserlassen
- evtl. Pyurie (Eiter im Urin)
- Klopfschmerz im Nierenlager.

Komplikationen

- Abszessbildung
- Urosepsis
- chronische Pyelonephritis.

Urindiagnostik

- Spez. Gewicht ↑, Leukozyten ↑, Nitrit ↑, Protein ↑, pH-Wert: alkalisch.

Uricult-Test

- Positiv.

Sediment

- Leukozytenzylinder.

Therapie

- Antibiotika
- strenge Bettruhe
- örtliche Wärme
- Flüssigkeitszufuhr > 2 l/Tag.

6.1.3 Chronische Pyelonephritis

Definition

Eine meist unmerklich verlaufende Entzündung des Niereninterstitiums.

Ursachen

- Entwickelt sich meist nur bei Vorhandensein von Faktoren, die den Harnfluss behindern oder bei Harnreflux
- rezidivierende Pyelonephritiden (nicht ausgeheilte Harnwegsinfekte).

Symptome

Uncharakteristisch, oft jahrelang symptomlos.
- Leistungsminderung und Abgeschlagenheit
- Kopfschmerzen
- Gewichtsverlust

- dumpfe Rückenschmerzen
- evtl. unklare Fieberzustände, Anämie, Hypertonie
- evtl. unklare BSG ↑.

Komplikationen

- Schleichender Beginn einer Niereninsuffizienz (Patienten stellen sich oft mit Anzeichen einer Niereninsuffizienz vor, da initial meist keine bis unklare Symptome vorhanden sind!)
- Eitrige Nephritis und Nierenkarbunkel
- Urosepsis (**lebensbedrohlich!**)
- Hydronephrose
- paranephritischer Abszess
- Folgen der Hypertonie (30–50 % der Fälle).

Urindiagnostik

- Leukozyten ↑, evtl. Blut ↑.

Uricult-Test

- Positiv.

Sediment

- Leukozytenzylinder.

Therapie

- Suche nach Abflussstörungen und Sanierung des Urogenitaltraktes
- Antibiotika nach Keimdiagnostik
- Behandlung der vorhandenen Komplikationen.

6.2 Abakterielle Harnwegsinfektionen

Abakterielle Entzündungen der Niere betreffen primär die Glomeruli. Bei ca. 90 % der Glomerulonephritiden sind abgelagerte Immunkomplexe an den Glomeruli die Ursache. Man unterscheidet ca. 12 verschiedene Verlaufsformen mit unterschiedlicher Ausprägung der Symptome und unterschiedlicher Prognose; eine rapid progressive Glomerulonephritis nimmt z. B. einen rasanten Verlauf und mündet nach einigen Monaten in eine Niereninsuffizienz; ein mildes Symptomenbild mit Ausheilung zeigt die „minimal change" Glomerulonephritis.

6.2.1 Akute postinfektiöse Glomerulonephritis

Definition
Eine Anlagerung eines Antigen-Antikörper-Komplement-Komplexes an die Basalmembran der Glomeruli (und anderer Körperkapillaren).

Ursache
- Poststreptokokkeninfektion (β-hämolysierende Streptokokken der Gruppe A).

Pathomechanismus
Nach einer Ersterkrankung (Infekt durch β-hämolysierende Streptokokken Gruppe A, z. B. Angina tonsillaris, Scharlach, Erysipel, Otitis media, Impetigo contagiosa) kommt es nach einem beschwerdefreien Intervall von 1–2 Wochen zu einem erneuten Kranksein. Ursache sind nicht abgebaute Antigen-Antikörper-Komplement-Komplexe, die sich an die Glomeruli anlagern und dort eine Entzündung verursachen → entspricht einer *Allergie Typ III* (→ Kap. „Blut, Abwehr und Lymphe").

Symptome
- Obligat: Mikrohämaturie und Proteinurie (< 3 g/24 h)
- Hypertonie (mit hoher Diastole > 100)
- Ödeme (besonders im Gesicht und um die Augenlider)
- beidseitig Schmerzen im Nierenlager (Nierenkapselspannung)
- Oligurie
- Kopf- und Gliederschmerzen. Fieber

> **Spezieller Lernhinweis**
> Als „Volhard-Trias" gelten folgende Symptome: Hämaturie, Hypertonie, Ödeme.

Komplikationen
- Chronische Glomerulonephritis
- nephrotisches Syndrom
- Niereninsuffizienz
- selten Tod an akuten Komplikationen, z. B. infolge hypertoner Krisen mit Linksherzversagen und Lungenödem.

Urindiagnostik
- Spez. Gewicht ↑, Erythrozyten ↑, Protein ↑

Sediment
- Erythrozyten-Zylinder.

Therapie
- Kontrollierte Trinkmenge (aufgrund Oligurie, Ödemen)
- salzarme, eiweißarme Kost
- engmaschige Gewichts- und Laborkontrollen
- Bettruhe, körperliche Schonung
- Therapie des Streptokokkeninfekts mit Penicillin
- Nachuntersuchung des Patienten über einige Jahre, um eine chronische Verlaufsform nicht zu übersehen.

Prognose
- Bei Kindern in 90 %, bei Erwachsenen in 50 % der Fälle Ausheilung.

6.2.2 Chronisch progredientes Glomerulonephritis-Syndrom

Definition
Schleichend über Jahre voranschreitende Glomerulonephritis, oft aus ungeklärter Ursache (in der Mehrzahl der Fälle findet sich in der Anamnese keine akute Glomerulonephritis).

Symptome
Lange Zeit keine, häufig Zufallsbefund.
- Erythrozyturie, Proteinurie
- evtl. nephrotisches Syndrom
- Hypertonie
- Symptome einer langsam fortschreitenden Niereninsuffizienz.

Urindiagnostik
- spez. Gewicht ↑, Erythrozyten ↑, Protein ↑.

Therapie
- Symptomatisch, am wichtigsten ist die Normalisierung einer evtl. Hypertonie.

Prognose
- Keine Ausheilung, mündet in Niereninsuffizienz.

6.3 Nephrotisches Syndrom (Eiweißverlustniere)

Definition
Sammelbezeichnung für verschiedene Erkrankungen, die mit einem massiven Eiweißverlust einhergehen (> 3–3,5 g Eiweiß/Tag).

Ursachen

- Glomerulonephritis
- diabetische Nephropathie
- selten: Plasmozytom, Nierenvenenthrombose, Amyloidose u. a.

Pathomechanismus

Die Glomerulummembran weist eine abnorme Durchlässigkeit auf und zieht somit eine Proteinurie nach sich. Der Verlust von Albumin führt zu einer Verminderung des kolloidosmotischen Drucks, der evtl. Verlust von IgG und Antithrombin III kann ein erhöhtes Infektions- und Thromboserisiko auslösen. Die Hypoalbuminämie führt zu Flüssigkeitsverschiebungen vom Plasma ins Interstitium. Folge ist eine Erhöhung von ADH, eine Verminderung von ANP und eine Aktivierung des RAAS.

Symptome

- Symptome der Grunderkrankung
- massive Ödeme (infolge Hypoalbuminämie)
- starke Proteinurie > 3–3,5 g/Tag
- Hypoproteinämie
- Hyperlipoproteinämie
  - Cholesterin ↑
  - Triglyceride ↑
- evtl. Infektanfälligkeit (durch Verlust von Immunglobulinen)
- evtl. Thromboseneigung (durch Verlust von Antithrombin III).

Komplikationen

- Niereninsuffizienz.

Urindiagnostik

- Spez. Gewicht ↑↑
- Protein ↑↑↑.

Sediment

- Hyaline Zylinder.

Blut

- Bei Niereninsuffizienz: Harnstoff ↑, Kreatinin ↑, Kreatinin-Clearance ↓
- evtl. IgG ↓, Antithrombin III ↓
- Cholesterin ↑, Triglyceride ↑.

Serumelektrophorese

- Albumine ↓, γ-Globuline ↓, relative Zunahme von α_2- und β-Globuline ↑.

Therapie

- Therapie der Grunderkrankung.
- Symptomatisch
  - eiweißarme und kochsalzarme Kost
  - Diuretika
  - Kontrolle des Elektrolythaushaltes
  - Flüssigkeitsbilanzierung
  - Thromboseprophylaxe
  - bei bakteriellen Infekten: Antibiotika, Immunglobulinsubstitution
  - Therapie der Hypercholesterinämie, evtl. Hypertonie.
- Regelmäßige Kontrollen von Proteinurie, Nierenfunktion und Blutdruck.

6.4 Nierenversagen und Niereninsuffizienz

6.4.1 Akutes Nierenversagen

Definition

Akut auftretende und in der Regel reversibles Nierenversagen mit Versiegen der Harnsekretion und Anstieg der Retentionswerte.

Ursachen

Prärenale Ursachen (70–80 % der Fälle)

- Schock verschiedener Genese
- Hypovolämie
- Blutdruckabfall
- Nephrotoxine (z. B. nicht steroidale Antirheumatika, ACE-Hemmer, Antibiotika, Goldpräparate, Diuretika, Röntgenkontrastmittel, Chemikalien).

Renale Ursachen

- Entzündlich progrediente Nierenerkrankungen (z. B. progressive Glomerulonephritis)
- vaskuläre Verschlüsse
- hämolytisch urämisches Syndrom (HUS)
- tubuläre Verschlüsse, z. B. durch Leichtketten bei Plasmozytom, Urate bei Hyperurikämie.

Postrenale Ursachen

- Abflusshindernis der ableitenden Harnwege (von Nierenbecken bis Harnröhre = Harnsperre).

Verlauf/Symptome

Schädigung der Niere

- Auslösendes Ereignis (→ „Ursachen").

Oligo-/Anurische Phase

Infolge von
- Wasser und Natriumretention
  - Hypertonie
  - Ödeme
  - Gefahr des Hirn- und Lungenödems, Linksherzinsuffizienz.
- Kaliumretention
  - Herzrhythmusstörungen
  - metabolische Azidose.
- Kalziumretention
  - Kalziumnarkose: schlaffe Muskulatur, schwache Reflexe.
- H^+-Ionen-Retention
  - Azidose, Kußmaulatmung.
- Harnsäureretention
  - Gicht.
- Retention von Urobilinogen
  - Café-au-lait-Hautkolorit.
- Harnstoffretention
  - Flapping tremor, Gangataxie, Bewusstseinstrübung.

Pathomechanismus

Harnstoff diffundiert in das Darmlumen und wird dort von Bakterien zu Ammoniak verstoffwechselt; Ammoniak wird über die V. portae der Leber zugeführt, die das Übermaß an Ammoniak nicht zu Harnstoff verarbeiten kann; Ammoniak gelangt so in den großen Kreislauf und schädigt die Gliazellen.

Polyurische Phase

Nach Beheben der auslösenden Ursache erfolgt eine Überkompensation, die Niere scheidet > 2 l/Tag aus. Infolge eines
- erhöhten Wasser- und Natriumverlusts
  - Hypotonie, Exsikkose
- erhöhten Kaliumverlusts
  - Herzflimmern, Tachykardie
- erhöhten Kalziumverlusts
  - Tetanie
- erhöhten Verlusts von H+-Ionen
  - Alkalose, Bradypnoe.

Restitutio- oder Wiederherstellungsphase
- Normurie.

Labor
- Elektrolytveränderungen: → einzelne Phasen.

Therapie
- Behandlung der Grunderkrankung
- symptomatische Therapie
  - Flüssigkeits- und Elektrolytbilanzierung
  - Dialysebehandlung
  - Diuretikum
  - ausreichend hohe Kalorienzufuhr.

Prognose
- Durchschnittliche Letalität bis 50 % in Abhängigkeit der Grunderkrankung und des Überwindens der Oligo-/Anurie.

> **Spezieller Lernhinweis**
>
> Ohne Einsatz der Dialyse verläuft das akute Nierenversagen meist in Richtung Urämie und Tod.

6.4.2 Chronische Niereninsuffizienz und Urämie

Definition

Progressive (irreversible) Abnahme des Glomerulumfiltrats infolge eines Untergangs von funktionsfähigem Nierengewebe.

Ursachen
- Chronische Glomerulonephritis
- chronische Pyelonephritis
- Zystennieren
- diabetische Nephropathie
- andere Nierenerkrankungen.

Stadien

I. Chronisch kompensiertes Stadium
- Leichte Einschränkung der Kreatinin-Clearance
- leichte Einschränkung der Konzentrationsfähigkeit
- noch normale Retentionswerte (Harnstoff und Kreatinin normal).

II. Stadium der kompensierten Retention
- Erhöhung der Retentionswerte ohne klinische Urämiesymptome.

III. Dekompensiertes Stadium
- Beginnende urämische Erscheinungen.

IV. Terminale Niereninsuffizienz = Urämie (Kreatininwerte > 10mg/dl)
- Urämische Symptome schreiten voran, ohne Dialyse bzw. Nierentransplantation tödlicher Verlauf.

Symptome

- Magen-Darm-Trakt
  - Appetitlosigkeit
  - Nausea (Übelkeit)
  - Erbrechen
  - Durchfall
  - Kachexie
  - Blutungen
  - Peritonitis.
- Nervensystem
  - Konzentrationsschwäche
  - Verwirrtheit
  - Krampfneigung
  - Schläfrigkeit bis Koma
  - Psychosen
  - gesteigerte Reflexe
  - Polyneuropathie
  - Flapping tremor.
- Atemsystem
  - Lungenödem (fluid lung)
  - Pneumonieneigung
  - Pleuritis
  - metabolische Azidose.
- Herz-Kreislauf-System
  - Hypertonie mit Linksherzbelastung
  - Perikarditis
  - Herzrhythmusstörungen.
- Blut
  - Renale normochrome Anämie (Erythropoetinmangel)
  - Gerinnungsstörungen.
- Knochen
  - Renale Osteomalazie (Vitamin D wird nicht mehr in die aktive Form umgewandelt), sekundärer Hyperparathyreoidismus (→ Kap. „Hormonsystem").
- Haut
  - Ödeme
  - Café-au-lait-Hautkolorit
  - Pruritus.
- Allgemeinsymptome
  - Urämischer Foetor (Uringeruch).
  - Schwäche
  - Kußmaulatmung (Kompensation der Azidose).

Komplikation

- Coma uraemicum.

Urindiagnostik

- Spezifisches Gewicht ↓, Harnstoff ↓.

Blut

- Retentionswerte: Harnstoff ↑, Kreatinin ↑
- Kreatinin-Clearance ↓, Elektrolyte ↑
- Triglyceride ↑
- pH-Wert: sauer.

Therapie

- Therapie der renalen Grunderkrankung
- Dialyse
- Medikamente (Diuretika, ACE-Hemmer)
- Diät
- Flüssigkeitsbilanzierung
- Prophylaxetherapie
- Nierentransplantation.

6.5 Analgetikanephropathie

Definition

Untergang von Nierengewebe infolge langjähriger Einnahme von phenacetinhaltigen Schmerzmitteln oder Mischanalgetika (ASS + Paracetamol + Coffein).

Pathomechanismus

Die Einnahme von > 1000 g Phenacetin oder Paracetamol führt zu Durchblutungsstörungen innerhalb der Niere mit nachfolgender Papillennekrose.

Symptome

Im Frühstadium oft keine Symptome.
- Als erstes Symptom: Anämie
- Müdigkeit, Kopfschmerzen
- schmutzig-grau-bräunliches Hautkolorit
- kolikartiger Flankenschmerz
- Fieber
- Hämaturie (bei Abstoßung der Papillen).

Komplikationen

- Niereninsuffizienz
- erhöhtes Risiko für Urotheliome und Mammakarzinom.

Urindiagnostik

- Blut ↑, Leukozyten ↑, evtl. Protein ↑.

Therapie

- Weglassen der auslösenden Noxe; wird ein Phenacetinabusus vor Einsetzen einer Niereninsuffizienz beendet, so kommt es zum Stillstand der Erkrankung
- Dialysebehandlung bei Niereninsuffizienz.

6.6 Zystenniere

Definition
Fehlbildung der Niere infolge eines genetischen Defektes.

Pathomechanismus
Während der embryonalen Entwicklung sind einige Glomeruli nicht mit dem Tubulussystem verbunden worden (multiple Zystenbildung). Da der Primärharn nicht abfließen kann, schwellen die Glomeruli an und schädigen das umliegende Gewebe.

Symptome
Die Symptome manifestieren sich in den ersten Lebensjahren.
- Gehäufte Harnwegsinfekte
- Makrohämaturie
- Hypertonie
- evtl. Nierenruptur.

Komplikationen
- Zystennieren münden je nach Ausprägung der Fehlanlage in eine Niereninsuffizienz.

Urindiagnostik
- Blut ↑, Protein ↑
- bei Infekten: Leukozyten ↑, Nitrit ↑.

Therapie
- Symptomatisch
- Behandlung der Niereninsuffizienz.

6.7 Nierenzysten

Definition
Ein mit Flüssigkeit gefüllter Hohlraum in der Niere.

Ursachen
- Unbekannt
- bakterieller Abszess
- Tuberkulose.

Symptome
Meist symptomloser Zufallsbefund.
- Bei großen Zysten: evtl. Schmerzen im Rücken oder Abdomen, evtl. Polyglobulie, evtl. Hypertonie.

Therapie
- Keine
- bei großen Zysten Abpunktion der Zystenflüssigkeit, Zystenresektion.

6.8 Nierentumoren

6.8.1 Wilms-Tumor (Nephroblastom)

Definition
Häufigster maligner Tumor von Kleinkindern, meist auftretend im 3.–4. Lebensjahr.

Ursachen
- Unbekannt
- genetisch bedingt.

Symptome
- Tastbarer Abdominaltumor (explosionsartiges Wachstum)
- Bauchschmerzen
- Gewichtsverlust
- evtl. Fieber
- Hämaturie
- Magen-Darm-Störungen: Erbrechen, Durchfall, Appetitlosigkeit.

Urindiagnostik
- Blut ↑, Leukozyten ↑, Protein ↑.

Therapie
- Entfernung der Niere, Chemotherapie; Radiotherapie (5-Jahres-Überlebensrate aller Fälle ca. 90 %).

6.8.2 Grawitztumor (syn.: Hypernephrom oder Nierenzellkarzinom)

Definition
Maligner Tumor der Erwachsenen, meist der über 50-Jährigen, m : w 2 : 1.

Ursachen
- Unbekannt
- Risikofaktoren: Rauchen, Cadmiumexposition.

Symptome
Keine Frühsymptome: über 60 % sind sonografische Zufallsbefunde.

- Tumor neigt früh zum Einbruch in das Nierenbecken und in die V. renalis und damit zur hämatogenen Metastasierung in Lunge, Knochen, Leber, Hirn (besteht bei 25% der Fälle zum Diagnosezeitpunkt)
- Hämaturie
- unklares Fieber
- Anämie
- Gewichtsverlust
- Flankenschmerzen
- Polyglobulie bei Erythropoetin produzierendem Tumor ($^1/_3$ der Fälle).

Urindiagnostik
- Blut ↑, Leukozyten ↑, Protein ↑.

Therapie
- Entfernung von Tumor und Niere sowie perirenaler Fettkapsel, Nebenniere, Harnleiter und Spermatika- bzw. Ovarikagefäße; Ausräumung aller umliegenden Lymphknoten.

Prognose
- Stadienabhängig: Stadium I: 70–80 %, Stadium IV: < 5%.

6.9 Urolithiasis

Definition
Bildung von Harnsteinen in der Niere (Nephrolithiasis), im Harnleiter oder selten in der Harnröhre.

Harnsteinarten
- Kalziumoxalat/Kalziumphosphat (80 %)
- Uratsteine (15%)
- Struvite (< 5%)
- Zystinsteine (selten).

Ursachen
Kalziumsteine
- Primärer Hyperparathyreoidismus
- Vitamin-D-Überschuss
- Knochentumoren
- idiopathische Hyperkalzurie bei Normokalzämie.

Uratsteine
- Fleischesser (erhöhte Purinzufuhr)
- Zerfall von kernhaltigen Zellen (Leukämie, Tumoren, Verbrennungen)
- Alkohol (verhindert Harnsäureausscheidung).

Unterstützende Faktoren
- Harnstauungen (durch anatomische und funktionelle Veränderungen)
- Dürsten, Gewichtsreduktion, eiweißreiche Ernährung
- Harnwegsinfektionen
- Immobilisation.

Symptome
Nur bei Mobilisation eines Nierensteinchens und Irritation des Harnleiters.
- Leitsymptom: Harnleiterkoliken (schwere wellenförmige Schmerzen), je nach Sitz des Steines unterschiedliche Schmerzausstrahlung:
  - in den Rücken und/oder seitlichen Unterbauch
  - bei tief sitzenden Steinen: Schmerzausstrahlung bis in die Hoden bzw. Schamlippen.
- Dysurie
- Erbrechen
- Hämaturie, evtl. mit Blutkoageln
- Stuhl- und Windverhalt (reflektorischer Subileus)
- Blasentenesmen.

Komplikationen
- Harnwegsinfektionen mit Urosepsis
- paralytischer Ileus
- akutes Abdomen.

Urindiagnostik
- Bei Uratsteinen: saurer pH-Wert
- bei Kalziumsteinen: alkalischer pH-Wert
- Erythrozyten ↑.

Therapie

 Notfall! Maßnahmen zur Grundversorgung → Kap. „Notfall".

- Bei Kalziumsteinen: Urin ansäuern; bei Uratsteinen: Urin alkalisieren → Stein wird kleiner
- im Anfall: Spasmolytika, Analgetika
- je nach Größe des Steines: Zertrümmerung mit Schallwellen
- Versuch einer Steinaustreibung: viel trinken, Wärmeanwendung, krampflösende Medikamente und Bewegung.

Prognose
- 80 % aller Steine bis 2 mm Durchmesser gehen spontan ab.

IV Herz, Kreislauf und Gefäßsystem

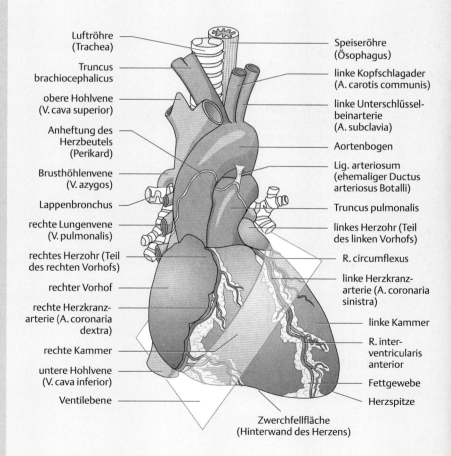

Abb. **5 Herz und herznahe Gefäße in der Ansicht von vorn.** Der Herzbeutel (Perikard) ist entfernt worden.

[Handwritten note at top: Vorlast: Vorbelastung des Herzens → Dehnungszustand bzw. Länge Herzmuskelfasern — das Volumen in der Diastole, das dem Ventrikel gebildet geworden ist]

7 Anatomie, Physiologie

Das Herz ist ein Hohlmuskel, der die zentrale Pumpfunktion des Körpers übernimmt. Es treibt die Transportvorgänge in den Blutgefäßen an und bewirkt somit, dass der Körper mit Sauerstoff und Nährstoffen versorgt wird und von Kohlendioxid und Stoffwechselendprodukten entsorgt wird. Blutgefäße und Herz bilden zusammen das Herzkreislaufsystem.

Das Herzkreislaufsystem besteht aus 4 großen Abschnitten:

- Das Herz als Motor
- den Schlagadern/Arterien als Verteiler (Arterien sind alle Gefäße, die vom Herzen wegführen)
- den Haargefäßen (Kapillaren) als Ort des Stoffaustausches
- den Venen als Gefäße für den Rücktransport (alle Gefäße die zum Herzen hinführen).

7.1 Das Herz

7.1.1 Lage und Bau

- Schräg im Mediastinum, sodass das rechte Herz überwiegend vorne und das linke Herz überwiegend hinten liegt.
- Vor der Speiseröhre und der Aorta.
- Nach vorne grenzt es an das Brustbein (retrosternal).
- Seitlich liegt die rechte und die linke Lunge.
- Nach unten liegt es dem Zwerchfell (Diaphragma) auf und ist mit der Herzspitze mit diesem verwachsen.
- $2/3$ des Herzens liegen im linken Brustkorb, $1/3$ im rechten Brustkorb.
- Wegen der engen Beziehung zum Atmungsapparat ändert das Herz seine Lage mit den Atmungsbewegungen des Zwerchfells, der Rippen und der Lungen.
- Es ist so groß wie die geschlossene Faust seines Trägers.
- Es wiegt ca. 300–350 g (Mann: 320 g, Frau: 280 g).

Spezieller Lernhinweis

Ab einem Gewicht von 500 g kann der Herzmuskel nicht mehr ausreichend mit Sauerstoff und Nährstoffen versorgt werden = kritisches Herzgewicht.

7.1.1.1 Die vier Innenräume des Herzens

- Die Herzscheidewand (*Septum cardiale*) trennt das Herz in zwei Teile, in das rechte und das linke Herz. Beide Herzhälften sind nochmal unterteilt in je einen Vorhof (*Atrium*) und je eine Kammer (*Ventrikel*), die durch atrioventrikuläre Klappen (*Segelklappen*) getrennt werden.
- Zwei weitere Klappen (Taschenklappen, Semilunarklappen) grenzen die Herzkammern von den abführenden Gefäßen ab.
- Diese 4 Herzklappen liegen annähernd auf einer Ebene (Ventilebene).
- Durch die Ventilwirkung kann der Blutstrom nur in eine Richtung fließen.

Rechte Herzhälfte

- V. cava inferior und V. cava superior leiten das sauerstoffarme Blut in den rechten Vorhof, der von der Kammer durch eine Klappe getrennt ist:
  – **Trikuspidalklappe.**
- Nachdem das Blut die Trikuspidalklappe passiert hat, gelangt es in die rechte Kammer, der ebenfalls eine Klappe nachgeschaltet ist:
  – **Pulmonalklappe.**
- Die Pulmonalklappe ist der rechten Kammer und den Lungenarterien (*Aa. pulmonales*) zwischengeschaltet.
- Das Blut gelangt über die Lungenarterien in die Lunge, wird dort mit Sauerstoff angereichert und dann über die Lungenvenen (Vv. pulmonales) dem linken Vorhof zugeführt.

Spezieller Lernhinweis

Das rechte Herz pumpt das Blut in den Lungenkreislauf (kleiner Kreislauf).

Linke Herzhälfte

- Der linke Vorhof nimmt das sauerstoffreiche Blut aus den Lungen auf.
- Dieses Blut passiert die Klappe, die Vorhof und Kammer trennt:

Nachlast: Widerstand in der Peripherie, gegen den die Ventrikel in alle Systole ankämpfen hat

- **Mitralklappe** (Bikuspidalklappe).
- Zwischen Kammer und Aorta befindet sich die
  - **Aortenklappe**.
- Die Aorta transportiert das Blut zu allen Organen und versorgt somit den Körperkreislauf (großer Kreislauf).
- Nachdem in den Kapillaren ein Stoffaustausch stattgefunden hat, gelangt das Blut in die großen Körpervenen (V. cava superior und V. cava inferior) und wird dem rechten Herzen wieder zugeführt.

> **Spezieller Lernhinweis**
>
> Das linke Herz pumpt das Blut in den Körperkreislauf (großer Kreislauf).

7.1.1.2 Herzwände

Die Herzwände gliedern sich von innen nach außen in drei Schichten:

Endokard

- Das Endokard entspricht der spiegelglatten Innenauskleidung der Blutgefäße und besteht aus einer Endothelschicht.
- Es kleidet Vorhöfe und Kammern des Herzens aus.
- Die Duplikatur des Endokards überzieht die Herzklappen.

Aufgabe

- Gewährleistet den Fluss des Blutes ohne Reibung und Wirbelbildung.

Myokard

- Das Myokard ist die Arbeitsmuskulatur des Herzens.
- Die Muskulatur der Vorhöfe und Kammern besitzt aufgrund anderer Aufgaben eine unterschiedliche Dicke:
  - Die Vorhöfe, die eher als Speicher denn als Pumpe dienen, haben eine Wandstärke von 0,5 mm.
  - Die linke Kammer, die das Blut in den großen Kreislauf pumpt, besitzt eine Wandstärke von 8–11 mm.
  - Die rechte Kammer, die das Blut nur in den Lungenkreislauf pumpt, ist 2–4 mm dick.
- Einige Muskelfasern des Myokards haben sich zu besonderen Zellen modifiziert, die zur Reizleitung fähig sind (sie bilden das *Reizleitungssystem*).

Aufgabe

- Durch Kontraktion der Herzmuskulatur wird das Blut in die Lungenarterien und Aorta gepresst.

Epikard und Perikard

- Das Epikard ist mit dem Myokard verwachsen (viszerales Blatt).
- Das Perikard (parietales Blatt), der eigentliche Herzbeutel, ist die äußerste Schicht.
- Zwischen den beiden Blättern befindet sich eine seröse Flüssigkeit.

Aufgabe

- Schützt das Herz vor Überdehnung.
- Verhindert Reibung mit dem umgebenden Gewebe.

7.1.1.3 Herzkranzgefäße (Koronarien)

- Die ersten arteriellen Äste die von der Aorta abgehen, sind die Koronararterien; sie verlaufen in der Kranzfurche zwischen Vorhöfen und Kammern.
- Die rechte Hauptkoronarie ist die *Arteria coronaria dextra*.
- Die linke Hauptkoronarie, *Arteria coronaria sinistra*, spaltet sich in den *Ramus interventricularis anterior* und den *Ramus circumflexus*.
- Die Herzkranzgefäße sind Endarterien, (sie stehen nicht miteinander in Verbindung, keine Kollateralen), das heißt bei einem Gefäßverschluss kann die Durchblutung nicht von einem anderen Gefäß übernommen werden.
- Die Herzvenen sammeln sich in der Kranzbucht und fließen direkt in den rechten Vorhof.

Aufgabe

- Sichern die Blutversorgung des Herzmuskels.

7.1.2 Arbeitsphasen des Herzens

Die Aufgabe des Herzens ist, das aus den Körper- und Lungenvenen kommende Blut in die Arterien des kleinen und großen Kreislaufes zu pumpen. Dazu müssen bestimmte Druckverhältnisse aufgebaut werden, damit die Strömungswiderstände in diesen Kreislaufabschnitten überwunden werden können.

Diese Aufgabe erfüllt das Herz durch den rhythmischen Wechsel von Kontraktion und Dilatation.

Die rechte und die linke Kammer ziehen sich gleichzeitig zusammen (*kontrahieren*), während sich im gleichen Moment die Vorhöfe erweitern (*dilatieren*). Dies geschieht immer im gegenseitigen Wechsel.
- Die Kontraktion der Kammern entspricht der Austreibungsphase → **Systole**.
- Die Dilatation der Kammern entspricht der Füllungsphase → **Diastole**.
- Zeitlich sind die Kammersystolen den Vorhofdiastolen gleichgeschaltet; umgekehrt finden die Kammerdiastolen zur gleichen Zeit mit den Vorhofsystolen statt.

Vorhofsystole und Kammerdiastole
- Zunächst kontrahieren die Vorhöfe und bewirken einen Druckanstieg, sodass sich Trikuspidal- und Mitralklappe öffnen (→ *Vorhofsystole*).
- Der Druck in den Vorhöfen ist also höher als der Druck in den Kammern, sodass das Blut in sie hineingepresst werden kann. Währenddessen sind die Kammern erweitert und nehmen das Blut aus den Vorhöfen auf (Pulmonal- und Aortenklappe sind geschlossen → *Kammerdiastole*).

Vorhofdiastole und Kammersystole
- Während die Kammern mit Blut gefüllt werden, steigt der dort herrschende Druck immer mehr an; Trikuspidal- und Mitralklappe schließen sich und durch Kontraktion der Kammern übersteigt der dort herrschende Druck den Druck der nachgeschalteten Arterien (Pulmonalarterien und Aorta), sodass sich Aorten- und Pulmonalklappe öffnen (→ *Kammersystole*).
- Gleichzeitig (ab dem Schluss von Trikuspidal- und Mitralklappe) werden die Vorhöfe wieder mit Blut gefüllt (→ *Vorhofdiastole*).
- Nach Austreibung des Blutes aus den Kammern sinkt dort der Druck wieder ab, Aorten- und Pulmonalklappe schließen sich, sodass die nächste Vorhofsystole mit gleichzeitiger Kammerdiastole gestartet werden kann.

Klappenspiel
Das Öffnen und Schließen der Klappen wird alleine durch die Druckverhältnisse in den angrenzenden Räumen des Vorhofes und der Kammer bestimmt; demnach erfolgt das Klappenspiel **passiv** in Abhängigkeit der angrenzenden Drücke.

7.1.3 Herztöne

Herztöne sind ein für uns hörbares Signal der Herztätigkeit.

Erster Herzton
- Der erste Herzton entsteht durch das Zuschlagen von Trikuspidal- und Mitralklappe und durch den Anspannungston des Myokards.
- Gleichzeitig werden Pulmonal- und Aortenklappen geöffnet (Kammersystole).

Zweiter Herzton
- Der zweite Herzton entsteht durch den Schluss von Pulmonal- und Aortenklappe.
- Gleichzeitig werden Trikuspidal- und Mitralklappe geöffnet (Kammerdiastole).

> **Spezieller Lernhinweis**
>
> Klappenschlüsse nimmt man als Ton wahr; das gleichzeitige Öffnen der Klappen wird physiologisch nicht als Ton gehört.
> - Der erste Herzton ist lauter, der zweite Herzton ist leiser.
> - Der Zeitabschnitt zwischen Kammersystole und Kammerdiastole ist kürzer als zwischen Kammerdiastole und erneuter Kammersystole; das heißt die Füllungsphase der Kammern benötigt mehr Zeit, als die Austreibung des Blutes.

7.1.4 Erregungsbildung und Erregungsleitung des Herzens

Das Herz besitzt ein *autonomes* Erregungsleitungssystem, sodass es sogar in entsprechender Nährlösung auch außerhalb des Organismus weiterschlagen könnte. Das Myokard setzt sich aus zwei Arten von Zellen zusammen: Muskelzellen, die elektrische Impulse bilden und weiterleiten und Muskelfasern, die sich auf Befehl der reizbildenden Zellen kontrahieren.
Das Erregungsleitungssystem setzt sich aus verschiedenen Stationen zusammen:

Sinusknoten (Keith-Flack-Knoten)

Lage
- Im rechten Vorhof an der Einmündung der Vena cava superior, die er hufeisenförmig umfasst.

7 Anatomie, Physiologie

Aufgabe
- Primäres Erregungsbildungszentrum (Schrittmacher des Herzens).
- Er ist den nachgeschalteten Instanzen der Erregungsleitung übergeordnet.
- Frequenz: ca. 60–80 Schläge/min.

Atrioventrikularknoten (AV-Knoten)

Lage
- Am Boden des rechten Vorhofes, in Nachbarschaft der Trikuspidalklappe, nahe der Vorhofscheidewand.

Aufgabe
- Empfängt den elektrischen Impuls des Sinusknotens und ist Teil des Erregungsleitungssystems.
- Kann bei Ausfall des Sinusknotens auch als sekundäres Erregungsbildungszentrum einspringen.
- Frequenz ca. 40–60 Schläge/min.

His-Bündel

Lage
- Entlang des Kammerseptums zwischen Vorhof und Kammer.

Aufgabe
- Empfängt mit leichter Verzögerung den elektrischen Impuls des AV-Knotens und ist Teil des Erregungsleitungssystems.
- Kann bei Ausfall des AV-Knotens mit einer Frequenz von < 40 Schlägen/min. die Reizbildung übernehmen.

Tawara-Schenkel, Purkinje-Fasern

Lage
- Das His-Bündel teilt sich in die beiden Tawara-Schenkel entlang des rechten bzw. linken Kammerseptums herzspitzenwärts.
- Die Schenkel münden in die feinen Verzweigungen der Purkinjefasern.

Aufgabe
- Erregungsausbreitung in den Kammern.

7.1.5 Schlagvolumen und Herzminutenvolumen

In Ruhe gibt der Sinusknoten ca. 70 Impulse/min. (Pro Herzschlag werden ca. 70 ml Blut ausgeworfen, das heißt, das Herz transportiert pro Minute ca. 4900 ml Blut [Herzminutenvolumen]).
Bei Belastung kann das Herzminutenvolumen durch Zunahme der Herzfrequenz und des Schlagvolumens bis zu 25 l betragen.

7.1.5.1 Herzleistung

Die Herzleistung ist abhängig von:
- Der autonomen Steuerung durch den Sinusknoten
- Sympathikus (erhöht die Herzfrequenz, erweitert die Herzkranzgefäße und beschleunigt die Erregungsleitung)
- Parasympathikus (senkt die Herzfrequenz, verengt die Herzkranzgefäße und verlangsamt die Erregungsleitung)
- Hormonen (z. B. Adrenalin)
- Medikamenten (z. B. Coffein, Digitalis)
- körperlicher Arbeit
- der Körpertemperatur.

7.1.6 Untersuchung des Herzens/Diagnostische Verfahren

7.1.6.1 Anamnese

- Schmerzen im Brustkorb
- Herzklopfen, Herzstolpern
- Schwindel, nächtliche Atemnot
- Gewichtszunahme durch Ödeme (v. a. an den Beinen)
- nächtliches Wasserlassen (Nykturie)
- Vorerkrankungen (z. B. Herzinfarkt, Angina pectoris).

7.1.6.2 Inspektion

- Tachypnoe, Dyspnoe
- Halsvenenstauung
- pulssynchrones Kopfnicken
- Zyanose
- Herzbuckel (*Voussure*)
- sichtbarer Herzspitzenstoß
- Trommelschlegelfinger/Uhrglasnägel
- Ödeme.

7.1.6.3 Palpation

Palpatorisch kann man den Herzspitzenstoß erfassen:
- Lage: 5. ICR links medioklavikular.

Ist der Herzspitzenstoß verlagert, so ist dies ein Hinweis auf eine Herzvergrößerung.
- Rechtsherzhypertrophie: Verlagerung nach links außen
- Linksherzhypertrophie: Verlagerung nach links außen unten

7.1.6.4 Perkussion

Untersuchungsmethode zur Bestimmung von Herzgröße und -form.
- Durch die Perkussion wird das blutgefüllte Herz gegen die luftgefüllten Lungen abgegrenzt.
- Der Bezirk, in dem das Herz von Lungengewebe bedeckt ist, bezeichnet man als *relative Herzdämpfung*.
- Der Bezirk, in dem das Herz direkt der Thoraxwand anliegt und nicht von Lungengewebe überlagert ist, bezeichnet man als *absolute Herzdämpfung*.
- Pathologisch ist die Herzdämpfung vergrößert bei Hypertrophie und Dilatation; ist die Herzdämpfung verkleinert, könnte z. B. ein Lungenemphysem vorliegen.

7.1.6.5 Auskultation

Bei der Auskultation achtet man auf
- die Differenzierung des ersten und zweiten Herztones
- Frequenz und Rhythmus
- Lautstärke der Töne
- zusätzliche Töne oder Spaltung der Töne
- Geräuschveränderungen des Klappenspiels.

Bei Verdacht auf eine Herzklappenerkrankung beginnt man die Auskultation am Erb-Punkt (**3. ICR links parasternal**).
Dieser Punkt liegt der Klappenebene am nächsten, sodass man die Töne aller Klappen erfassen kann. Stellt man Geräuschveränderungen fest, so muss jede Klappe einzeln auskultiert werden, um festzustellen, welche Klappe das pathologische Geräusch verursacht.

Auskultationspunkte der Klappen

- 2. ICR rechts parasternal Aortenklappe
- 2. ICR links parasternal Pulmonalklappe
- 4. ICR rechts parasternal Trikuspidalklappe
- 4. ICR links parasternal Mitralklappe (auch hörbar am 5. ICR links medioklavikular).

Spezieller Lernhinweis

Anton Pulman trinkt Milch um 22.44 Uhr.

Durch die Auskultation der Klappen kann man erfassen, ob eine Klappe stenotisch verändert ist (man hört Vorwärtsverwirbelungen) oder insuffizient ist (man hört Rückwärtsverwirbelungen). Hört man z. B. während der Diastole an der Aortenklappe ein Geräusch, so kann sie insuffizient sein.

Spezieller Lernhinweis

Eine Stenose schließt gut und öffnet schlecht, eine insuffiziente Klappe öffnet gut und schließt schlecht.

7.1.6.6 Apparateuntersuchung

Elektrokardiogramm (EKG)

Spannungsdifferenzen (elektrische Aktionen) des Herzmuskels werden grafisch dargestellt und geben Information über
- Herzfrequenz
- Herzrhythmus
- Erregungsbildung, -ausbreitung und -rückbildung im Erregungsleitungssystem.
- Das *Belastungs-EKG* erfasst o. g. Informationen während der Patient einer Belastung (meist Fahrrad fahren) ausgesetzt wird.
- Ein *Langzeit-EKG* (elektrische Ströme werden mindestens 24 Stunden aufgezeichnet) wird meist bei Rhythmusstörungen und koronaren Herzkrankheiten eingesetzt.

Bedeutung der EKG-Abschnitte

- *P-Welle:* Erregungsausbreitung in den Vorhöfen
- *PQ-Strecke:* Vorhöfe sind erregt
- *QRS-Gruppe:* Erregungsausbreitung in den Kammern
- *ST-Strecke:* Kammern sind erregt
- *T-Welle:* Erregungsrückbildung in den Kammern.

Ultraschallkardiografie

Das Ultraschallverfahren gibt Hinweise auf
- die Größe des Herzens
- die Wanddicke
- die Klappenfunktion
- evtl. vorhandenen Herzbeutelerguss
- Stauungszeichen
- die Pumpfunktion.

Röntgen

Gibt Hinweis auf die Größe des Herzens und stellt durch eine Kontrastmitteleinbringung die Koronarien dar (*Koronarangiografie*).

Herzkatheter

Linksherzdiagnostik

Der Katheter wird entgegen dem Blutstrom über die A. femoralis und die Aorta bis vor das linke Herz geschoben. Nach Einspritzung eines Kontrastmittels können röntgenologisch die Koronararterien dargestellt werden.

Rechtsherzdiagnostik

Über eine Vene (z. B. V. jugularis) wird ein Katheter in den rechten Vorhof geschoben. Die Messung von Druck, Herzminutenvolumen und Sauerstoffsättigung wird somit ermöglicht.

7.2 Kreislauf und Gefäßsystem

Gefäße stellen die Transportwege des menschlichen Körpers dar und ermöglichen so den Stoff- und Gasaustausch. Sie bilden ein in sich geschlossenes Kreislaufsystem.

Körperkreislauf

Das vom linken Herzen ausgeworfene Blut verteilt sich auf die zuführenden Arterien der einzelnen Organe und wird dann dem rechten Herzen wieder zugeleitet. Somit ist der Stoffwechsel aller Organe gewährleistet.

Lungenkreislauf

Das dem rechten Herzen zugeführte venöse Blut fließt durch die Lungengefäße und gelangt dann über die Lunge in das linke Herz. Hier findet eine O_2-Versorgung und eine CO_2-Entsorgung statt.

7.2.1 Allgemeiner Aufbau der Gefäße (von innen nach außen)

Intima
- Die Intima besteht aus Endothelzellen, die von kollagenen Fasern umgeben sind.

Media
- Es handelt sich um die mittlere Schicht aus glatter Muskulatur und elastischem Bindegewebe (in den Arterien ist die Muskulatur stärker ausgeprägt als in den Venen; der Anteil der elastischen Fasern ist ebenso abhängig von der Art des betreffenden Gefäßabschnittes).

Adventitia
- Es handelt sich um die äußere Schicht aus kollagenen und elastischen Fasern, verbindet das Gefäß mit umliegendem Gewebe.
- Beinhaltet Nerven und Gefäße (Vasa vasorum) zur Eigenversorgung.

7.2.1.1 Arterien und Arteriolen (Hochdruckgefäße)

- Alle Gefäße, die vom Herzen wegführen.
- Im Körperkreislauf führen die Arterien sauerstoffreiches Blut, im Lungenkreislauf sauerstoffarmes Blut.
- Herznahe Gefäße (z. B. Aorta oder Karotiden) sind reich an elastischen Fasern und sorgen somit für einen gleichmäßigen Blutstrom, indem sich die Gefäßwand während der Kammerdiastole zusammenzieht, sodass das in ihr gespeicherte Blut vorwärts befördert wird (*Windkesselfunktion*).
- Die Arteriolen, die den Kapillaren vorgeschaltet sind, lassen sich in ihrer Weite sowohl nerval als auch humoral steuern und dienen somit v. a. der Blutdruckregulation.

> **Spezieller Lernhinweis**
>
> Wäre die Aorta nicht elastisch, sondern starr, würde während jeder Kammerdiastole der Blutstrom abbrechen.

7.2.1.2 Kapillare (Haargefäße)

Ausschließlich in den Kapillaren kann ein Stoff- und Gasaustausch stattfinden, da sie nur aus Endothel bestehen. Durch die Poren des Endothels werden Substanzen zwischen Gefäß und Gewebe ausgetauscht.

7.2.1.3 Venen und Venolen (Niederdruckgefäße)

- Venen und Venolen führen zum Herzen hin und sammeln mit Ausnahme der Pulmonalvenen das sauerstoffarme Blut.
- Sie beinhalten mehr als $2/3$ des gesamten Blutvolumens.

- Die Media ist im Vergleich zu den Arterien dünner, die Adventitia ist dicker.
- Das Endothel stülpt sich zu Taschenklappen aus, die Taschenklappen bilden Ventile, die den Blutstrom Richtung Herz treiben (Ausnahme: die herznahen Venen besitzen keine Klappen, da hier eine starke Sogwirkung vom rechten Herzen ausgeht).
- Neben den Herzklappen unterstützt die Skelettmuskulatur durch Kontraktion den Rückfluss zum Herzen (*Muskelpumpe*), ebenso die Atmung und die Herzaktion; auch der Puls der neben den Venen liegenden Arterien sowie das ständig nachströmende Blut aus dem Kapillarsystem fördern den Blutrückfluss zum Herzen.

7.2.2 Kreislauf- und Blutdrucksteuerung

In erster Linie wird die Durchblutung des Körpers durch Änderungen der Gefäßweite bestimmt. Diese Aufgabe übernehmen vor allem die Arteriolen mit ihrer Fähigkeit der Vasokonstriktion bzw. Vasodilatation. Dementsprechend wird die Herzleistung angepasst.
Folgende Faktoren spielen dabei eine Rolle:

Nervale Einflüsse (vegetatives Nervensystem)
- Der Sympathikus wirkt gefäßverengend; der Parasympathikus gefäßerweiternd.

Hormone
- Histamin, Bradykinin erweitern die Gefäße (lokale Regulationsfaktoren).
- Serotonin wirkt auf die Arteriolen der Skelettmuskulatur erweiternd, auf die Arteriolen von Lunge und Niere gefäßverengend.
- Noradrenalin, das Renin-Angiotensin-Aldosteron-System wirken gefäßverengend (→ Kap. „Harnsystem").

Dehnungs- und Druckrezeptoren (Pressorezeptoren)
- Diese Rezeptoren befinden sich im Aortenbogen und Karotissinus und reagieren auf Zu- bzw. Abnahme des arteriellen Druckes. Über Nervenimpulse gelangt die Information an das Kreislaufzentrum der Medulla oblongata. Von der Medulla oblongata geht wiederum über das vegetative Nervensystem ein Befehl zum Herzen und zur Gefäßmuskulatur (v. a. der Arteriolen).
- Reguliert wird somit die Herzfrequenz, das Schlagvolumen, die Kontraktionskraft des Herzens, der Durchmesser der Gefäße und letztendlich der Blutdruck.

7.2.3 Die wichtigsten Arterien im Überblick

Koronararterien
- Die Koronararterien teilen sich in A. coronaria dextra und A. coronaria sinistra. Die A. coronaria sinistra teilt sich in den Ramus circumflexus und in die A. interventricularis anterior.

Abgänge des Aortenbogens
- Truncus brachiocephalicus, teilt sich in A. subclavia dextra (versorgt die rechte Halshälfte und rechte obere Extremität; mündet in die A. axillaris, A. brachialis, welche sich in die A. ulnaris und A. radialis aufspaltet), A. carotis communis dextra (rechter Kopf und Hals)
- A. carotis communis sinistra versorgt Gesicht, Hals, Gehirn
- A. subclavia sinistra versorgt linke obere Extremität; Astfolge entspricht A. subclavia dextra.

Abgänge der Brustaorta (Aorta descendens)
- Aa. intercostalis (Zwischenrippenraum)
- Aa. bronchialis (Lungenparenchym)
- Aa. oesophagei (Speiseröhre).

Abgänge der Bauchaorta (nach Durchtritt durchs Zwerchfell)
- Truncus coeliacus, teilt sich in A. lienalis (Milz, Pankreas, Teil des Magens), A. gastrica sinistra (linke Magenarterie), A. hepatica communis (Leber)
- Aa. renales (Niere)
- A. mesenterica superior (gesamter Dünndarm, $2/3$ Dickdarm)
- Aa. testiculares/ovaricae (Eierstöcke/Hoden)
- A. mesenterica inferior (Colon descendens, Sigmoid, Rektum).

In Höhe des 4. Lendenwirbels teilt sich die Aorta in die
- Aa. iliaca communes (paarig), diese teilen sich wiederum in die
- A. iliaca interna (Beckenorgane, Genitalien), A. iliaca externa (versorgt untere Extremität: A. femoralis, A. poplitea, diese teilt sich in A. tibialis posterior und A. tibialis anterior).

7.2.4 Die wichtigsten Venen im Überblick

Grundsätzlich entsprechen die Venen in ihrem Verlauf den Schlagadern. Meist tragen sie, außer ihrer Bezeichnung als Vene, den gleichen Namen wie die Arterien.
- V. brachiocephalica
- Vena cava superior (sammelt Blut aus Armen, Kopf, Hals und Brustbereich)
- V. jugularis interna
- Vv. hepaticae
- V. cava inferior (sammelt Blut aus dem Bauch, Beine)
- Vv. renales
- Vv. testiculares
- Vv. iliaca communes.

7.2.5 Fetaler Kreislauf

Beim Fötus ist die Lunge noch nicht entfaltet und funktionsunfähig; deshalb wird ein großer Teil des Blutes unter Umgehung der Lungengefäße umgeleitet; dies erfolgt mittels 2 *Kurzschlüssen*:

Foramen ovale

Eine große Öffnung in der Vorhofscheidewand; hierdurch fließt ein Teil des Blutes direkt vom rechten in den linken Vorhof und umgeht somit den Lungenkreislauf. Die Öffnung schließt sich normalerweise beim 1. Atemzug nach der Geburt.

Ductus arteriosus Botalli

Aus strömungstechnischen Gründen fließt ein Restteil des Blutes am Foramen ovale vorbei in die rechte Kammer. Um das Blut wieder umzuleiten, besteht zwischen dem *Truncus pulmonalis* und der *Aorta* eine Verbindung (Ductus arteriosus Botalli), sodass wieder ein Teil des Blutes den Lungenkreislauf umgeht.
In den ersten Lebensstunden verschließt sich der Ductus botalli durch Kontraktion und degeneriert in den ersten Lebenswochen zu einem bindegewebigem Band (*Ligamentum arteriosum*).

7.2.6 Untersuchungsmethoden

7.2.6.1 Inspektion

Zu beachten sind Hautveränderungen wie Blässe, Rötung, Marmorierung, schlecht heilende Wunden, Varizen.

7.2.6.2 Palpation

Der Puls ist die rhythmisch tastbare Ausdehnung der Gefäßwand durch die Weiterleitung von Druckwellen. Er ist an den oberflächlichen Arterien fühlbar. In der Regel entspricht die Zahl der Pulsschläge/min. der Herzfrequenz (bei bestimmten Rhythmusstörungen [v.a. bei Vorhofflimmern] gibt es einen sog. Pulsverlust, sodass nicht jede Herzaktion als Pulsschlag in die Peripherie durchgeleitet wird: Pulsdefizit).

Pulspalpationsstellen
- A. temporalis (Schläfe)
- A. ophthalmica (Auge, schwer ertastbar)
- A. carotis communis (Halsschlagader)
- A. subclavia (über und unter dem Schlüsselbein, schwer ertastbar)
- A. axillaris (vordere Achselhöhle)
- A. brachialis (medial der Bizepssehne)
- A. ulnaris (Handgelenk, Kleinfingerseite)
- A. radialis (Handgelenk, Daumenseite)
- Bauchaorta (Bauchmitte, unter und über dem Nabel)
- A. iliaca (Unterbauch zwischen Nabel und Leistenbeuge)
- A. femoralis (mediales Drittel des Leistenbandes)
- A. poplitea (Kniekehle)
- A. tibialis posterior (hinter dem inneren Knöchel)
- A. dorsalis pedis (obere Fußrückenmitte).

7.2.6.3 Auskultation

Pulse sind auch auskultatorisch zu erfassen. Arteriosklerotische Gefäßeinengungen sind früher durch Auskultation als durch Palpation zu erkennen.

7.2.6.4 Klinische Funktionsprüfungen

Schellong-Test

Der Schellong-Test gibt Aufschluss über eine orthostatische Kreislaufdysregulation. Während der Patient entspannt liegt, misst man den Blutdruck und den Puls (innerhalb von 10 min. mehrere Male). Den gleichen Vorgang wiederholt man, während der Patient steht. Physiologisch ist eine Blutdruckdifferenz von ca. 10 mmHg. **Wichtig** ist bei diesem Test auch der Verlauf der Pulskurve, die alleinige Beurteilung der Blutdruckdifferenz hat dagegen wenig Aussagekraft.

Lagerungsprobe nach Ratschow

Der Ratschow-Test gibt Hinweis auf arterielle Durchblutungsstörungen der Beine.
Der Patient liegt und hat die Beine senkrecht angehoben. Er bewegt die Füße ca. 2 min. kreisend. Bei Patienten mit arteriellen Durchblutungsstörungen treten schon frühzeitig Schmerzen und Hautblässe auf. Danach setzt der Patient sich auf, lässt die Beine hängen, sodass man die reaktive Hyperämie und die Venenfüllung beurteilen kann, die normalerweise nach 10–15 sec. einsetzt. Bei Vorliegen einer arteriellen Verschlusskrankheit ist die Nachröte und die Venenfüllung verzögert.

Faustschlussprobe

Die Faustschlussprobe gibt Hinweis auf arterielle Durchblutungsstörungen der Arme.
Der Patient hebt die Arme über den Kopf und öffnet und schließt die Hände ca. 60-mal im Sekundenrhythmus. Dabei umfasst der Untersucher beide Handgelenke, um die arterielle Blutzufuhr zu komprimieren. Pathologisch wäre eine diffuse und fleckenförmige Abblassung der Handinnenflächen und Finger. Ebenso käme es zu einer verzögerten Hyperämie und Venenfüllung.

Gehtest

Zur Feststellung schwerer arterieller Durchblutungsstörungen fordert man den Patienten auf, eine Gehstrecke von mindestens 120 Schritten in zügigem Gang auf ebenem Boden zu absolvieren. Die schmerzfreie Gehstrecke wird in Metern gemessen und gibt Aufschluss über den Schweregrad der Erkrankung.

7.2.7 Blutdruck

Der Blutdruck ist der Druck, den der Blutstrom auf die Gefäßwände ausübt.
- Verschiedene Faktoren beeinflussen den arteriellen Druck:
  - Herzzeitvolumen
  - die elastische Spannung von Aorta und größeren Gefäßen
  - Blutvolumen im arteriellen System
  - Viskosität des Blutes.

Messvorgang nach Riva-Rocci/Korotkow

Messung in mm Quecksilbersäule (mmHg).
- **Wichtig:** Eichstempel. Blutdruckgeräte müssen alle 2 Jahre geeicht werden.
- Patient liegt oder sitzt bequem, sodass der Arm in Herzhöhe gelagert werden kann.
- Die Mitte des aufblasbaren Teiles der Blutdruckmanschette liegt auf der Arminnenseite über der A. brachialis, der untere Teil liegt ungefähr 2,5 cm über der Ellenbeuge.
- Das Stethoskop wird über der A. brachialis aufgesetzt.
- Dann wird das Blutdruckgerät aufgepumpt, bis der Radialispuls nicht mehr zu fühlen ist; noch einmal 30 mmHg über den Wert aufpumpen.
- Druck langsam ablassen; der 1. Ton entspricht dem systolischen Wert, der letzte hörbare Ton dem diastolischen Wert.
- Blutdruckmessung erfolgt an beiden Armen seitenvergleichend.
- Um einen genauen Wert zu ermitteln, sollte man den Patienten zu 3 verschiedenen Tageszeiten untersuchen (v. a. bei Verdacht auf Hypertonie).

8 Pathologie

8.1 Koronare Herzkrankheit (KHK)

Definition
Sammelbezeichnung für Herzerkrankungen unterschiedlicher Ursachen; aufgrund eines Missverhältnisses zwischen O_2-Angebot und O_2-Bedarf kommt es zu einer unzureichenden Durchblutung der Koronarien.
Daraus können verschiedene Krankheitsbilder resultieren:
- Angina pectoris (reversible Myokardischämie)
- Herzinfarkt (ischämische Myokardnekrose)
- Linksherzinsuffizienz
- Herzrhythmusstörungen
- plötzlicher Herztod.

Ursachen
Gefäßbedingt
- Hauptursache Arteriosklerose (90 %), Koronarspasmen, Entzündungen der Koronarien.

Kardialbedingt
- Myokardvergrößerung (kritisches Herzgewicht 500 g), Klappenfehler (Aortenstenose), Rhythmusstörungen.

Extrakardiale Ursachen
- Sauerstoffmangel infolge anderer Ursachen: z. B. Anämie, chronische Lungenerkrankungen, Höhenaufenthalte.
- erhöhter O_2-Bedarf (Fieber, Hyperthyreose); erhöhte Blutviskosität bei Polyglobulie und Vergiftungen.

8.1.1 Angina pectoris (Brustenge)

Definition
Reversible Myokardischämie, gilt meist als Vorbote einer kritischen Stenose (> 75% des Gefäßlumens ist eingeengt).

Ursachen
- → Ursachen „KHK".

Auslösende Momente
- Körperliche Anstrengung
- Kälte, extreme Wetterveränderungen
- evtl. schwere Mahlzeiten (voller, geblähter Magen: Roemheld-Syndrom)
- psychischer Stress.

Symptome
- Akute Koronarinsuffizienz mit plötzlich einsetzenden Sek.–Min. anhaltenden Schmerzen im Thorax (Gefühl des Eisenrings um den Thorax)
- Angst
- Schmerzausstrahlung in die linke und rechte Schulter, linker Arm bis linke Kleinfingerseite, evtl. rechter Arm, rechter und linker Kieferwinkel, Hals (gleiche Schmerzlokalisation wie beim Herzinfarkt)

Gabe von Nitroglycerin bessert die Beschwerden innerhalb von 1–2 min.

> **Wichtiger Lernhinweis**
>
> Ist der Angina pectoris-Anfall nach 10–20min. nicht überstanden, besteht der dringende Verdacht auf einen Herzinfarkt! Dieser Verdacht besteht auch bei jedem ersten Angina pectoris-Anfall!

Komplikationen
- Herzinfarkt.

Diagnose
- Immer zuerst einen akuten Herzinfarkt ausschließen
- wiederholt Puls und Blutdruck messen
- Ruhe-, Belastungs-, und Langzeit-EKG
- Ultraschall, Kardiografie
- Koronarangiografie.

Therapie

 Notfall! Maßnahmen zur Grundversorgung → Kap. „Notfall".

- Risikofaktoren beseitigen (→ Risikofaktoren „Arteriosklerose")
- medikamentöse Langzeittherapie (Nitroglycerin, Beta-Blocker, ASS)
- PTCA (perkutane transluminale koronare Angioplasie): von der A. femoralis wird ein dünner

Ballonkatheter in die Koronararterien vorgeschoben; an der Engstelle wird der Ballon aufgeblasen und die Stenose gedehnt
- Bypass.

8.1.1.1 Formen der Angina pectoris
Stabile Angina pectoris
- Ein Angina-pectoris-Anfall wird meist durch gleiche auslösende Momente verursacht, z. B. Stress, körperliche Belastung (kann über Monate konstant bleiben).

Instabile Angina pectoris (dringendes Infarktrisiko)
- Jeder erste Angina-pectoris-Anfall
- bei zunehmender Häufigkeit der Schmerzanfälle
- bei Ruheschmerz
- bei zunehmendem Bedarf an Medikamenten.

DD pektanginöse Beschwerden
- Roemheld-Syndrom: Zwerchfellhochstand durch geblähten Magen oder Darmschlingen
- paraösophageale Gleithernie (→ Kap. „Verdauungssystem").

8.1.2 Herzinfarkt (Myokardinfarkt)
Definition
Akut einsetzende Ischämie des Myokards mit nachfolgender Nekrose, meist aufgrund einer koronaren Herzkrankheit mit hochgradiger Stenose einer Koronararterie.

Ursachen
- → Ursachen „KHK", meist Arteriosklerose der Herzkranzgefäße
- Verschluss durch Embolus (aus dem linken Herzen kommendes Blutgerinnsel, verursacht z. B. durch Rhythmusstörungen).

Auslösende Faktoren
- Plötzliche Kraftanstrengung und Stresssituationen mit stärkeren Blutdruckschwankungen
- während bestimmter Tageszeiten tritt ein Infarkt häufiger auf:
  – frühe Morgenstunden, besonders nach spätem und reichlichem Essen
  – Umstellung von Nachtruhe auf den Tagesrhythmus (zwischen 6.00 Uhr und 12.00 Uhr morgens passieren 40 % der Infarkte).

Pathomechanismus
Der Infarkt entsteht durch das Aufbrechen eines arteriosklerotischen Atheroms (Plaque-Ruptur) und durch die Bildung eines gefäßverschließenden Thrombus.

Symptome
Bei 40 % der Patienten ist der Infarkt Erstmanifestation (keine Angina pectoris in der Anamnese).

Schmerz
- Plötzlich auftretender Vernichtungsschmerz im Thorax lokalisiert (durch Nitroglycerin kaum bzw. nicht beeinflussbar)
- Schmerzausstrahlung → „Angina pectoris"
- bei Hinterwandinfarkt: Schmerzen im Oberbauch (DD Pankreatitis).

Sonderform: 20–30 % der Infarkte verlaufen stumm (ohne Schmerzen), besonders bei Diabetikern und älteren Patienten.

Todesangst
- Schwächegefühl und vegetative Begleitsymptomatik (Blässe, Kaltschweißigkeit, Übelkeit, Erbrechen).

Herzrhythmusstörungen (95%)

Schocksymptomatik
- Niedriger Blutdruck, hoher Puls (kann auch normal oder leicht erhöht sein); bei Ausbildung eines manifesten kardiogenen Schocks, besteht eine Letalität von 60–100 %.

Symptome einer Linksherzinsuffizienz ($^1/_3$ der Patienten)
- Dyspnoe
- feuchte Rasselgeräusche
- evtl. Lungenödem
- Zyanose.

Evtl. Fieber

Frühkomplikationen
Gefährlichster Zeitraum sind die ersten 72 Stunden!
- Später auftauchende Rhythmusstörungen mit thromboembolischen Komplikationen: Reinfarkt, Schlaganfall, AVK
- Später auftauchender kardiogener Schock
- Herzwandruptur mit Herzbeuteltamponade (mit Blut gefüllter Spalt, drückt Gefäße ab)
- Papillarmuskelnekrose
- Ventrikelseptumdefekt.

8 Pathologie

Tab. 8 Enzymdiagnostik

Enzym	Anstieg (h)	Maximum (h)	Normalisierung (Tage)
Troponin T	2	20	7–14
CK-MB	4–8	12–18	2–3
Gesamt-CK	4–8	16–36	3–6
GOT	4–8	16–48	3–6
LDH	6–12	24–60	7–15
α-HBDH	8–12	30–72	10–20

Spätkomplikationen

Tage später:
- Herzwandaneurysma (Aussackung der Herzwand, bei Hochdruckkrisen kann es zur Herzbeuteltamponade kommen)
- Perikarditis
- chronische Herzinsuffizienz.

Spezieller Lernhinweis

Bei Patienten ohne Thoraxschmerzen mit atypischen Infarktverläufen bestehen diagnostische Schwierigkeiten. Der EKG-Befund kann während der ersten 24 h negativ sein!

Atypische Infarktverläufe
- Nur linksseitige Schulter-Arm-Schmerzen
- nur Oberbauchbeschwerden
- nur Dyspnoe
- nur Blutdruckabfall/Kollaps.

Labor
- BSG ↑
- Leukozyten ↑
- Glukose ↑
- Myoglobin ↑ (kein Infarktbeweis, da Myoglobin auch in der Skelettmuskulatur vorhanden ist).

Enzymdiagnostik

Aus dem geschädigten Herzmuskel gelangen vermehrt Enzyme ins Blut. Sie geben Aufschluss über das Ausmaß des Infarktes und dienen der Prognose. (→ Tab. 8).

Spezieller Lernhinweis

Nie bei Verdacht auf Herzinfarkt eine i. m. Injektion verabreichen! Die Enzymdiagnostik wäre verfälscht und eine Lysetherapie wird hierdurch erschwert.

Therapie

 Notfall! Maßnahmen zur Grundversorgung → Kap. „Notfall".

- Heparin + ASS
- intensivmedizinische Betreuung
- konservative Therapie
- Bypass-Operation
- PTCA.

8.2 Herzrhythmusstörungen

Definition

Störungen der Herzfrequenz und/oder der Regelmäßigkeit des Herzschlages; man unterscheidet Störungen der Reizbildung und der Reizleitung.

Allgemeine Ursachen

Myokardiale Ursachen
- KHK
- Herzinfarkt
- Myokarditis
- Kardiomyopathie.

Hämodynamische Ursachen
- Volumenbelastung des Herzens
  - Herzklappenfehler.

Extrakardiale Ursachen
- Psychovegetative Faktoren
- Elektrolytstörungen (v. a. Hypokaliämie)
- Hyperthyreose
- Hypoxie

- Medikamente (z. B. Digitalis, Antiarrhythmika, Antidepressiva)
- im Übermaß Genussmittel:
  - Alkohol
  - Kaffee
  - Drogen
  - Toxine
- hyperreaktiver Karotissinus
- Roemheld-Syndrom.

Spezieller Lernhinweis

Herzrhythmusstörungen können auch bei organisch Gesunden auftreten. Erste Informationen geben die Pulspalpation und die Auskultation, eine genauere diagnostische Abklärung erfolgt jedoch durch einen Facharzt und wird in fast allen Fällen durch das EKG gesichert.

Begriffsbestimmungen

- **Tachykardie**
  Die Herzfrequenz liegt > 100 Schläge/min. bei Erwachsenen.
- **Bradykardie**
  Die Herzfrequenz liegt < 60 Schläge/min. bei Erwachsenen.
- **Arrhythmie**
  Unregelmäßige Herzschlagfolge.
- **Extrasystole**
  Außerhalb des normalen Herzrhythmus ausgelöste Erregung, mit der Folge einer Extrakontraktion.
- **Nomotope Rhythmusstörungen**
  Erregungsbildungsstörung, ausgehend vom Sinusknoten.
- **Heterotope (ektope) Rhythmusstörungen**
  Erregungsbildungsstörung, ausgehend von sekundären oder tertiären Zentren, oder der Arbeitsmuskulatur; sie können sowohl im Vorhof (supraventrikulär) als auch in der Kammer (ventrikulär) entstehen.

8.2.1 Tachykardie

Ursachen

- Physiologisch bei körperlicher Belastung, Aufregung, Säuglingen, Kleinkindern
- Fieber
- Schock
- Herzinfarkt
- Herzinsuffizienz
- Herzmuskelentzündungen
- Anämie
- Cor pulmonale
- Hypoxie
- Genussmittel (z. B. Kaffee, Alkohol, Nikotin)
- Hyperthyreose
- Hypokaliämie
- Hypokalzämie.

Symptome

- Herzrasen
- evtl. Schwindel
- evtl. Bewusstlosigkeit.

Komplikationen

- Vorhofflattern (Frequenz 220–350 Schläge/min.)
- Vorhofflimmern (Frequenz 350–600 Schläge/min.)
- Kammerflattern (Frequenz > 200–350 Schläge/min.)
- Kammerflimmern (Frequenz > 350–500 Schläge/min.)

Spezieller Lernhinweis

Die Ursache des Vorhofflatterns bzw. -flimmerns befindet sich in den Vorhöfen (supraventrikuläre Tachykardie); nur noch jede 2. bis 3. Erregung wird auf die Kammer übergeleitet, sodass die Ventrikelfüllung völlig unregelmäßig verläuft und eine absolute Arrhythmie die Folge ist (das Herzminutenvolumen ist um ca. 20 % vermindert); der Patient empfindet Herzstolpern und evtl. Schwindel; es kommt zu einem stark wechselnden Schlagvolumen mit systolischen Blutdruckschwankungen und **Pulsdefizit** (Differenz zwischen Radialispuls und am Herzen auskultierter Herzfrequenz).
Die Ursache des Kammerflatterns bzw. -flimmerns befindet sich in den Kammern (ventrikuläre Tachykardie); infolge der hohen Kammerfrequenz kann keine adäquate Blutfüllung der Aorta stattfinden; dies entspricht einem Herz-Kreislauf-Stillstand, ohne Wiederbelebungsmaßnahmen und Defibrillation tödlicher Verlauf.

8.2.2 Bradykardie

Ursachen

- Physiologisch bei Ausdauersportlern
- Herzinfarkt

8 Pathologie

- erhöhter Parasympathikus
- Hypothyreose
- Medikamente (β-Blocker, Digitalis, Antiarrhythmika)
- Unterkühlung
- Karotis-Sinus-Syndrom
- toxische Schäden (Typhus, Virusinfekte)
- Hirndrucksteigerung.

Symptome
- Evtl. Schwindel
- evtl. Ohnmachtsneigung.

Komplikationen
- Bewusstlosigkeit
- Herzstillstand.

8.2.3 Reizleitungsstörungen

Definition
Die Erregungsleitung kann unter pathologischen Bedingungen verzögert ablaufen. Eine solche Störung wird im Allgemeinen als Block bezeichnet und führt zur Arrhythmie.

8.2.3.1 Sinuatrialer Block (SA-Block)

Definition
Verzögerte oder unterbrochene Erregungsleitung vom Sinusknoten zur Vorhofmuskulatur.

Ursachen
- Sick-Sinus-Syndrom
- Überdosierung mit Digitalis oder Antiarrhythmika
- Myokarditis
- KHK
- Herzinfarkt.

Symptome
Bei längeren asystolischen Pausen oder starker Bradykardie:
- Schwindel
- Bewusstlosigkeit.

Komplikationen
- Ist die Latenz bis zum Einsetzen eines AV- oder Kammerersatzrhythmus zu lang: Adam-Stokes-Anfall.

8.2.3.2 Atrioventrikuläre Blockierung (AV-Block)

Definition
Verzögerte oder unterbrochene Erregungsleitung (AV-His) von den Vorhöfen zu den Kammern.

Ursachen
- Erhöhter Vagotonus (z. B. Sportler: AV-Block Grad I)
- KHK
- Herzinfarkt
- Myokarditis
- Kardiomyopathien
- angeborene Herzfehler
- posttraumatisch
- medikamentös-toxisch (Digitalis, Antiarrhythmika)
- Hyperkaliämie.

■ **AV-Block I. Grades**
Die Überleitung ist verzögert, aber nicht aufgehoben. Im EKG ist die PQ-Zeit verlängert.

Symptome
- Der Patient hat i. d. R. keine Beschwerden, nur im EKG festzustellen.

■ **AV-Block II. Grades (Mobitz I und II)**
Die Vorhofaktion wird intermittierend nicht übergeleitet. Bei konstanter, sehr langer PQ-Dauer fallen in regelmäßigen Abständen Kammererregungen aus (Wenckebach-Periodik, Mobitz I); nur jede 2. oder 3. Vorhoferregung wird zu den Kammern übertragen (Mobitz II).

Symptome
- Patient fühlt Herzstolpern, Belastungsdyspnoe.

■ **AV-Block III. Grades**
Die Überleitung der Vorhoferregung auf die Kammern ist total aufgehoben, sodass Vorhöfe und Kammern unabhängig voneinander schlagen; die Schrittmacherfunktion übernehmen entweder sekundäre Reizbildungszentren im AV-Knoten oder das His-Bündel (Frequenz: < 40 Schläge/min.).

Komplikationen
- Adams-Stokes-Anfall (der Zeitraum der Asystolie, bis ein sekundäres Erregungsbildungszentrum einspringt).

Tab. 9 Asystolie

Dauer	Symptome
3–5 Sek.	Blässe, Schwindel
10–15 Sek.	Bewusstseinsverlust
20–30 Sek.	Krämpfe (Fehldiagnose Epilepsie)

Dauer	Symptome
30–60 Sek.	Atemstillstand
länger als 3 Min.	irreversible Hirnschäden bzw. Exitus letales

Symptome
- Im Anfall sind die Pupillen weit
- Reflexe abgeschwächt/nicht auslösbar
- Herzinsuffizienz (infolge starker Bradykardie).

Komplikationen
- Herz-Kreislauf-Stillstand.

8.2.4 Extrasystolen

Definition
Außerhalb des regulären Grundrhythmus auftretende Herzschläge.

Ursachen
- Häufig physiologisch bei Gesunden; auslösende Faktoren sind vegetative Labilität, emotionale Aufregung, Übermüdung, Genussmittel
- organische Herzkrankheiten: KHK, Myokarditis, Kardiomyopathie
- extrakardiale Ursachen: Hypokaliämie, Medikamente, Roemheld-Syndrom, Hyperthyreose.

Symptome
- Oft keine
- evtl. Herzstolpern oder Aussetzer.

Komplikationen
- Bei supraventrikulären Extrasystolen: Vorhofflattern, Vorhofflimmern
- bei ventrikulären Extrasystolen: Kammerflattern, Kammerflimmern.

Therapie von Herzrhythmusstörungen

 Notfall! Maßnahmen zur Grundversorgung → Kap. „Notfall".

- Je nach Ausprägung und Ursache keine Therapie erforderlich
- auslösende Ursache beseitigen
- Herzschrittmacher-Implantation
- antiarrhythmische Pharmaka
- Defibrillation.

8.3 Herzinsuffizienz (Herzmuskelschwäche)

Definition
Herzinsuffizienz ist eine Folge bereits existierender Herzkreislauferkrankungen und ist die Unfähigkeit des Herzens, das von den Organen benötigte Blutvolumen zu befördern.

Pathomechanismus
Meist infolge einer Volumenerhöhung in den Herzräumen, muss der Herzmuskel gegen den erhöhten Gefäßdruck anpumpen; das Herz **hypertrophiert**, um eine höhere Leistung zu erreichen. Die Vergrößerung der Herzmuskelzellen zieht einen Sauerstoff- und Nährstoffmangel nach sich.
Hält die Mehrbelastung des Herzens an, ist das Herz überfordert, seine Auswurfleistung nimmt ab. Das nach jeder Systole im Herzen verbleibende Volumen erhöht sich, sodass die Herzkammern mit der Zeit „ausleiern" (**Dilatation**). Oft besteht gleichzeitig eine KHK, die die Herzleistung zusätzlich begrenzt. In Abhängigkeit der Ursache kann sich eine Linksherzinsuffizienz, eine Rechtsherzinsuffizienz oder eine Globalinsuffizienz entwickeln.
Nach dem zeitlichen Verlauf bei der Entwicklung einer Herzinsuffizienz unterscheidet man:

8.3.1 Akute Herzinsuffizienz

Durch plötzliche Ereignisse entwickelt sich im Herzen selbst oder im Kreislaufsystem eine Druck- oder Volumenbelastung des Herzens; Folge ist innerhalb von Stunden/Tagen eine akute Dilatation.

Ursachen
- Herzinfarkt, Hochdruckkrisen, plötzlicher Abriss von Klappen, Myokarditis
- akutes Cor pulmonale bei Lungenembolie und plötzlichem Druckanstieg im Lungenkreislauf
- Ventrikelseptumdefekt oder Papillarmuskelabriss mit Mitralinsuffizienz bei Herzinfarkt
- Perikardtamponade
- akute Klappenzerstörung bei bakterieller Endokarditis
- tachykarde oder bradykarde Herzrhythmusstörungen.

 Notfall! Maßnahmen zur Grundversorgung → Kap. „Notfall".

8 Pathologie

8.3.2 Chronische Herzinsuffizienz

Die Symptome einer chronischen Herzinsuffizienz entwickeln sich im Verlauf von Monaten/Jahren und sind in erster Linie Zeichen eines Blutstaus vor der geschwächten Kammer.

Ursachen

Mechanisch
- Volumenbelastung (z. B. Klappeninsuffizienz, Klappenstenose, Hypertonie, Arteriosklerose)

Kontraktionsschwäche
- Myokarditis
- koronare Herzkrankheit

Behinderte Ventrikelfüllung
- Herzbeuteltamponade
- Perikarditis (konstriktive)

Pulmonale Erkrankungen (chronisches Cor pulmonale)
- Hypertonie
- Herzrhythmusstörungen.

Symptome Linksherzinsuffizienz

Rückwärtsversagen
(Rückstau in den Lungenkreislauf)

- Dyspnoe, Tachypnoe (anfangs Belastungs-, dann Ruhedyspnoe)
- Orthopnoe (Atemnot im Liegen, Verbesserung im Sitzen)
- Asthma cardiale (nächtlicher Husten, Atemnot und Husten mit Herzfehlerzellen im Sputum, evtl. brodelnde Rasselgeräusche)
- Tachykardie
- Nykturie (nachts ist das geschwächte Herz durch Bettruhe entlastet und die meist in ihrer Leistungsfähigkeit eingeschränkten Nieren werden besser durchblutet)
- Endstadium der Linksherzinsuffizienz: Lungenödem und Durchstauung in das rechte Herz (Folge: Globalinsuffizienz).

Vorwärtsversagen
(O₂-Unterversorgung im ganzen Körper)

- Leistungsabfall, Müdigkeit, Abgeschlagenheit
- Zyanose
- pektanginöse Beschwerden
- Schwindel, Parästhesien
- Organunterversorgung.

Diagnose

- Anamnese, Symptome
- schaumiges, evtl. blutiges Sputum (*Herzfehlerzellen*)
- Herzspitzenstoß nach links außen unten verlagert
- diffuse grobblasige Rasselgeräusche („Kochen auf der Brust")
- Röntgen-Thorax: Herzvergrößerung
- EKG-Veränderungen.

Symptome Rechtsherzinsuffizienz

Rückwärtsversagen
(Rückstau in den Körperkreislauf)

- Stau der Jugularvenen und der Zungengrundvenen (obere Einflussstauungen)
- Venenzeichnung im Bereich der Armvenen (Armbeuge)
- Stauungsleber: vergrößert, weich, druckschmerzhaft (bei Zelluntergang evtl. Entwicklung einer *Zirrhose cardiaque*)
- Aszites
- Splenomegalie
- Stauungsgastritis (Appetitlosigkeit, Meteorismus)
- Stauungsnieren mit Proteinurie
- Nykturie
- Ödeme mit Gewichtszunahme (zunächst im Bereich der Knöchel, der Unterschenkel und am Fußrücken; später auch am Körperstamm → Anasarka-Ödeme).

Vorwärtsversagen
(O₂-Unterversorgung im ganzen Körper)

- Müdigkeit, Abgeschlagenheit, Leistungsminderung
- Tachykardie
- Dyspnoe
- Zyanose, Schwindel
- Organunterversorgung.

Diagnose

- Anamnese, Symptome
- sichtbare Stauungszeichen
- Herzspitzenstoß nach links außen verlagert
- Röntgen-Thorax: Herzvergrößerung
- EKG-Veränderungen.

> **Spezieller Lernhinweis**
>
> Gemeinsame Symptome der Rechts- und Linksherzinsuffizienz sind Nykturie, Tachykardie, Herzvergrößerung und evtl. Pleuraerguss!

Tab. 10 **Klinische Schweregrade der Herzinsuffizienz**
(Stadien der New York Heart Association = NYHA)

I	Beschwerdefrei, normale körperliche Belastbarkeit
II	Beschwerden bei stärkerer körperlicher Belastung
III	Beschwerden bei leichter körperlicher Belastung
IV	Beschwerden in Ruhe

Komplikationen Rechts- und Linksherzinsuffizienz
- Herzrhythmusstörungen
- Lungenödem (nur bei Linksherzinsuffizienz)
- Thrombosen
- kardiogener Schock.

Therapie Rechts- und Linksherzinsuffizienz
- Behandlung der Grunderkrankung, z. B. Operation bei Herzklappenfehlern
- Medikamente, z. B. bei Entzündungen oder Hypertonie
- Medikamente zur
   - Entlastung des Herzens (z. B. Diuretika, Vasodilatatoren)
   - Steigerung der Kontraktionskraft (z. B. Digitalis, Betarezeptorantagonisten)
- Herztransplantation.

8.4 Angeborene Herzfehler

Definition
Angeborener Defekt des Herzens mit eingeschränkter Leistung bei ca. 1 % der Lebendgeborenen. Viele Herzfehler werden schon im Babyalter symptomatisch; die meisten angeborenen Herzfehler sind operabel, sodass eine rechtzeitige Diagnosestellung lebensrettend sein kann.

Ursachen
Die kritische Periode der Herz- und Gefäßentwicklung liegt besonders zwischen dem 14. und 60. Tag der Schwangerschaft.
- Unbekannt
- genetische Faktoren (z. B. Trisomie 21, Turner-Syndrom)
- Alkoholabusus
- Medikamente (Antiepileptika, Retinoide, Lithium)
- Virusinfekte der Mutter, z. B. Röteln
- Krankheiten der Mutter, z. B. Diabetes mellitus, Phenylketonurie
- O_2-Mangelzustände.

Einteilung der angeborenen Herzfehler

Links-rechts-Shunt (55%)
- Vorhofseptumdefekt
- Ventrikelseptumdefekt
- offener Ductus botalli.

Rechts-links-Shunt (20 %)
- Fallot-Tetralogie.

Herzfehler ohne Shunt (25%)
- Pulmonalstenose
- Aortenstenose
- Aortenisthmusstenose.

Spezieller Lernhinweis
Shunt = Kurzschlussverbindung zwischen arteriellen und venösen Herzteilen bzw. Gefäßschenkeln; die Größe des Shunts bestimmt die Ausprägung der Symptome; kleine Defekte schließen sich in den ersten Lebensjahren oft von selbst. Bei einem großen Shuntvolumen muss der Defekt vor dem Schulalter operativ verschlossen werden. Nach einer Shuntumkehr ist eine Operation nicht mehr möglich.

Pathomechanismus Links-rechts-Shunt
Kurzschlussverbindung vom Hochdrucksystem des linken Herzens zum Niederdrucksystem des rechten Herzens, entweder durch ein Loch in der Trennwand der Vorhöfe bzw. der Kammern oder durch das Offenbleiben des Ductus Botalli. Durch den höheren Druck des linken Herzens (bzw. Aorta) gelangt mehr Blut ins rechte Herz und verursacht dort neben einer erheblichen Volumenbelastung auch eine verstärkte Durchblutung der Lungen (pulmonale Hypervolämie). Folge der Volumenbelastung ist eine Rechtsherzinsuffizienz; Folge der pulmonalen Hypertonie ist eine Pulmonalsklerose mit Shuntumkehr (Eisenmenger-Reaktion).

Pathomechanismus Rechts-links-Shunt
Das klinische Bild der Fallot-Tetralogie bestimmt die Pulmonalstenose. Venöses Blut gelangt unter Umgehung der Lungengefäße durch den Ventrikelseptumdefekt wieder in den großen Kreislauf.

Pathomechanismus Herzfehler ohne Shunt
Bei den Herzfehlern ohne Shunt spielt die Rückstausymptomatik des Blutes die Hauptrolle.

8.4.1 Vorhofseptumdefekt

Definition

Abnorme Verbindung zwischen den Herzvorhöfen.

Symptome im Erwachsenenalter

Je nach Ausmaß oft jahrzehntelang beschwerdefrei; bei kleinem Links-rechts-Shunt können Patienten mehr als 5 Jahrzehnte asymptomatisch bleiben.
- Beginnend mit Leistungsminderung, Atemnot
- rezidivierende pulmonale Infekte
- Brustschmerzen
- zerebrale Insulte
- Rechtsherzinsuffizienz.

Komplikationen
- Selten durch Pulmonalsklerose Shuntumkehr mit Zyanose
- Herzrhythmusstörungen.

8.4.2 Ventrikelseptumdefekt

Definition

Eine (oder mehrere unterschiedlich große) Verbindung(en) innerhalb des Ventrikelseptums.

Symptome im Erwachsenenalter

Äußern sich in Abhängigkeit von Defektgröße, Lokalisation und Shuntvolumen.
- Ein kleiner Defekt verursacht keine Symptome, aber Herzgeräusche „viel Lärm um nichts".
- Mittelgroßer/großer Defekt:
  - Wachstums- und Entwicklungsstörungen
  - Leistungsminderung, Belastungsdyspnoe
  - rezidivierende bronchopulmonale Infekte
  - Rhythmusstörungen
  - Rechtsherzinsuffizienz.

Komplikationen
- Shuntumkehr mit Zyanose.

8.4.3 Persistierender Ductus arteriosus Botalli

Definition

Offenbleiben der fetalen Verbindung zwischen Aorta und Pulmonalarterie.

Symptome im Erwachsenenalter

Die Symptome äußern sich in Abhängigkeit von Shuntgröße und pulmonalen Widerstandsverhältnissen.
Kleine Defekte zeigen oft keine Symptome.
- Häufig erst ab 3. Dekade bei mittelgroßem und großem Defekt:
  - Belastungsdyspnoe
  - Herzrhythmusstörungen
  - bronchopulmonale Infekte.

Komplikationen
- Shuntumkehr
- Herzinsuffizienz
- bakterielle Endokarditis.

8.4.4 Fallot-Tetralogie

Definition

Kombination von mehreren Herzfehlern:
- Pulmonalstenose
- Rechtsherzhypertrophie (durch die Pulmonalstenose)
- Ventrikelseptumdefekt (hier Rechts-links-Shunt wegen Pulmonalstenose)
- „Reitende Aorta" (die Aorta ist rechts verlagert und „reitet" über dem Ventrikelseptumdefekt).

Bei einem zusätzlichen Vorhofseptumdefekt: Fallot-Pentalogie.

Symptome
- Zentrale Zyanose, Trommelschlegelfinger, Uhrglasnägel (selten vor dem 2. Lebensjahr)
- Polyglobulie (Thrombosegefahr)
- Leistungsminderung
- körperliche Entwicklungsverzögerung
- Belastungsdyspnoe
- Krampf- und Ohnmachtsanfälle durch Sauerstoffminderversorgung des Gehirns
- typische Hockstellung der Kinder, führt zu erhöhtem Widerstand im großen Kreislauf und steigert die Durchblutung in der Lunge.

Komplikationen
- Häufigste Todesursache: hypoxämische Anfälle
- arterielle Embolien
- Rechtsherzinsuffizienz meist im Spontanverlauf bei älteren Patienten
- bakterielle Endokarditis.

8.4.5 Pulmonalklappenstenose

Definition

Stenose der Pulmonalklappe mit der Folge einer Druckbelastung des rechten Ventrikels.

Symptome

Je nach Ausprägung keine oder erst spät.
- Leistungsminderung
- Belastungsdyspnoe
- Zyanose
- Synkopen.

Komplikationen
- Rechtsherzinsuffizienz.

8.4.6 Aortenstenose

- → „Erworbene Herzfehler".

8.4.7 Aortenisthmusstenose

Definition

Angeborene Verengung im Aortenbogen unterschiedlicher Ausprägung, meist nach der Abzweigung der drei Gefäße, die Kopf und Arme versorgen. Von den Patienten, die die ersten 2 Jahre überleben, sterben 25% bis zum 20. Lebensjahr, 50% bis zum 32. Lebensjahr, 75% bis zum 46. Lebensjahr; Patienten, die unbehandelt das Erwachsenenalter erreichen, zeigen eine milde Verlaufsform und können auch beschwerdefrei sein.

Pathomechanismus

Erhöhte Durchblutung von Kopf und Armen und Minderdurchblutung der unteren Körperhälfte.

Symptome
- Warme Hände, kalte Beine
- abgeschwächter bis fehlender Puls der A. femoralis und der Fußpulse
- harter Puls der A. radialis
- Hypotonie der unteren Körperhälfte, Hypertonie der oberen Körperhälfte mit Kopfschmerzen, Nasenbluten, Schwindel
- Spätsymptom: Zeichen der Linksherzinsuffizienz.

Komplikationen
- Folgen der Hypertonie
- bakterielle Endokarditis.

8.5 Erworbene Herzklappenfehler

Erworbene Herzklappenfehler können sich als Stenose oder Insuffizienz manifestieren. Eine Stenose entsteht meist durch narbige Verwachsungen der Herzklappen, wobei diese nicht weit genug geöffnet werden. Die hieraus resultierende Druckbelastung des Herzens stellt einen ungünstigen Prognosefaktor dar. Eine **Insuffizienz** entsteht oft durch entzündliche Zerstörung an den Klappenrändern mit dem Problem der Schlussunfähigkeit; Folge ist eine Volumenbelastung mit Pendelblut, die Prognose ist jedoch günstiger als bei einer Stenose. Findet sich an einer Klappe sowohl eine Stenose, als auch eine Insuffizienz, so handelt es sich um ein kombiniertes Klappenvitium. In der Mehrzahl der Fälle sind aufgrund einer stärkeren mechanischen Beanspruchung die Klappen des linken Herzens betroffen.

Ursachen
- Meist rheumatisches Fieber (Klappenfehler manifestieren sich meist 1–2 Jahrzehnte danach; 80 % Mitralklappe, 20 % Aortenklappe)
- im Rahmen einer koronaren Herzerkrankung
- Klappen des rechten Herzens sind selten betroffen (Ausnahme: bakterielle Endokarditis bei Fixern).

8.5.1 Mitralstenose

Definition

Eine schleichend über Jahre bis Jahrzehnte sich entwickelnde Stenosierung der Mitralklappe.

Pathomechanismus

Durch den geringen Öffnungs-Durchmesser der Mitralklappe kommt es zu einem Druckanstieg im linken Vorhof mit Blutrückstau in die Lunge, pulmonaler Hypertonie, Durchstauung ins rechte Herz und Rückstau in den großen Kreislauf.

Symptome

Äußern sich in Abhängigkeit vom Schweregrad der Erkrankung.

Folgen der Drucksteigerung im linken Vorhof
- Vorhofflimmern mit absoluter Arrhythmie und daraus resultierender Thrombenbildung mit Gefahr der arteriellen Embolie.

Folgen der Lungenstauung
- Belastungsdyspnoe
- Hämoptoe
- Asthma cardiale mit Herzfehlerzellen.

Folgen des Vorwärtsversagens
- Schwindel, Ohrensausen, verminderte Leistungsfähigkeit, Augenflimmern
- Hypotonie
- Mitralbäckchen (typische blau-rote Wangen)
- Zyanose der Lippen mit Gesichtsblässe.

Folgen der Volumenbelastung des rechten Herzens
- Symptome des Rückstaus in die großen Körpervenen (→ „Rechtsherzinsuffizienz").

Komplikationen
- Arterielle Embolien
- Lungenödem
- bakterielle Endokarditis.

8.5.2 Mitralinsuffizienz

Definition
Akut oder chronisch auftretende Schlussunfähigkeit der Mitralklappe.

Pathomechanismus
Durch die Schlussunfähigkeit der Mitralklappe kommt es während der Systole zu einem Rückfluss des Blutes in den linken Vorhof (Pendelblut). Vorhof und Kammer hypertrophieren, das Blut staut in die Lungenvenen zurück. Später staut sich das Blut über die Lungengefäße zurück ins rechte Herz.

Symptome
Lange ohne klinische Symptomatik, erst bei Versagen des linken Ventrikels entwickeln sich Symptome.
- Beginnend mit Dyspnoe
- Herzklopfen
- nächtliche Hustenanfälle
- später die Symptome der Mitralstenose.

Komplikationen
- Kardiale Dekompensation mit Lungenödem
- Thromboembolien bei Vorhofflimmern
- bakterielle Endokarditis.

8.5.3 Aortenstenose

Definition
Stenose der Aortenklappe.

Pathomechanismus
Die Aortenklappenöffnungsfläche ist eingeengt. Dadurch kommt es zu einer Druckbelastung des linken Herzens und zu einer Minderversorgung der Koronarien und des großen Kreislaufes.

Symptome
Die Symptome äußern sich in Abhängigkeit des Schweregrades, oft viele Jahre asymptomatisch.
- Schnelle Ermüdbarkeit, Schwindel
- Atemnot
- Synkopen
- Angina pectoris
- Herzrhythmusstörungen
- kleine Blutdruckamplitude
- Symptome der Linksherzinsuffizienz (→ dort).

Komplikationen
- Bei körperlicher Belastung Ohnmacht
- plötzlicher Herztod
- Mikroembolien
- Herzrhythmusstörungen.

8.5.4 Aorteninsuffizienz

Definition
Akut oder chronisch auftretende Schlussunfähigkeit der Aortenklappe.

Pathomechanismus
Durch die Schlussunfähigkeit der Aortenklappe fließt das Blut während der Diastole von der Aorta zurück in die Kammer (Pendelblut). Durch die Volumenbelastung kommt es zur Hypertrophie und zum Rückstau in die Lungenvenen.

Symptome
- Große Blutdruckamplitude (hoher systolischer Blutdruck durch das große Schlagvolumen mit niedrigem diastolischem Blutdruck durch den Blutrückfluss)
- Wasserhammerpuls (*pulsus celer et altus* = schneller Puls mit großen Druckschwankungen)
- pulssynchrones Dröhnen im Kopf
- pulssynchrones Kopfnicken (Musset-Zeichen)
- sichtbare Pulsation der Halsschlagadern
- rasche Ermüdbarkeit, Schwindel.

Komplikationen
- Bei Dekompensation Zeichen der Linksherzinsuffizienz und Angina pectoris
- Lungenödem.

8.6 Diagnostik angeborener und erworbener Herzfehler

Tab. 11 Diagnostik angeborener und erworbener Herzfehler

	Inspektion	Palpation	Auskultation
Mitralklappenstenose	Mitralbäckchen (bläulichrote Wangen)	Herzspitzenstoß vermindert	• Mitralöffnungston (MÖT) • paukender 1. Herzton • Diastolikum
Mitralklappeninsuffizienz	selten periphere Zyanose	Spitzenstoß verbreitert und nach unten außen verlagert; Puls normal oder absolute Arrhythmie bei Vorhofflimmern	• 1. leiser Herzton • Systolikum mit Fortleitung in die Axilla
Aortenklappenstenose	Blässe	Herzspitzenstoß hebend, verbreitert und nicht verlagert, kleine Blutdruckamplitude, Pulsus tardus et parvus	• 2. leiser Herzton • Systolikum • Schwirren über Aorta und Karotiden
Aortenklappeninsuffizienz	Blässe, pulsatorische Phänomene	Herzspitzenstoß hyperdynam, verbreitert und nach unten und außen verlagert	• Strömungsgeräusch unmittelbar nach dem 2. Herzton: Diastolikum
Pulmonalstenose	evtl. Zyanose	hebende Pulsation über dem linken unteren Sternalrand	• Systolikum
Ventrikelseptumdefekt	Voussure (Herzbuckel mit sichtbar verstärkter Pulsation)	niedriger Blutdruck, kleine Blutdruckamplitude	• Systolikum
Vorhofseptumdefekt	Blässe, graziler Körperbau	niedriger Blutdruck, kleine Blutdruckamplitude	• Systolikum
Ductus arteriosus botalli	Pulsation der A. carotis	große Blutdruckamplitude	• diastolisches und systolisches Maschinengeräusch
Aortenisthmusstenose	rotes Gesicht, blasse Beine, warme Hände, evtl. Zeichen der Rechtsherzinsuffizienz	Herzspitzenstoß hebend und verbreitert, nicht verlagert, obere Pulse gut, untere Pulse schwer tastbar, große Blutdruckamplitude	• 2. Herzton regelrecht gespalten • aortaler Auswurfton

8.7 Entzündungen des Herzens

8.7.1 Rheumatische abakterielle Endokarditis (Rheumatisches Fieber)

Definition

Das Rheumatische Fieber ist eine streptokokkenallergische entzündliche Systemerkrankung, die Herz, Gelenke, ZNS, Haut und Subkutangewebe schädigen kann.

Ursachen

- Autoimmunreaktion auf einen vorangegangenen Streptokokkeninfekt (β-hämolysierende Streptokokken der Gruppe A).

Pathomechanismus

→ „Glomerulonephritis", Ursache ist ebenfalls eine Poststreptokokkeninfektion (das gleichzeitige Auftreten beider Erkrankungen ist sehr selten).

Symptome

Allgemeinsymptome
- Fieber, Kopfschmerzen, Schwitzen.

Hauterscheinungen
- Rheumatische subkutane Knötchen
- Erythema anulare rheumaticum (rosarote Erytheme auf der Bauchdecke)
- Erythema nodosum.

8 Pathologie

Gelenkbeteiligung
- Springende Polyarthritis: bevorzugt sind die großen Gelenke befallen, Entzündung „springt" von Gelenk zu Gelenk.

Herzbeteiligung
- Pankarditis (Entzündung aller Schichten der Herzwand), die Prognose ist vom Verlauf der Endokarditis abhängig.

ZNS-Symptomatik
- Chorea minor (neurologische Störungen, z. B. unkontrollierte Bewegung der Hände, Ungeschicklichkeiten; können auch Wochen danach auftauchen).

Spezieller Lernhinweis

Das Rheumatische Fieber beißt das Herz und leckt die Gelenke.

Labor
- BSG ↑↑, CRP ↑↑ (eine normale BSG schließt eine Endokarditis praktisch aus!)
- AST ↑.

Komplikationen
- Durch die entzündliche Mitbeteiligung der Klappen kommt es zu Klappenfehlern; betroffen sind zu 80 % die Mitralklappe und zu 20 % die Aortenklappe
- bakterielle Endokarditis.

Therapie
- Penicillin
- Antiphlogistika
- Kortikosteroide
- Tonsillektomie, evtl. Sanierung der Zähne
- Rezidivprophylaxe mit Penicillin über mindestens 10 Jahre (maximal bis zum 25. Lebensjahr).

8.7.2 Infektiöse bakterielle Endokarditis

Definition
Entzündung der Herzinnenwand und Klappen meist infolge Vorschäden.

Ursachen
- Erworbene Klappenfehler (fast immer Rheumatisches Fieber)
- angeborene Klappenfehler

- selten: Rechtsherzendokarditis (Fixer, Venenkatheter).

Pathomechanismus
Voraussetzung ist fast immer eine Schädigung der Herzklappen. Im Rahmen einer Bakteriämie besiedeln Bakterien (bei Immunschwachen auch Pilze) strömungsfreie Zonen der vorgeschädigten Herzklappen. Normalerweise halten sich Bakterien nur einige Minuten im Blut auf, da sie meist vom Abwehrsystem unschädlich gemacht werden.

Erreger
- Bakterien (60 % α-hämolysierende Streptokokken, 20 % Staphylokokken, 10 % Enterokokken, 10 % sonstige).

Symptome
- Hohes Fieber, Schüttelfrost, Tachykardie
- starkes Krankheitsgefühl (Schwäche, Appetitlosigkeit, Gewichtsverlust, Arthralgien)
- Herzgeräusche
- Mikroembolien mit der möglichen Folge einer embolischen Herdenzephalitis
- Osler-Knötchen (linsengroße, schmerzhafte Knötchen an Fingern und Zehen)
- Petechien
- Splenomegalie
- Nierenbeteiligung mit glomerulärer Herdnephritis, evtl. Niereninfarkt.

Komplikationen
- Evtl. Klappenperforation oder -abriss
- unbehandelt in der Regel letal endend.

Therapie
- Antibiotika.

8.7.3 Subakute bakterielle Endokarditis (Endocarditis lenta)

Definition
Entzündung der Herzinnenwand und der Klappen mit langsamem, schleichendem Verlauf und schwieriger Diagnosestellung.

Ursachen
- → „Bakterielle Endokarditis"
- 80 % α-hämolysierender Streptococcus viridans salivarius (befindet sich physiologisch in der Mundschleimhaut und kann z. B. bei Zahnextraktionen ins Blut gelangen).

Symptome

Wenig eindrucksvoller Verlauf.
- Leitsymptom: unklares Fieber, später zunehmende Herzinsuffizienz.

Therapie

- Antibiotika.

8.7.4 Myokarditis

Definition

Entzündung des Herzmuskels.

Ursachen

Infektiös
- Meist Virusinfektionen (Coxsackie B, Influenza, Echo- und Adenoviren), 50 % der Fälle
- Bakterien (Staphylokokken, β-hämolysierende Streptokokken Gruppe A, Enterokokken, Borrelia burgdorferi)
- als Komplikation bei Diphtherie, Typhus, Tbc, Lues, Brucellosen.

Nicht infektiös
- Akutes Rheumatisches Fieber
- Kollagenosen
- Vaskulitiden.

Symptome

Beschwerdebild völlig unspezifisch, evtl. asymptomatische oder milde Verläufe bis zu fulminanten Verläufen mit tödlichem Ausgang.
- Müdigkeit, Schwächegefühl, Herzklopfen
- Rhythmusstörungen (Patient verspürt Herzstolpern → Extrasystolen)
- klinische Zeichen einer Herzinsuffizienz (Herzvergrößerung durch Entzündung).

Labor

- BSG ↑, CRP ↑
- Gesamt-CK ↑, CK-MB ↑
- evtl. Antikörper ↑.

Therapie

- Meist symptomatisch (Bekämpfung von Herzinsuffizienz und Rhythmusstörungen)
- Antibiotika
- strenge Bettruhe.

8.7.5 Akute Perikarditis

Definition

Entzündung des Herzbeutels.

Ursachen

- Unbekannt (70 %)
- meist Viren (→ „Myokarditis")
- selten Bakterien (Pneumokokken, Mycobacterium tuberculosis, Staphylokokken)
- Autoimmunprozesse (systemischer Lupus erythematodes)
- Allergien
- Postmyokardinfarktsyndrom
- Stoffwechselentgleisungen (Urämie, Coma diabeticum, Addison-Krise)
- akutes Rheumatisches Fieber
- Tumorperikarditis (infiltratives Wachstum oder Metastasierung: Bronchial-, Mamma-, Ösophaguskarzinom etc.).

■ Pericarditis sicca (trockene, fibrinöse Perikarditis)

Steht am Beginn und am Ende einer akuten Perikarditis.

Symptome

- Retrosternaler, stechender Schmerz (Besserung, wenn Patient sich nach vorne beugt)
- Dyspnoe, Leistungsknick
- atemunabhängiger Schmerz
- Nachtschweiß
- Symptome einer beginnenden Herzinsuffizienz.

Untersuchungsbefunde

- Perkussion: Herzdämpfung normal
- Auskultation: herzschlagsynchrones Reibegeräusch „Lederknarren"
- EKG-Veränderungen
- Röntgen: Zottenherz.

■ Pericarditis exsudativa (feuchte Perikarditis)

Der Zwischenraum des Epikards/Perikards füllt sich mit Flüssigkeit; Folge ist eine verminderte Auswurfleistung des Herzens.

Symptome

- Der Schmerz wird abgelöst durch dumpfes Druck- und Engegefühl
- Einflussstauungen (gestaute Jugularvenen, Zungengrundvenen, Leberkapselspannung mit Oberbauchschmerz)

- Auswurfbehinderung (Lungenödem, Dyspnoe, Zyanose)
- Rhythmusstörungen (behinderte Diastole).

Komplikationen

- Herzbeuteltamponade (Gefahr eines kardiogenen Schocks durch große Exsudatmengen).

Untersuchungsbefunde

- Herzspitzenstoß kann nicht gefühlt werden
- Herzdämpfung vergrößert
- abgeschwächte Herztöne
- niedriger Blutdruck
- Röntgen: Bocksbeutelform.

Therapie

- Antibiotika
- symptomatisch.

8.7.6 Chronisch konstriktive Perikarditis

Definition

Narbige Folgezustände der akuten Perikarditis durch geschrumpften, z. T. mit Kalkspangen durchsetzten Herzbeutel (Panzerherz).

Ursachen

- → „akute Perikarditis".

Symptome

- Erhebliche Dilatationseinschränkung
- Globalinsuffizienz (→ Symptome „Links- und Rechtsherzinsuffizienz").

Diagnose

- Evtl. leise Herztöne, evtl. 3. Herzton.

Therapie

- Operative Entschwielung des Herzens
- Perikardektomie.

8.8 Medikamente für Herzerkrankungen

- Nitrate (*Nitroglycerin*) wirken vasodilatierend; die Drucksenkung ermöglicht eine Verminderung der Vorlast; wird nur bei einem systolischen Blutdruck > 110 mmHg verabreicht.
  – Indikation: Angina-pectoris-Anfall, Herzinfarkt.
- Diuretika schwemmen Ödem aus und entlasten so durch Senkung der Vor- und Nachlast das geschwächte Herz.
  – Indikation: Herzinsuffizienz, Hypertonie.
- Digitalisglykoside steigern die Kontraktionskraft des Herzmuskels, verlangsamen die Herzschlagfrequenz, steigern die Reizbildung, verzögern die Erregungsleitung. Das geschwächte Herz kann mehr Blut auswerfen, das heißt, es arbeitet ökonomischer.
  – Indikation: Herzinsuffizienz.
- Kalziumantagonisten senken den peripheren Gefäßwiderstand.
  – Indikation: Hypertonie.
- ACE-Hemmer wirken gefäßerweiternd, werden oft zusammen mit Diuretika gegeben.
  – Indikation: Herzinsuffizienz, Hypertonie.
- β-Blocker wirken blutdrucksenkend.
  – Indikation: Hypertonie, KHK, Herzrhythmusstörungen, Hyperthyreose, Migräne.

> **Spezieller Lernhinweis**
>
> Digitalispatienten nie Kalzium verabreichen, es besteht die Gefahr des Herzstillstandes!

8.9 Digitalisintoxikation

Definition

Überdosierung des Herzpräparates Digitalis.

Ursachen

- Dosierfehler
- übersehene Kontraindikation für Digitalis
- Nierenfunktionsstörungen (verminderte Ausscheidung von Digitalis)
- gastrointestinale Störungen (längeres Erbrechen und Durchfall bewirken Hypokaliämie).

Symptome

- Übelkeit, Erbrechen, Durchfall
- zentralnervöse Sehstörungen: Farbensehen, meist gelb, rot, grün, Wolkensehen, Verwirrtheit bis zur Psychose
- Herzrhythmusstörungen (z. B. Tachykardie/Bradykardie, Extrasystolen, AV-Block).

Therapie

 Notfall! Maßnahmen zur Grundversorgung → Kap. „Notfall".

- Digitaliszufuhr stoppen und Digitaliselimination fördern (Digitalis-Antidot)
- erneute medikamentöse Einstellung.

8.10 Erkrankungen des arteriellen Systems

8.10.1 Arterielle Hypertonie

Tab. 12 Blutdruckdefinitionen (WHO)

Normalbereich	systolisch mmHg	diastolisch mmHg
Optimal	< 120	< 80
normal	< 130	< 85
hoch-normal	130–139	85–89
Hypertonie	> 140	> 90
Grad 1 (leicht)	140–159	90–99
„grenzwertig"	140–149	90–94
Grad 2 (mäßig)	160–179	100–109
Grad 3 (schwer)	> 180	> 110

Tab. 13 Blutdruckwerte bei Kindern im Ruhezustand

Spezieller Lernhinweis		
Alter	systolisch	diastolisch
Neugeborene	65–75	34–54
1. Lebensjahr	65–120	50–80
4. Lebensjahr	80–120	55–80
8. Lebensjahr	85–120	50–70
12. Lebensjahr	100–130	50–70
Erwachsene	110–140	70–90

Ursachen

Primäre (essenzielle) Hypertonie
- Unbekannt (ca. 95%).

Sekundäre (symptomatische) Hypertonie (ca. 5%)
- Renale Hypertonie
  - Nierenarterienstenose
  - Glomerulopathie.
- Endokrine Hypertonie
  - Hyperaldosteronismus
  - Phäochromozytom
  - Cushing-Syndrom
  - Hyperparathyreoidismus
  - Akromegalie
  - Renin produzierender Tumor
  - Hyperthyreose.
- Kardiovaskulär bedingte Hypertonie
  - Aortenisthmusstenose
  - Aortensklerose
  - hyperkinetisches Herzsyndrom.
- Neurogen bedingte Hypertonie
  - Hirndrucksteigerung
  - Hirntumoren.
- Medikamentös oder alimentär induzierte Hypertonie
  - Ovulationshemmer
  - Lakritze
  - Alkohol.
- Schwangerschaftshypertonie.

Symptome

Häufig symptomarm bis zur Manifestation von Endorganschäden (z. B. frühzeitige Entwicklung von Arteriosklerose).
- Schwindel
- Kopfschmerzen
- Ohrensausen
- Sehstörungen
- Nasenbluten etc.

Einteilung nach Endorganschäden laut WHO
- Grad I: klinisch keine nachweisbare Schädigung von Herz, Niere und Gehirn, normaler Augenhintergrund
- Grad II: Schädigungen an Herz, Niere oder Gehirn, Augenhintergrundveränderungen
- Grad III: Schädigung mehrerer Organe, Augenhintergrundveränderungen.

Maligne Hypertonie

Aufgrund einer ständigen diastolischen Blutdruckerhöhung > 120 mmHg kommt es zu einer raschen Entwicklung einer Retinopathia hypertensiva mit Papillenödem und einer rasch progredienten Niereninsuffizienz (verläuft unbehandelt häufig innerhalb von 1–2 Jahren tödlich).

Diagnose

- Zur Diagnosestellung „Hypertonie" sollte eine dreimalige Messung zu mindestens zwei unterschiedlichen Zeitpunkten stattfinden
- ambulante Langzeitblutdruckmessung (24 h).

Therapie

 Notfall! Maßnahmen zur Grundversorgung → Kap. „Notfall".

- Medikamente: Beta-Blocker, ACE-Hemmer, Kalziumantagonisten, Diuretika
- Risikofaktoren ausschalten, gesunde Lebensweise.

8.10.2 Hypotonie

Definition laut WHO

Systolischer Wert von < 110 mmHg beim Mann. Systolischer Wert von < 100 mmHg bei der Frau. Der diastolische Wert liegt bei beiden Geschlechtern < 60 mmHg.

Ursachen

Konstitutionelle (essenzielle) Hypotonie
- Unbekannt.

Symptomatische (sekundäre) Hypotonie
- Kardiovaskulär bedingte Hypotonie
  - Herzinsuffizienz
  - Herzinfarkt
  - Aortenstenose.
- Endokrine Hypotonie
  - Hypophysenvorderlappeninsuffizienz
  - Nebennierenrindeninsuffizienz
  - Hypothyreose.
- Orthostatische Hypotonie.
- Weitere Ursachen
  - bei paroxysmaler Tachykardie
  - Fieber
  - Hypovolämie
  - in der Schwangerschaft.

Symptome
- Lange morgendliche Anlaufzeit
- Schwindel, Synkopen
- Kopfschmerzen, Ohrensausen
- Müdigkeit, Konzentrations- und Leistungsstörungen
- Extremitätenunterkühlung, Frösteln
- Depressionen, Schlafstörungen.

Therapie
- Bei Hypotoniewerten ohne klinische Symptome: keine Therapie
- Kreislauftraining, Kneipp-Bäder, Massagen
- Medikamente: Etilefrin↑, Dihydroergotamin↑.

8.10.3 Aneurysma

Definition

Umschriebene Ausweitung eines arteriellen Blutgefäßes.
Man unterscheidet verschiedene Formen:
- Aneurysma verum
  Aussackung aller 3 Gefäßwandschichten
- Aneurysma spurium
  Nach Gefäßverletzung tritt Blut aus und bildet ein Hämatom um das Gefäß. Dieses wird narbig umgebaut und bildet dann die Aneurysmawand.
- Aneurysma dissecans
  Infolge eines Intimarisses kommt es zu einer intramuralen Einblutung in die Media mit Bildung eines zweiten falschen Aortenlumens, das sich nach distal und proximal ausweiten kann.

Ursachen
- Angeborene Fehlbildungen (v. a. im Bereich der Hirnbasisarterien)
- Arteriosklerose
- Entzündungen (rheumatisches Fieber, Panarteriitis nodosa)
- Infektionen (Syphilis)
- Marfan-Syndrom.

Symptome
Meist keine (häufig Zufallsbefund).
- evtl. Kompressionserscheinung
- evtl. Pulsationsphänomene
- bei großen Aneurysmen Schmerzen infolge Durchblutungsstörungen durch zunehmende Thrombosierung.

Komplikationen
- Ruptur (beim Aortenaneurysma kann der Patient innerhalb von 10 min. verbluten)
- Thrombose (Durchblutung der nachgeschalteten Organe ist gefährdet)
- arterielle Embolie.

Therapie
- Behandlung der Grunderkrankung
- chirurgische Entfernung
- Überbrückung des aneurysmatischen Gefäßabschnitts.

8.10.4 Arteriosklerose

Definition

Krankhafte Veränderung von Arterien mit Verhärtung, Verdickung und Elastizitätsverlust sowie Lumeneinengung.

Ursachen

Risikofaktoren 1. Ordnung

- Hypertonie
- Hypercholesterinämie
- Diabetes mellitus
- Nikotin.

Risikofaktoren 2. Ordnung

- Bewegungsmangel
- Stress
- Adipositas.

Unbeeinflussbare Risikofaktoren

- Männliches Geschlecht
- Familienanamnese
- höheres Lebensalter.

Pathomechanismus (nicht eindeutig geklärt)

Veränderungen des Gefäßinhaltes bewirken Läsionen des Epithels. Nach Gefäßwandschädigung kommt es zu Ablagerungen von Fetten, Mineralien, Proteinen. Das umliegende Gewebe beginnt mit diesen Ablagerungen zu verwachsen, es entstehen Wucherungen und Verkalkung. Folge ist eine Verengung des Lumens und Elastizitätsverlust.

Symptome

- Symptome der Mangeldurchblutung, z. B.
  - blasse Extremitäten
  - Funktionsverlust von Organen.

Komplikationen

- Angina pectoris
- Herzinfarkt
- Apoplex
- periphere arterielle Verschlusskrankheit
- allg. Organinsuffizienz.

Therapie

- Risikofaktoren beseitigen:
  - Rauchverbot
  - Gewichtsnormalisierung
  - optimale Einstellung von Blutzucker, Blutdruck und Blutfettwerten.

8.10.5 Periphere arterielle Verschlusskrankheit (pAVK)

8.10.5.1 Chronischer peripherer arterieller Verschluss

Definition

Chronische Durchblutungsstörung meist der Beine durch Einengung des Gefäßlumens.

Ursachen

- Arteriosklerose (95%, → Risikofaktoren)
- Thrombangiitis obliterans (chronisch-entzündliche Gefäßerkrankung: Raucherkrankheit)
- Panarteriitis nodosa (Autoimmunerkrankung).

Stadieneinteilung nach Fontaine-Ratschow

Stadium I

- Beschwerdefreiheit.

Stadium II

- Belastungsschmerz (Claudicatio intermittens = Schaufensterkrankheit, unterbrochenes Hinken).

Stadium II a

- Beschwerdefreie Gehstrecke > 200 m.

Stadium II b

- Beschwerdefreie Gehstrecke < 200 m.

Stadium III

- Ischämischer Ruheschmerz in horizontaler Lage.

Stadium IV

- Trophische Störungen in Form von Nekrosen, Gangrän, Ulzera.

Symptome

- Parästhesien
- Kälteempfinden
- blasse oder zyanotische Haut
- Wundheilungsstörungen, Pilzerkrankungen
- abgeschwächte bis fehlende Pulse
- Ratschow-Lagerungsprobe positiv.

Komplikationen

- Nekrose, Gangrän.

Therapie

- Gefäßsporttraining, Beseitigung von Risikofaktoren
- ASS
- sorgfältige Fußpflege

- ggf. Amputation
- Ballondilatation.

8.10.5.2 Akuter peripherer arterieller Verschluss

Definition

Plötzlicher Verschluss einer Arterie der Extremitäten durch einen Embolus.

> **Spezieller Lernhinweis**
>
> Arterielle Verschlüsse können sich an vielen anderen Stellen manifestieren: z. B. im Gehirn, Nieren, Milz, Mesenterium.

Ursachen

- Zu 90 % ist das Herz die Emboliequelle (Z. n. Herzinfarkt, Vorhofflimmern)
- Abreißen von arteriosklerotischen Plaques.

Symptome

- Komplettes Ischämiesyndrom.

> **Merke! 6 x P**
>
> 1. Plötzlicher Schmerz = pain (Lokalisation: distal der Stenose)
> 2. Blässe = paleness
> 3. Missempfindung = paresthesia
> 4. Pulslosigkeit = pulslessness
> 5. Bewegungsunfähigkeit = paralysis
> 6. Schock = prostration

Komplikation

- Irreversible Nekrose.

Therapie

 Notfall! Maßnahmen zur Grundversorgung → Kap. „Notfall".

- Thrombektomie
- Lysetherapie.

8.10.6 Arteriitis temporalis (syn.: Morbus Horton, Horton-Magath-Brown-Syndrom)

Definition

Entzündliche und granulomatöse Gefäßveränderung der Arteria temporalis (häufig assoziiert mit Polymyalgia rheumatica).

Ursachen

- Unbekannt
- evtl. Autoimmunprozess durch Virusinfektionen ausgelöst

Meist nach dem 50. Lebensjahr auftretend, m : w = 1:2.

Symptome

- Fieber, Schwäche, Gewichtsverlust
- Kopfschmerzen (halbseitig)
- Schmerzen beim Kauen
- Schleiersehen, einseitiger Gesichtsfeldausfall
- Temporalarterie ist geschwollen mit abgeschwächtem bis fehlendem Puls.

Komplikationen

- Plötzliche Erblindung
- Apoplex.

Therapie

- Glukokortikoide
- Immunsuppressiva.

8.10.7 Migräne

Definition

Anfallsartige, rezidivierende, meist einseitig und pulsierend auftretende Kopfschmerzen, die meist in den frühen Morgenstunden beginnen und Stunden bis Tage andauern können.

Ursachen

- Unbekannt
- evtl. positive Familienanamnese.

Auslösende Faktoren

- Hormonelle Änderungen
- Umwelt- und Klimaeinflüsse
- bestimmte Nahrungs- und Genussmittel
- Medikamente
- psychische Belastung.

Pathomechanismus (nicht genau geklärt)

Durch entsprechende Hormonfreisetzung oder durch nervale Einflüsse kommt es erst zu einer Vasokonstriktion, dann zu einer Vasodilatation der Hirnarterien, u. a. auch im Bereich der Meningen.

Symptome

- Meist schmerzfreie Prodromalphase (Dauer: 20–30 min.) mit Augensymptomen: Sehstörun-

gen, Flimmern, Funkensehen, Gesichtsfeldeinschränkungen
- Schwindel, Parästhesien
- starke, meist einseitige Kopfschmerzen
- starke Reizempfindlichkeit (Patienten liegen im abgedunkelten, ruhigen Zimmer).

Therapie

- Im akuten Anfall nichtsteroidale Antiphlogistika
- Ausschalten anfallsfördernder Faktoren
- Betarezeptorenblocker.

8.11 Venöse Gefäßerkrankungen

8.11.1 Varizen/Varikosis (Krampfadern)

Definition
Unregelmäßig geschlängelte und erweiterte oberflächliche Venen, am häufigsten an den Beinen auftretend.
Ca. 20 % der Erwachsenen, Erstmanifestation meist im 3. Lebensjahrzehnt, w : m = 3:1.

Je nach Lokalisation unterscheidet man:
- Stamm- und Seitenastvarizen, bevorzugt an der medialen Ober- und Unterschenkelseite (am häufigsten)
- retikuläre Varizen, bevorzugt in der Kniekehle und an der Außenseite von Ober- und Unterschenkel
- Besenreiservarizen, bevorzugt am Oberschenkel dorsal.

Ursachen
- Venenwandschwäche
- Klappeninsuffizienz
- intravasale Druckerhöhung
- Risikofaktoren: positive Familienanamnese, stehende Tätigkeit, Übergewicht, Schwangerschaften.

Symptome
- In leichten Fällen keine Beschwerden
- Müdigkeits-, Schwere- und Spannungsgefühl in den Beinen (Besserung im Liegen und bei Bewegung)
- Neigung zu abendlichen Knöchelödemen
- Wadenkrämpfe, Schmerz, Kribbeln
- evtl. Juckreiz.

Komplikationen
- Thrombophlebitis
- Phlebothrombose
- chronisch-venöse Insuffizienz mit Ulcus cruris.

Therapie
- Liegen oder Gehen (nicht Sitzen oder Stehen)
- Sport (nicht fuß- oder beinbelastend)
- Wechselduschen
- Rosskastanie, Ginkgo, Steinklee
- Kompressionsstrümpfe
- evtl. Verödung (Extraktion)
- Venenstripping
- Sklerosierung von Venen durch Injektionsbehandlung bei retikulären Varizen und Besenreisern.

8.11.2 Oberflächliche Thrombophlebitis

Definition
Mit einer Thrombose einhergehende Entzündung der oberflächlichen Venen.

Ursachen
- Vorbestehende Varizen zu 90 % an den Beinen (Entzündungsprozess wird ausgelöst durch Mikrotraumen)
- infizierte Venenkatheter (meist an den Armen durch Infusionen oder Injektionen).

Symptome
- Rötung, Schmerz, Überwärmung, Schwellung, Funktionseinschränkung (keine Schwellung der Gesamtextremität, im Gegensatz zur Phlebothrombose, 90 % des Blutes fließt durch tiefe Venen ab)
- schmerzhaft tastbarer, bläulich verfärbter Venenstrang.

Therapie
- Bewegung, Bettruhe ist kontraindiziert
- Stützstrümpfe/Kompressionsverband
- evtl. Stichinzision
- Heparin.

8.11.3 Phlebothrombose

Definition
Thrombose der tiefen Bein- und Beckenvenen mit Gefahr der Lungenembolie und chronisch venöser Insuffizienz.

Ursachen
Virchow-Trias
Veränderung der Blutzusammensetzung
- Mangel an Gerinnungshemmstoffen: z. B. Antithrombin III
- Östrogentherapie
- Pille und Rauchen
- Schwangerschaft
- erhöhte Blutviskosität.

Veränderung der Blutströmung
- Immobilisation, lange Bettlägerigkeit
- Flugzeugthrombose (Abknicken der V. poplitea)
- Herzinsuffizienz, Herzinfarkt
- hohes Lebensalter
- Adipositas
- Operationen
- Varizen.

Gefäßwandschäden
- Nach Operationen
- Frakturen
- Entzündungen/Tumoren.

Symptome
Oft keine, Lungenembolie kann erstes Symptom sein.
- Schwere-/Spannungsgefühl
- ziehende Schmerzen wie Muskelkater
- Überwärmung, Schwellung (Umfangsdifferenz)
- Glanzhaut
- evtl. Fieber, Leukozytose, BSG ↑
- Pratt-Warnvenen (Kollateralbildung an der Schienbeinkante)
- Druckempfindlichkeit im Verlauf der tiefen Venen
- Oberschenkel-, Hüft- oder Wadenschmerz bei Dorsalflexion im Sprunggelenk (**Homans-Zeichen**)
- Schmerz bei Druck auf die mediale Fußsohle (**Payr-Zeichen**)
- druckschmerzhafte Punkte entlang der Schienbeinkante (Meyer-Druckpunkte).

Komplikationen
- Lungenembolie
- postthrombotisches Syndrom (Blut fließt rückwärts über Perforantes zu den oberflächlichen Venen: sekundäre Varikosis)
- Ulcus cruris.

Therapie

 Notfall! Maßnahmen zur Grundversorgung → Kap. „Notfall".

- Thrombolyse, Thrombektomie
- Kompression
- OP
- Heparin.

V Hormonsystem

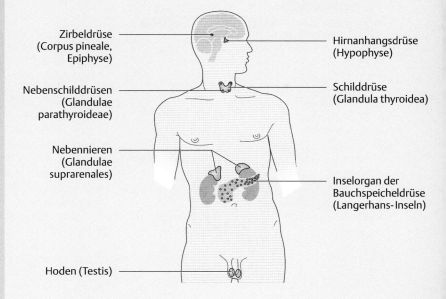

Abb. 6 **Endokrine Drüsen eines Mannes.**

9 Anatomie, Physiologie

Unter *Endokrinologie* versteht man die Lehre von der Funktion endokriner Drüsen und deren Hormone. Die Hormone gelten, zusammen mit dem Nervensystem, als Informationssystem des Körpers. Jede Gemeinschaft (im Sinne der Zellgemeinschaft) ist darauf angewiesen sich zu verständigen; das heißt die Zellen sind in der Lage, Informationen auszutauschen, indem sie Meldungen senden, empfangen und umsetzen können.

Das Hormonsystem und das Nervensystem werden streng getrennt behandelt, obwohl sie auf der Ebene Hypothalamus/Hypophyse miteinander kommunizieren.

9.1 Endokrine Drüsen und deren Hormone

9.1.1 Endokrine Drüsen

Endokrine Drüsen sind Drüsen mit *innerer Sekretion*, das heißt sie geben ihre Wirkstoffe (Hormone) direkt ins Blutsystem ab; sie gelangen über den Blutweg zum Erfolgsorgan.

> **Spezieller Lernhinweis**
>
> Exokrine Drüsen geben ihr Sekret über Ausführungsgänge nach außen ab (z. B. das Pankreas, die Schweißdrüsen, die Milchdrüsen, der Dünndarm und das Bronchialsystem).

Drüsengewebe liegt entweder in Form eines gut abgrenzbaren Organs vor, oder es ist als Zellhaufen in andere Organe eingebettet. Dazu zählen:
- Hypothalamus
- Hypophyse
- Epiphyse
- Schilddrüse (Glandula thyroidea)
- Nebenschilddrüsen (Glandulae parathyroideae)
- Thymus
- Nebennieren (Glandulae suprarenales)
- Eierstöcke (Ovarien)/Hoden (Testes)
- Langerhans-Inseln der Bauchspeicheldrüse (Pankreas).

Hinweis

Die **Epiphyse** und der **Thymus** entfallen bei der Behandlung des endokrinen Systems, da ihre Aufgabe noch unklar ist.
Bekannt ist, dass die Epiphyse auf Hell-dunkel-Reize reagiert, indem sie das Hormon Melatonin ausschüttet.
Melatonin wird als „Jugendhormon" bezeichnet, da der Höhepunkt der Melatoninausschüttung zwischen dem 1. und 3. Lebensjahr stattfindet. Eine pharmakologische Wirkung im Sinne einer Verzögerung der biologischen Alterung beim Menschen ist jedoch nicht nachgewiesen.
Der Thymus produziert Thymushormone (Thymosin), die wahrscheinlich die Reifung der Immunzellen stimulieren. Es ist bekannt, dass es bei einem Mangel von Thymushormonen zu immunologischen Störungen kommt.

9.1.2 Hormone

- Hormone sind chemische Botenstoffe, die im Blut nachweisbar sind.
- Sie sind in sehr geringen Mengen wirksam und werden vom Körper selbst gebildet.
- Es handelt sich um Antriebsstoffe, die eine spezifische Wirkung auf bestimmte Gewebe oder Organe haben, sowohl im Sinne des Bremsens als auch des Anreizes.
- Sie sind spezifisch für die jeweilige Empfangszelle; diese Zelle trägt auf ihrer Zelloberfläche einen Rezeptor, an dem das entsprechende Hormon andocken („Schlüssel-Schloss-Prinzip") kann; durch diesen Hormon-Rezeptor-Komplex wird eine Reaktion im Zellinneren ausgelöst.
- Der Transport im Blut erfolgt meist durch Bindung an Eiweiße.
- Hormone werden relativ schnell abgebaut (der Abbau erfolgt überwiegend in der Leber; Stoffwechselabbauprodukte werden dann über Niere, Galle oder Stuhl ausgeschieden; der Abbau kann auch in der Zelle selbst erfolgen).
- Nervale und psychische Faktoren können die Hormonproduktion beeinflussen.
- Die körpereigenen Hormone lassen sich nach ihrer chemischen Struktur in

9 Anatomie, Physiologie

- Steroidhormone (Grundbausteine sind Cholesterine)
- Peptidhormone (Grundbausteine sind Aminosäuren) und
- Aminosäureabkömmlinge einteilen.

9.1.3 Freisetzungsmechanismen der Hormone

Das Antagonisten-Prinzip

- Jeweils zwei Hormone nehmen eine antagonistische Stellung innerhalb des Hormonsystems ein.
- Ein Hormon wirkt fördernd auf eine Stoffwechselfunktion, während das andere Hormon eine hemmende Wirkung hat.
- Antagonisten sind die Hormone Insulin und Glukagon der Bauchspeicheldrüse und Calcitonin und Parathormon der Nebenschilddrüse bzw. der Schilddrüse (→ dort).

Das Prinzip der positiven und negativen Rückkoppelung

Das Grundprinzip der Rückkoppelung ist der sich *selbst steuernde Regelkreis*.
Die Glieder dieses Kreises sind
- der Hypothalamus (1. Ebene)
- die Hypophyse (2. Ebene) und
- die peripheren Hormondrüsen (3. Ebene): Schilddrüse, Nebennieren, Eierstöcke/Hoden.

Als *übergeordnetes Organ* misst der Hypothalamus die Hormonproduktion der peripheren Drüsen im Blutserum. Ist die Hormonproduktion z. B. der Schilddrüse zu niedrig, so gibt der Hypothalamus (in Form eines Releasing-Hormons) den Befehl an die Hypophyse, ebenfalls ein Befehlshormon (TSH) zu produzieren, welches die Zellen der Schilddrüse anregt, mehr Schilddrüsenhormone (T3/T4) zu produzieren. Ist der Hormonspiegel von T3/T4 im Blutserum ausreichend, so stellt der Hypothalamus seine Produktion von Releasing-Hormonen ein.
Dieses Prinzip funktioniert nicht nur bei allen anderen peripheren Drüsen, es gilt auch für die effektorischen Hormone der Hypophyse (STH, PRL). Dank dieser Regelkreise wird das hormonelle Gleichgewicht aufrechterhalten.

Übersicht

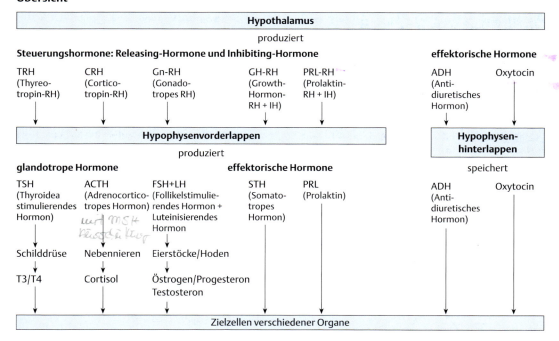

9.2 Hypothalamisch-hypophysäres System

9.2.1 Hypothalamus

- Der Hypothalamus liegt unter dem Thalamus am Boden des 3. Ventrikels.
- Er ist ein Teil des Zwischenhirns, welches die Verbindungsstelle vom zentralen Nervensystem zu dem Hormonsystem darstellt.
- Der Hypothalamus besteht aus Nervengewebe, welches neben anderen Aufgaben in der Lage ist, Hormone zu produzieren.
- Im **vorderen Teil** des Hypothalamus findet man Nervenzellnester, die Hormone (ADH und Oxytocin) bilden; sie gelangen auf axonalem Wege zum Hypophysenhinterlappen.
- Der **mittlere Teil** des Hypothalamus produziert Hormone (Steuerungshormone), die über den Blutweg zum Hypophysenvorderlappen gelangen und dort eine spezifische Reaktion auslösen.
- Der **hintere Teil** des Hypothalamus besteht aus Nervenzellnestern, die mit vegetativen Zentren in Verbindung stehen. Hier wird erkennbar, dass das Hormonsystem mit dem Nervensystem in enger Verbindung steht; die vegetativen Anteile des Hypothalamus können den Sollwert der Hormonproduktion des vorderen und mittleren Teils je nach Stoffwechselsituation erhöhen oder senken.

9.2.2 Hypophyse

- Die Hypophyse liegt in der *Sella turcica* (Türkensattel) des Keilbeins, einem Teil der knöchernen Schädelbasis.
- Sie ist über den *Hypophysenstiel* direkt mit dem Hypothalamus verbunden und besteht aus 2 funktionellen und histologischen Einheiten:

Hypophysenvorderlappen (HVL)

Er wird wegen seines drüsigen Aufbaus auch **Adenohypophyse** genannt; über Gefäße des Hypophysenstiels gelangen Hormone des mittleren Teils des Hypothalamus zum HVL und bewirken die Produktion und Freisetzung von glandotropen (TSH, ACTH, FSH, LH) und effektorischen Hormonen (STH, PRL).

Hypophysenhinterlappen (HHL)

Er besteht aus Nervengewebe und wird deshalb auch als *Neurohypophyse* bezeichnet, welches sich aus dem vorderen Teil des Hypothalamus über den Hypophysenstiel fortsetzt. Die vom Hypothalamus produzierten Hormone (ADH und Oxytocin) erreichen auf nervalem Wege den Hypophysenhinterlappen, der diese *speichert*.

Aufgabe Hypothalamus/Hypophyse

Sie besitzen die zentrale dirigierende Funktion der hormonalen Regulation.

9.2.3 Hormone des Hypothalamus

9.2.3.1 Steuerungshormone (Releasing- und Inhibiting-Hormone)

Wirkungsweise

- Releasing-Hormone (TRH, CRH, Gn-RH, GH-RH, PRL-RH) bewirken eine spezifische Hormonfreisetzung aus dem Hypophysenvorderlappen.
- Inhibiting-Hormone (GH-IH, PRL-IH) hemmen die Ausschüttung von Hormonen des Hypophysenvorderlappens.

Freisetzungsreiz der Releasing-Hormone

- Abfall der Hormonkonzentration sowohl der peripheren Drüsen als auch effektorischer Hormone (STH, PRL) des Hypophysenvorderlappens.

Freisetzungsreiz von Inhibiting-Hormonen

- Anstieg der Hormonkonzentration von effektorischen Hormonen (STH, PRL) des Hypophysenvorderlappens.

9.2.3.2 Effektorische Hormone

Wirkungsweise (→ Hormone des Hypophysenhinterlappens)

- Effektorische Hormone sind in diesem Falle Adiuretin und Oxytocin.
- Diese Hormone werden nicht von Releasing- oder Inhibiting-Hormonen kontrolliert, sondern direkt vom *Hypothalamus gebildet* und im *Hypophysenhinterlappen gespeichert*.

9.2.4 Hormone des Hypophysenvorderlappens

9.2.4.1 Glandotrope Hormone

Wirkungsweise

- Glandotrope Hormone wirken anregend auf die Hormonproduktion der peripheren Drüsen.

9 Anatomie, Physiologie

■ Thyroidea stimulierendes Hormon (TSH)
- TSH wirkt auf den Hormonhaushalt der Schilddrüse.

■ Adrenokortikotropes Hormon (ACTH)
- ACTH regelt den Hormonhaushalt der Nebennierenrinde.

■ Gonadotrope Hormone (FSH = Follikel stimulierendes Hormon und LH = Luteinisierendes Hormon)
- FSH und LH regeln die Tätigkeit der Ovarien bzw. Hoden.

Freisetzungsreiz
- Jedes glandotrope Hormon wird durch ein Releasing-Hormon des Hypothalamus freigesetzt (TSH durch TRH, ACTH durch CRH, FSH + LH durch Gn-RH).

9.2.4.2 Effektorische Hormone

■ Somatotropes Hormon (STH oder Growth Hormon = GH)
Wirkungsweise
- Das somatotrope Hormon wirkt auf das Längenwachstum.
- Es stimuliert die Zellteilung (fördert Knorpel-, Knochen- und Muskelaufbau).
- Es wirkt diabetogen, indem es Fettsäuren aus dem Fettgewebe mobilisiert und die Glukoneogenese in der Leber steigert.
- Es regt die Proteinbiosynthese aller Körperzellen an.

Freisetzungsreiz
- GH-Releasing-Hormon des Hypothalamus.

■ Prolaktin
Wirkungsweise
- Das Prolaktin stimuliert das Brustdrüsenwachstum.
- Es fördert die Milchproduktion in der Brustdrüse (Laktopoese).
- Es bremst die Libido und wirkt hemmend auf die Ausschüttung von LH.

Freisetzungsreiz
- PRL-Releasing-Hormon des Hypothalamus
- auf nervalem Wege durch den Saugreiz des Säuglings

- Östrogene und Gestagene wirken während der Schwangerschaft ebenfalls stimulierend auf die Prolaktinausschüttung.

> **Spezieller Lernhinweis**
>
> Physiologisch findet man bei stillenden Müttern einen erhöhten Prolaktinspiegel im Blut. Prolaktin wirkt hemmend auf die Ausschüttung von LH aus dem Hypophysenvorderlappen, damit erklärt sich die Amenorrhöe und die fehlende Ovulation bei stillenden Frauen als natürlicher Empfängnisschutz.

9.2.5 Hormone des Hypophysenhinterlappens

Der Hypophysenhinterlappen produziert keine Hormone, sondern speichert Hormone des Hypothalamus.

■ Adiuretin (auch antidiuretisches Hormon oder Vasopressin)
Wirkungsweise
- Adiuretin bewirkt eine erhöhte Durchlässigkeit der Sammelrohre und des distalen Tubulus der Niere für Wasser, sodass es in den Körper rückresorbiert werden kann.
- Es wirkt in hohen Mengen vasokonstriktorisch und ist somit für eine Blutdrucksteigerung verantwortlich.

Freisetzungsreiz
- Bei Blutdruckabfall registrieren Volumenrezeptoren den Blutdruck und melden ihn auf nervalem Wege an den Hypothalamus.
- Osmorezeptoren des Hypothalamus reagieren auf eine Zunahme des osmotischen Drucks und lösen damit eine verstärkte ADH-Ausschüttung aus.

■ Oxytocin
Wirkungsweise
- Oxytocin bewirkt eine Kontraktion der Milchkanälchen und somit die Milchausscheidung nach der Geburt.
- Es fördert die Kontraktion der Uterusmuskulatur (Wehentätigkeit) während der Geburt.

Freisetzungsreiz
- Auf nervalem Wege durch Saugen an den Mamillen
- Zervixdilatation.

9.3 Periphere endokrine Drüsen

9.3.1 Schilddrüse (Glandula thyroidea)

- Die Schilddrüse liegt unterhalb des Schildknorpels vor der Luftröhre und umfasst diese halbkreisartig.
- Es ist ein schmetterlingsförmiges Organ, wiegt 20–30 g und besteht aus einem rechten und linken Seitenlappen sowie einem schmalen Mittellappen, dem Isthmus, der die beiden Lappen verbindet.
- Außen ist sie von einer Kapsel umgeben und vor der Trachea verschieblich.
- Sie wird durch gefäßhaltige Bindegewebssepten in verschieden große *Läppchenbezirke* eingeteilt.
- Diese Läppchen bestehen aus Drüsengewebe, welches sich aus *Follikelzellen* (Zellen, die sich zu einem Bläschen formieren) und *parafollikulären C-Zellen* zusammensetzt.
- Die Follikelzellen produzieren die *Schilddrüsenhormone Thyroxin (T4)* und *Trijodthyronin (T3)* und geben diese ins Innere des Follikels ab.
- Im Inneren des Follikels befindet sich somit das Kolloid (Zwischenspeicher).
- Die parafollikulären C-Zellen produzieren das Hormon *Calcitonin*.

> **Wichtiger Lernhinweis**
>
> Für die Produktion von T3/T4 ist ausreichend Jod nötig. 98% des mit der Nahrung aufgenommenen Jods wird hierzu verwendet. Der tägliche Jodumsatz beträgt 150–200 mg, wovon $2/3$ über den Urin verloren gehen. Deutschland zählt zu den Jodmangelgebieten, sodass ein gehäuftes Auftreten von Schilddrüsenerkrankungen die Folge ist.

9.3.1.1 Hormone der Schilddrüse

■ **Trijodthyronin (T3) und Thyroxin (T4)**

- T3 ist als aktive Form zu bezeichnen und hat eine 5fach höhere Wirkung als T4; es befindet sich nur 1–2 Tage im Blut.
- T4 hingegen ist ca. 7 Tage im Blut nachweisbar; unter Abspaltung eines Jodatoms wird es dann zu T3 umgewandelt.

Wirkungsweise
- Die Schilddrüsenhormone T3 und T4 wirken auf den Gesamtstoffwechsel im Sinne der *Energieumsatzsteigerung*; die Energie wird nur teilweise in Arbeit (z. B. Biosynthese von Enzymen, Hormonen und zellulären Strukturelementen) umgesetzt, der andere Teil wird als Wärme frei; somit fördern sie auch die *Thermogenese*.
- Sie wirken *diabetogen*, indem sie die Lipolyse steigern und die Glykogensynthese hemmen.
- Sie fördern *Wachstum* und *Entwicklung* bei Kindern (körperlich und geistig).
- Sie wirken auf das Nervensystem (T3/T4 ↑: Übererregbarkeit; T3/T4 ↓: Apathie) und
- auf die Muskulatur (T3/T4 ↑: Myopathie; T3/T4 ↓: verlangsamte Sehnenreflexe).
- Sie bewirken eine erhöhte *Katecholaminempfindlichkeit am Herzen* und
- fördern den Kalzium- und Phosphatumsatz.

Freisetzungsreiz
- TSH aus dem Hypophysenvorderlappen.

■ **Calcitonin**

Wirkungsweise
- → Nebenschilddrüse.

9.3.1.2 Untersuchungsmethoden der Schilddrüse

Palpation

Der Behandler steht hinter dem Patienten und umfasst den Hals, indem die Daumen im Nacken des Patienten ruhen und mit Zeige- und Mittelfinger unterhalb des Ringknorpels nach dem Isthmus getastet wird. Bittet man den Patienten zu schlucken, bewegt sich die Schilddrüse nach oben und man kann sie hinsichtlich Größe, Begrenzung, Beweglichkeit, Konsistenz und Schmerzhaftigkeit überprüfen. Fühlt sie sich wärmer an als ihre Umgebung, so ist dies ein Hinweis auf eine Entzündung.

Auskultation

Auskultatorisch könnte ein Schwirren über der Schilddrüse erfasst werden.

Szintigramm

Dem Patienten wird 99m Technetium über die Vene zugeführt; mithilfe einer γ-Kamera kann die räumliche Verteilungsdichte gemessen und sichtbar gemacht werden. Liegt keine Erkrankung vor, so würde sich das radioaktiv markierte Technetium als gleichmäßig verteilte gelbe Farbe darstellen. Ein Gebiet mit vermehrter Aktivität bezeichnet man als *heißen Knoten* (orange-rote Darstellung), ein Gebiet mit verminderter Aktivität als *kalten Knoten* (grüne Darstellung). Ein heißer oder kalter Knoten gibt noch keinen definitiven Hinweis auf die vorliegende Erkrankung.

Blutuntersuchung

Bestimmung von Entzündungsparametern, Antikörpern, T3/T4, TSH, selten TRH.

Biopsie

Die Biopsie gibt letztendlich Aufschluss über die vorliegende Gewebsveränderung.

9.3.2 Nebenschilddrüsen (Glandulae parathyroideae)

- Die vier weizenkorngroßen *Epithelkörperchen* liegen paarweise den oberen und unteren Polen der Schilddrüse auf.
- Sie sind von einer zarten Bindegewebskapsel umgeben und bestehen aus *Epithelzellen*, die durch zwischengelagertes Fett- und Bindegewebe zu Epithelsträngen geordnet sind.
- Die Nebenschilddrüsen sind durch lockeres Bindegewebe von der Schilddrüse getrennt und optisch sehr schwer von dem Schilddrüsengewebe zu unterscheiden.

9.3.2.1 Hormone der Nebenschilddrüse

■ **Parathormon (PTH)** *erhöht Kalziumspiegel*

Parathormon sorgt für die Konstanthaltung der Plasmakonzentration von *Kalzium* und *Phosphat*.

Wirkungsweise

Anhebung des ionisierten Kalziums im Plasma.
- Es bewirkt die Freisetzung von Kalzium und Phosphat aus dem *Knochen*.
- In der *Niere* fördert es die Ausscheidung von Phosphat und steigert die Wiederaufnahme von Kalzium ins Blut.
- Es begünstigt den chemischen Umwandlungsprozess des Vitamin D in der Niere und damit die Kalziumresorption aus dem Darm.

Freisetzungsreiz
- Abfall des Blut-Kalziumspiegels (die regulierende Größe ist die Kalziumkonzentration im Blut).

■ **Calcitonin**

Calcitonin wird hauptsächlich in den parafollikulären *C-Zellen der Schilddrüse*, in kleinen Mengen auch in der Nebenschilddrüse produziert; es sorgt zusammen mit Parathormon für die Konstanthaltung des Kalzium- und Phosphatspiegels im Serum; Calcitonin antagonisiert unter physiologischen Bedingungen die Wirkung des Parathormons.

Wirkungsweise *senkt den Kalziumspiegel*

Senkung des ionisierten Kalziums im Plasma.
- Kalzium und Phosphat werden in die Knochen eingebaut.
- Es fördert die Ausscheidung von Kalzium über die Niere und die Wiederaufnahme von Phosphat ins Blut.

Freisetzungsreiz
- Anstieg des Kalziumspiegels im Blut.

9.3.2.2 Regulation des Kalziumspiegels

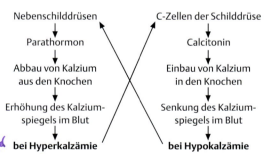

9.3.3 Nebennieren (Glandulae suprarenales)

- Die beiden Nebennieren liegen paarig retroperitoneal in Höhe des ersten Lendenwirbels und sitzen den oberen Polen der Nieren auf.
- Sie sind flach-kappenförmig und von Fettgewebe umgeben, welches sie histologisch von den Nieren trennt.

- Morphologisch und auch funktionell unterscheidet man die **Nebennierenrinde (NNR)** und das **Nebennierenmark (NNM)**.

Nebennierenrinde

Die Nebennierenrinde besteht aus drüsigem Gewebe und nimmt 80 % der gesamten Nebenniere ein. Man unterteilt sie in 3 Schichten:
- *Zona glomerulosa*
  In dieser äußersten Schicht werden Mineralokortikoide produziert (Hauptvertreter: Aldosteron).
- *Zona fasciculata*
  In der mittleren Schicht werden Glukokortikoide produziert (Hauptvertreter: Cortisol).
- *Zona reticularis*
  In der innersten Schicht werden Androgene produziert (Hauptvertreter: Testosteron).

Nebennierenmark

Der Markanteil der Nebenniere beträgt 20 % und besteht aus modifizierten *sympathischen Nervenzellen*; das Nebennierenmark ist als „verlängerter Arm" des *vegetativen Nervensystems* anzusehen; hier werden Adrenalin und Noradrenalin produziert.

9.3.3.1 Hormone der Nebennierenrinde

■ **Mineralokortikoide**

Hauptvertreter: Aldosteron.

Wirkungsweise
- Aldosteron besitzt eine blutdruckregulierende Funktion, indem es am distalen Tubulus der Niere eine Natrium- und Wasserrückresorption ins Plasma bewirkt und gleichzeitig Kalium- und Wasserstoffionen ins Tubulussystem ausscheidet.
- Es ist somit für den *Wasser- und Natriumbestand* des Organismus verantwortlich.

Freisetzungsreiz
- Niedriger Natriumspiegel im Blut (Hyponatriämie), sowie eine Abnahme des Blutvolumens.
- Zum größten Teil wird Aldosteron über das Renin-Angiotensin-Aldosteron-System freigesetzt (→ Kap. „Harnsystem").
- Nur zu einem geringen Teil unterliegt die Freisetzung von Aldosteron dem Hypothalamus-Hypophysen-System durch ACTH.

■ **Glukokortikoide**

Hauptvertreter: Cortisol.

Wirkungsweise
Auf den Kohlenhydrat-, Fett-, Eiweißstoffwechsel
- Wirkt Eiweiß abbauend (katabol) indem es Aminosäuren mobilisiert, die zur Glukoneogenese verwendet werden.
- Es trägt zur Fettumverteilung bei; Fette werden mobilisiert und der Glukoneogenese zur Verfügung gestellt.
- Es wirkt somit diabetogen.

Auf das Immunsystem bei einer Cortisolerhöhung im Blut
- entzündungshemmend und antiallergisch
- immunsuppressiv
- gefäßwandabdichtend.

Auf das hämatopoetische System bei einer Cortisolerhöhung im Blut
- Erythrozyten ↑
- Leukozyten ↑
- Thrombozyten ↑
- Lymphozyten ↓
- Eosinophile ↓.

Auf die Belegzellen des Magens bei einer Cortisolerhöhung im Blut
- Salzsäure steigernd.

Freisetzungsreiz
- ACTH des Hypophysenvorderlappens.

■ **Androgene**

Hauptvertreter: Testosteron.

Wirkungsweise
- Beim Mann ist das von der Nebennierenrinde produzierte Testosteron so gut wie bedeutungslos, da es hier nur in geringen Mengen hergestellt wird.
- Bei der Frau wirkt es
  - muskelaufbauend und
  - auf die Ausprägung der Geschlechtsbehaarung.

Freisetzungsreiz
- ACTH des Hypophysenvorderlappens.

9.3.3.2 Hormone des Nebennierenmarks

■ **Adrenalin und Noradrenalin**

Adrenalin nimmt im Verhältnis zu Noradrenalin einen Anteil von 70–90 % ein.
- Die Katecholamine sind wegen ihres Wirkungsmodells als *Hormone* zu betrachten, andererseits fungieren sie auch als *Neurotransmitter*.

- Die Wirkung beider Hormone ist ähnlich, wobei
  - Adrenalin mehr die Herztätigkeit und
  - Noradrenalin mehr die Gefäße beeinflusst.

Wirkungsweise

- Gefäßverengend
- Herzfrequenz steigernd
- Bronchodilatation
- beschleunigen den Stoffwechsel (Grundumsatzsteigerung)
- diabetogene Wirkung, indem im Muskel und in der Leber Glykogen abgebaut wird; Steigerung der Lipolyse
- die Peristaltik des Magen-Darm-Traktes wird gehemmt
- Denkvorgänge werden zugunsten von Reflexen blockiert.

Freisetzungsreiz

- Emotionaler Stress, wie z. B. Angst, Isolation, Prüfung
- physischer Stress und Belastung, z. B. schwere körperliche Arbeit, Geburt oder schwere Erkrankung.

> **Spezieller Lernhinweis**
>
> Adrenalin und Noradrenalin werden vornehmlich in der Leber und der Niere abgebaut. Als Endprodukt kann die Vanillinmandelsäure im 24-Stunden-Urin nachgewiesen werden.

9.3.4 Männliche und weibliche Keimdrüsen

- → Kap. „Fortpflanzungsorgane".

9.3.5 Langerhans-Inseln der Bauchspeicheldrüse (Pankreas)

- Die Langerhans-Inseln liegen verstreut (inselartig) im Pankreasgewebe.
- Sie differenzieren sich in A-Zellen (Glukagonherstellung), B-Zellen (Insulinherstellung) und D-Zellen (Somatostatinherstellung).

9.3.5.1 Hormone des Pankreas

■ Insulin

Wirkungsweise

Insulin wirkt **blutzuckersenkend**, indem es den Kohlenhydrat-, Eiweiß- und Fettstoffwechsel beeinflusst.

Kohlenhydratstoffwechsel
- Steigert die Durchlässigkeit der Zellmembran für Glukose (bis auf die Nervenzellen benötigt jede Zelle Insulin, um Glukose aufnehmen zu können).
- Es fördert die Glykogenbildung in der Leber und im Muskel.

Eiweißstoffwechsel
- Stimuliert die Bildung von Aminosäuren aus Glukose und fördert die Aufnahme von Aminosäuren in die Muskelzelle.

Fettstoffwechsel
- Stimuliert die Bildung von Fettsäuren aus Glukose und fördert die Aufnahme von Fettsäuren in die Fettzelle und die Leber.

Freisetzungsreiz

- Erhöhter Glukosespiegel im Blut.

■ Glukagon

Wirkungsweise

Glukagon nimmt eine *antagonisierende* Position zu Insulin ein. Es wirkt blutzuckersteigernd, indem es den Kohlenhydrat-, Eiweiß- und Fettstoffwechsel beeinflusst.

Kohlenhydratstoffwechsel
- Bewirkt den Glykogenabbau in der Leber.

Eiweißstoffwechsel
- Stimuliert den Proteinabbau; freiwerdende Aminosäuren werden zur Glukoneogenese verwendet.

Fettstoffwechsel
- Steigert die Lipolyse und fördert somit die Glukoneogenese.

Freisetzungsreiz

- Erniedrigter Glukosespiegel im Blut.

■ Somatostatin

Wirkungsweise

Wirkt Blutglukoseschwankungen entgegen, indem es
- die Magenmotilität und die Ausschüttung von Verdauungsenzymen hemmt und
- die Ausschüttung von STH, TSH, ACTH, Insulin und Glukagon verhindert.

Freisetzungsreiz

- Erhöhter Nährstoffgehalt im Blut
- Erhöhung gastrointestinaler Hormone im Blut.

*Sekund. Diabetes mellitus durch: Phäochromozytom (Adrenalin, noradrenalin)
m. Cushing: Hypercortisolismus*

10 Pathologie

10.1 Erkrankungen der Hypophyse

10.1.1 Diabetes insipidus

Definition

Verminderte Fähigkeit der Nieren, konzentrierten Harn zu produzieren infolge eines ADH-Mangels oder einer verminderten Ansprechbarkeit von ADH an der Niere.

Ursachen

- Zentraler Diabetes insipidus
  - $1/3$ der Fälle idiopathisch, evtl. genetisch verursacht
  - Tumoren, Traumen.
- Renaler Diabetes insipidus
  - Erworbenes oder erblich bedingtes Fehlen der Ansprechbarkeit der Nierentubuli auf ADH.

Symptome

Gestörte Wasserrückresorption
- Polyurie (5–25 l/24 h)
- Polydipsie (gesteigertes Durstempfinden und vermehrte Flüssigkeitsaufnahme)
- Asthenurie (Unvermögen der Niere konzentrierten Harn auszuscheiden).

Komplikationen

- Bei längerem Dursten Dehydratation.

Therapie

- Therapie der Grunderkrankung
- ADH-Analog zur intranasalen oder oralen Anwendung.

> **Spezieller Lernhinweis**
>
> Eine fehlende Nykturie schließt das Vorhandensein eines Diabetes insipidus praktisch aus! Bei Kleinkindern < 2 Jahren besteht statt Polyurie Diarrhöe!

10.1.2 Schwartz-Bartter-Syndrom

Definition

Pathologisch erhöhte ADH-Sekretion mit Wasserretention und Verdünnungshyponatriämie.

Ursache

- 80 % Paraneoplasie (meist ADH produzierendes kleinzelliges Bronchialkarzinom).

Symptome

Meist asymptomatisch.
- Appetitlosigkeit
- Übelkeit, Erbrechen, Kopfschmerzen, Muskelkrämpfe
- Reizbarkeit
- evtl. Wasserintoxikation mit neurologischen Symptomen
- keine Ödeme (Wasserretention beträgt nur 3–4 l).

Labor

- ADH ↑, Natrium ↓.

Therapie

- Flüssigkeitsrestriktion
- Medikamente (ADH-Antagonisten)
- evtl. Infusion hypertoner NaCl-Lösung.

10.1.3 Akromegalie (Hyperpituitarismus)

Definition

Überproduktion von STH nach beendetem Wachstum.

Ursachen

- Meist autonomes Adenom des Hypophysenvorderlappens.

Symptome

Erhöhte Wirkung auf die Zellteilung
- Veränderung der Physiognomie mit Vergrößerung der Gesichtszüge (verdickte und faltige Gesichtshaut)
- Vergrößerung von Händen, Füßen, Schädel

- Vergrößerung der Zunge und Auseinanderweichen der Zähne (kloßige Sprache)
- Vergrößerung der inneren Organe (Splanchnomegalie); Herzvergrößerung.

Fakultativ vorhandene Symptome
- Gelenkbeschwerden
- diabetogene Stoffwechsellage
- Hypertonie, Kopfschmerzen
- frühe Arteriosklerose
- Sehstörungen, bitemporale Hemianopsie
- Karpaltunnelsyndrom
- bei $1/3$ der Fälle kommt es zu Verdrängungserscheinungen der gonadotropen Zellen mit Hypogenitalismus; beim Mann: Impotenz; bei der Frau: Amenorrhöe.

Labor
- STH ↑.

Therapie
- Medikamentöse Hemmung
- Adenomektomie
- Strahlentherapie.

Prognose
- Unbehandelt kann es zu kardio- und zerebrovaskulären Komplikationen kommen.

10.1.4 Gigantismus (Hypophysärer Riesenwuchs)

Definition
Überproduktion von STH vor beendetem Wachstum mit der Folge eines überdimensionalen Längenwachstums.

Ursachen
- Meist autonomes Adenom des Hypophysenvorderlappens.

Symptome
- Körperlänge über 2 m (proportionierter Riesenwuchs, kaum Knochendeformitäten)
- diabetogene Stoffwechsellage
- kann bei Fortbestehen in eine Akromegalie übergehen.

Labor
- STH ↑.

Therapie
- Medikamentöse Hemmung
- Adenomektomie.

10.1.5 Prolaktinom

Definition
Häufigster Hypophysentumor (40–50 %) mit einer Überproduktion von Prolaktin.

Ursachen
- Prolaktin produzierendes Adenom des Hypophysenvorderlappens.

Symptome
Vermehrtes Brustdrüsenwachstum
- Brustvergrößerung.

Erhöhte Laktopoese
- Milchfluss (Galaktorrhöe).

Hemmung der gonadotropen Hormone
- Amenorrhöe
- Hitzewallungen
- Potenzverlust
- Libidoverlust
- bei Männern: selten Brustwachstum und Milchfluss; hauptsächlich Libido- und Potenzverlust durch Dysfunktion der Samen
- Kinder entwickeln einen Hypogonadismus.

Labor
- Prolaktin ↑.

Therapie
- Meist erfolgreiche medikamentöse Behandlung durch Dopaminagonisten.

10.1.6 Hypophysenvorderlappeninsuffizienz

Definition
Totaler Ausfall der Hypophysenvorderlappenfunktion (= Panhypopuititarismus, M. Simmonds).

Ursachen
- Hypophysentumoren, Metastasen
- Traumen (Unfälle, Operationen)
- Sheehan-Syndrom (postpartale Nekrose)
- autoaggressive Antikörper
- Granulome (z. B. Sarkoidose).

Symptome

Mangel an Wachstumshormonen (STH)
- im Wachstumsalter: Hypophysärer Zwergwuchs (Intelligenz und Körperproportionen normal)
- im Erwachsenenalter: Gewichtszunahme, verminderte Muskelkraft, Arterioskleroserisiko, Osteoporoserisiko, Herzminutenvolumen ↓, Hyperlipidämie
- LH- und FSH-Mangel (sekundärer Hypogonadismus)
- sekundäre Amenorrhöe
- Libido- und Potenzverlust
- Schwinden der Sekundärbehaarung
- TSH-Mangel (sekundäre Hypothyreose)
- Kälteintoleranz
- Bradykardie
- Müdigkeit.

ACTH- und MSH-Mangel (sekundäre Nebenniereninsuffizienz)
- wächserne Blässe durch Depigmentation
- herabgesetzte Leistungsfähigkeit
- arterielle Hypotonie.

Ausfall von Prolaktin bei stillenden Frauen
- Agalaktie.

Spezieller Lernhinweis

7-mal „A": **A**chsel- und **A**ugenbrauenbehaarung schwindet, **A**menorrhöe, **A**galaktie, **A**pathie, **A**dynamie, **a**labasterfarbene Blässe.

Labor

- STH ↓, LH + FSH ↓, TSH ↓, ACTH ↓, MSH ↓, PRL ↓.

Therapie

- Substitution der fehlenden Hormone.

10.2 Erkrankungen der Schilddrüse

10.2.1 Euthyreote Struma

Definition

Nichtentzündliche, nichtmaligne Vergrößerung der Schilddrüse bei normaler Hormonproduktion (90 % aller Schilddrüsenerkrankungen, häufigste endokrine Erkrankung; Frauen sind 4–8-mal häufiger betroffen).
Euthyreose → Bezeichnung für eine normale Schilddrüsenfunktion.

Struma → eine Vergrößerung der Schilddrüse durch Vermehrung der Follikelzahl.

Strumastadien

1 a: tastbare Struma, die auch bei rekliniertem Hals nicht sichtbar ist.
1 b: Struma nur bei rekliniertem Hals sichtbar.
2: Struma bei normaler Kopfhaltung sichtbar.
3: Struma mit lokalen Stauungs- und Kompressionszeichen.

Typisch für eine Struma ist die Beweglichkeit beim Schlucken.

Ursachen

- Jodmangel
- erhöhter Jodbedarf (Schwangerschaft, Pubertät).

Pathomechanismus

Ausgangspunkt: zu wenig Jod im Organismus (T3/T4 erniedrigt, TSH erhöht). Durch die vermehrte TSH-Ausschüttung wird u. a. auch das Zellwachstum der Schilddrüse forciert. Durch die vermehrte Zellzahl (Struma) gelingt es, mehr Jod aufzunehmen. Somit geht weniger Jod über den Urin verloren = maximale Ausschöpfung.

Symptome

- Zunächst keine.

Komplikationen

Struma wächst nach innen und drückt auf die Trachea:
- Gefühl des „Kloßes im Hals"
- Dysphagie
- Dyspnoe
- Stridor
- evtl. Einflussstauung (durch Kompression)
- Entwicklung einer Schilddrüsenautonomie (TSH-unabhängige funktionelle Autonomie mit fakultativer Hyperthyreose).

Labor

- T3/T4 normal, TSH ↑.

Therapie

- Jodid-Substitution bei Strumen ohne Autonomie
- Substitution von Schilddrüsenhormonen (durch die Gabe von Schilddrüsenhormonen wird die der Hypertrophie zugrunde liegende vermehrte

TSH-Produktion gesenkt; Folge ist eine Strumaverkleinerung)
- Operation bei großen Strumaknoten oder Strumen mit autonomen Bezirken.

10.2.2 Hyperthyreose

Definition
Überfunktion der Schilddrüse mit erhöhter Hormonkonzentration (T3/T4) im Serum.

Ursachen
- Autoimmunologisch (→ „Morbus Basedow")
- häufigste Ursache: autonomes Adenom (Jodmangelstruma)
- selten bei subakuter Thyreoditis, Schilddrüsenkarzinom, iatrogen.

Symptome
- Struma (70–90 %, fast obligat), auskultatorisch ist aufgrund der starken Durchblutung ein Schwirren hörbar.

Erhöhter Energieumsatz
- Gewichtsverlust trotz Heißhunger
- diabetogene Stoffwechsellage
- Fettleber (durch gesteigerte Lipolyse)
- Wärmeintoleranz, Schweißausbrüche (subfebrile Temperatur)
- warme, feuchte Haut.

Erhöhte Wirkung auf die Muskulatur
- Myopathie.

Erhöhte Wirkung auf Kalzium- und Phosphatumsatz
- Osteopathie durch neg. Kalziumbilanz (Hyperkalzämie, Hyperkalzurie, AP ↑).

Erhöhte Wirkung auf das Nervensystem
- feinschlägiger Tremor der Hände
- Nervosität, motorische Unruhe
- Reizbarkeit
- erhöhte Stuhlfrequenz, Diarrhöe.

Erhöhte Katecholaminempfindlichkeit
- Hypertonie (große Blutdruckamplitude)
- Tachykardie.

Labor
- T3/T4 ↑, TSH ↓.

Therapie
- Thyreostatika (blockieren die Synthese der Hormone)
- evtl. Operation
- Radiojodtherapie.

10.2.3 Immunogene Hyperthyreose (Morbus Basedow)

Definition
Überproduktion von Schilddrüsenhormonen, häufig mit einer endokrinen Orbitopathie assoziiert (50 %).

Ursachen
- Genetische Disposition und unbekanntes auslösendes Agens?

Pathomechanismus
Durch eine fehlgeleitete Immunantwort kommt es zu einem autoimmunologischen Defekt mit der Bildung von zwei Antikörperkomplexen:

TRAK (TSH-Rezeptor-Autoantikörper)
- Die TSH-Rezeptor-Autoantikörper stimulieren die Schilddrüsenzellen zu einer vermehrten Abgabe von T3/T4.

EPF (Exophthalmusproduzierender Faktor)
- EPF ist für die endokrine Orbitopathie verantwortlich (gilt als eigenes Krankheitsbild); Mukopolysaccharide lagern sich im periorbitalen Gewebe und in den äußeren Augenmuskeln ab.

Symptome
- → „Hyperthyreose"

Symptome der endokrinen Orbitopathie
- Frühestes Zeichen: Schwellung der lateralen Partie der Augenbrauen
- Lichtscheu, Doppelbilder, schmerzhafter Druck hinter den Augen
- in schweren Fällen: Augenmuskellähmungen mit Doppelbildern
- Stellwag-Zeichen (seltener Lidschlag)
- Dalrymple-Zeichen (sichtbarer Sklerastreifen am Hornhautrand)
- Möbius-Zeichen (Konvergenzschwäche)
- Graefe-Zeichen (beim Senken des Blickes bleibt Oberlid zurück).

Labor
- T3/T4 ↑, TSH ↓, Antikörper ↑.

Therapie
- Thyreostatika
- Radiojodtherapie
- Operation.

Komplikationen

Thyreotoxische Krise

> **Notfall!** Auftreten spontan oder oft nach Jodaufnahme (Röntgenkontrastmittel) bei unerkannter Hyperthyreose.

- Hochgradige Tachykardie, oder Tachyarrhythmie bei Vorhofflimmern
- Fieber bis 41°, Schwitzen, Exsikkose
- psychomotorische Unruhe, Angst
- Erbrechen, Durchfall
- Muskelschwäche, Adynamie
- Somnolenz bis Koma (30–50 % Letalität).

Spezieller Lernhinweis

Klassische Zeichen des Morbus Basedow sind die Merseburger Trias: Struma, Exophthalmus, Tachykardie.

10.2.4 Hypothyreose

Definition

Unterfunktion der Schilddrüse mit erniedrigter Hormonkonzentration im Serum.

Ursachen

- Angeboren
- Hypophysenvorderlappen-Insuffizienz
- Thyreoiditis Hashimoto
- iatrogen nach Strumektomie.

Symptome

Erniedrigter Energieumsatz
- Adipositas
- trockene, kühle Haut (blass und rau)
- Kälteintoleranz
- trockenes, brüchiges Haar
- antriebsarm, Verlangsamung.

Verminderte Wirkung auf die Muskulatur
- verlangsamte Sehnenreflexe.

Erniedrigte Wirkung auf das Nervensystem
- Apathie
- mimische Starre
- Obstipation.

Herabgesetzte Katecholaminempfindlichkeit
- Hypotonie
- Bradykardie, evtl. Herzinsuffizienz.

Weitere Symptome

- Myxödem (Einlagerung von Mukopolysacchariden v. a. im Gesicht und an den Extremitäten, kann auch generalisiert auftreten; derbteigige Konsistenz, bei Druck bleiben keine Dellen zurück)
- „Myxödemherz" mit Bradykardie
- raue, heisere Stimme („Myxödemsprache")
- Lidödeme.

Komplikationen

Myxödemkoma

> **Notfall!** Auslöser: Stress

- Hypothermie (Leitsymptom: Temperatur rektal nicht messbar)
- Hypoventilation mit Hyperkapnie und CO_2-Narkose
- Bradykardie und Hypotonie.

Therapie

- Dauersubstitution von Schilddrüsenhormonen
- lebenslange Kontrolluntersuchungen.

10.2.5 Kretinismus

Definition

Angeborener Mangel an Schilddrüsenhormonen.

Ursachen

- Fehlende Anlage
- biochemischer Defekt der Hormonherstellung 1 : 5000 Neugeborene
- fehlende Schilddrüsenhormone der Mutter.

Symptome

- Ikterus
- Trinkfaulheit
- Obstipation
- Bewegungsarmut
- später: Wachstumsrückstand (Zwergenwuchs)
- Sprachstörungen
- geistige und psychische Retardierung
- Schwerhörigkeit.

Labor

- T3/T4 ↓, TSH ↑.

Diagnose

- Gesetzlich vorgeschriebener TSH-Test; am 5. Lebenstag wird im Blut des Neugeborenen der Basalwert von TSH überprüft.

Therapie
- Substitution von Schilddrüsenhormonen (so früh wie möglich).

10.2.6 Thyreoiditis

Definition
Akute Entzündung der Schilddrüse, in der Regel ohne Einfluss auf die Hormonproduktion.

Ursachen
- Bakterien, Viren
- Bestrahlungsfolgen
- Traumen.

Symptome
- Akuter Beginn mit Fieber und lokalen Schmerzen
- starke Rötung und Schwellung im Bereich der Schilddrüse
- Druckempfindlichkeit
- Schluckbeschwerden
- Heiserkeit
- Schwellung der regionalen Lymphknoten.

Labor
- T3/T4 normal, BSG ↑, Leukozyten ↑.

Therapie
- Antibiotika
- bei Abszess Eiter abpunktieren
- Inzision.

10.2.7 Subakute Thyreoiditis de Quervain

Definition
Granulomatöse Entzündung der Schilddrüse.

Ursache
- Unklar, oft im Anschluss an Virusinfekt der Luftwege, genetische Disposition.

Pathomechanismus
Viren zerstören Epithelzellen und bringen die Follikel zur Ruptur.

Symptome
- Über Wochen bis Monate dauernde schmerzhafte Schwellung der Schilddrüse
- Abgeschlagenheit und Krankheitsgefühl

- evtl. Fieber
- Schilddrüse oft druckschmerzhaft.

Labor
- BSG ↑, normale Leukozytenzahl
- anfangs hyperthyreot, später euthyreot, evtl. hypothyreot.

Therapie
- In $^2/_3$ der Fälle Spontanheilung ohne Therapie
- Kortikosteroide.

10.2.8 Thyreoiditis Hashimoto (Lymphozytäre Thyreoiditis)

Definition
Chronische Erkrankung der Schilddrüse mit schleichendem, meist unmerklichem Verlauf.

Ursachen
- Autoimmunologische Prozesse
- familiäre Disposition.

Pathomechanismus
Autoaggressive Antikörper zerstören nach und nach die Zellen der Schilddrüse; langfristig kommt es zu einer Vernarbung des Gewebes mit Funktionsverlust.

Symptome
- Beginnt schleichend und unmerklich, Struma, evtl. vorübergehende Hyperthyreose
- die meisten Patienten werden erst im Spätstadium aufgrund ihrer Hypothyreose diagnostiziert.

Labor
- T3/T4 ↓, TSH ↑, BSG ↑, Lymphozyten ↑, Antikörper ↑.

Therapie
- Substitution von Schilddrüsenhormonen
- Immunsuppressiva und Steroide sind nutzlos.

10.2.9 Schilddrüsenkarzinom

Definition
Häufigste endokrine Neoplasie meist ausgehend vom Follikelepithel der Schilddrüse, selten medulläres Karzinom durch Entartung der C-Zellen.

Symptome

- Schilddrüsenvergrößerung mit Knotenbildung von harter Konsistenz
- schnelles Wachstum
- nicht schluckverschieblich
- Schluckbeschwerden und Heiserkeit.

Lokale Spätsymptome

- Derbe, höckrige Struma
- fixierte Haut
- supraklavikulare Lymphknotenschwellung
- Horner-Trias (Miosis, Ptosis, Enophthalmus)
- Hals-, Ohren-, und Hinterkopfschmerz.

Therapie

- Immer kombiniert chirurgisch, strahlentherapeutisch, nuklearmedizinisch.

10.3 Erkrankungen der Nebenschilddrüse

10.3.1 Primärer Hyperparathyreoidismus

Definition
Erkrankung der Nebenschilddrüse mit vermehrter Bildung von Parathormon.

Ursachen

- Autonome Adenome der Nebenschilddrüse (80 %)
- Hyperplasie der Epithelkörperchen.

Pathomechanismus
Die gesteigerte Kalziumrückresorption an der Niere und am Darm sowie die erhöhte Freisetzung von Kalzium aus den Knochen führen zu den Symptomen der Hyperkalzämie.

Symptome
Die Hälfte der Patienten hat keine oder nur unspezifische Beschwerden.
Nierenmanifestation (40–50 %)
- Nierensteine
- selten Nephrokalzinose (Kalziumniederschläge in den Papillen).

Gastrointestinale Manifestation
- Obstipation
- Übelkeit, Erbrechen
- Appetitverlust, Gewichtsabnahme
- Ulkusneigung
- Pankreatitis.

Knochenmanifestation
- Osteomalazie, Knochenschmerzen.

Neuromuskuläre Symptome
- Müdigkeit, Muskelschwäche
- erniedrigte Reflexe.

Komplikationen

Hyperkalzämische Krise

 Notfall! Begünstigende Faktoren sind lange Bettlägerigkeit, Medikamente!

- Polyurie, Polydipsie
- Erbrechen, Exsikkose
- psychotische Erscheinungen, Somnolenz
- Herzrhythmusstörungen, plötzlicher Herztod.

Labor

- Serum: Kalzium ↑, PTH ↑, AP ↑, Calcitonin ↑, Phosphat ↓.
- Urin: Kalzium ↑, Phosphat ↑.

Therapie

- Parathyreoidektomie.

10.3.2 Sekundärer Hyperparathyreoidismus

Definition
Reaktive Erhöhung von Parathormon durch Absinken des Serumkalziumspiegels.

Pathomechanismus

- → Kap. „Bewegungsapparat".

Ursachen

- Renaler Hyperparathyreoidismus (Ursache: Niereninsuffizienz)
- Malassimilationssyndrom
- fehlende UV-Bestrahlung (Rachitis)
- Leberzirrhose.

Symptome

- Symptome der Grunderkrankung
- Osteomalazie: Knochenschmerzen, Watschelgang.

Labor

- PTH ↑, Kalzium normal bis ↓, AP ↑.

Therapie
- Therapie der Grunderkrankung
- Substitution von Vitamin D und evtl. Kalzium.

10.3.3 Hypoparathyreoidismus

Definition
Unterfunktion der Nebenschilddrüse mit Mangel an Parathormon.

Pathomechanismus
Parathormonmangel führt zu Symptomen der Hypokalzämie mit dem Leitsymptom der Tetanie.

Ursachen
- Am häufigsten postoperativ, z. B. nach Strumektomie
- selten idiopathisch.

Symptome
Hypokalzämische Tetanie
- Krampfanfälle
- Parästhesien
- Stimmritzenkrampf (bei Kindern akute Lebensgefahr!)
- Organische Veränderungen
- Haar- und Nagelwuchsstörungen
- Kataraktbildung (grauer Star)
- Osteosklerose
- psychische Veränderungen (Reizbarkeit, depressive Verstimmung).

Funktionelle Symptome
- Chvostek-Zeichen positiv: beim Beklopfen des N. facialis reflektorisches Zucken der Mundwinkel
- Trousseau-Zeichen positiv: nach wenigen Minuten Pfötchen- oder Geburtshelferstellung der Hand nach Anlegen einer Blutdruckmanschette am Arm (50 mmHg).

Komplikationen
Hypokalzämische Krise

 Notfall!

- Tetanische Krise
- tetanische Starre des Herzens (Herzflimmern).

Labor
- Serum: Kalzium ↓, PTH ↓, Phosphat ↑, Calcitonin ↓.

Therapie
- Bei Tetanie, 20 ml 10%ige Kalziumlösung langsam i. v.
- Langzeitbehandlung mit Vitamin D und Kalzium oral.

10.4 Erkrankungen der Nebennierenrinde

10.4.1 Conn-Syndrom (primärer Hyperaldosteronismus)

Definition
Eine Überproduktion von Aldosteron mit daraus resultierenden Störungen im Elektrolythaushalt.

Ursachen
- Aldosteron produzierendes Adenom der Nebennierenrinde (80 %)
- idiopathische Hyperplasie der Zona glomerulosa (20 %).

Symptome
Aufgrund Hypernatriämie
- Leitsymptom: Hypertonie und deren Folgen (Kopfschmerzen, Proteinurie, Retinopathie, andere Organschäden).

Aufgrund Hypokaliämie
- Muskelschwäche, Muskelschmerzen
- Obstipation
- EKG-Veränderungen
- Parästhesien, Paralyse
- metabolische Alkalose
- Polyurie, Polydipsie.

Labor
- Serum: Kalium ↓, Natrium ↑, Aldosteron ↑.

Therapie
- Operation (bei einseitigem NNR-Tumor)
- Medikamente: Antihypertensiva, Aldosteronantagonisten.

10.4.2 Hyperkortisolismus (Cushing-Syndrom)

Definition
Erhöhung von Cortisol im Serum.

V Hormonsystem

Ursachen

- Häufig iatrogen: Langzeitbehandlung mit Glukokortikoiden oder ACTH (Cushing-Syndrom)
- erhöhte Sekretion von Cortisol oder ACTH
  - 80 % autonomes Adenom des HVL (M. Cushing)
  - Paraneoplasie (meist kleinzelliges Bronchialkarzinom, produziert ACTH)
  - Cortisol produzierendes Adenom der Nebennierenrinde.
- Alkoholinduziertes Cushing-Syndrom (reversibel).

Symptome

Fettstoffwechselstörung
- Vollmondgesicht mit Plethora (Blutfülle)
- Stammfettsucht
- Stiernacken
- Hypercholesterinämie
- Fettleber.

Eiweißstoffwechselstörung
- Osteoporose
- dünne Extremitäten
- Myopathie und Muskelschwund
- Adynamie.

Kohlenhydratstoffwechselstörung
- diabetogene Stoffwechsellage.

Gestörte Haut- und Bindegewebeversorgung
- verzögerte Wundheilung
- ulzerogene Wirkung
- Akne/Furunkulose
- Striae rubrae (durch Eiweißabbau und Bindegewebsatrophie)
- Pergamenthaut.

Bei ACTH ↑: vermehrte Freisetzung der Androgene führt bei Frauen zu
- Virilismus, Hirsutismus, Zyklusstörungen.

Geschwächtes Immunsystem
- Infektanfälligkeit.

Mineralokortikoide Wirkung
- Hypertonie
- Hypokaliämie.

Labor

- Erythrozyten ↑, Leukozyten ↑, Thrombozyten ↑, Lymphozyten ↓, Eosinophile ↓
- Cortisol ↑.

Therapie

- Operative Entfernung von NNR-Tumoren,
- medikamentöse Blockade der Cortisolsynthese.

10.4.3 Adrenogenitales Syndrom (AGS)

Definition

Verminderung der Cortisolsynthese.

Ursachen

- Meist autosomal-rezessiv erbliche Störung
- erworben durch Nebennierenrindentumor.

Pathomechanismus

Da kein Cortisol produziert wird, schüttet die Hypophyse vermehrt ACTH aus, um die Nebennierenrinde anzuregen. Folge ist eine vermehrte Freisetzung der Androgene und eine Nebennierenrindenhyperplasie.

Symptome im Kindesalter

- Pseudopubertas praecox (im Unterschied zur echten Pubertas praecox keine Spermatogenese bzw. Ovulation)
- Wachstumsschub und schneller Epiphysenschluss (die Patienten sind als Kinder groß und als Erwachsene klein)
- Mädchen: Virilisierungserscheinungen wie Hirsutismus, Vermännlichung der Stimme und der Körperproportionen, Klitorishypertrophie, fehlende Brustentwicklung, Amenorrhöe
- Jungen: der Hypogonadismus steht im Gegensatz zur verstärkten Entwicklung der sekundären Geschlechtsmerkmale.

Erworbenes (postpubertales) AGS: Zyklusstörungen, Hirsutismus, Oligo-Azoospermie.

Labor

- Serum: Testosteron ↑, ACTH ↑, Cortisol ↓.

Therapie

- Lebenslange Substitution mit Glukokortikosteroiden.

10.4.4 Hypokortisolismus (Nebennierenrindeninsuffizienz)

Definition

Kompletter Ausfall der Nebennierenrinde.

Ursachen

- 70 % Destruktion der NNR durch Autoimmunprozesse (M. Addison)

- Waterhouse-Friderichsen-Syndrom bei Meningokokkenmeningitis (hämorrhagische Infarzierung der Nebenniere)
- Karzinommetastasen, Tuberkulose
- Langzeitbehandlung mit Kortikosteroiden (nie abrupt absetzen!!)
- Insuffizienz von Hypophysenvorderlappen oder Hypothalamus.

Symptome
Primäre NNR-Insuffizienz (M. Addison), ACTH ↑
- Überpigmentierung der Haut und Schleimhäute, Handinnenflächen und Fußsohlen.

Pathomechanismus
ACTH wird physiologisch in Verbindung mit MSH (Melanozyten stimulierendes Hormon) ausgeschüttet. Aufgrund eines Defekts an der NNR schüttet die Hypophyse vermehrt ACTH und MSH aus; Folge ist eine Hyperpigmentierung.

Sekundäre NNR-Insuffizienz, ACTH ↓
- Alabasterfarbene Blässe.

Pathomechanismus
Der Defekt liegt hier in übergeordneten Zentren, das heißt ACTH und MSH werden nicht ausgeschüttet: die NNR und die Melanozyten werden nicht stimuliert.

Symptome
Aldosteronmangel (nur bei primärer NNR-Insuffizienz)
- Hyperkaliämie (erhöhte Reflexe, abdominelle Beschwerden, Übererregbarkeit, Diarrhöe)
- Hyponatriämie (Salzhunger, Hypovolämie)
- Dehydratation und Hypotonie.

Hypokortisolismus
- Hypoglykämie (Zittern, Heißhunger, Sehstörungen)
- gastrointestinale Beschwerden (Übelkeit, Erbrechen).

Androgenmangel
- schlappe Muskulatur, sowie Gewichtsverlust, Schwäche und rasche Ermüdbarkeit
- Verlust der Sekundärbehaarung bei der Frau.

Komplikationen
Addison-Krise

 Notfall! Auslöser sind außergewöhnliche Belastungen (durch Fehlen von Cortisol als Stresshormon).

- Exsikkose, Blutdruckabfall, Schock, Oligurie
- Durchfall und Erbrechen
- Hypoglykämie, metabolische Azidose
- später Exsikkose-Fieber
- Delir, Koma.

Labor
- Natrium ↓, Kalium ↑, Cortisol ↓, Aldosteron ↓, Testosteron ↓.

Therapie
- Substitution von Mineralo- und Glukokortikoiden.

10.5 Erkrankungen des Nebennierenmarks

10.5.1 Phäochromozytom

Definition
Beim Phäochromozytom handelt es sich um einen katecholaminproduzierenden Tumor des Nebennierenmarks (85% sind gutartige Tumoren).

Symptome
Blutdruck ↑, HMV ↑
- 50 % der Patienten zeigen eine paroxysmale Hypertonie, 50 % eine persistierende Hypertonie
- Tachykardie
- blasse Haut.

Gesteigerter Grundumsatz
- Schwitzen
- Tremor
- innere Unruhe
- feucht-kalte Haut
- Gewichtsverlust.

Bronchodilatation
- Dyspnoe.

Blutzucker steigernde Wirkung
- diabetogene Stoffwechsellage.

Verminderte Peristaltik des Magen-Darm-Traktes
- Obstipation
- Übelkeit, Erbrechen.

V Hormonsystem

Komplikationen
- Herzinfarkt
- Herzinsuffizienz
- Lungenödem
- Hirnödem

Labor
- Sicherstes Verfahren: Nachweis von Vanillinmandelsäure im angesäuerten 24-Stunden Urin (Stoffwechselabbauprodukt von Adrenalin)
- Bestimmung der Katecholamine im Plasma, nur im Rahmen einer hypertensiven Krise sinnvoll.

Therapie
- Medikamentöse Behandlung einer hypertensiven Krise
- operative Entfernung des Tumors.

10.6 Erkrankungen der Gonaden

→ Kap. „Fortpflanzungsorgane".

10.7 Erkrankungen des endokrinen Teils des Pankreas

10.7.1 Diabetes mellitus

(Diabetes = hindurchgehen; mellitus = mit Honig gesüßt)

Definition
Sammelbezeichnung für Störungen des Kohlenhydratstoffwechsels, die durch einen erhöhten Glukosegehalt im Blut charakterisiert sind.

Klassifizierung des Diabetes mellitus laut WHO 1985

■ **Primärer Diabetes**

Der primäre Diabetes mellitus wird nach verschiedenen Typen klassifiziert:

Typ I (Juveniler Diabetes)
Meist zwischen dem 15.–24. Lebensjahr auftretend, i. d. R. vor dem 40. Lebensjahr.

Ursachen
- Evtl. Autoimmunerkrankung; Antikörper richten sich gegen die B-Zellen des Pankreas oder gegen Insulin
- evtl. genetische Disposition (HLA DR3/DR4 bei 90 % positiv).

Spezieller Lernhinweis

Dieser Typ ist **absolut** insulinpflichtig.

Typ II
90 % aller Diabetiker, Auftreten meist nach dem 40. Lebensjahr.

Typ II a (Alters- oder Erschöpfungsdiabetes)
Ca. 10 % des Typ II.

Ursachen
- Bei Glukosezufuhr verzögerte Insulinresponse.

Spezieller Lernhinweis

Dieser Typ ist im Vorfeld **nicht insulinpflichtig**.

Typ II b (Wohlstandssyndrom)
Ca. 80 % des Typ II.

Ursachen
- Herabgesetzte Insulinwirkung an den Zellrezeptoren
- genetische Veranlagung.

Pathomechanismus Typ II b
Überernährung mit Adipositas sind die entscheidenden Manifestationsfaktoren. Ständig erhöhte Glukosekonzentrationen im Serum führen zu ständig erhöhten Insulinausschüttungen. Die erhöhte Insulinkonzentration führt zu einer Abnahme der Zellrezeptoren (Downregulation). Die Reduktion der Rezeptorzahl pro Zelle ist somit eine erneute Folge des Hyperinsulinismus. Ist die Kapazität der B-Zellen erschöpft, kommt es zu einem manifesten Diabetes mellitus. Durch Absinken des Insulinspiegels erhöht sich die Rezeptorzahl wieder, das heißt dieser Typ kann sich regenerieren, vorausgesetzt, die Patienten nehmen ab und halten Diät.

Spezieller Lernhinweis

Dieser Typ ist im Vorfeld **nicht insulinpflichtig**.

■ **Sekundärer Diabetes**
- Pankreaserkrankungen
  - chronische Pankreatitis
  - Pankreatektomie
  - Pankreaskarzinom
  - Hämochromatose

- Endokrine Entgleisungen
  - Akromegalie
  - M. Cushing
  - Phäochromozytom
  - Hyperthyreose.
- Medikamentös induziert
- Diabetes bei Mangelernährung (Sonderform in den armen Ländern)
- Schwangerschaftsdiabetes

Unspezifische Allgemeinsymptome aller Diabetesformen

- Polyurie (vermehrtes Wasserlassen durch Hyperglykämie mit osmotischer Diurese)
- Polydipsie
- Gewichtsverlust (katabole Vorgänge werden begünstigt, anabole gehemmt; betrifft Typ I)
- Müdigkeit, Leistungsminderung, Adynamie (durch gestörte Glukoseutilisation)
- Sehstörungen, nächtliche Wadenkrämpfe (infolge Störungen im Elektrolyt- und Wasserhaushalt)
- schwaches Immunsystem
- Potenzstörungen, Amenorrhöe.

Hauterscheinungen

- Trockene, turgorarme Haut und Schleimhaut
- Pilzinfektionen
- schlechte Heilungstendenz des Gewebes
- Juckreiz
- Furunkelbildung.

Spezielle Symptomatik des Typ-I-Diabetikers

- Schlanker Typ (Alter meist zwischen 15–24 Jahren)
- rasche Entwicklung
- rapider Gewichtsverlust
- Ketonurie.

Therapie
- Insulin.

Spezielle Symptomatik des Typ-II a-Diabetikers

- Normalgewichtiger Typ
- langsame Entwicklung, relativ unscheinbar.

Therapie
- Orale Antidiabetika
- evtl. Insulin.

Spezielle Symptomatik des Typ-II b-Diabetikers

- Übergewichtiger Typ
- langsame Entwicklung
- bei Diagnosestellung sind oft schon Komplikationen vorhanden.

Therapie
- Diät
- orale Antidiabetika
- evtl. Insulin.

> **Wichtiger Lernhinweis:**
>
> Wirkungsweise der oralen Antidiabetika (z. B. Sulfonylharnstoffe)
> - Stimulierung der Insulinsekretion des Pankreas
> - Vermehrung der Insulinrezeptoren.

10.7.1.1 Komplikationen des Diabetes mellitus

■ **Mikroangiopathie**

Eine mit Permeabilitätsstörungen einhergehende Verdickung der Basalmembran von Kapillaren. Die durch die Blutzuckererhöhung bedingte Glykosylierung von Proteinen der Basalmembran scheint eine Rolle bei der Entstehung von Mikroangiopathien zu spielen. Es kommt zu 4 typischen Manifestationsformen:

1. Retinopathie (Netzhauterkrankung)

Nach 10 Jahren bestehendem Diabetes mellitus erblinden 50 %, nach 20 Jahren 80 % (häufigste Ursache für Erblindung).
- Augenhintergrundveränderungen
- Sehbeeinträchtigung (verzerrtes, verschwommenes Sehen) bis zur Erblindung.

2. Diabetische Nephropathie
- Glomerulosklerose (Kimmelstiel-Wilson) mit erhöhter Filtrationsrate und Proteinurie bis hin zum nephrotischen Syndrom
- chronische Pyelonephritis (Neigung zu Harnwegsinfekten)
- Niereninsuffizienz.

3. Diabetische Neuropathie (bei 50 % aller Diabetiker)

Evtl. aufgrund von Mikrozirkulationsstörungen der Vasa nervorum (kleine Blutgefäße, die für die Versorgung der Nerven zuständig sind).

Periphere sensomotorische Polyneuropathie

- Handschuh- und Strumpfparästhesien, „burning feet" (symmetrisch rechts und links)
- vermindertes Vibrationsempfinden, Areflexie, motorische Störungen.

Neuropathie des vegetativen Nervensystems

Kardioneuropathie (Vagusschädigung)
- Ruhetachykardie
- schmerzlose Herzinfarkte
- verminderte Herzfrequenzvariabilität bis zur Frequenzstarre.

Neuropathie des Magen-Darm-Traktes (parasympathische Schädigung)
- Ösophagusmotilitätsstörungen, evtl. mit Dysphagie
- Gastroparese mit Völlegefühl, Druck im Oberbauch
- Maldigestion durch verminderte Sekretion von Magensäure und Pankreasenzymen
- Neuropathie des Darms mit postprandialer Diarrhöe im Wechsel mit Obstipation
- fehlende hormonelle Gegenregulation bei Hypoglykämie.

Neuropathie des Urogenitaltraktes (Schädigung des Parasympathikus)
- Blasenentleerungsstörungen, mit Prädisposition zu Harnwegsinfekten
- erektile Impotenz.

Neuropathie der Pupillen
- gestörte Pupillenreflexe (herabgesetzte Mydriasegeschwindigkeit).

Neuropathie des Gefäßsystems (Sympathikusschädigung)
- orthostatische Hypotonie (positiver Schellong-Test).

Neuropathie der Haut
- trockene, atrophische Haut der Füße, neuropathisches Ulkus an Druckstellen des Fußes (Ferse, Fußballen).

4. Diabetisches Gangrän

Verursacht durch Neuropathie und Mikroangiopathie
- infizierte, schmerzlose Druckulzera
- evtl. Nekrose an Zehen, Ferse und Fußballen ausgelöst durch fehlende oder falsche Fußpflege, enges Schuhwerk, Mikrotraumen.

■ Makroangiopathien mit Früharteriosklerose (entspricht der Arteriosklerose des Nichtdiabetikers)

- Arterielle Hypertonie
- koronare Herzkrankheit (stenosierende Arteriosklerose)
- Zerebralsklerose und ischämischer Hirninfarkt
- periphere arterielle Verschlusskrankheit.

> **Spezieller Lernhinweis**
>
> Der Schmerz als Warnsymptom fehlt oft infolge begleitender Neuropathie!

■ Resistenzminderung mit Neigung zu bakteriellen Haut- und Harnwegsinfekten

■ Hypertriglyzeridämie und Fettleber

■ Coma diabeticum und hypoglykämischer Schock

10.7.1.2 Diagnose Diabetes mellitus

Blutzuckerbestimmung

Normbereich für den Nüchternblutzucker: 70–100 mg/dl (Blutentnahme erfolgt aus der Fingerbeere, mit einem Blutzuckermessgerät kann die Glukosekonzentration ermittelt werden)
- erhält man einen Wert zwischen **100–120 mg/dl** (pathologische Toleranz), so ist der orale Glukosetoleranztest **indiziert**
- erhält man einen Nüchternblutzuckerwert **> 120 mg/dl**, so ist der orale Glukosetoleranztest **kontraindiziert** (Gefahr der Hyperglykämie!).

Oraler Glukosetoleranztest (OGTT)

Vorbedingungen
- 3 Tage vor dem Test tägliche Aufnahme von mindestens 150 g Kohlenhydraten (kein Hungerzustand)
- 10–14 h vor dem Test nüchtern bleiben
- keine febrilen Erkrankungen
- bei Frauen nicht zum Zeitpunkt der Menstruation
- es dürfen keine Störfaktoren vorliegen z. B. Herzinfarkt, lange Bettlägerigkeit, blutzuckersteigernde Medikamente etc.

Durchführung
- Gabe von 75g Glukose (oder gleichwertiges Oligosaccharidgemisch) nach einer Nüchternblutentnahme
- nach 120 Minuten wird nochmals Blut entnommen.

Tab. 14 Glukosetoleranztest

	normal	pathologische Toleranz	Diabetes mellitus
nüchtern	70–100 mg/dl	100–120 mg/dl	> 120 mg/dl
2 h-Wert im OGTT	< 140 mg/dl	140–200 mg/dl	> 200 mg/dl

Glukosebestimmung im Urin

Die normale Nierenschwelle für Glukose liegt bei 160–180 mg/dl.
Zur Therapiekontrolle sollte jeder Diabetiker seine individuelle Nierenschwelle bestimmen.
- Liegt eine diabetische Nephropathie vor, so kann die Nierenschwelle für Glukose erhöht sein (trotz Hyperglykämie, keine Glukosurie)
- umgekehrt kann es bei Normoglykämie in Folge einer tubulären Funktionsstörung (renaler Diabetes) zu einer Glukosurie kommen.

Spezieller Lernhinweis

Eine Glukosurie ist nicht beweisend für einen manifesten Diabetes mellitus.

Langzeitdiagnose (Prophylaxe diabetischer Spätkomplikationen)

Bestimmung des HbA1c

Glukose lagert sich irreversibel an Hämoglobinmoleküle an; dies erlaubt eine Beurteilung der Blutzuckerstoffwechsellage des Patienten für die Dauer der Erythrozytenüberlebenszeit („Blutzuckergedächtnis" der Erythrozyten). Bei guter Stoffwechsellage beträgt der HbA1c- Anteil 6,5% (abhängig von Labormethode).

Therapie

- Medikamente (Sulfonylharnstoffe, Insulin, u. a.); die Berechnung der täglichen Dosis erfolgt in Abhängigkeit von Geschlecht, Alter, körperlicher Aktivität, Typ etc.
- Diät (Zusammensetzung der Kost: 15% Eiweiß, 35% Fett, Rest Kohlenhydrate; die Berechnung erfolgt in Broteinheiten; 12 g Kohlenhydrate entsprechen 25 g Brot, = 1 Broteinheit); keine großen, sondern kleine Mahlzeiten
- körperliche Aktivität (erhöht die Sensitivität der Muskeln für Insulin)
- bei übergewichtigen Diabetikern Gewichtsreduzierung.

Ziel ist eine optimale Blutzuckereinstellung, um Spätfolgen hinauszuzögern bzw. zu vermeiden; eine ständige Patientenüberwachung (Diabetesparameter, Augenbefunde) ist unerlässlich.

10.7.2 Hyperglykämisches Koma (Coma diabeticum)

Definition
Stark erhöhte Glukosekonzentration im Blut infolge absoluten oder relativen Insulinmangels (obwohl nur 10–20 % bewusstlos sind, wird häufig unabhängig vom Grad der Bewusstseinstrübung von einem Koma gesprochen).

Ursachen
- Erstmanifestation eines bisher unerkannten Diabetes (25%)
- vergessene Insulininjektion
- erhöhter Insulinbedarf (Infekt, Diätfehler, Operation, Unfall, Gravidität, gastrointestinale Erkrankungen, Herzinfarkt, Hyperthyreose, Medikamente)
- endokrine Störungen.

Spezieller Lernhinweis

Infektionen stellen die häufigste auslösende Ursache dar (40 %)!!

■ Ketoazidotisches Koma (bei 25% Erstmanifestation, typisch für Typ I)

Definition
Absoluter Insulinmangel, Glukose > 300–700 mg/dl, Lipolyse enthemmt.

Symptome
- Acetongeruch
- metabolische Azidose mit Kussmaulatmung.

Hyperosmolares Koma (typisch für Typ II)

Definition

Relativer Insulinmangel (Glukose > 700 mg/dl), Lipolyse gehemmt durch noch vorhandenes Insulin.

Symptome (gelten auch für das ketoazidotische Koma)

Schleichender langsamer Beginn (Stunden bis Tage):
- Appetitlosigkeit, Erbrechen
- Polyurie, Polydipsie
- Schwäche, Tachypnoe
- Exsikkose mit nicht verstreichenden Hautfalten, Hypotonie
- Schockentwicklung (Blutdruck ↓, Puls ↑)
- später Oligurie-Anurie
- trockene Schleimhäute
- weiche Augenbulbi
- verwaschene Sprache
- Hypokaliämiezeichen, Rhythmusstörungen
- Somnolenz bis Koma.

trockene heiße Haut (handwritten)

Therapie

 Notfall! Maßnahmen zur Grundversorgung → Kap. „Notfall".

- Insulingabe (darf nur vom Arzt verabreicht werden! Der Patient könnte sich kurz vorher Insulin gespritzt haben, Gefahr der Hypoglykämie!)
- Volumensubstitution
- Elektrolytausgleich.

10.7.3 Hypoglykämischer Schock

Definition

Sinken der Blutglukosekonzentration unter einen kritischen Wert < 50mg/dl.

Ursachen

- Überdosierung von Insulin oder Sulfonylharnstoffen
- starke körperliche Belastung
- Alkoholgenuss (Alkohol hemmt die Glukoneogenese)
- Interferenz mit blutzuckersenkenden Mitteln
- verminderte Nahrungsaufnahme (auch starkes Erbrechen, Diarrhöe)
- Malabsorptionssyndrom
- Spätdumping-Syndrom
- schwere Lebererkrankungen (verminderte Glukoneogenese)
- Insuffizienz von NNR oder HVL (Ausfall kontrainsulinärer Hormone)
- renaler Diabetes mellitus (Niere verliert Glukose).

> **Spezieller Lernhinweis**
>
> Häufigste Ursache ist eine Überdosierung von Insulin!

Pathomechanismus

Die Nervenzellen sind die einzigen Zellen des Organismus, die unabhängig von Insulin Glukose aufnehmen können. Im Gegensatz zum hyperglykämischen Koma (reichlich Glukose vorhanden), reagiert primär das Nervensystem auf die geringe Glukosekonzentration im Blut. Glukose ist die einzige Energiequelle für den Hirnstoffwechsel; hohe Empfindlichkeit des Gehirns gegenüber Hypoglykämie!

Symptome

Plötzliche rasche Entwicklung.
Parasympathikotone Reaktion
- Heißhunger
- Übelkeit, Erbrechen
- Schwäche.

Sympathikotone Reaktion
- Unruhe
- Schwitzen, Tachykardie, Tremor
- Mydriasis
- Hypertonus.

Zentralnervöse Störung (neuroglykopenisches Syndrom)
- Kopfschmerzen
- endokrines Psychosyndrom (Verwirrtheit, Reizbarkeit, Konzentrationsschwäche)
- Koordinationsstörungen
- primitive Automatismen (Grimassieren, Greifen, Schmatzen)
- Schüttelkrampf
- fokale Zeichen (Hemiplegien, Aphasie, Doppelbildersehen)
- Somnolenz, Koma, zentrale Atem- und Kreislaufstörungen.

Therapie

 Notfall! Maßnahmen zur Grundversorgung → Kap. „Notfall".

10 Pathologie

Tab. 15 Differenzialdiagnose

	Hypoglykämischer Schock	Hyperglykämisches Koma
Blutzucker	< 50 mg/dl	> 400 mg/dl
Entwicklung	plötzlich, Minuten	langsam, Stunden bis Tage
Allgemeinzustand	Zittern, primitive Automatismen, Koordinationsstörungen, Unruhe, wirre Sprache	eingetrübtes Bewusstsein, Apathie, verwaschene Sprache
Urin- und Trinkverhalten	kein auffälliger Befund	Polyurie, Polydipsie
Atmung	normal, schnell	Kußmaulatmung, Acetongeruch
Blutdruck, Puls	Hypertonie, Tachykardie, später Schockentwicklung	Hypotonie, Tachykardie (Schock)
Palpationsbefund der Haut	feucht, schwitzt	normal
Pupille	Mydriasis	normal
Augenbulbi	normal	weich

VI Infektionskrankheiten

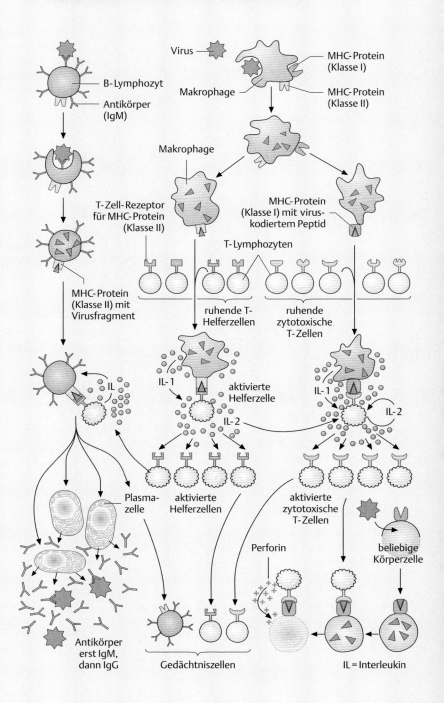

Abb. 7 Spezifische Immunantwort (nach Koolman und Röhm).

11 Mikrobiologie

11.1 Terminologie

Infektion

Unter einer Infektion versteht man die Übertragung und das Eindringen von Mikroorganismen (z. B. Bakterien, Pilze, Protozoen) in einen Makroorganismus (Pflanze, Tier, Mensch) und die Vermehrung in ihm.

Infektionskrankheit

Infektionskrankheiten werden durch exogene Erreger hervorgerufen, die indirekt oder direkt in den Körper eindringen und pathologische Symptome verursachen. Für jede Infektion zeigt sich ein spezifischer Erreger verantwortlich.
Neben der Immunlage sind Alter, Geschlecht, Konstitution, soziale Faktoren, Ernährung und Bevölkerungsdichte begünstigende bzw. verhindernde Faktoren, die das Entstehen einer Infektionskrankheit bewirken.
- Inapparente Infektion: Infektion ohne Krankheitssymptome
- Apparente Infektion: Infektionskrankheit mit spezifischen Symptomen.

Lokalinfektion

Bei der Lokalinfektion (betrifft vorwiegend Haut- und Schleimhautbereiche) kommt es an der Eintrittspforte des Erregers zu einer begrenzten entzündlichen Reaktion. Ein Fortschreiten der Infektion auf die Umgebung mit Einbruch in die Blutbahn ist möglich (generalisierte Infektion). Die meisten Lokalinfektionen werden durch Bakterien hervorgerufen.

Generalisierte Infektion

Man spricht von einer generalisierten Infektion, wenn sich ein Erreger in Blut- und/oder Lymphbahnen befindet.

Bakteriämie – Virämie

Hierbei handelt es sich um einen einmaligen kurzfristigen Aufenthalt von Bakterien oder Viren im Blut (vermehren sich nicht und siedeln sich nicht in Organen an); Übergang in eine Sepsis ist möglich.

Sepsis

Voraussetzung einer Sepsis ist das Vorliegen einer Lokalinfektion; von diesem Herd ausgehend werden Mikroorganismen (konstant oder periodisch) in den Kreislauf ausgeschwemmt. Meist handelt es sich um Bakterien (v. a. E. coli), selten um Viren, Pilze oder Parasiten.
Klassische Sepsisherde sind der Nabel, der Urogenitaltrakt, Haut, HNO (Hals, Nase und Ohren), Lunge, Darm und Galle.

Pathogenität/Virulenz

Unter Pathogenität versteht man die Fähigkeit von Mikroorganismen, pathologische Zustände herbeizuführen.
Unter Virulenz versteht man die Giftigkeit des Erregers bzw. den Aggressivitätsgrad des einzelnen Erregers, eine Krankheit zu verursachen.
Zu den menschenpathogenen Keimen zählen in erster Linie Bakterien, Viren, Pilze, Protozoen und Parasiten.

Erregerreservoir

Zum Erregerreservoir zählt der Mensch, das Tier, die unbelebte Natur, Staub, Wasser und Nahrung.

Eintrittspforte

Tür für den Erreger in den Organismus des Wirtes, z. B. die Schleimhäute.

Infektionskette

Eine *homogene* Infektionskette stellt die Übertragung von Mensch zu Mensch oder von Tier zu Tier dar. Von einer *heterogenen* Infektionskette spricht man, wenn Tiere in die menschliche Infektionskette eingeschaltet sind.

Übertragungsmodalitäten

- Tröpfchen
- Kontakt
- Schmutz und Schmier
- Staub
- Nahrung, Wasser
- parenteral (unter Umgehung des Verdauungstraktes)
- diaplazentar (über die Plazenta)
- sexuell.

Inkubationszeit

Die Zeit zwischen Infektion und Auftreten von Krankheitssymptomen.

Endemie

Eine Dauerverseuchung mit einem Erreger in einem bestimmten geografischen Gebiet, mit örtlicher Begrenzung, aber ohne zeitliche Beschränkung.

Epidemie

Ein gehäuftes Auftreten einer Infektionskrankheit in örtlicher und zeitlicher Begrenzung.

Pandemie

Die Ausbreitung einer Seuche über Länder und Kontinente hinweg.

Inzidenz

Die Häufigkeit des Neuauftretens einer bestimmten Krankheit innerhalb eines bestimmten Zeitraumes.

Mortalität

Das Verhältnis der Zahl der Todesfälle an einer Krankheit, bezogen auf die Zahl der Gesamtbevölkerung innerhalb eines bestimmten Zeitraumes.

Letalität

Das Verhältnis der Zahl der Todesfälle an einer bestimmten Erkrankung, bezogen auf die Zahl der an dieser Krankheit Erkrankten.

11.2 Biologische Merkmale von Mikroorganismen

11.2.1 Bakterien

- Einzellige Lebewesen mit einem eigenständigen Stoffwechsel.
- Die Erbinformation liegt frei im Zytoplasma vor (keine Zellkernmembran).
- Über eine sehr widerstandsfähige Zellmembran ernähren sie sich durch Diffusionsvorgänge.
- Die Vermehrung erfolgt durch ungeschlechtliche Teilung.
- Die meisten Bakterien bewegen sich mithilfe von Geißeln fort.
- Auf der Zelloberfläche befinden sich in der Regel bestimmte Organellen (Pili), die sich an bestimmte Wirtszellen des Organismus binden und eine Infektion verursachen.
- Zu ihrer Differenzierung kann durch eine Färbemethode (nach Gram) die Dicke und der Aufbau der Membran, ermittelt werden. Die Bezeichnung „Gramnegativ" sagt aus, dass die Bakterien eine dünne Membran aufweisen; „Grampositiv" bedeutet das Gegenteil, die Membran der Bakterien ist dick.

> **Spezieller Lernhinweis**
>
> - **Grampositive Bakterien**
>   Streptokokken, Staphylokokken, Enterokokken, Listerien, Corynebakterium, Clostridien, Pneumokokken.
> - **Gramnegative Bakterien**
>   Salmonellen, Shigellen, Vibrionen, Meningokokken, Hämophilus, Gonokokken, Yersinien, Brucellen, Fusobakterien, Borrelien, Treponemen, Leptospiren.

- Einige Bakterien (Clostridien und Bazillen) haben die Fähigkeit, Dauerformen (Sporen) zu bilden. Die Sporen besitzen eine große Resistenz gegenüber Umwelteinflüssen; sie sind sehr hitzebeständig und resistent gegen Desinfektionsmittel und Austrocknung. Auslöser der Sporenbildung sind ungünstige Lebensbedingungen; bei günstigen Bedingungen keimen die vegetativen Bakterienformen wieder aus.

Bakteriensonderformen

Rickettsien, Chlamydien

- Diese Mikroorganismen sind zwischen Bakterien und Viren anzusiedeln.
- Sie besitzen einen eigenen Stoffwechsel, eine Zellmembran und eine DNA, die frei im Zytoplasma liegt.
- Sie vermehren sich durch Teilung.
- Sie leben als obligate Zellparasiten vor allem in blutsaugenden Arthropoden (Läuse, Flöhe, Zecken, Milben) und können sich sehr lange in den Ausscheidungen der Läuse oder Zecken halten, ohne ihre Infektionstüchtigkeit zu verlieren.

Bakterienformen

Im Lichtmikroskop weisen Bakterien charakteristische Formen auf:

Kugelförmige Bakterien

- Streptokokken (kettenförmige Anordnung)

- Staphylokokken (traubenförmige Anordnung)
- Diplokokken (liegen paarweise beieinander).

Stäbchenbakterien

- Diese Bakterien besitzen eine stäbchenförmige, gerade Form (z. B. Brucellen, Salmonellen, Shigellen, Bazillen).

Gekrümmte Bakterien

- Kommaförmige Bakterien (z. B. Vibrionen)
- starr-schraubenförmige Bakterien (Spirillen)
- flexibel-schraubenförmige Bakterien (Spirochäten, Borrelien, Treponemen).

Mykobakterien

- Ähneln meist den Kokken, es sind säure- und alkoholfeste Stäbchen.

Bakteriengifte

Infolge ihrer Gifte wirken Bakterien auf den Menschen pathogen.
Man unterscheidet Ausscheidungs- und Zerfallsgifte:

Ausscheidungsgifte (Exotoxine)

Bakterien geben pathogene Stoffwechselprodukte an die Umgebung ab (z. B. Clostridien, Corynebakterien).

Zerfallsgifte (Endotoxine)

Zerfallsgifte sind Teile der äußeren Membran bei gramnegativen Bakterien.

11.2.2 Viren

- Viren werden als nicht selbstständige Lebewesen betrachtet, da sie keinen eigenen Stoffwechsel aufweisen.
- Nur in Wirtszellen können sie wachsen und sich vermehren. Das Virus besetzt einen Rezeptor der Wirtszelle und wird durch Pinozytose ins Zellinnere aufgenommen; mit seiner DNA bzw. RNA lagert es sich an die Erbinformation der Wirtszelle an und veranlasst die zelleigene Proteinbiosynthese, nur noch Viren zu produzieren.

Virenformen

RNA-Viren

- Myxoviren (Influenza-, Masern-, Röteln-, Mumpsvirus)
- Arboviren (Gelbfiebervirus, Zeckenenzephalitis)
- Picornaviren (Enteroviren z. B. Poliomyelitis-, Coxsackie-, Echoviren).

DNA-Viren

- Herpesviren (Herpes zoster, Herpes simplex)
- Pockenviren
- Adenoviren.

Bakteriophagen

- Bakteriophagen sind die Viren der Bakterien, sie vermehren sich nur in Bakterien.

11.2.3 Protozoen

- Protozoen stellen als einzellige Lebewesen die unterste Stufe im Tierreich dar.
- Sie besitzen echte Zellkerne, eine Zellmembran und Zellorganellen
- Die Vermehrung geschieht durch Teilung (geschlechtlich und ungeschlechtlich).
- Die Übertragung vieler parasitischer Protozoen erfolgt durch Arthropoden (Gliederfüßler, Insekten), in denen sie sich vermehren (z. B. bei Malaria, Toxoplasmose).
- Die pathogene Wirkung der Protozoen beruht auf der Schädigung des befallenen Organs und in der Bildung von Toxinen.

Protozoenformen

- Rhizopoda (z. B. Amöben)
- Flagellaten (z. B. Trichomonaden)
- Sporozoen (z. B. Plasmodien).

11.2.4 Parasiten

Parasiten sind mehr- und vielzellige Lebewesen, die dem Wirtsorganismus Nährstoffe entziehen und ihn dadurch schädigen.

Parasitenformen

Würmer

- Fadenwürmer, Spulwürmer, Bandwürmer (häufigster Infektionsweg über Zwischenwirte: Rinder, Schweine etc.).

Spinnentiere

- Milben oder Zecken.

Insekten

- Flöhe, Läuse, Wanzen.

11.2.5 Pilze

- Vorkommen als Ein- oder Mehrzeller.
- Pilze schließen sich oft zu langen fadenförmigen, vielverzweigten Strukturen zusammen, die das tiefe Eindringen in das betroffene Gewebe ermöglichen.
- Sie besitzen eine Zellwand und einen oder mehrere Zellkerne.
- Sie sind bewegungsunfähig.
- Sie ernähren sich von verschiedenen organischen Nährsubstanzen.
- Pilzinfektionen entstehen normalerweise nur bei einer Abwehrschwäche des Wirtes.

Pilzformen

- Fadenpilz (z. B. Tinea pedis – Fußpilz)
- Hefepilz (z. B. Candida albicans).

12 Pathologie

12.1 Erkrankungen mit Behandlungsverbot auf einem Blick (sortiert nach Paragraphen)

Laut § 24 Infektionsschutzgesetz darf der Heilpraktiker alle Erkrankungen, die im § 6 Abs. 1 Satz 1 Nr. 1, 2 und 5, § 34 Abs. 1, § 7 und im § 15 Abs. 1 genannt wurden, nicht behandeln. Auch sexuell übertragbare Erkrankungen dürfen laut § 24 nicht vom Heilpraktiker behandelt werden. Erkrankungen, die bereits in einem Paragraphen genannt wurden, werden nicht doppelt aufgeführt.

> **Spezieller Lernhinweis**
>
> Alle Erkrankungen im § 6 unterliegen nicht nur dem Behandlungsverbot, sondern **auch der Meldepflicht** (siehe § 8, Punkt 8: im Falle des Paragraphen 6 Abs. 1 meldet der Heilpraktiker).

§ 6

1. Botulismus
2. Cholera
3. Diphtherie
4. humane spongioforme Enzephalopathie, außer familiär-hereditäre Formen
5. akute Virushepatitis
6. enteropathisches hämolytisch-urämisches Syndrom (HUS)
7. virusbedingtes hämorrhagisches Fieber
8. Masern
9. Meningokokken-Meningitis oder -Sepsis
10. Milzbrand
11. Poliomyelitis
12. Pest
13. Tollwut
14. Typhus abdominalis
15. Paratyphus
16. Tuberkulose
17. Mikrobiell bedingte Lebensmittelvergiftung oder akute infektiöse Gastroenteritis, wenn
    a) eine Person betroffen ist, die eine Tätigkeit im Sinne des § 42 Abs. 1 ausübt,
    b) zwei oder mehr gleichartige Erkrankungen auftreten, bei denen ein epidemischer Zusammenhang wahrscheinlich ist.
18. Das Auftreten
    a) einer bedrohlichen Krankheit
    b) von zwei oder mehr gleichartigen Erkrankungen, bei denen ein epidemischer Zusammenhang wahrscheinlich ist oder vermutet wird, wenn dies auf eine schwerwiegende Gefahr für die Allgemeinheit hinweist.

> **Spezieller Lernhinweis**
>
> **§ 6, Punkt 17**: Alle Erkrankungen des Magen-Darm-Traktes, die mit dem Leitsymptom „Durchfall" einhergehen, werden dann **gemeldet**, wenn die betroffene Person in lebensmittelverarbeitenden Betrieben arbeitet (§ 42) oder wenn zwei oder mehrere Personen betroffen sind, die miteinander im Kontakt stehen.

Behandeln darf der Heilpraktiker Durchfallerkrankungen (der Durchfall ist das Leitsymptom) jedoch grundsätzlich nicht, da mehrere Erreger (die v. a. im § 7 aufgeführt worden sind), dafür verantwortlich gemacht werden können. **Es handelt sich um folgende Erreger**: Campylobacter sp.* (darmpathogen); Cryptosporidum parvum*, Escherichia coli (EHEC und sonstige darmpathogene Stämme), Giardia lamblia*, Norwalk-ähnliches Virus*, Rotavirus*, Salmonella, sonstige, Shigella sp., Yersinia enterocolitica*.

§ 6, Punkt 18: Falls eine bedrohliche Krankheit oder mehrere Erkrankungen aus ungeklärter Ursache auftreten sollten, muss gemeldet werden (mit dieser Passage sollen bisher unbekannte Erkrankungen frühzeitig erkannt werden).

§ 7

19. Conjunctivitis epidemica (durch Adenoviren)
20. Rückfallfieber
21. Brucellose
22. Ornithose
23. Q-Fieber
24. Tularämie
25. Frühsommerzeckenmeningitis/-enzephalitis
26. Gelbfieber
27. Haemophilus influenzae-Infektion
28. Influenza
29. Legionellose

30. Leptospirose (Morbus Weil)
31. Listeriose
32. Lepra
33. Fleckfieber
34. Enteritis infectiosa
35. Shigellenruhr
36. Trichinose
37. Lues
38. HIV-Infektion
39. Echinokokkose
40. Malaria
41. Röteln
42. Toxoplasmose

§ 34

43. Impetigo contagiosa
44. Keuchhusten
45. Mumps
46. Scabies (Krätze)
47. Läuse
48. Scharlach oder sonstige Streptokokken pyogenes-Infektionen
49. Windpocken

§ 15

50. Behandlungsverbot der Erkrankungen, die in Anpassung an die epidemische Lage durch das Bundesministerium für Gesundheit mit aufgenommen werden.

§ 24 Behandlungsverbot für sexuell übertragbare Krankheiten

51. Gonorrhöe
52. Ulcus molle
53. Lymphgranulomatosis inguinalis Nicolas und Favre, Lymphogranulomatosis venereum
54. Weitere Erreger, die sexuell übertragbar sind:
    – Clamydia trachomatis
    – Mycoplasma hominis
    – Ureaplasma urealyticum
    – Herpes simplex-Virus
    – Zytomegalievirus
    – Papillomavirus
    – Molluscum-contagiosum-Virus
    – Trichomonas vaginalis
    – Candida albicans

Spezieller Lernhinweis

AIDS-Viren und Hepatitis-Viren sind ebenfalls sexuell übertragbar. Sie verursachen allerdings keine entzündlichen Reaktionen an den Geschlechtsorganen, sondern befallen die Leukozyten bzw. die Leber.

12.1 Haut

12.1.1 Impetigo contagiosa (Borkenflechte)

Behandlungsverbot

12.1.2 Krätze (Skabies)

Behandlungsverbot

	12.1.1 Impetigo contagiosa (Borkenflechte)	12.1.2 Krätze (Skabies)
Erreger	Bakterium: β-hämolysierende Streptokokken Gruppe A, Staphylokokken	Spinnentier: Krätzmilbe (Acarus siro)
Vorkommen	weltweit, meist Kinder	weltweit
Nachweis	• im Bläscheninhalt	• im Hautbereich
Inkubationszeit	2–5 Tage	Tage bis Wochen
Übertragung	• Kontakt- und Schmierinfektion • begünstigend sind mangelnde Hygiene und vorgeschädigte Haut	• Kontaktinfektion • infizierte Handtücher, Bettwäsche oder andere Gegenstände
Pathomechanismus	Die Erreger gelangen über kleinste Hautläsionen ins Subkutangewebe und vermehren sich dort.	Die Krätzmilbe bohrt Gänge in die Hornschicht der Haut; diese sind sichtbar als erhabene, winklig geknickte Linien. Am Ende des Ganges sitzt die Milbe in einer gelblichen Erhebung.
Symptome	• honiggelbe Krusten, meist im Gesicht-/Kopfbereich und Extremitäten • starker Juckreiz • evtl. regionale Lymphknotenschwellung	• starker Juckreiz, v. a. nachts (Milbe kriecht aus ihrem Gang aufgrund der Bettwärme)
Hauterscheinungen	• zu Beginn rötliche Flecken, aus denen sich Bläschen, Pusteln, Erosionen und dann honiggelbe Krusten bilden.	• winklig geknickte Linien mit gelblichen Erhebungen
Lokalisation der Hauterscheinungen	• meist Gesicht, Kopf • Extremitäten	• Fingerzwischenfalten • Beugeseiten der Handgelenke • vordere Achselfalten • Brustwarzenhof • Genitalbereich
Komplikationen	• Narbenbildung (nur bei tiefem Aufkratzen) • Poststreptokokkenreaktion: akute Glomerulonephritis, rheumatisches Fieber	• durch das Kratzen: Abschürfungen, Pusteln • Ekzembildung • Sekundärinfektion
Prophylaxe	Hygienemaßnahmen	Hygienemaßnahmen
Therapie	• Antibiotika • Antiseptika	• Behandlung mit Hexachlorocyclohexan oder Benzylbenzoat • Vollbäder mit Antiseptikum • täglicher Wechsel von Kleidung und Bettwäsche

12.1.3 Läuse

Behandlungsverbot

Insekt: Kleiderlaus, Kopflaus, Filzlaus

weltweit

- an den Haaren, auf der Haut

Tage bis Wochen

- indirekt über Kleidung, Bürsten, Kämme
- von Mensch zu Mensch
- Geschlechtsverkehr (Filzlaus)

Die Entwicklung zum Gliederfüßler beginnt beim Ei (Nisse), das an Haaren (Kopf- und Filzlaus) oder in Kleidernähten klebt. Aus dem Ei entwickelt sich die Larve, aus der Larve die Laus. Durch den Biss der Laus entstehen stark juckende Hauterscheinungen.

- starker Juckreiz an den Bissstellen

- Nissen sind als weißliche Nester an den Haaren sichtbar
- es entstehen Bläschen, Pusteln, Blasen, fallen unter Schuppungen und Krusten ab.

- Kopfhaut (Hinterkopf, um die Ohren herum)
- Genitalbereich
- am ganzen Körper (Kleiderlaus)

Hygienemaßnahmen

- Insektizide
- täglicher Wechsel von Kleidung und Bettwäsche

12.1.4 Milzbrand (Antrax)

Behandlungsverbot

Bakterium: Bacillus anthracis, Sporenbildner

weltweit

- mikroskopisch oder kulturell

Stunden bis Tage

Zoonose
- enger Kontakt mit erkrankten Tieren, z. B. Schafe, Rinder, Pferde (scheiden Erreger über Kot aus)
- Inhalation erregerhaltigen Staubes
- Genuss von infiziertem Fleisch oder Milchprodukten

In 95 % der Fälle gelangt der Erreger über die verletzte Haut in den Organismus (Hautmilzbrand). Über Inhalation ist die Lunge (Lungenmilzbrand) betroffen, bei Fleischverzehr der Gastrointestinaltrakt (Darmmilzbrand).

- Haut: schmerzlose Hautveränderungen
- Lunge: pneumonieähnlich, schaumig-rötliches Sputum
- Gi-Trakt: Gastroenteritis, Blutungen

- flohstichartiger Primäreffekt, dann Knötchen auf gerötetem Grund
- 15 Stunden später Bläschen mit blutigem Inhalt
- dieses trocknet aus und wird zu einer blau-rot-schwarzen Schorfschicht. Es bildet sich ein Umgebungsödem.

- je nach Lokalisation (Nacken und Gesicht sind am gefährdetsten)

- Haut: Lymphangitis
- Lunge: Herz-Kreislaufversagen
- Gi-Trakt: Perforation, Peritonitis
- Milzbrandsepsis
- Meningitis

Impfung

- Ruhigstellen des betroffenen Körperteils, Schutzverband
- Antibiotika
- symptomatisch

VI Infektionskrankheiten

12.1 Haut

	12.1.5 Scharlach	12.1.6 Masern (Morbilli)
	Behandlungsverbot	Behandlungsverbot, Meldepflicht
Erreger	Bakterium: β-hämolysierende Streptokokken, Gruppe A	Virus: Masern-Virus
Vorkommen	weltweit	weltweit
Nachweis	• im Blut (AST) • im Nasen-, Rachenabstrich	• im Blut Antikörpernachweis
Inkubationszeit	2–4 Tage	1–2 Wochen
Übertragung	• Tröpfchen- und Kontaktinfektion • selten Schmierinfektion bei Wundscharlach	• Tröpfchen- und Kontaktinfektion
Pathomechanismus	Das Bakterium befällt die Rachenschleimhaut, löst dort initial eine Entzündungsreaktion aus und gelangt dann über den Blutweg zu den Gefäßen, die mit einer gesteigerten Permeabilität reagieren. Als toxische Fernwirkung können Herz, Niere und Gelenke befallen sein.	Das Virus verursacht auf der Schleimhaut eine Entzündungsreaktion. Dann gelangt es in die regionalen Lymphknoten und darüber hinaus ins Blut. Die Viren bewirken eine toxisch-allergische Permeabilitätssteigerung der Kapillare, welches den hämorrhagischen Einschlag des Exanthems zur Folge hat.
Symptome	• akuter Beginn: 39–40 °C Fieber • Angina mit Enanthem (feuerroter Rachen), regionale Lymphknotenschwellung • Wangenröte mit perioraler Blässe • Halslymphknoten geschwollen • Zunge erst weißlich belegt, dann Himbeer-, oder Erdbeerzunge	Der Verlauf ist biphasisch. • langsamer Beginn mit grippeähnlichen Symptomen, Fieber 38 °C • Angina, Konjunktivitis mit Lichtscheu • Masern-Gesicht: verheult, verrotzt, verschwollen • ab 2.–3. Tag: Koplik-Flecken Kurze Latenzperiode, dann • Exanthemstadium • generalisierte Lymphknotenschwellung
Hauterscheinungen	Das Exanthem tritt auf nach 12–36 Stunden • feinfleckig, stecknadelkopfgroß • blassrosa, selten intensiver rot (drückt man mit Glasspatel darauf, wird es gelb) Ende der ersten Woche verschwindet das Exanthem • nach einer Woche kleieförmige Hautabschuppung, später in großen Lamellen, besonders an Hand- und Fußflächen (Dauer: 2–3 Wochen)	• Grobfleckig, linsengroß, konfluierend • dunkelrot mit lividem Einschlag
Lokalisation der Hauterscheinungen	• beginnt am Hals, Brust und Schenkelbeuge • breitet sich über Stamm und Innenseite der Extremitäten aus	• beginnt hinter den Ohren, befällt den Körper von oben nach unten; Gesicht, Umgebung des Mundes, Handteller und Fußsohlen sind ebenfalls betroffen. • ab dem 5.–7. Tag blasst es in der gleichen Reihenfolge ab, wie es gekommen ist und verschwindet unter kleieförmigen Hautabschilferungen.
Komplikationen	• Tonsillenabszess • Otitis media • Bronchitis • rheumatisches Fieber • Glomerulonephritis	• Bronchopneumonie • Masernkrupp • Otitis media • Herz-Kreislaufversagen • Enzephalitis • SSPE
Prophylaxe	Immunsystem stärken	Impfung
Therapie	• Bettruhe • Antibiotika	• Bettruhe • symptomatisch

12.1.7 Röteln (Rubeola)

Behandlungsverbot

Virus: Röteln-Virus

weltweit

- im Blut Antikörpernachweis

1–3 Wochen

- Tröpfcheninfektion
- diaplazentar

Das Virus gelangt über den Respirationstrakt ins Blut und befällt die Haut, die Lymphknoten und evtl. die Milz.

kontagiös: 1 Woche vor bis 1 Woche nach Exanthemausbruch

- langsamer Beginn, relativ guter AZ (38 °C)
- leichte grippale Symptome
- Enanthem im Rachen (rosa Flecken am weichen Gaumen)
- nuchale Lymphknotenschwellung
- Splenomegalie

Merke! Leukopenie, Lymphozytose

- mittelfleckig, nicht konfluierend
- blassrosa bis hellrot

- beginnt hinter den Ohren und im Gesicht, greift auf Rumpf und Streckseiten der Extremitäten über
  → 40 % der Erkrankungen verlaufen *ohne Exanthem*

In der Regel keine Komplikationen!
- Röteln-Enzephalitis
- Röteln-Arthritis
- Rötelnembryopathie (Fehlbildung des infizierten Embryos während der ersten 3 Schwangerschaftsmonate: Retinopathie, Herzfehler, Innenohrschwerhörigkeit)

Impfung

- Bettruhe
- symptomatisch

§ 57,24 → wegen Rötelnembryopathie
§ 24 → Röteln

12.1.8 Windpocken

Behandlungsverbot

Virus: Varizella-Zoster-Virus

weltweit

- im Blut, Stuhl, Urin
- im Bläscheninhalt

2–3 Wochen

- Tröpfcheninfektion
- aerogen
- direkter Kontakt
- Schmierinfektion

Das Virus gelangt über den Respirationstrakt ins Blutsystem und befällt schließlich die Haut.

Prodromi fehlen meist.
- beginnt mit Kopfschmerzen und Abgeschlagenheit (38–39 °C)
- schnelles Einsetzen des Exanthems
- starker Juckreiz
- bei Schleimhautbefall: schmerzhafte Geschwüre

- linsengroße Flecken, die sich zu Papeln, Bläschen, gelbbraunen Pusteln und Krusten umwandeln; diese bilden sich nach 1–2 Tagen unter zentraler Dellenbildung in Krusten um und fallen ab (DD: Pocken)
- alle Exanthemstufen gleichzeitig vorhanden (Sternenhimmel)

- beginnt am Kopf (auch Kopfhaut), setzt sich am Rumpf fort
- wenig ausgeprägt an den Extremitäten
- häufig auch Schleimhautbefall: Mundhöhle, Bindehaut, Harnröhre, Geschlechtsteile, After

- Abszess
- Nephritis
- Meningoenzephalitis
- Pneumonie
- Otitis media
- Narbenbildung
- bei einer Reaktivierung: Herpes Zoster

Impfung

- symptomatische Behandlung des Juckreizes

§ 34,24

VI Infektionskrankheiten

12.1 Haut

	12.1.9 Erysipel (Wundrose)	12.1.10 Fleckfieber (Typhus exanthematicus)
	Behandlungsverbot	Behandlungsverbot
Erreger	Bakterium: β-hämolysierende Streptokokken Gruppe A	Rickettsien: Rickettsia prowazeki
Vorkommen	weltweit	in Gebieten mit mangelnder Hygiene; bei größeren Menschenansammlungen (Kriegs- und Katastrophenkrankheit)
Nachweis	• im Blut (AST erhöht) • im Gewebe	• im Blut • Weil-Felix-Reaktion
Inkubationszeit	Stunden bis Tage	2 Wochen
Übertragung	• vorgeschädigte Haut (z. B. Ulcus cruris, Fußpilz, Rhagaden) begünstigen den Eintritt des Erregers	• die Kleiderlaus scheidet Rickettsien über den Kot aus. Der von der Laus befallene Mensch bringt sie durch Kratzen nach dem Läusebiss in den Organismus ein.
Pathomechanismus	Der Erreger gelangt über die geschädigte Haut in die intrakutanen Lymphspalten und verursacht eine starke Entzündungsreaktion.	Perkutan oder aerogen dringen die Erreger in den Organismus ein und siedeln sich in den Endothelzellen der Blutgefäße an. Folge ist eine Entzündungsreaktion, die zu den charakteristischen Fleckfieberknötchen führt.
Symptome	• akut hohes Fieber mit Schüttelfrost • Kopfschmerzen • Erbrechen • lokale Schmerzen • Schwellung der regionalen Lymphknoten • evtl. Splenomegalie	• akut hohes Fieber (40–41 °C), hält 11 Tage an, dann lytischer Abfall • rotes, gedunsenes Gesicht • Konjunktivitis • Enzephalitis • Myokarditis • Petechien • Milzschwellung • Apathie-Somnolenz • Delirium
Hauterscheinungen	• Schwellung, Überwärmung und Rötung (scharf begrenzt mit flammenförmigen Ausläufern)	• kleine rosa Flecken (Fleckfieberknötchen)
Lokalisation der Hauterscheinungen	• je nach Eintrittsstelle; bevorzugt im Gesicht oder am Unterschenkel	• über den ganzen Körper verteilt, Gesicht, Hand- und Fußflächen sind ausgenommen
Komplikationen	• Rezidive • Elephantiasis (durch Verlegung der Lymphbahnen) • Phlegmone • Sepsis • Meningitis purulenta • Poststreptokokkeninfektion	• bleibende neurologische Schäden (Ertaubung, Erblindung etc.) • Schock • Herz-Kreislaufversagen • Rezidive sind noch Jahre später möglich (3–40 Jahre)
Prophylaxe	Hygienemaßnahmen im Gebiet der Hautverletzung	• Impfung
Therapie	• Antibiotika • Ruhigstellung	• Antibiotika • Entlausung

12.1.11 Lepra

Behandlungsverbot

Bakterium: Mycobakterium leprae

tropische und subtropische Gebiete mit Überbevölkerung und niedrigem Hygienestandard

- im Gewebesaft lepröser Hautveränderungen
- im Blut
- Lepromintest gibt Aussage, ob es sich um die tuberkulöse oder lepröse Form handelt.

2–40 Jahre (Mittel: 5–7 Jahre)

Der exakte Infektionsmodus ist unbekannt; wahrscheinlich
- enger direkter Kontakt mit Kranken durch Tröpfcheninfektion (Kleinkinder sind empfänglicher als Erwachsene)
- durch das Sekret infizierter Hautläsionen

Das Bakterium vermehrt sich in Haut- und v. a. peripheren Nervenzellen und zerstört diese. Folge sind Hautläsionen und neurologische Ausfälle.

Tuberkuloide Lepra (milde Form, betroffen sind Haut und Nerven)
- Hände und Füße verstümmeln (innere Organe sind nicht betroffen)
- Sensibilität nicht vorhanden, u. a. kein Schmerzempfinden

Lepromatöse Lepra
- befällt den ganzen Körper: Haut, Schleimhäute, innere Organe
- multiple Hautläsionen, die zu Lepraknoten auswachsen
- Zerstörung der peripheren Nerven mit schweren Verstümmelungen
- Löwengesicht, Laryngitis, Iritis, Keratitis
- innere Organe und Skelett werden zerstört

- lokale asymmetrische scharf begrenzte Hautläsionen (depigmentierte, helle Flecke)
- periphere Nerven treten als dicke Nervenstränge hervor

- tuberkuloide Form: Hände, Füße
- lepromatöse Form: ganzer Körper

- tuberkuloide Form kann in die lepromatöse übergehen (Abwehrschwäche)
- Insuffizienz der betroffenen Organe

- Hygienemaßnahmen

- medikamentöse Kombinationstherapie nach WHO-Standardempfehlung (Dauer: 2 Jahre)

12.1.12 Tularämie (Hasenpest)

Behandlungsverbot

Bakterium: Francisella tularensis

Nordeuropa, Russland, Kanada

- im Eiter von Lymphknoten und Pusteln
- im Sputum bei Lungenbefall
- im Blut

2–5 Tage

Zoonose
Nagetiere scheiden den Erreger aus oder bringen ihn mit ihrem Speichel in kleinste Hautläsionen
- aerogen
- Abhäuten von Tieren
- Verzehr von kontaminiertem Fleisch

Über Haut und Schleimhaut der Atem- und Verdauungswege gelangt der Erreger in den Organismus. Erreger vermehren sich in den regionalen Lymphknoten und gelangen danach ins Blut, sodass auch andere Organe befallen sein können.

- akut hohes Fieber mit Schüttelfrost, später Übergang in undulierendes Fieber (39–40 °C)
- regionale Lymphknoten schwellen an (hühnereigroß)

- im Bereich der Eintrittspforte: Knötchen, dann Eiterbläschen, welche geschwürig zerfallen

- je nach Lokalisation der Eintrittspforte

- Sepsis
- Befall innerer Organe (Lunge, Darm)

- Impfung für Gefährdete

- Antibiotika

12.2 Atemsystem

	12.2.1 Haemophilus influenzae-Infektion	12.2.2 Keuchhusten (Pertussis)
	Behandlungsverbot	**Behandlungsverbot**
Erreger	Bakterium: Haemophilus influenzae	Bakterium: Bordetella pertussis
Vorkommen	weltweit	weltweit
Nachweis	• im Blut	• im Rachensekret, im Sputum • im Blut
Inkubationszeit	keine genaue Angabe	7–14 Tage
Übertragung	• Tröpfchen- und Kontaktinfektion	• Tröpfcheninfektion
Pathomechanismus	Der Erreger gelangt über den Atemtrakt in den Organismus und ist für die Entstehung mehrerer Krankheiten verantwortlich. Er verursacht, v. a. bei Kleinkindern verschiedene Atemwegserkrankungen, z. B. Pneumonie, Epiglottitis, Pharyngitis, Sinusitis, Otitis media, Pharyngotracheitis; auch Meningitis, Osteomyelitis, Sepsis	Die Erreger bewirken infolge ihrer Toxinbildung eine Entzündung der Schleimhäute innerhalb des Atemsystems. Im Rahmen der Abwehr kommt es zu einer erhöhten Sekretion von Schleim, der anfangs dünnflüssig und später zäh und klebrig ist. Besonderheit: kein Nestschutz, Säuglinge können erkranken!
Symptome	• siehe unter den Krankheitsbildern	**Stadium catarrhale** (1–2 Wochen) • beginnt wie Erkältung: Schnupfen, Kratzen im Hals, subfebrile Temperatur • gegen Ende des Stadiums Husten, v. a. nachts **Stadium convulsivum** (3–6 Wochen) • Husten wird heftiger und anfallsartig, v. a. nachts, stakkatoartig • inspiratorischer Stridor • Zyanose • am Ende des Anfalls zäher Auswurf, evtl. Erbrechen **Stadium decrementi** (2–6 Wochen) • Hustenanfälle nehmen ab Bei Säuglingen: Apnoe-Anfälle
Komplikationen	• siehe unter den Krankheitsbildern	• Pneumonie • Encephalitis • Otitis media • Bronchiektasen • Aktivierung schlummernder Infekte, z. B. Tuberkulose
Prophylaxe	Impfung	Impfung
Therapie	• Antibiotika • symptomatisch	• Antibiotika • symptomatisch

12.2.3 Diphtherie

Behandlungsverbot, Meldepflicht

Bakterium: Corynebacterium diphtheriae

Ostländer

- Tonsillenabstrich
- Schicktest

2–5 Tage

- Tröpfcheninfektion
- Schmutz- und Schmierinfektion

Die Erreger siedeln sich auf der Schleimhaut des Respirationstraktes ab. Diese wird unter Einfluss des vom Erreger abgesonderten Toxins nekrotisch und führt zu den „Pseudomembranen", welche mit einem Spatel nicht abkratzbar sind (bluten beim Abkratzversuch). Nach Tagen werden die Membranen durch Einblutungen bräunlich und werden abgestoßen. Am häufigsten finden sich die Erreger im Rachen, aber auch: Nase, Kehlkopf, Augenbindehaut, Nabel, Hautwunde.

Rachendiphtherie
- beginnt mit Fieber, Halsschmerzen, Schluckbeschwerden, schlechter AZ
- Rachen ist gerötet und zeigt grau-weiße Pseudomembranen (konfluierend)
- süßlicher Mundgeruch
- Schwellung der lokalen Halslymphknoten

Nasendiphtherie (meist sind Säuglinge betroffen)
- blutiges Nasensekret

Kehlkopfdiphtherie (meist Kinder zwischen dem 2.–5. Lebensjahr)
- Krupp-Husten (trocken, bellend)
- Heiserkeit, Dyspnoe, Zyanose (Erstickungsgefahr!)

Augenbindehautdiphtherie
- dunkelrote Augenbindehaut mit häutigen Belägen, blutige Sekretion

Haut- und Wunddiphtherie
- grauweißliche, schmutzige Beläge der Haut
- schmerzlose, schlecht heilende Wunden können Lähmungen der Extremität verursachen

- maligne Diphtherie (Sepsis) mit Cäsarenhals (ödematöse Schwellung von Hals und Nacken), unstillbares Erbrechen, Schock, Myokarditis
- Herz-Kreislaufversagen
- Nervenschädigungen (Lähmungen der Extremitäten, Schluckmuskulatur, Gaumensegel)
- Nieren- und Nebennierenschädigung
- Bronchopneumonie

Impfung

- Antibiotika
- Antitoxin
- symptomatisch

12.2.4 Tuberkulose (Morbus Koch, Koch-Krankheit)

Behandlungsverbot, Meldepflicht

Bakterium: Mycobakterium tuberkulosis

weltweit

- im Sputum, Magensaft (Ziehl-Neelsen-Färbung)
- Röntgen
- Tine-Test
- Mendel-Mantoux

4–12 Wochen

- Tröpfcheninfektion

Der Erreger siedelt sich im Lungengewebe an. Bei intakter Abwehr wird dieser vom Immunsystem in Form eines Granuloms eingekesselt (geschlossene Tuberkulose, keine Symptome). Bei Abwehrschwäche können die Erreger nicht mehr eingekesselt werden, sodass sie Zerstörungen im Bronchialsystem verursachen (offene Tuberkulose, hochinfektiös) und/oder das Gefäßsystem beschädigen (die Erreger metastasieren und können grundsätzlich alle Organe befallen).

Geschlossene Tuberkulose
- symptomlos

Offene Lungentuberkulose
- subfebrile Temperatur, Nachtschweiß, Gewichtsverlust, Leistungsschwäche
- Husten und Auswurf (blutig-bröcklig)
- Dyspnoe
- Thoraxschmerzen
- Erythema nodosum

Symptome der Tuberkulose können sich an jedem Organ manifestieren, z. B.
Nierentuberkulose
- Flankenschmerzen
- Hämaturie
- subfebrile Temperatur, Nachtschweiß, Gewichtsverlust, Leistungsschwäche

Darmtuberkulose
- Bauchschmerzen
- Blutstuhl
- subfebrile Temperatur, Nachtschweiß, Gewichtsverlust, Leistungsschwäche

- Metastasierung in andere Organe
- Organinsuffizienz

BCG-Impfung wird nicht mehr empfohlen!

- 3-er Kombination von Antibiotika

12.2 Atemsystem

	12.2.5 Ornithose (Psittakose) Behandlungsverbot	12.2.6 Legionellose Behandlungsverbot
Erreger	Chlamydium: Chlamydia psittaci	Bakterium: Legionella pneumophilia
Vorkommen	weltweit	weltweit
Nachweis	• im Blut • im Sputum	• im Direktpräparat aus Material des tiefen Respirationstraktes • im Blut
Inkubationszeit	1–2 Wochen	2–10 Tage
Übertragung	Zoonose • Einatmen von erregerhaltigem Vogelkot • Kontaktinfektion (Küsschengeben Mensch-Vogel)	Inhalation infizierter Aerosole (1976 erstmalig in Philadelphia bei einem Legionärstreffen aufgetreten; der Erreger vermehrt sich in abgestandenem Süßwasser (Duschen, Klimaanlagen, Warmwasseranlagen)
Pathomechanismus	Der Erreger gelangt über die Bronchialschleimhaut in den Blutkreislauf, vermehrt sich in Leber und Milz und erreicht dann über den Blutweg wieder die Lunge. Auch andere Organe (v. a. Niere, Herz, Gehirn) können betroffen sein.	Der Erreger gelangt ins Bronchialsystem und verursacht dort eine Entzündungsreaktion. Über den Blutweg können auch andere Organe in Mitleidenschaft gezogen werden.

Symptome	• in leichten Fällen nur grippale Symptome
	• atypische Pneumonie:
	  – initial grippale Symptome
	  – schlechter AZ
	  – Husten (zähes Sputum)
	  – Fieber
	  – nur röntgenologischer Befund
	Besonderheit
	  – relative Bradykardie
		Man unterscheidet 3 Verlaufsformen:
		1. Form
		• 90 % asymptomatisch
		2. Form: Pontiac Fieber
		• grippeähnliche Symptome
		3. Form: Legionella Pneumonie
		• atypische Pneumonie:
		  – initial grippale Symptome
		  – schlechter AZ
		  – Husten (trocken)
		  – Fieber
		  – nur röntgenologischer Befund
		Besonderheit
		  – Myalgien
		  – Verwirrtheit
		  – gastrointestinale Symptome

Komplikationen	• Herzinsuffizienz, Myokarditis • Enzephalitis, Lähmungen • Schock, Nierenversagen	• respiratorische Insuffizienz • Schock, Nierenversagen • Myokarditis
Prophylaxe	Impfen von Haustieren	Überwachung von Wasseranlagen
Therapie	• Antibiotika • kreislaufunterstützende Medikamente	• Erythromycin, evtl. Rifampicin und Tetracyclin

12.2.7 Q-Fieber

Behandlungsverbot

Rickettsien: Coxiella burnetii

weltweit

- im Blut, Liquor, Urin
- im Gewebe

1–3 Wochen

Zoonose
Haus- und Nutztiere scheiden den Erreger (gelangt über Zecken in den Körper) über Kot, Urin und Milch aus.
- Einatmen von erregerhaltigem Staub
- direkter Kontakt mit dem Tier
- Trinken von kontaminierter Milch

Ausgehend von der am häufigsten vorkommenden Staubinfektion gelangt der Erreger ins Lungengewebe, vermehrt sich dort und ruft spezifische Entzündungsreaktionen hervor. Über den Blutweg können auch andere Organe befallen werden.

Man unterscheidet 3 Verlaufsformen:
1. Form
- meist asymptomatisch

2. Form
- grippeähnliche Verlaufsform

3. Form
- atypische Pneumonie:
  - initial grippale Symptome
  - schlechter AZ
  - Husten (evtl. blutiger Auswurf)
  - Fieber (40 °C mit Schüttelfrost)
  - nur röntgenologischer Befund

Besonderheit
  - relative Bradykardie
  - retrosternale Schmerzen
  - Myalgien
  - Arthralgien

- Myokarditis
- Meningitis
- Nephritis
- Orchitis, Pankreatitis

Impfung, Schutzkleidung und -masken
Ausschalten der tierischen Infektionsquellen

- Antibiotika

12.2.8 Influenza

Behandlungsverbot

Virus: Influenza-Virus

weltweit

- im Blut
- Rachenabstrich
- im Stuhl

1–3 Tage

- Tröpfcheninfektion

Eintrittspforte ist der Nasen-Rachenraum. Das Virus vermehrt sich und befällt absteigend den Kehlkopf, Trachea, Bronchien und Bronchioli. Die Schleimhaut reagiert mit den typischen Entzündungszeichen.

- akut hohes Fieber
- schlechter AZ
- trockener Reizhusten
- Schluckbeschwerden
- Heiserkeit
- Wundheitsgefühl hinter dem Sternum
- selten: Darmgrippe

- Bronchopneumonie
- Otitis media
- Kreislaufstörungen
- Meningoencephalitis
- Myokarditis

Impfung

- symptomatisch
- Therapie der Komplikationen

VI Infektionskrankheiten

12.3 Nervensystem

	12.3.1 Tetanus (Wundstarrkrampf) **Behandlung erlaubt**	12.3.2 Tollwut (Rabies, Lyssa) **Behandlungsverbot, Meldepflicht**
Erreger	Bakterium: Clostridium tetani (Anaerobier, bildet Sporen)	Virus: Tollwut-Virus
Vorkommen	weltweit im Erdreich und in Tierexkrementen	weltweit
Nachweis	• im Blut • Erregernachweis in der Wunde	• in den Ganglienzellen des Gehirns • Tollwut-Kornealtest (im Hornhautepithel befinden sich charakteristische Zelleinschlüsse) • Tierversuche (Mäuse werden mit dem Speichel des erkrankten Tieres infiziert)
Inkubationszeit	4 Tage bis 4 Wochen	3 Wochen bis 3 Monate
Übertragung	• erregerhaltige Erde/Viehmist gelangt ins Wundgebiet, der Erreger wandert von dort aus ins ZNS.	**Zoonose** • durch eine Bissverletzung gelangt Speichel ins Muskelgewebe • selten von Mensch zu Mensch
Pathomechanismus	Das in der Wunde unter Luftabschluss produzierte Neurotoxin wandert die peripheren Nerven entlang zum ZNS und blockiert an der Synapsenmembran die Freisetzung von hemmenden Transmittern. Folge sind ungehemmte Erregungen an den Synapsen mit generalisierten tonischen Krämpfen.	Virushaltiger Speichel gelangt in das Wundgebiet. Das Virus wandert entlang der peripheren Nerven ins ZNS. Von dort gelangt es über efferente Nerven wieder in die Speicheldrüsen und somit in den Speichel.
Symptome	• uncharakteristische Allgemeinerscheinungen: Unruhe, schubweises Schwitzen, Ziehen in der Wundumgebung, Schmerzen im Oberbauch • Muskelstarre befällt Rücken-, Bauch- und Brustmuskulatur (Rigor) • geringe Reize lösen generalisierte Krämpfe aus • Opisthotonus (krampfartige Reklination des Kopfes und Überstreckung von Rumpf und Extremitäten) • Trismus (Kieferklemme) • sardonisches Lachen • kaum Fieber, volles Bewusstsein	**Prodromalstadium (2–4 Tage)** • uncharakterischer Beginn: allg. Krankheitsgefühl, Unruhe, Missmut, Angst, Beklemmungsgefühle, Bisswunde juckt und schmerzt **Erregungsstadium (3–5 Tage)** • Krämpfe der Muskulatur • Krämpfe von Schlund- und Atemmuskulatur: Zyanose, Dysphagie • Hydrophobie • Hypersalivation • Benommenheit, Schreien, Zittern, tollwütiges Gebären • „wilde Wut" • 42 °C Fieber **Lähmungsstadium** • Lähmungserscheinungen, Somnolenz, Koma
Komplikationen	• Muskelrisse • Luxationen, Brüche • bleibende Muskelverkürzungen • Gelenkversteifung, Kyphose • Tod durch Atemlähmung • Herz-Kreislaufversagen	• Tod durch Ersticken oder Atemlähmung
Prophylaxe	Impfung (aktiv und passiv: Tetanol und Tetagam), Wundversorgung	Impfung, Wundversorgung
Therapie	• Schutz vor allen äußeren Reizen • Ruhigstellung der Muskulatur • evtl. künstliche Beatmung • Antitoxingabe	• symptomatisch: bei Auftreten von Krankheitssymptomen können nur noch Schmerz- und Angstzustände therapiert werden.

12.3.3 Poliomyelitis (Kinderlähmung, Heine-Medin-Krankheit)

Behandlungsverbot, Meldepflicht

Virus: Polio-Virus I, II, III (Brunhild, Lansing, Leon)

Länder mit hohem Hygienestandard: USA, Skandinavien

- im Rachensekret
- Stuhl, Urin, Liquor

3–14 Tage

- Schmutz- und Schmierinfektion
- Tröpfcheninfektion

Die oral erfolgte Infektion zieht eine Vermehrung der Viren im Rachenepithel und im Darmtrakt nach sich. Meist kommt es dann bei 95 % der Patienten zu einer stillen Feiung. Bei Abwehrschwäche gelangt der Erreger über den Blutweg zu den motorischen Vorderhörnern und verursacht dort eine Entzündung.

Vorläuferstadium
- erst grippale (Fieber, Husten, etc.) und gastrointestinale Symptome

Dann Latenzperiode (einige Tage)

Meningistisches Stadium
- erneuter Fieberanstieg
- Meningismuszeichen (starke Kopfschmerzen!!!!)

Paralytisches Stadium
- schlaffe Lähmungen, können über Nacht entstehen (Morgenlähmungen)

Reparationsstadium
- Lähmungen können sich zurückbilden

- Tod durch Atemlähmung
- bleibende schlaffe Lähmungen
- Muskelatrophie, Gelenksteife
- Wachstumsstörungen, z. B. Schlottergelenke
- Verkrüppelungen
- Myokarditis

Impfung (keine Schluckimpfung mehr nach Sabin, sondern Injektion des Impfstoffes nach Salk)

- symptomatisch: Bettruhe, Krankengymnastik
- intensivmedizinische Überwachung bei Atemlähmung

12.3.4 Toxoplasmose

Behandlungsverbot

Protozoen: Toxoplasma gondii

weltweit

- im Blut, Liquor, Urin
- Lymphknotenpunktat

nicht bekannt

Zoonose
- Erreger wird meist von Katzen ausgeschieden
- Kontakt-, Schmier- oder Nahrungsmittelinfektion (rohes Fleisch)
- diaplazentar

Erreger gelangen über die Rachen- oder Darmschleimhaut ins Blutsystem. Am häufigsten werden Lymphknoten, Augen oder ZNS befallen.

Erwachsene mit intaktem Immunsystem
- meist keine

Erwachsene mit Abwehrschwäche
- Schüttelfrost, Fieber
- Entzündung der Lymphknoten
- Enzephalitis

Angeboren
- Enzephalitis mit den Trias: Wasserkopf, Entzündung der Ader- und Netzhaut, Gehirnverkalkung
- Missbildungen
- Geistesstörungen
- Erkrankung der Leber, Lunge, Magen-Darm-Trakt
- Fehl- bzw. Todgeburt

- connatale Toxoplasmose (je früher die Infektion während der Schwangerschaft erfolgt, desto schwerer die Symptomatik)

Hygienemaßnahmen, kein rohes Fleisch essen, Katzenkontakt meiden.

- Behandlung der Schwangeren mit Antibiotika
- symptomatisch

12.3 Nervensystem

	12.3.5 Meningokokken-Meningitis	12.3.6 Meningoenzephalitis
	Behandlungsverbot, Meldepflicht	Behandlungsverbot in Abhängigkeit des Erregers, z. B. FSME Virus
Erreger	Bakterien: Meningokokken (Neisseria meningitidis)	Primär: Viren → Arboviren, Echoviren, Herpes-simplex-Viren Sekundär: Als Postinfektion z. B. nach Masern, Mumps, Poliomyelitis
Vorkommen	weltweit	weltweit
Nachweis	• im Blut • im Liquor	• im Blut • im Liquor
Inkubationszeit	2–5 Tage	1–2 Wochen
Übertragung	• Tröpfcheninfektion	• Zeckenbiss • hämatogen bei Abwehrschwäche • postinfektiös
Pathomechanismus	Die Erreger vermehren sich aufgrund einer schlechten Abwehrlage im Respirationstrakt und gelangen dann über den Blutweg in den Liquor.	Die Viren gelangen über das Blutsystem in den Liquor und befallen das Gehirn und die Hirnhäute. Die neurologischen Symptome stehen im Vordergrund.
Symptome	• akuter Beginn mit Fieber (40 °C) und Schüttelfrost • starke Kopfschmerzen • Hyperästhesie • Nackensteifigkeit • Opisthotonus • Petechien • Krämpfe, Lähmungen • Somnolenz, Stupor • Kernig-, Lasègue-, Brudzinski-Zeichen positiv	Der Verlauf ist biphasisch. **1. Grippeähnliche Symptome** • Fieber • Husten, Schnupfen • Kopf- und Gliederschmerzen *Latenzzeit von einigen Tagen* **2. Meningeale und** • akuter Beginn, hohes Fieber • Meningismuszeichen **Neurologische Symptome** • Sprachstörungen • Nystagmus • Epilepsie • psychische Veränderungen • Krampfanfälle bis Lähmungen • Somnolenz bis Koma
Komplikationen	• Hirnödem • Hirnnervenlähmung • Hirnabszess • Sepsis • Waterhouse-Friderichsen-Syndrom	• Hirnnervenausfälle • Hirndrucksteigerung
Prophylaxe	Impfung gegen Serotyp A, C, Antibiotika-Prophylaxe	
Therapie	• Antibiotika	• symptomatisch

12.3.7 FSME (Frühsommer-meningoenzephalitis)

Behandlungsverbot, Meldepflicht

Virus: FSME-Virus

Süddeutschland, Österreich, Skandinavien, in Busch- und Waldgebieten

- im Liquor
- Antikörpernachweis im Blut

2–28 Tage

Zoonose
- Zeckenbiss (v. a. in Mischwäldern und Buschbereichen)

Durch den Biss der Zecke werden die Erreger ins Subkutangewebe gebracht. Darüber finden sie Anschluss an die peripheren Nerven und gelangen so ins ZNS.

siehe Meningoenzephalitis

- bleibende neurologische Defekte
- Tod durch Hirndruck

Impfung, entsprechende Kleidung

- symptomatisch

12.3.8 Lyme-Borreliose (Morbus Lyme)

Behandlung erlaubt

Bakterium: Borrelia burgdorferi

weltweit (die Erkrankung ist erstmal in der Ortschaft Lyme erkannt worden)

- Antikörpernachweis im Blut und Liquor

Tage bis Wochen

Zoonose
- Zeckenbiss (Holzbock)
- connatal

Die Vermehrung des Erregers erfolgt erst in der Haut, später gelangt er über die Lymphe und das Blut in den Organismus. Es kommt zum Befall mehrerer Organe (v. a. Herz, ZNS, Gelenke), nur in Einzelfällen ist der Erreger nachweisbar.

- 95 % der Fälle asymptomatisch

Stadium 1
- um die Eintrittsstelle bildet sich das Erythema chronicum migrans (ringförmige Rötung, die sich peripher ausbreitet und in der Mitte blasser wird)
- grippale Symptome
- das Erythem klingt ohne Behandlung wieder ab

Stadium 2
- neurologische Symptome (Meningoencephalitis, Hirnnervenparese, v. a. N. facialis)
- periphere Neuropathien
- Arthritis der großen Gelenke (Lyme-Arthritis)
- Myokarditis, Rhythmusstörungen
- Hautveränderungen (pergamentartig, dünn und unelastisch = Acrodermatitis chronica atrophicans)

- chronische Neuroborreliose: ZNS-Symptomatik, Gangstörungen, Blasenentleerungsstörungen, Bewusstseinsstörungen
- chronische Herz- und Gelenkerkrankungen

Lange Kleidung, Insekten-Repellanzien

- Antibiotika
- symptomatisch

12.3 Nervensystem

	12.3.9 Botulismus	12.3.10 Herpes Zoster (Gürtelrose)
	Behandlungsverbot, Meldepflicht	**Behandlung erlaubt**
Erreger	Bakterium: Clostridium botulinum (Anaerobier, Sporenbildner)	Virus: Varicella-Zoster-Virus
Vorkommen	weltweit	weltweit
Nachweis	• im Blut • im verseuchten Nahrungsmittel	• aus den Bläschen
Inkubationszeit	12–48 Stunden (evtl. bis 2 Wochen)	
Übertragung	Genuss von verdorbenen konservierten, geräucherten, gepökelten oder eingeweckten Speisen (Achtung: gewölbter Deckel, das Gift riecht nicht und schmeckt man nicht) Säuglingsbotulismus: im Honig befinden sich häufig Sporen; diese können im Darm des Säuglings auskeimen. **Merke!** Keine Infektion, sondern Intoxikation!	Meist eine Reaktivierung von „schlummernden" Viren, die vormals Windpocken ausgelöst haben. Eine Neuinfektion mit dem Virus ist auch möglich (Tröpfchen-, Schmier- und Kontaktinfektion).
Pathomechanismus	Das Botulinumtoxin hemmt die Acetylcholinausschüttung an den Synapsen der motorischen Endplatte, sodass keine Reizweiterleitung mehr erfolgen kann; die Folge sind Lähmungserscheinungen.	Nach überstandener Krankheit kann das Virus unbemerkt in den Spinalnerven überdauern und bei stärkerer Immunschwäche reaktiviert werden (z. B. AIDS, Morbus Hodgkin, immunsuppressive Medikamente) und eine Neuritis verursachen.
Symptome	• beginnt mit Übelkeit, Erbrechen und Durchfall • dann Obstipation und Augensymptomatik (Schielen, Doppeltsehen, Akkomodationsstörungen, Ptosis) • Dysphagie, Heiserkeit, Sprachstörungen • Versiegen der Tränen- und Speichelsekretion • kein Fieber, normales Bewusstsein, keine Schmerzen	• beginnt mit heftigen, brennenden Schmerzen an der betroffenen Stelle • nach Tagen bläschenförmiger Ausschlag entlang des betroffenen Nervs (meist einseitig, meist thorakale Nerven oder Gesicht) • Bläschen trocknen aus und schuppen ab • starke Schmerzen • meist narbenfreie Abheilung
Komplikationen	• Tod durch Atemlähmung oder Kreislaufstillstand	• Zoster oticus • Fazialisparese • Zoster ophtalmicus mit Hornhautschäden • Zosterencephalitis
Prophylaxe	15-minütiges Erhitzen der Nahrungsmittel auf 100 °C	Impfung nur bei starker Abwehrschwäche
Therapie	• sofortige Krankenhauseinweisung (Gabe eines antitoxischen Botulismusserums) • evtl. Schockbehandlung und Beatmung	• symptomatisch: Schmerzmittel, Salben • Immunsystem stärken • evtl. Virostatika

12.3.11 Humane spongioforme Enzephalopathie

Behandlungsverbot, Meldepflicht

Prion (eiweißhaltiges Agens): gilt auch als Verursacher für Creutzfeld-Jakob oder BSE (Bovine spongioforme Enzephalopathie)

- Biopsie des Gehirns
- immunologischer Proteinnachweis im Liquor und im Serum
- EEG

Monate bis Jahre

Zoonose
Unbekannt; wahrscheinlich über den Verzehr von bestimmten Tiergeweben (Hirn- und Rückenmark erkrankter Tiere) oder iatrogen durch Transplantationen von Organen, harter Hirnhaut.

Unbekannt; es kommt zu einer schwammartigen Degeneration der Hirnsubstanz.

- schleichender Verlauf, beginnt mit Wesensveränderungen
- Gedächtnis-, und Konzentrationsstörungen
- fortschreitende Demenz
- neurologische Symptome: Lähmungen, Krämpfe, Ataxien, Myoklonie (kurze, ruckartige Zuckungen einzelner Muskeln oder Muskelgruppen)

- Koma
- Tod

- symptomatisch

12.4 Verdauungssystem

	12.4.1 Cholera Behandlungsverbot, Meldepflicht	12.4.2 Typhus abdominalis Behandlungsverbot, Meldepflicht
Erreger	Bakterium: Vibrio Cholerae, Vibrio el Tor	Bakterium: Salmonella typhi
Vorkommen	Indien, Südostasien, Krieg- und Katastrophengebiete	weltweit, in Ländern mit niedrigem Hygienestatus
Nachweis	• im Stuhl	• im Blut • ab 2–4 Woche: Urin und Stuhl
Inkubationszeit	2–5 Tage	1–3 Wochen
Übertragung	• kontaminierte Nahrung, Wasser • Kranke (Ausscheider) → fäkal-oral	• kontaminierte Nahrung, Wasser • Kranke (Ausscheider) → fäkal-oral
Lokalisation	• Dünndarm	• Dünndarm
Pathomechanismus	Bakterien vermehren sich im Dünndarm und bilden das auf die Darmzellen toxisch wirkende Enterotoxin, welches einen sehr hohen Flüssigkeitsverlust nach sich zieht.	Bakterien gelangen über den Gastrointestinaltrakt in den Darm. Sie passieren die Darmwand und gelangen in regionale und mesenteriale Lymphknoten. Die Peyerschen Plaques schwellen an, nekrotisieren, dann ulcerieren sie, später findet eine Vernarbung statt.
Symptome	• reiswasserartige, schmerzlose Durchfälle, bis zu 20–30 Stühle pro Tag (bis zu 10 l Flüssigkeitsverlust) • Exsikkose: Waschfrauenhände, Choleragesicht, niedriger Hautturgor, Anurie • Zyanose • Wadenkrämpfe, Rhythmusstörungen (Elektrolytverlust) • Untertemperatur (bis zu 33 °C)	**Stadium incrementi (1. Woche)** • treppenförmiger Fieberanstieg • Kopfschmerzen, Schwindel • Bronchitis, Obstipation • relative Bradykardie **Stadium fastigii (2.–3. Woche)** • Fieberkontinua bis 41 °C • Somnolenz bis Delirium • Roseolen, v. a. an Bauch und Rücken • erbsbreiartige Durchfälle • w-förmiger Belag der Zunge • Milzschwellung **Stadium decrementi (ab der 4. Woche)** • Fieberremission • lange Rekonvaleszenz **Merke!** Leukopenie, Eosinopenie während der ganzen Zeit!
Komplikationen	• hypovolämischer Schock • Koma • Urämie • Ausscheider	• Darmblutungen, Perforation • Myokarditis • Meningoenzephalitis • Bronchopneumonie • Kreislaufversagen (hypovol.) • Dauerausscheider
Prophylaxe	• hygienische Maßnahmen, z. B. abgekochtes Wasser trinken • Impfung (hält nur 4–6 Monate)	• hygienische Maßnahmen, z. B. abgekochtes Wasser trinken • Impfung
Therapie	• Antibiotika • Wasser- und Elektrolytsubstitution	• Antibiotika • symptomatisch

12.4.3 Paratyphus
Behandlungsverbot, Meldepflicht

Bakterium: Salmonella paratyphi A, B, C

weltweit, in Ländern mit niedrigem Hygienestatus

- anfangs im Blut, später im Urin und Stuhl (Widal Reaktion positiv)

3 Tage bis 2 Wochen

- kontaminierte Nahrung, Wasser
- Kranke (Ausscheider) → fäkal-oral

- Dünndarm

siehe Typhus abdominalis

- typhusähnlich, aber rascherer Fieberanstieg mit Schüttelfrost
- Roseolen am ganzen Körper
- kaum Trübung des Bewusstseins
- relative Bradykardie
- Milzschwellung
- wässrig-dünner Durchfall
- keine Somnolenz

Merke! Leukozytose!

- Darmblutungen, Perforation
- Myokarditis
- Meningoenzephalitis
- Bronchopneumonie
- Kreislaufversagen (hypovol.)
- Dauerausscheider

- hygienische Maßnahmen, z. B. abgekochtes Wasser trinken

- Antibiotika
- symptomatisch

12.4.4 Echinokokkose
Behandlungsverbot

Bandwurm: Echinokokkus spezies

weltweit

- im Blut

2–3 Wochen, relativ unbestimmt

Zoonose
- (Hunde)-Bandwurmeier werden fäkal-oral übertragen durch engen Kontakt mit Hunden, Verschleppung durch Fliegen
- Verstäubung von Hundekot (befindet sich in Hecken, Büschen und auf Obst)

- Leber, evtl. Lunge, andere Organe

Der Hund (auch Fuchs, Katze, Mensch) nimmt die Bandwurmeier oral auf. Sie passieren die Darmwand und gelangen ins Blut. In der Leber (80 %), Lunge (10 %) entwickeln sie sich zu zystischen Finnen; sie können sich in den Organismus entleeren oder in jedem Stadium ihrer Entwicklung absterben.

- keine Frühsymptome, Symptome zeigen sich durch Verdrängungserscheinungen in der Leber (DD: Leberkarzinom)
- Druckgefühl im rechten Oberbauch
- Cholangitis mit Gallenabflussstörungen: Ikterus
- portale Hypertension

- Ruptur einer Zyste häufig mit Perforation in die freie Bauchhöhle
- anaphylaktischer Schock
- Superinfektion
- Leberzirrhose (bei Fuchsbandwurm)

- Obst gut waschen

- Zystektomie oder Perizystektomie nach vorheriger Abtötung der Echinokokken

VI Infektionskrankheiten

12.4 Verdauungssystem

	12.4.5 Shigellenruhr (syn. Bakterienruhr, Shigellose) **Behandlungsverbot**	12.4.6 Enteritis infectiosa **Behandlungsverbot**
Erreger	Bakterium: Shigella spezies, v. a. Shigella dysenteria	Bakterium: Salmonella, sonstige, v. a. Salmonella enteritidis
Vorkommen	weltweit, v. a. Tropen und Subtropen	weltweit
Nachweis	• im Stuhl	• im Stuhl
Inkubationszeit	Tage bis 1 Woche	Stunden bis 2 Wochen
Übertragung	• Fliegen • Kranke → fäkal-oral • kontaminiertes Wasser und Nahrungsmittel	• kontaminierte Nahrung (Tier- und Wasserprodukte, v. a. Geflügelprodukte, rohe Eier, Milch, Eis) • Kranke, Ausscheider
Lokalisation	• Dickdarm	• Dünndarm
Pathomechanismus	Erreger bewirken im Dickdarm eine Entzündungsreaktion mit tiefen Geschwüren.	Erreger bewirken im Dünndarm eine Entzündungsreaktion.
Symptome	• Kopf- und Muskelschmerzen • 39 °C Fieber • akut Übelkeit, Erbrechen • kolikartige Bauchschmerzen mit schmerzhaften Durchfällen • bis zu 40 Entleerungen pro Tag mit geringen Stuhlmengen: „ständig ein Löffel Blut, ein Löffel Schleim" • typhöser Zustand	• akut Übelkeit, Erbrechen • 39 °C Fieber • blutig-schleimig-wässrige Durchfälle, 15–20 Stühle pro Tag • Bauchkrämpfe • Bauchdecke ist abwehrgespannt und druckdolent • evtl. Hepatomegalie
Komplikationen	• Exsikkose • Reiter'sche Trias: Konjunktivitis, Urethritis, Arthritis • zentral-nervös-toxische Schäden • Druck auf Kolon bewirkt Defäkation • Peritonitis (durch Ulcusperforation) • Ausscheider	• Exsikkose • Kreislaufkollaps • Sepsis • Thromboembolien • Dauerausscheider
Prophylaxe	Hygienemaßnahmen, Meiden von kontaminierter Nahrung	Meiden von kontaminierter Nahrung
Therapie	• Antibiotika • Immunsystem stimulieren	• Nahrungskarenz • Wasser- und Elektrolytsubstitution • Antibiotika • obstipierende Mittel, z. B. Imodium

12.4.7 HUS (hämolytisch-urämisches Syndrom)

Behandlungsverbot

Bakterium: E. Coli (EHEC) (EHEC=enterohämorrhagische E. Coli, darmpathogen)

weltweit

- im Stuhl
- im Blut

1 Tag bis eine Woche

- Verzehr von kontaminierten Lebensmitteln, v. a. rohes Rindfleisch, Rohmilch
- Tierkontakt
- fäkal-oral von Mensch zu Mensch
- kontaminierte Badeseen (Verschlucken von Wasser)

- Dickdarm

Das lebensgefährliche hämolytisch-urämische Syndrom ist eine Komplikation, deren Vorläufer eine durch EHEC-Bakterien verursachte Dickdarmerkrankung ist. Diese Erreger bilden Shiga-Toxine, welche die Entzündung im Dickdarm auslösen. Bei schlechter Abwehrlage gelangen diese über das Blut zu anderen Organen.

Die meisten Infektionen verlaufen leicht und vielfach unerkannt; meist sind 0–3-Jährige betroffen.
- anfangs harmlos erscheinender wässriger Durchfall, im Verlauf zunehmend wässrig-blutig
- Übelkeit, Erbrechen, evtl. Fieber
- krampfartige Bauchschmerzen

Nach einer Woche evtl. typische Trias:
- hämolytische Anämie (Ikterus)
- Thrombozytopenie
- Nephropathie (Urämie)

Merke! Erythrozyten und Thrombozyten erniedrigt, Leukozytose, LDH, Kreatinin, Harnstoff erhöht

- Niereninsuffizienz
- Hypertonie
- Pankreasinsuffizienz
- Herzinsuffizienz

Meiden von kontaminierter Nahrung

- symptomatisch
- Antibiotika

12.4.8 Trichinose

Behandlungsverbot

Wurm: Trichinella spiralis

weltweit, in Deutschland selten: Trichinenschau

- Muskelbiopsie
- im Blut (ab 3. Woche)

1–30 Tage

- Verzehr von rohem Fleisch, meist Schweinefleisch
- Kranke (Ausscheider) → fäkal-oral

- Darm, Muskeln

Die Larven gelangen in den Verdauungstrakt und schlüpfen nach einer Woche im Darm aus. Über die Darmschleimhaut gelangen sie ins Blut und siedeln sich in der Muskulatur an.

- Darmtrichinose: Bauchschmerzen, Übelkeit, Erbrechen, Durchfall
- Muskeltrichinose:
- Muskelschmerzen, -verhärtungen und -schwellungen
- Gesichts- oder Lidödem (allergisch bedingt), später Fuß- und Handrückenödem
- hohes Fieber

Merke! Eosinophilie

- Befall der Interkostal- und Zwerchfellmuskulatur
- Myokarditis
- Meningoencephalitis

Hygienemaßnahmen, Meiden von kontaminierten Nahrungsmitteln, kein rohes Fleisch verzehren, Durchbraten des Fleisches (> 60 °C)

- Anthelminthika (= Wurmmittel), weitere Medikamente

Weitere

Behandlungsverbot

- Campylobacter spezies*
- Cryptosporidium parvum*
- Giardia lamblia*
- Rota-Virus*
- Norwalk-ähnliches Virus*
- Yersinia enterocolitica*

* Diese Erreger werden ebenfalls im § 7 aufgeführt. Das Krankheitsbild ist jedoch nicht so charakteristisch, sodass die Erkrankungen im Einzelnen nicht beschrieben werden. Leitsymptome aller infektiösen Darmerkrankungen sind
- Durchfall, evtl. blutig
- Bauchschmerzen
- evtl. Fieber

12.4 Verdauungssystems

	12.4.9 Hepatitis A Behandlungsverbot, Meldepflicht	12.4.10 Hepatitis B Behandlungsverbot, Meldepflicht
Erreger	Virus: Hepatitis-A-Virus	Virus: Hepatitis-B-Virus
Vorkommen	weltweit, v. a. Südeuropa, in Ländern mit niedrigem Hygienestandard	weltweit
Nachweis	• im Blut	• im Blut
Inkubationszeit	2–6 Wochen	2–6 Monate
Übertragung	• fäkal-oral (verunreinigtes Wasser, rohe Meeresfrüchte) • selten sexuell, parenteral	• parenteral (Blutprodukte, kontaminierte Instrumente, i. v. Needle sharing) • perinatal • sexuell
Lokalisation	• Leber	• Leber
Pathomechanismus	Bei schlechter Abwehrlage befallen die Viren die Hepatozyten und lösen eine Entzündungsreaktion aus.	siehe Hepatitis A Das Virus zerfällt in Bruchstücke: Surface-Antigen (HBs-Ag), Core-Antigen (HBc-Ag), Envelope Antigen (HBe-Ag).
Symptome	2/3 der Fälle verlaufen asymptomatisch **Grippale Symptome** • Husten, Schnupfen • Kopfschmerzen, Schwindel **Gastrointestinale Symptome** • Diarrhöe, Obstipation • Bauchschmerzen **Rheumatische Symptome** • Gelenkschmerzen 1/3 der Fälle: Ikterus	Verlaufsmöglichkeiten: • asymptomatische Infektion (65 %) • akute Hepatitis mit Viruselimination (siehe Hepatitis A) • Viruspersistenz **Merke!** Hepatitis B gilt erst als ausgeheilt, wenn Anti-HBs nachweisbar ist.
Komplikationen	• regelmäßige Ausheilung • kein chronischer Verlauf • keine Dauerausscheider • lebenslange Immunität	• fulminante Hepatitis mit Tod • gesunde Ausscheider • chronische Verlaufsform (> 50 %) mit Entwicklung einer Leberzirrhose • Karzinomentwicklung
Prophylaxe	Impfung, Einhalten von Hygienemaßnamen	Impfung, Kondombenutzung, Einmalnadeln
Therapie	• Bettruhe • Alkoholverbot, Weglassen aller Medikamente	• α-Interferon • Weglassen aller potentiellen Lebernoxen • körperliche Schonung, Bettruhe

12 Pathologie

12.4.11 Hepatitis C	12.4.12 Hepatitis D	12.4.13 Hepatitis E
Behandlungsverbot, Meldepflicht	**Behandlungsverbot, Meldepflicht**	**Behandlungsverbot, Meldepflicht**
Virus: Hepatitis-C-Virus	Virus: Hepatitis-D-Virus	Hepatitis-E-Virus
weltweit	weltweit, die Verbreitung des Hepatitis-D-Virus ist an das Vorhandensein des Hepatitis-B-Virus gebunden.	weltweit
• im Blut	• im Blut	• im Blut
2–6 Monate	2–6 Monate	2–6 Wochen
• parenteral • perinatal • sexuell • sporadische Infektion (Infektionsweg oft unbekannt, 45 %)	• parenteral • perinatal • sexuell	• fäkal-oral • evtl. parenteral
• Leber	• Leber	• Leber
siehe Hepatitis A	siehe Hepatitis A Das Virus benötigt zur Replikation ein Bruchstück des Hepatitis-B-Virus.	siehe Hepatitis A
• siehe Hepatitis B	• siehe Hepatitis B	• siehe Hepatitis A
• fulminante Hepatitis mit Tod • Ausscheider • chronische Verlaufsform mit Entwicklung einer Leberzirrhose • Karzinomentwicklung	• fulminante Hepatitis mit Tod • Ausscheider • chronische Verlaufsform mit Entwicklung einer Leberzirrhose • Karzinomentwicklung	• 98 % Heilungsrate • fulminanter Verlauf: häufiger bei Schwangeren • kein chronischer Verlauf
Kondombenutzung, Einmalnadeln	Kondombenutzung, Einmalnadeln	Einhalten von Hygienemaßnamen
• α-Interferon • Weglassen aller potentiellen Lebernoxen • körperliche Schonung, Bettruhe	• α-Interferon • Weglassen aller potentiellen Lebernoxen • körperliche Schonung, Bettruhe	• Bettruhe • Alkoholverbot, Weglassen aller Medikamente

12.5 Genitalorgane

	12.5.1 Lymphogranuloma inguinalis **Behandlungsverbot**	12.5.2 Lues (Syphilis) **Behandlungsverbot**
Erreger	Chlamydium: Chlamydia trachomatis	Bakterium: Treponema pallidum
Vorkommen	tropische und subtropische Länder	weltweit
Nachweis	• im Bläscheninhalt der Primärläsion • im Lymphknotenpunktat	• im Blut (TPHA-Test) • Dunkelfeldmikroskopie
Inkubationszeit	1–3 Wochen	1–3 Wochen
Übertragung	• Geschlechtsverkehr	• Geschlechtsverkehr • Bluttransfusion • diaplazentar
Pathomechanismus	An der Eintrittspforte ruft der Erreger eine Entzündungsreaktion hervor und gelangt so über den Lymphweg zu den regionalen Lymphknoten. Diese Sperre kann durchbrochen werden, sodass über den Blutweg auch andere Organe befallen sein können.	Der Erreger gelangt über kleinste Hautverletzungen in den Körper. Erst erfolgt die Vermehrung lokal, später findet der Erreger Anschluss an das Blut- und Lymphsystem und kann auf diese Weise alle Organe befallen. Nach jahrelanger Latenzperiode entstehen Gummen (nekrotischer Zerfall von Gewebe, Erreger ist nicht mehr nachweisbar). Die Erkrankung kann sich über 10–50 Jahre hinziehen, kann aber auch jederzeit ausheilen.
Symptome	• Fieber • Gelenk- und Muskelschmerzen • bei der Frau starke Schmerzen bei Befall innerer Lymphknoten	**Primärstadium (Dauer: 2–4 Wochen)** • initial nur Hauterscheinungen • lokale, schmerzlose Lymphknotenschwellungen **Sekundärstadium (2–3 Jahre)** • allgemeines Krankheitsgefühl, Fieber • generalisierte Lymphknotenschwellung • Hepatitis, Iritis, Arthritis, etc. **Tertiärstadium (3–5 Jahre)** • Gummen mit Organinsuffizienz (nektorischer Zerfall infizierter Gewebe, gummiartiger Eiter) **Quartiärstadium** • Neurolues mit Rückenmarksschwindsucht (Tabes dorsales) • meningovaskuläre Neurosyphilis • progressive Paralyse • gummöse Hirnsyphilis
Hauterscheinung	• schmerzlose, knötchenförmige Erosion, meist im Genitalbereich, heilt nach 1–2 Wochen ab • 1–4 Wochen später entzünden sich die regionalen Lymphknoten, meist einseitig, die Haut darüber ist blaurot, erbs- walnussgroß, können nach außen perforieren; auch Fistelbildung	**Primärstadium** • kleines, derbes, nicht schmerzhaftes nicht juckendes Knötchen, vergrößert sich rasch und zerfällt geschwürig (derber Rand, harter Grund = harter Schanker) **Sekundärstadium** • typische Haut- und Schleimhauterscheinungen. Makulös, papulös, nicht juckend, nicht schmerzhaft, z. B. Condylomata lata, Leukoderm, Plaques Muqueuses, Palmarplantarsyphilid) **Tertiärstadium** • Gummen (nekrotischer Zerfall von Gewebe → gummiartiger Eiter) **Merke!** Die Syphilide können zahlreiche andere Hauterscheinungen nachahmen.
Lokalisation	• Eintrittspforte	• Eintrittspforte • später evtl. alle Organe
Komplikationen	• Elephantiasis im Genital-Analbereich (Folge des Lymphstau) • Entzündung und Eiterung im Genital- und Analbereich • Stenose von Darm und Vagina	• Organinsuffizienz
Prophylaxe	Kondombenutzung	Kondombenutzung
Therapie	• Antibiotika	• Antibiotika

12.5.3 Lues connata

Behandlungsverbot

Bakterium: Treponema pallidum
weltweit
- im Blut (TPHA-Test)

ab dem 4. SS-Monat
- diaplazentar

Der Erreger ist plazentagängig und gelangt in das Blut des Fötus. Es kommt zu einer Früh- oder Todgeburt, falls die Mutter sich im Primär- oder Sekundärstadium befindet.

Säuglingssyphilis
- großblasige, geschwürige Hauterscheinungen (v. a. Handflächen und Fußsohlen)
- blutig-eitriger Schnupfen

Kleinkindalter
- Hutchinson-Trias → Innenohrschwerhörigkeit, Tonnenzähne, Keratitis (Hornhautentzündung)
- Säbelscheidentibia
- Sattelnase

- siehe Symptome

- siehe Symptome

- Neurolues

- Antibiotika

12.5.4 Ulcus molle

Behandlungsverbot

Bakterium: Haemophilus ducreyi
weltweit
- Abstrich des Geschwürs

1–4 Tage
- Geschlechtsverkehr

Erreger gelangt über Hautläsionen in den Körper und verursacht eine lokale Entzündungsreaktion mit späterer Geschwürbildung.

- schmerzhafte Schwellung der Leistenlymphknoten, die nach außen aufbrechen können; darüber blaurote Haut

- am Ort der Eintrittsstelle (meist Genitale) bilden sich schmierig-eitrige Geschwüre mit rundlicher ovaler Form, eurostückgroß
- die Ränder des Geschwürs sind weich und schmerzhaft (weicher Schanker)

- Eintrittspforte

Kondombenutzung
- Antibiotika

12.5 Genitalorgane

12.5.5 Gonorrhöe (Tripper)

Behandlungsverbot

Erreger	Bakterium: Neisseria gonorroeae (Gonokokken)
Vorkommen	weltweit
Nachweis	• im Harnröhrensekret (Mann/Frau) • Gebärmutterhalsabstrich
Inkubationszeit	2–5 Tage
Übertragung	• Geschlechtsverkehr
Pathomechanismus	Gonokokken siedeln sich auf der Schleimhaut an und sondern toxisch wirkende Stoffwechselprodukte ab. Folge ist eine Entzündungsreaktion mit Eiterbildung.
Symptome	Mann • Prickeln und Brennen der vorderen Harnröhre beim Wasserlassen • Bonjour-Tropfen (schleimig-eitriges Sekret aus der Harnröhre) • evtl. Epididymitis Frau • meist unmerklicher Verlauf, evtl. Ausfluss und Juckreiz
Hauterscheinung	• keine
Lokalisation	• Genitalbereich: Mann: Urethra; Frau: Urethra, Zervix uteri
Komplikationen	• Frau: Adnexitis, Endometritis, Peritonitis • Mann und Frau: Sepsis, Sterilität, Monarthritis gonorrhoica • Augeninfektion des Neugeborenen (führt unbehandelt zur Erblindung)
Prophylaxe	Kondombenutzung
Therapie	• Antibiotika

Weitere

Behandlungsverbot

Erreger		Symptome
Mykoplasma hominis, Ureaplasma urealyticum	Bakterium	Entzündung der Prostata, Eileiter, ableitende Harnwege
Herpes simplex	Virus	im Genitalbereich erst Rötung und Schwellung, dann gruppierte Bläschen auf gerötetem Grund
Papilloma-Virus	Virus	Warzenbildung bei der Frau: Vagina, Gebärmutter, Anus beim Mann; Eichel, Penis, Skrotum, Anus
Molluscum contagiosum	Virus	im Genitalbereich derbe, erbsgroße mit zentraler Eindellung
Trichomonas vaginalis	Protozoen	Mann: Zystitis, Urethritis, Prostatitis Frau: Zystitis, Kolpitis mit Ausfluss und Juckreiz
Candida albicans	Pilz	im Genitalbereich weiße wegwischbare Beläge
Krätzmilbe	Spinnentier	erhabene, winklig geknickte Linie, am Ende des Ganges gelbliche Erhebung
Zytomegalie-Virus	Virus	keine Symptome, bei Abwehrschwäche systemischer Befall (Pneumonie, Hepatitis, Encephalitis, Kolitis)

12.6 Lymphknoten

	12.6.1 Mononukleose (Pfeiffer-Drüsenfieber, kissing desease, Monozytenangina)	12.6.2 Pest
	Behandlung erlaubt	Behandlungsverbot, Meldepflicht
Erreger	Virus: Epstein-Barr-Virus	Bakterium: Yersinia pestis
Vorkommen	weltweit, meist Kinder und Jugendliche	in Steppengebieten Amerikas, Südafrikas, Zentralasien
Nachweis	• „Buntes Blutbild" mit Vermehrung der mononukleären Zellen v. a. Monozyten und Lymphozyten • Paul-Bunnell-Reaktion positiv	• Beulenpest: Bubonenpunktat • Lungenpest: im Sputum • Pestsepsis: im Blut
Inkubationszeit	1–7 Wochen	Stunden bis Tage
Übertragung	• direkter Kontakt mit Speichel (Küssen) • Tröpfcheninfektion	**Zoonose** • Pestfloh infiziert den Menschen über einen Biss. Dieser Floh geht von Nagern auf Hausratten über. Von den Hausratten springt der Floh zum Menschen (Beulenpest). Gelangt der Erreger beim infizierten Menschen ins Lungengewebe (Lungenpest) dann überträgt er sich • **von Mensch zu Mensch** durch Tröpfcheninfektion • Patienten mit Pestsepsis scheiden den Erreger über **Urin und Stuhl** aus
Pathomechanismus	Das Virus gelangt über den Rachen in das dort befindliche lymphatische Gewebe und verursacht eine Entzündungsreaktion. Dann gelangt es über den Blutweg zum lymphatischen System und zu anderen Organen, z. B. Knochenmark (es befällt die Monozyten), ZNS, Leber, Herz und Nieren.	Bakterien gelangen nach dem Flohbiss in die Lymphbahnen und somit zu den Lymphknoten. Gelangen sie ins Blut, siedeln sie sich in verschiedenen Organen an, können den Organismus aber auch in Form einer Sepsis überschwemmen.
Symptome	• Angina tonsillaris • Fieber (bis 40 °C) • generalisierte Lymphknotenschwellung • Milz- und Leberschwellung, evtl. Ikterus • evtl. Exanthembildung **Merke!** Atypische Monozyten und Lymphozyten (Leukozyten: 20.000)	**Beulenpest (Bubonenpest)** • hohes Fieber mit Schüttelfrost • geschwollene Lymphknoten (Bubonen), druckschmerzhaft, blaurot schimmernd • Benommenheit, schweres Krankheitsgefühl • kann in Lungenpest oder Pestsepsis übergehen (25–50 %) **Lungenpest** • hochfieberhafte Bronchopneumonie • blutiges bakterienreiches Sputum • Herzinsuffizienz • toxisch bedingtes Kreislaufversagen **Pestsepsis** • schweres Krankheitsbild mit Herz-Kreislaufversagen
Komplikationen	• Hepatitis • Myokarditis • Arthritis • Milzruptur • Enzephalitis, Meningitis • Thrombopenie, Anämie, Leukopenie	• Herz-Kreislaufversagen
Prophylaxe		Impfung, bei Lungenpest Quarantäne
Therapie	• symptomatisch	• Antibiotika • Herz-Kreislauf-Unterstützung

12.6.3 Brucellose

Behandlungsverbot

Bakterium: Brucella spezies sind
1. Brucella abortus (Morbus Bang: Rind ist Überträger),
2. Brucella melitensis, (Maltafieber: Ziege ist Überträgerin),
3. Brucella suis (Schwein ist Überträger)

weltweit

- im Blut, Liquor, Urin
- Gallensaft
- Organpunktat

1–3 Wochen

Zoonose
- Berufskrankheit von Metzgern, Tierärzten, Landwirten, Eintrittspforte sind Haut und Schleimhäute und der Magen-Darm-Trakt
- direkter oder indirekter Kontakt vom erkrankten Tier auf den Menschen (Erreger befindet sich im Kot, Urin, Milch)
- Genuss von infizierter Nahrung (Milch, Fleisch)

Die Erreger gelangen über Hautläsionen, die Bindehaut oder über den Darm ins lymphatische System. Die Abwehr reagiert mit einer Granulombildung → Banggranulome; über den Lymphweg gelangen die Erreger in regelmäßigen Abständen ins Blut. Dabei kommt es zu den charakteristischen Fieberschüben mit Schüttelfrost. Über den Blutweg befallen sie in erster Linie die Leber, Milz, Lymphknoten und Knochenmark.

- schleichender Beginn mit ansteigender Temperatur und schlechtem Allgemeinzustand
- Fieber klettert bis 40 °C, über 2–3 Wochen Fieberkontinua und anschließende Entfieberung
- relative Bradykardie
- flüchtiges Exanthem mit unterschiedlichem Aussehen
- Leber- und Milzvergrößerung
- Lymphknotenschwellung
- jahrelang wellenförmiges Fieber (Dauer: 1–2 Jahre, kann bis zu 20 Jahre dauern)

- Endokarditis
- Orchitis, Parotitis
- Thrombophlebitis
- Meningoencephalitis
- Pneumonie
- Arthritis

Erreger wird bei Temperatur > 60 °C abgetötet; kein Verzehr von Rohmilch oder Rohkäse.

- Antibiotika

VI Infektionskrankheiten

12.7 Erythrozyten, Konjunktiven, Parotis

12.7.1 Malaria

Behandlungsverbot

Erreger	Protozoen: Plasmodium vivax und ovale (M. tertiana*) Plasmodium malariae (M. quartana**) Plasmodium falciparum (M. tropicana***) Die WHO versuchte die Mücke mit dem Insektenvertilgungsmittel DDT zu vernichten, diese entwickelte jedoch schnell eine Resistenz dagegen. Malaria ist die häufigste Infektionskrankheit der Welt.
Vorkommen	Tropen und Subtropen
Nachweis	• Antikörpernachweis • im „Dicken Tropfen" (es sind charakteristische Einschlussfiguren, sog. Ringformen erkennbar)
Inkubationszeit	* 2 Wochen, ** 2–7 Wochen, ***1–4 Wochen
Übertragung	• Stich der Anophelesmücke
Pathomechanismus	Die Mücke sticht den Menschen und gibt Sporozoiten ins Blut. Diese reifen in der Leber zu Schizonten und dann zu Merozoiten (vermehren sich ungeschlechtlich) aus. Diese gelangen ins Blut und befallen die Erythrozyten, in denen sie sich vermehren, bis sie platzen (Ursache für die Fieberschübe). Die freigesetzten Erreger befallen weitere Erythrozyten und bringen diese innerhalb eines bestimmten Zeitraums zum Platzen. Einige Merozoiten entwickeln sich zu geschlechtlichen Gametozyten, welche darauf angewiesen sind, von der Mücke aufgesaugt zu werden, um sich im Mückenmagen zu vermehren. So gelangen die Sporozoiten durch den Biss der Mücke wieder ins Blut des Menschen.

Symptome	• Fieber in Schüben:
	  – M. tertiana: alle 48 Stunden
	  – M. quartana: alle 72 Stunden
	  – M. tropica: unregelmäßig
	• Schmerzen im rechten Oberbauch mit Leber- und Milzvergrößerung
	• Übelkeit, Erbrechen, Durchfall
	• Symptome der hämolytischen Anämie: Ikterus, Anämie
	
	Merke! Leukopenie, Thrombozytopenie (je schwerer die Malariaerkrankung, umso ausgeprägter die Thrombozytopenie)

Komplikationen	• Schwarzwasserfieber (verstärkte Hämolyse mit Hämoglobinämie, Hämoglobinurie; Leitsymptom ist ein dunkelroter bis schwarzer Urin)
	• Thrombenbildungen verursachen:
	  – ZNS-Störungen (Verwirrtheit, Koma)
	  – Urämie
	  – Leberinsuffizienz
	• Kreislaufschock

Prophylaxe	Chemoprophylaxe (Resochin, Lariam), Einreiben mit moskitoabweisenden Mitteln, Moskitonetz, mückensichere Kleidung
Therapie	• Chemotherapie

12.7.2 Adenovirus-Infektion/ Conjunctivitis epidemica

Behandlungsverbot

Virus: Adenoviren (sie können eine Vielzahl von Krankheiten hervorrufen; besonders gefürchtet ist die iatrogen bedingte Konjunktivitis).

weltweit

- in der Tränenflüssigkeit

4–10 Tage

- wahrscheinlich Tröpfcheninfektion
- Iatrogen (ungenügend desinfizierte Instrumente)
- Wasser in Schwimmbädern

Eintrittspforte sind die Konjunktiven und die Schleimhäute der oberen Luftwege. Die Erreger verursachen eine lokale Entzündung mit Leukozyteninfiltration und Kapillardilatation.

Conjunctivitis epidemica
- beginnt meist einseitig
- Fremdkörpergefühl im Auge mit starkem Tränenfluss
- Lidödem, Juckreiz
- Ringförmige ödematöse Schwellung der Bindehaut
- Hornhauteintrübung (verminderte Sehfähigkeit)

Pharyngokonjunktivales Fieber
- Pharyngitis, Fieber, Konjunktivitis, Bronchitis

- Iridozyklitis
- bleibende Infiltrate

Arzt: ordnungsgemäße Hygiene bzw. Sterilisationsmaßnahmen

- lokal desinfizierende und adstringierende Medikamente

12.7.3 Mumps (Parotitis epidemica)

Behandlungsverbot

Virus: Mumps-Virus

weltweit

- im Blut (α-Amylase)
- im Speichel

2–3 Wochen

- Tröpfcheninfektion
- direkter Kontakt mit dem Speichel

Das Virus gelangt in den Respirationstrakt und vermehrt sich. Von dort aus metastasiert es in die Blutbahn und befällt die Speicheldrüsen und evtl. andere Drüsen und Organe.

- 1/3 der Patienten haben keine Symptome
- Kopf-, Hals- und Gliederschmerzen
- mäßiges Fieber
- schmerzhafte Schwellung der Ohrspeicheldrüse mit abstehendem Ohrläppchen (später sind beide betroffen)
- regionale Lymphknotenschwellung
- Milzschwellung

- Entzündung anderer Drüsen: Pankreatitis, Thyreoiditis, Orchitis (Gefahr der Sterilität)
- Meningitis, Encephalitis

Impfung

- warme Ölverbände auf die Parotis
- Mundpflege, Diät

VI Infektionskrankheiten

12.8 Primär systemische

	12.8.1 Leptospirose (Morbus Weil)	12.8.2 Listeriose
	Behandlungsverbot	Behandlungsverbot
Erreger	Bakterium: Leptospira icterohaemorrhagiae (1) Leptospira canicola (2) Leptospira grippothyphosa (3) Leptospira pomona (4)	Bakterium: Listeria monocytogenes
Vorkommen	weltweit	weltweit
Nachweis	• in den ersten Tagen im Blut • später im Urin, evtl. Liquor	• im Stuhl, Urin • Rachenabstrich • Fruchtwasser, Wochenfluss
Inkubationszeit	1–2 Wochen	Tage
Übertragung	Zoonose • (1) Wanderratte (Morbus Weil) • (2) Hund (Stuttgarter Hundeseuche) • (3) Feldmäuse (Feldfieber) • (4) Schweine (Schweinehüterkrankheit) Die Tiere scheiden den Erreger mit dem Urin oder Kot aus. Die Übertragung auf den Menschen erfolgt durch: – direkten oder indirekten Tierkontakt – kontaminierte Speisen – verunreinigtes Wasser	Zoonose • wird von Wild- und Haustieren verbreitet • direkter Kontakt mit Tieren • kontaminierte Nahrungsmittel (Milch, Rohkäse), verunreinigtes Gemüse (mit Fäkalien) • diaplazentar (ab 4. SS-Monat) • perinatal durch Verschlucken von erregerhaltigem Fruchtwasser
Pathomechanismus	Die infektiösen Ausscheidungen verbreiten sich über den feuchten Erdboden oder gelangen ins Wasser. Eintrittspforte sind Läsionen von Haut, Schleimhäuten und Konjunktiven. Gefährdet sich Angler, Wassersportler und bestimmte Berufsgruppen (z. B. Kanalarbeiter); Erreger gelangt über den Blutweg zu einzelnen Organen.	Bei oraler Aufnahme dringen die Erreger über die Payerschen Plaques in den Blutkreislauf ein und verbreiten sich hämatogen in alle Organe.
Symptome	**Bakteriämie** • akut hohes Fieber mit Schüttelfrost („Trifft es den Bauern auf dem Feld, wird er mit der Schubkarre nach Hause gefahren") • Konjunktivitis • Exantheme • schlechter AZ • Waden- und Gelenkschmerzen • Bradykardie, Hypotonie → *freies Intervall von einigen Tagen mit Fieberabfall* **Organstadium** • erneuter Fieberanstieg • Hepatitis, Ikterus • Leptospirennephritis (mit Ausscheidung infektiösen Harns) • Meningitis • Myokarditis	**Bei Erwachsenen mit normalem Immunstatus** • meist symptomlos **Bei Erwachsenen mit Abwehrschwäche** • mononukleoseähnliches Krankheitsbild • Endokarditis • Meningoencephalitis **Angeboren** • Fehl-, Früh- oder Todgeburt • granulomatöse Veränderungen innerhalb der Organe; knötchenförmige Hauterscheinungen • Meningoencephalitis
Komplikationen	• Nierenversagen • hämorrhagische Diathese, Thrombozytopenie • Herz-Kreislaufversagen • Leberversagen • hohe Letalität	• Tod durch Organschäden
Prophylaxe	Impfung	Abwehrschwache und Schwangere: keine Rohmilchprodukte, keine Tierkontakte
Therapie	• (schon bei Verdacht) Gabe von Antibiotika	• Antibiotika

12.8.3 HIV-Erkrankung

Behandlungsverbot

Virus: HI-Virus (Humanes Immundefizites Virus), derzeit 3 bekannte Varianten: HIV-1 (am häufigsten auftretend), HIV-2 (meist in Westafrika vorkommend), HIV-3 (selten)

weltweit, meist in armen Ländern (v. a. Afrika)
- im Blut
- Samenflüssigkeit, Speichel, Tränen, Lymphe

6 Monate bis 3 Jahre, auch 6 Jahre und länger

Austausch von Körperflüssigkeiten; häufigster Infektionsmodus „Unsafer sex", „Needle sharing"; die Konzentration der Viren ist im Sperma weit höher als im Vaginalsekret.
- Geschlechtsverkehr
- Blut
- diaplazentar
- Muttermilch

Risikogruppen: Promiskuität, „Unsafer sex", z. B. auf Urlaubsreisen in Hochprävalenzgebieten, homo- und bisexuelle Männer, heterosexuelle Personen (steigende Infektionsrate)

Die HI-Viren befallen in erster Linie die T4-Lymphozyten, auch Makrophagen. Die befallenen Abwehrzellen werden funktionslos, die Folge ist ein geschwächter Körper, der eine leichte Beute für alle Arten von Erregern darstellt. Die Virusmenge im Blut geht mit der Schwere der Krankheit einher (nach 10 Jahren erreichen 50 %, nach 15 Jahren 75 % der Infizierten das AIDS-Stadium).

Akute HIV-Krankheit (2–6 Wochen nach Infektion)
- mononukleoseähnliches Krankheitsbild (allgemeines Krankheitsgefühl, Fieber, Nachtschweiß, Halsschmerzen, Gelenk- und Muskelschmerzen, Lymphknotenschwellung, Milzvergrößerung, Exanthem)

Asymptomatisches Stadium (kann mehrere Jahre dauern)
- ca. 4–6 Wochen nach der Infektion hat der Patient HIV-Antikörper (nachweisbar) gebildet und kann über mehrere Jahre völlig gesund sein

Lymphoadenopathiesyndrom oder Prä-AIDS-Stadium
- generalisierte Lymphknotenschwellung (> 3 Monate an mindestens 2 verschiedenen extrainguinalen Körperabschnitten vorkommend)

AIDS-Related-Komplex (ARC)
- Nachtschweiß, Gewichtsverlust (> 10 %), subfebrile Temperatur, Leistungsminderung (> 1 Monat)
- Durchfall (> 1 Monat)
- Labor: T4-Lymphos erniedrigt (< 40 µl), Leukopenie, Lymphopenie, Anämie, IgG erhöht

AIDS-Stadium
- *opportunistische Infektionen*: Pneumoncystis carinii, Toxoplasmose, Tuberkulose, Candidainfektion, Herpes Zoster, Zytomegalie, Encephalitis, Kryptokokkose
- *Tumorerkrankungen*: Non-Hodgkin-Lymphom, Kaposi-Sarkom
- *ZNS-Erkrankungen*: Meningoenzephalitis, Enzephalopathie, Hirnatrophie, periphere Neuropathie

- Tod als Folge der Organerkrankungen

Kondombenutzung

- symptomatisch
- gesunde Lebensführung
- psychosoziale Betreuung
- antiretrovirale Substanzen hemmen die zur Virusreplikation benötigten Enzyme

12.8 Primär systemische

12.8.4 Zytomegalie

Erreger	Virus: Zytomegalievirus (CMV)
Vorkommen	weltweit
Nachweis	• im Blut, Speichel, Urin • Fruchtwasser, Muttermilch • bei angeborener Zytomegalie: IgM-Antikörper im Nabelschnurblut
Inkubationszeit	2–10 Wochen (?), nicht genau bekannt
Übertragung	• von Mensch zu Mensch (Schmier- oder Tröpfcheninfektion) • Blut (Transfusion, Organtransplantation) • diaplazentar (in den ersten 6 Monaten der SS) • Geschlechtsverkehr • perinatal, Muttermilch
Pathomechanismus	Das Virus gelangt über das Blut zu verschieden Organen, z.B. Speicheldrüse, Niere, Lunge, Leber, Gelenke.
Symptome	**Erwachsene mit normalen Immunstatus** • meist symptomlos **Erwachsene mit Abwehrschwäche** • Fieber • mononucleoseähnliches Krankheitsbild • Enzephalitis • atypische Pneumonie • Zytomegalie-Retinitis • Hepatitis, Kolitis **Angeboren** • Früh- oder Todgeburt • Mikrozephalie • hämolytische Anämie mit Ikterus • Hepatosplenomegalie, Hepatitis • Encephalitis mit zerebraler Verkalkung • hämorrhagische Diathese mit Petechien, Thrombozytopenie • Chorioretinitis (Ader- und Netzhautentzündung)
Komplikationen	• bleibende Hirnschäden • Organinsuffizienz • Tod durch Kreislaufversagen
Prophylaxe	Kondombenutzung, passive Immunisierung von Schwangeren
Therapie	• symptomatisch • bei Abwehrgeschwächten: Gabe von Virostatika und passive Immunisierung

12.8.5 Virusbedingtes hämorrhagisches Fieber

Behandlungsverbot, Meldepflicht

Virus: Marburg-Virus, Ebola-Virus, Lassa-Virus

Marburg-Virus (1967 in Marburg)
Ebola-Virus (1976 am Fluss Ebola in Zaire)
Lassa-Virus (1969 Nigeria, Lassa)

- im Blut

Tage bis 3 Wochen

Zoonose
- Marburg-Virus: Ausscheidungen von (Labor)-Affen → indirekter und direkter Kontakt, Mensch zu Mensch
- Lassa-Virus: Ausscheidungen von Ratten → indirekter und direkter Kontakt, Mensch zu Mensch

Das Virus verursacht schwere Leberschäden, welche einen Mangel an Gerinnungsfaktoren zur Folge haben. Daraus resultiert die **hämorrhagische Diathese**. Weiterhin bewirkt das Virus generalisierte Kapillarschäden, die mit einer erhöhten Wanddurchlässigkeit einhergehen.

- akut Fieber (40 °C) und Schüttelfrost
- schlechter AZ
- Hepatomegalie
- kolikartige Bauchschmerzen
- Petechien
- schwere Blutungen
- generalisierte Lymphknotenschwellung
- Apathie, Somnolenz

- hämorrhagische Diathese
- Schock
- 50–90 % Letalität

Quarantäne

- symptomatisch

12.8.6 Rückfallfieber (Febris recurrens)

Behandlungsverbot

Bakterium: Borrelia recurrentis

weltweit, (v. a. in Kriegs- und Katastrophenzeiten)

- im Blut

3–7 Tage

- Biss von Zecken, Kopf- oder Kleiderläusen
- die Erreger können auch beim Kratzen in die vorgeschädigte Haut eingerieben werden

Über den Biss von Zecken und Läusen gelangen die Erreger in das Kreislaufsystem und überschwemmen den Organismus. Sie können sich in jedem Organ ansiedeln, Gefäße reagieren mit Vasodilatation → **hämorrhagische Diathese**.

- akut Fieber (40 °C) und Schüttelfrost
- schlechter AZ
- Hepatomegalie, Ikterus
- Petechien, Nasenbluten, Anämie
- Somnolenz
  → nach 1 Woche kritischer Fieberabfall mit Schockneigung
- nach fieberfreiem Intervall von 3–8 Tagen erneuter Fieberschub

- bis zu 10 Fieberrezidive (dann meist Immunität und Heilung)
- Myokarditis, Herzinsuffizienz
- Bronchopneumonie
- Schock
- Arthritis
- Nephritis
- Sepsis

Hygienemaßnahmen

- Antibiotika

12.8 Primär systemische

12.8.7 Gelbfieber

Behandlungsverbot

Erreger	Virus: Gelbfieber-Virus
Vorkommen	tropische Gebiete > 23 °C
Nachweis	• im Blut
Inkubationszeit	3–6 Tage
Übertragung	**Zoonose** • Biss von der Stechmücke Aedes aegypti oder Aedes simpsoni
Pathomechanismus	Erreger gelangt über den Biss der Mücke ins Blutsystem und kann sich in jedem Organ ansiedeln, z. B. Leber, ZNS, Nieren, Gefäße (reagieren mit Vasodilatation) → **hämorrhagische Diathese**.
Symptome	**Virämisches Stadium (Dauer: 3–4 Tage)** • akut Fieber (40 °C) und Schüttelfrost • Konjunktivitis • Nasenbluten • heftige Kopf- und Rückenschmerzen, Übelkeit, Erbrechen • schlechter AZ • relative Bradykardie → danach oft Ausheilung der Krankheit *fieberfreies Intervall, die Krankheit kann zur Ausheilung kommen* **Stadium der Organschädigung** Erneuter Fieberanstieg • Hepatitis, Ikterus • Nephritis • Zahn-, Nasen-, Darmblutung, Petechien, Bluterbrechen (Vomito negro), Hämaturie → **hämorrhagische Diathese**.
Komplikationen	• Leber- und Nierenversagen • Meningoenzephalitis • Kreislaufversagen • Tod meist nach 6–8 Tagen („Wer die Sonne des 10. Tages erblickt, ist gerettet")
Prophylaxe	Impfung, entsprechende Kleidung
Therapie	• symptomatisch

Spezielle Lernhinweise

Allgemeines
Die Strukturierung „Infektionskrankheiten nach Organsystemen" soll, auch durch den schematischen Vergleich und das Aufführen von Pathomechanismen, das Lernen vereinfachen. Es ist empfehlenswert erst das entsprechende Organsystem zu beherrschen und dann im Anhang die zugehörigen Infektionserkrankungen zu lernen. Selbstverständlich ist es auch sehr wichtig, über die Meldepflicht oder das Behandlungsverbot Bescheid zu wissen. Dies sollte jedoch ein anderes Lernen nach Paragrafen sein. Im Übrigen werden bei der mündlichen Überprüfung gerne Erkrankungen gefragt, die gerade aktuell sind. Es ist in diesem Zusammenhang sinnvoll, sich mit den Medien auseinanderzusetzen.

Grundsätze
Um sich Erreger namentlich merken zu können, kann man mit einer Grundregel arbeiten: Handelt es sich bei der Erkrankung um ein Virus, so heißt es meist (nicht immer!!) wie die Krankheit, z. B. Röteln-Virus, Masern-Virus. Die Inkubationszeit beträgt oft 14 Tage. Bakterien besitzen immer einen speziellen Namen, die Inkubationszeit ist hier eher kurz, z. B. 2–5 Tage. Virale Erkrankungen zeigen im Blutbild häufig eine Leukopenie und eine Lymphozytose, bakterielle Erkrankungen hingegen weisen oft eine Leukozytose und eine Erhöhung der neutrophilen Granulozyten auf. Es gibt selbstverständlich wichtige Ausnahmen, z. B. Typhus mit einer Leukopenie, Paratyphus hingegen mit einer Leukozytose.

Bei der Auseinandersetzung mit den Erkrankungen ist es von Vorteil darüber nachzudenken, mit welcher Symptomatik sich der Patient bei Ihnen vorstellt. Bei Poliomyelitis z. B. wird immer an die klassischen Morgenlähmungen gedacht. In der Regel kommt der Patient jedoch mit Meningismuszeichen, bei denen im Vorfeld bronchitische und gastroenteritische Symptome vorhanden waren. Außerdem ging es dem Patienten zwischen beiden Symptomenkomplexen gut, da eine Latenzzeit typisch ist. Ein anderes Beispiel wäre der Typhus. Der Patient kommt nicht zwingend mit erbsbreiförmigen Durchfällen, er hat anfangs hohes Fieber, eine relative Bradykardie und in der Anamnese einen Auslandsaufenthalt, der wenige Wochen zurückliegen könnte.

Anregung: Es ist evtl. sinnvoll, sich zu jeder Infektionskrankheit eine Notiz zu machen, mit welchen Symptomen sich der Patient beim Heilpraktiker vorstellen könnte.

Infektionskrankheiten der Haut
Achten Sie v. a. bei den Kinderkrankheiten differenzialdiagnostisch auf die Hauterscheinungen. Das Exanthem bei Scharlach ist feinfleckig und blassrosa, bei Masern ist es grobfleckig und konfluierend usw. Zum Thema Kinderkrankheiten ist es ebenfalls wichtig zu wissen, welche Impfungen von der STIKO (Ständige Impfkommission) aktuell empfohlen werden.

Infektionskrankheiten des Atemsystems
Differenzialdiagnose echter Krupp/Pseudokrupp
Differenzialdiagnostisch kann man sich mit dem echten Krupp bei Diphtherie und dem Pseudokrupp auseinandersetzen. Beide Erkrankungen manifestieren sich im Kehlkopfbereich und zeigen die gleichen Symptome. Beweis für den echten Krupp sind die klassischen Beläge.

Tuberkulose
Tuberkulose ist eine Erkrankung, die einem bösartigen Tumor sehr ähnlich ist. Sowohl der Tumor als auch die Tuberkulose können sich an allen Organen bzw. Geweben manifestieren, es gibt Knochentuberkulose – Knochentumoren, Magentuberkulose – Magentumor, Hirntuberkulose – Hirntumor usw. Da beide Erkrankungen zerstörerisch verlaufen, kann es zu Blutungen kommen (z. B. Blut im Urin, Blut im Sputum, Blut im Stuhl). Beide Krankheiten zeigen auch klassische Tumorzeichen (Gewichtsverlust, Nachtschweiß, subfebrile Temperaturen, Leistungsminderung) und Schmerzen am betroffenen Organ.
Merke! Denkt man hinsichtlich der Symptomatik an einen Tumor, macht es ebenfalls Sinn, an Tuberkulose zu denken.

Infektionskrankheiten des Nervensystems
Differenzialdiagnose Tetanus/Tollwut
Tetanus und Tollwut kann man wie folgt gegenüberstellen: Bei beiden Krankheiten kommt es zu Krämpfen mit meist tödlichem Ausgang. Der Patient mit Tetanus hat kaum Fieber und ist bei vollem Bewusstsein, bei Tollwut hat der Patient hohes Fieber, ist benommen und gebärt sich tollwütig. Opisthotonus, Trismus und sardonisches Lachen sind Leitsymptome für Tetanus, für Toll-

wut dagegen ist Dysphagie, Hydrophobie und Hypersalivation typisch. Die Inkubationszeit bei Tetanus beträgt 4 Tage bis 4 Wochen, bei Tollwut 3 Wochen bis 3 Monate.

Poliomyelitis
Häufig wird Poliomyelitis mit Meningitis verwechselt, da beide Erkrankungen Meningismuszeichen aufweisen. Poliomyelitis hat aber im Unterschied zur Meningitis ein Vorläuferstadium, welches oft übersehen wird. Das Vorläuferstadium und das meningistische Stadium werden außerdem von einer Latenzzeit unterbrochen.

Differenzialdiagnose Meningokokken-Meningitis/ Meningoenzephalitis
Die Meningokokkenmeningitis besitzt eine kurze Inkubationszeit, der Beginn ist akut mit hohem Fieber und typischen Meningismuszeichen. Bei der Meningoenzephalitis herrscht eine 1–2-wöchige Inkubationszeit mit unspezifischem Krankheitsbeginn (grippeähnliche Symptome) und einer Latenzzeit vor. Danach manifestieren sich sowohl Meningismuszeichen als auch typische neurologische Störungen. Bakterien sind die Verursacher der Meningokokken-Meningitis, Viren die der Menigoenzephalitis, auch postinfektiös, z. B. als Komplikation von Masern.

Lyme-Borreliose
Die Lyme-Borreliose nimmt eine Sonderstellung ein und ist oft schwer diagnostizierbar. Häufig wird sie nicht als Ursache für eine Krankheitssymptomatik in Betracht gezogen, da mehrere Organe befallen sein können. Auch hier kann eine Meningoenzephalitis vorkommen!

Infektionskrankheiten des Verdauungssystems
Hepatitis
Alle Hepatitiden (A, B, C, D, E) können in der Symptomatik ein ähnliches Krankheitsbild zeigen. Sie unterscheiden sich v. a. hinsichtlich ihrer Komplikationen, z. B. heilt Hepatitis A regelmäßig aus, Hepatitis B hingegen kann in eine Leberzirrhose münden.

Infektionskrankheiten der Genitalorgane
Hier ist es sehr wichtig, die Hauterscheinungen den einzelnen Krankheiten zuordnen zu können.
Merke! Lues ist der „Affe" unter den Erkrankungen, er kann sämtliche Hauterscheinungen nachahmen.

HIV
Der Krankheitsverlauf bei HIV-Erkrankten variiert am meisten.
Merke! Der Patient kommt häufig mit Lymphknotenschwellung, Tumorzeichen und länger bestehendem Durchfall (AIDS-Related-Komplex). In der Anamnese nach Sexualverhalten fragen!

VII Verdauungssystem

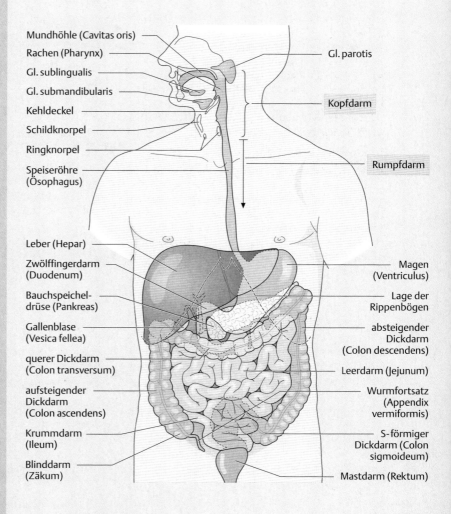

Abb. 8 Übersicht der Verdauungsorgane.

13 Anatomie, Physiologie

Aufgabe des Verdauungstraktes ist die Aufspaltung der Nährstoffe in kleinste Bestandteile (Digestion) und die Aufnahme (Resorption) in Blut und Lymphe.
Ziel ist die *Gewinnung von lebensnotwendiger Energie* zum Erhalt unseres Organismus.
Der Vorgang erfolgt durch
- mechanische Zerkleinerung (Zähne, sowie die ständige Durchmischung des Nahrungsbreis)
- Verflüssigung (Wasser, Schleim)
- Ansäuerung mit Proteindenaturierung (Salzsäure)
- enzymatische Spaltung (Nahrungsbestandteile werden in kleinste Teilchen zerlegt)
  - **Kohlenhydrate** zu Monosacchariden (Glukose)
  - **Eiweiße** zu Aminosäuren
  - **Fette** zu Fettsäuren und Glyzerin.
- Fettemulgierung
- Resorption der aufgespaltenen Nahrungsbestandteile
- nicht verdaute und nicht resorbierte Nahrung wird als Kot ausgeschieden.

Organe des Verdauungstraktes

Zum Verdauungstrakt zählen die Mundhöhle (mit Zähnen und Zunge), der Rachen, die Speiseröhre, der Magen, der Dünndarm, der Dickdarm und der Enddarm. Dazugehörige **Drüsen** sind die Speicheldrüsen, die Bauchspeicheldrüse und die Leber. Einige Verdauungsorgane sind in das Bauchfell eingebettet, andere kontaktieren es nur mit ihrer Oberfläche.

13.1 Mundhöhle (Cavitas oris)

Anfangsteil des Verdauungstraktes ist die Mundhöhle. Hier befinden sich die Zähne, die Zunge und die Einmündungsstellen der Ausführungsgänge der Speicheldrüsen. Hier erfolgt
- die Aufnahme der Nahrung
- die mechanische Zerkleinerung der Nahrung mittels der Zähne
- die Einspeichelung und das Schmecken der Nahrung
- die erste enzymatische Spaltung der Kohlenhydrate.

13.1.1 Speicheldrüsen (Glandulae salivariae)

Neben Lippen-, Wangen-, Gaumen-, und Schlunddrüsen wird der Speichel hauptsächlich von 3 großen, paarig angelegten Speicheldrüsen produziert.

Ohrspeicheldrüsen (Glandulae parotideae)
- Die Ohrspeicheldrüsen liegen je auf dem aufsteigenden Unterkieferast, vor und unterhalb der Ohren zwischen dem Kaumuskel und der Haut.
- Ihre Ausführungsgänge münden rechts und links hinter dem zweiten oberen Molaren an der Wangenoberfläche.

Unterkieferdrüsen (Glandulae submandibulares)
- Sie befinden sich unterhalb der Mundbodenmuskulatur je an der Innenseite des Unterkiefers.
- Die Ausführungsgänge münden zusammen unter der Zunge nahe des Zungenbändchens.

Unterzungendrüsen (Glandulae sublinguales)
- Die Unterzungendrüsen liegen unter der Zunge auf der Mundbodenmuskulatur.
- Zusammen mit den Unterkieferdrüsen münden ihre Ausführungsgänge nahe des Zungenbändchens und beidseits der Zunge.

Speichel

Täglich wird ca. 1,5 Liter Speichel gebildet.
Er besteht zu 99,5% aus *Wasser* und zu 0,5% aus:
- Schleim (sorgt für die Gleitfähigkeit der Nahrung)
- α-Amylase (wird nur von den Ohrspeicheldrüsen produziert)
- Lysozym (wirkt bakterizid)
- IgA (Immunglobulin A, schützt die Schleimhaut)
- Bikarbonat (dient der Pufferung des Speichels, schützt den Zahnschmelz).

Aufgabe der Speicheldrüsen

- Speichelproduktion zur Gleitfähigkeit der Nahrung
- Zufuhr eines kohlenhydratspaltenden Enzyms
- Regulierung des pH-Wertes im Mund
- antibakterielle Funktion.

13 Anatomie, Physiologie

> **Spezieller Lernhinweis**
>
> Die Kohlenhydratverdauung beginnt bereits im Mund!

13.1.2 Zunge (Lingua)

- Den hinteren Anteil der Zunge bezeichnet man als Zungenwurzel, der restliche Anteil ist frei beweglich und besteht aus Zungenkörper und Zungenspitze.
- Sie ist ein Muskelkörper, der von dicker Schleimhaut überzogen ist.
- Über den Zungenrücken verteilt, befinden sich Fadenpapillen, durch die Tast-, Schmerz- und Temperaturempfinden ermöglicht wird.
- In bestimmten Arealen der Zunge befinden sich Geschmacksknospen, die die Unterscheidung *süß, salzig, sauer* und *bitter* ermöglichen.

Aufgabe der Zunge

- Sie ist an der Lautbildung beim Sprechen beteiligt
- dient dem Geschmacks- und Tastsinn
- hilft bei Kau- und Saugbewegungen
- formt einen schluckbaren Bissen und leitet die Schluckbewegung ein.

13.1.3 Die Zähne (Dentes)

- Ein Zahn wird in eine *Zahnkrone*, einen *Zahnhals* und eine *Zahnwurzel* unterteilt.
- Aufgebaut sind Zähne aus einem knochenähnlichen Material: dem Zahnschmelz, dem Zahnbein und dem Zahnzement.
- Der Zahnschmelz ist die härteste Substanz unseres Körpers (besteht hauptsächlich aus Hydroxylapatit).

Aufgabe der Zähne

- Mechanische Zerkleinerung der Nahrung.

13.2 Rachen (Pharynx)

- Der Rachen ist am oberen Ende der Schädelbasis befestigt und geht in die Speiseröhre über, sodass er Mundhöhle und Speiseröhre verbindet.
- In ihm kreuzen sich Atem- und Speisewege.

Schluckakt

Das Schlucken ist zugleich eine willkürliche und unwillkürliche Reflexbewegung.

- Die Zunge formt einen schluckbaren Bissen.
- Das Gaumensegel hebt sich, die Rachenmuskulatur zieht sich zusammen, sodass der Nasen-Rachen-Raum abgedichtet wird.
- Dann zieht sich die Mundbodenmuskulatur zusammen, sodass sich der Kehlkopfeingang nach oben schiebt und der Kehldeckel die Trachea verschließt.
- Mit einer wellenförmigen Bewegung der Rachenmuskulatur wird der Bissen in den Ösophagus befördert.

Aufgabe des Rachens

- Weiterleitung der Speise zum Ösophagus und Weiterleitung der Luft zu den Bronchien.

13.3 Speiseröhre (Ösophagus)

- Die Speiseröhre befindet sich im Mediastinum hinter der Luftröhre und vor dem Aortenbogen.
- Sie beginnt in Höhe des 6. Halswirbels und endet kurz nachdem sie das Zwerchfell durchdringt.

Anatomie

- Die Speiseröhre ist ein 22–25 cm langer muskulöser elastischer Schlauch mit längs und quer verlaufenden Muskelfasern, die sich abwechselnd zusammenziehen, sodass eine wellenförmige Bewegung entsteht (Peristaltik).
- Am Anfangsteil befindet sich ein Schließmuskel (erschlafft nach dem Schluckvorgang), ebenso am Endteil (erschlafft nach Ankunft der peristaltischen Wellenbewegung) → *oberer* und *unterer Ösophagus-Sphinkter*.
- Von kranial nach kaudal weist sie 3 anatomische Engen auf:
  - Ringknorpelenge (Ringknorpel liegt vor der Speiseröhre)
  - Aortenenge (an der Bifurkation der Bronchien)
  - Zwerchfellenge (vor der Einmündung in den Magen).

Wandaufbau (von innen nach außen)

- **Mukosa** (Schleimhautschicht, dient der Gleitfähigkeit der Nahrung).
- **Submukosa** (eine bindegewebige Verschiebeschicht, die Gefäße und Nerven beinhaltet).
- **Muskularis** (bestehend aus einer inneren Ring- und äußeren Längsmuskelschicht).

- **Adventitia** (bindegewebige Hüllschicht).

Aufgabe des Ösophagus
- Weiterleitung der Nahrung vom Rachen in den Magen.

13.4 Magen (Gaster, Ventriculus)

Der Magen ist eine sackartige Erweiterung des Verdauungsrohres. In ihm wird die in der Mundhöhle begonnene Verarbeitung der Speisen fortgesetzt.
- Der Magen liegt im *Peritoneum* (intraperitoneal) zwischen der Leber (rechts) und der Milz (links), vor der Bauchspeicheldrüse im Oberbauch links der Medianlinie.
- Nach oben wird er durch das Zwerchfell und nach unten durch das Colon transversum begrenzt.

Anatomie
- Mageneingang (*Kardia*): Einmündungsstelle der Speiseröhre in den Magen
- Magengrund (*Fundus*): liegt unter der linken Zwerchfellkuppe, seitlich der Kardia (beim stehenden Menschen ist der Magengrund die am höchsten liegende Region des Magens)
- Magenkörper (*Korpus*): größter Abschnitt des Magens
- Magenausgang (*Antrum*): Vorraum des Magenpförtners
- Magenpförtner (*Pylorus*): Ringmuskelöffnung des Magens in den Zwölffingerdarm
- kleine und große *Kurvatur*: Bezeichnung für die innere und äußere Magenkrümmung.

Wandaufbau
- **Mukosa** (Schleimhautschicht): besitzt eine Dicke von ca. 1cm (verhindert Selbstandauung durch Salzsäure); zwischen den schleimproduzierenden Zellen sind noch hormon- und enzymproduzierende Zellen zwischengelagert.
- **Submukosa** (eine bindegewebige Verschiebeschicht, die Gefäße und Nerven beinhaltet).
- **Muskularis**: (3-schichtige Muskelwand bestehend aus Quer-, Ring- und Längsmuskulatur; dadurch ist die Fähigkeit gegeben, sich den unterschiedlichen Füllungszuständen anzupassen); die Durchmischung des Speisebreis erfolgt durch peristaltische Kontraktionen (Magenmotilität).
- **Serosa** (bindegewebige Hüllschicht).

13.4.1 Mikroskopische Anatomie der Magenschleimhaut

Nebenzellen
Nebenzellen produzieren Schleim (Muzin).

Aufgabe des Schleims
- Schutz der Magenwand vor einer Selbstandauung durch die Salzsäure und Pepsin.

Belegzellen
Produzieren Salzsäure (HCl) und den Intrinsic-Faktor.

Aufgaben der Salzsäure
- Salzsäure wandelt die inaktive Vorstufe des Pepsinogens in die aktive Form Pepsin um
- zerstört eingedrungene Bakterien (nicht abgetötet werden jedoch z. B. Mycobacterium tuberculosis, Helicobacter pylori → säurefeste Stäbchen)
- dient der Verquellung von Eiweißen
- fördert die chemische Umwandlung von Eisen ($Fe^{3+} \rightarrow Fe^{2+}$).

Aufgabe des Intrinsic-Faktors
- Das mit der Nahrung aufgenommene Vitamin B_{12} (Cobalamin) verbindet sich mit dem Intrinsic-Faktor und kann nur in dieser Verbindung im Dünndarm resorbiert werden.

Hauptzellen
Die Hauptzellen produzieren Pepsinogen; unter Einwirkung von Salzsäure wird es in die aktive Form Pepsin umgewandelt.

Aufgabe von Pepsin
- Eiweißspaltung.

G-Zellen
G-Zellen produzieren das Gewebehormon Gastrin; Freisetzungsreiz ist v. a. die Dehnung des Magens durch die Aufnahme der Nahrung.

Aufgaben von Gastrin
- Gastrin fördert die Magenmotilität
- regt die Magensaftproduktion an
- stimuliert u. a. das Pankreas und die Galle zur Abgabe von Verdauungsenzymen und Gallenflüssigkeit.

13.4.2 Regulation der Magensaftproduktion

Pro Tag produziert der Erwachsene 2–3 Liter Magensaft (pH Wert 1,0–1,5); er besteht aus Salzsäure, Wasser, Schleim, Pepsin und Elektrolyten.
- In der *Nüchternphase* werden nur 5–12 ml Sekret/Stunde produziert. Es ist frei von Salzsäure und hat einen neutral-alkalischen pH-Wert.
- Die Sekretion des Magensaftes wird während der *Nahrungsaufnahme* durch verschiedene fördernde und hemmende Vorgänge beeinflusst.

Man unterscheidet 3 Phasen:

Nervale Phase

Beim Riechen, Kauen und Schmecken der Nahrung wird der *Nervus vagus* (Parasympathikus) durch die Geschmacks-, Geruchs- und Sehzentren im Gehirn angeregt. Über Nervenfasern wird so die *Magensaftsekretion* und *Magenmotilität* angeregt (auch Stress, Ärger oder andere Sinneseindrücke bewirken eine Reizung des N. vagus und dadurch bedingte Salzsäureproduktion).

Gastrische Phase

Durch den mechanischen Dehnungsreiz (Nahrung gelangt in den Magen) wird *Gastrin* freigesetzt. Gastrin bewirkt die Magensaftsekretion und die Magenmotilität. Auch chemische Reize wie z. B. Proteinabbauprodukte, Äthylalkohol oder Coffein bewirken eine Freisetzung von Gastrin.

Intestinale Phase

Gelangt der saure Speisebrei in den Dünndarm, wird das alkalische Milieu des Dünndarms verändert; daraufhin erfolgt eine Freisetzung von *Sekretin*. Sekretin ist das antagonistisch wirkende Hormon zu Gastrin, das heißt es *hemmt* die Magensaftsekretion und setzt die Magenmotilität herab. Säuren und fetthaltige Speisen üben eine starke Hemmung auf die Magensaftbildung und die Magenmotilität aus (Sekretin ↑). Ebenso regt Sekretin das Pankreas und die Galle zur Ausschüttung ihrer Verdauungssekrete an.

Aufgabe des Magens

- Mechanische Zerkleinerung der Nahrung (durch die Magenperistaltik)
- chemische Aufspaltung der Eiweiße (durch Pepsin)
- Abtötung von Bakterien (durch Salzsäure)
- Speicherfunktion (die Nahrung kann mehrere Stunden im Magen gespeichert werden).

13.5 Dünndarm (Intestinum tenue)

Der Dünndarm ist 3–5 m lang und wird in 3 Abschnitte unterteilt:

Anatomie

Zwölffingerdarm (Duodenum)

- Mit einer Länge von 25–30 cm ist das Duodenum an der hinteren Bauchwand verwachsen und liegt z. T. im rechten Oberbauch *retroperitoneal*. Es beginnt nach dem Magenausgang und ähnelt in seiner Verlaufsform einem C, welches den Kopfteil der Bauchspeicheldrüse umfasst.
- In das Duodenum mündet der Gallengang (*Ductus choledochus*) und der Ausführungsgang der Bauchspeicheldrüse (Ductus pancreaticus) auf die *Papilla Vateri*, durch die die Verdauungssekrete der Galle und des Pankreas abgegeben werden.

Leerdarm (Jejunum) und Krummdarm (Ileum)

- An das Duodenum schließen sich das Jejunum und das Ileum an, die beide ohne scharfe Grenzen ineinander übergehen.
- Beide Darmabschnitte sind über ein Aufhängeband (*Mesenterium*: beinhaltet Blutgefäße und Nerven) an der hinteren Bauchhöhlenwand befestigt.
- Das Jejunum liegt vorwiegend im linken Oberbauch, das Ileum vorwiegend im rechten Unterbauch, beide befinden sich *intraperitoneal*.
- Das Ileum wird durch die Ileozäkalklappe (syn. Bauhin-Klappe) zum Dickdarm abgegrenzt.
- Im terminalen Ileum befindet sich lymphatisches Gewebe (*Peyer-Plaques*).

Wandaufbau

- **Mukosa**: Da im Dünndarm die Resorption von Nahrungsbestandteilen stattfindet, weist die Mukosa durch eine besondere Auffältelung eine enorme Oberflächenvergrößerung (insgesamt 120 m^2) auf; folgende Strukturen sind daran beteiligt:

Kerckring-Falten

Ca. 600 ringförmig angelegte Schleimhautfalten, die zusammen mit der Submukosa 1 cm in das Darmlumen vorspringen. Auf diesen Falten befinden sich:

Fadenförmige Zotten

Die Zotten vergrößern die Dünndarmoberfläche nochmals um das 10fache; jede Zotte beinhaltet ein Bindegewebsgerüst mit Arteriolen, Venolen, einem Netz von Blutkapillaren und einem zentralen Lymphgefäß. Durch das Lymphgefäß erfolgt die Resorption von lang- und mittelkettigen Fettsäuren in Form von *Chylomikronen*. Die Resorption der übrigen Nahrungsbestandteile erfolgt über die Kapillaren, die über diesen Weg zur Vena portae und schließlich zur Leber gelangen. Zwischen den Zotten senken sich tubuläre Krypten in die Schleimhaut, die sowohl endokrine Zellen, als auch schleimbildende (Brunnerdrüsen) und enzymbildende Zellen beinhalten. Auf den Zotten befinden sich

Mikrovilli

Es handelt sich um Ausstülpungen der Plasmamembran, durch die eine nochmalige 600fache Vergrößerung zustande kommt.

- **Submukosa** (bindegewebige Verschiebeschicht).
- **Muskularis** (bestehend aus einer inneren Ring- und einer äußeren Längsmuskelschicht).
- **Serosa** (bindegewebige Hüllschicht).

13.5.1 Mikroskopische Anatomie der Dünndarmschleimhaut

In die Dünndarmschleimhaut sind besondere Zellen eingelagert, die Hormone und Enzyme produzieren.
Freisetzungsreiz ist die Dehnung der Dünndarmwand und der Übertritt von saurem Mageninhalt in das Duodenum.

Enterokinase (syn. Enteropeptidase)

Ein Enzym, welches für die Aktivierung der Peptidasen zuständig ist (Umwandlung von Trypsinogen in das aktive Trypsin; dieses reduziert Chymotrypsinogen zu Chymotrypsin).

Sekretin

Als Hormon wirkt es antagonistisch zu *Gastrin* und hemmt die Magentätigkeit; gleichzeitig wirkt es stimulierend auf die Galle- und Pankreasproduktion.

Serotonin

Als Hormon fördert es die Weitstellung der Gefäße, um die Resorption der Nahrungsbestandteile zu ermöglichen.

Cholezystokinin

Als Gewebshormon bewirkt es die Freisetzung von Pankreas- und Galleprodukten.

> **Spezieller Lernhinweis**
>
> Resorptionsorte der Nahrungsstoffe:
> **Glukose** → Duodenum, Anfangsteil Jejunum
> **Aminosäuren** → Jejunum, Anfangsteil Ileum
> **Fette, fettlösliche Vitamine (E, D, K, A)** → $1/2$ Jejunum, Ileum.

Aufgabe des Dünndarms

- Im Dünndarm findet die weitere chemische Aufspaltung und die Aufnahme (Resorption) der aufgespaltenen Nahrungsbausteine ins Blut statt.
- Mischen und Weitertransport des Speisebreis.
- Abwehrfunktion (Peyer-Plaques des terminalen Ileums).

13.6 Dickdarm (Intestinum crassum) und Enddarm (Rektum)

13.6.1 Der Dickdarm

Der Dickdarm hat eine Länge von 1,5 m und wird in 2 Abschnitte unterteilt:

Anatomie

Blinddarm (Zäkum) mit Wurmfortsatz (Appendix vermiformis)

- Der Blinddarm liegt im rechten Unterbauch und stülpt sich in einem fast rechten Winkel in das terminale Ileum ein.
- Die Ileozäkalklappe (syn. Bauhin-Klappe) trennt beide Organe durch schlitzförmige Schleimhautfalten.
- Am unteren Ende des Blinddarms befindet sich der Appendix mit einer durchschnittlichen Länge von 9 cm (er ist reich an lymphatischem Gewebe).

Grimmdarm (Kolon)

Das Kolon hat eine Länge von 1,3 m und lässt sich in vier verschiedene Abschnitte einteilen, die auch die jeweilige Lage beschreiben:

- *Colon ascendens* (aufsteigendes Kolon), beginnt oberhalb der Bauhin-Klappe und steigt an der rechten Bauchwand auf; liegt retroperitoneal.

- *Colon transversum* (quer verlaufendes Kolon); man unterscheidet die Flexura coli dextra von der Flexura coli sinistra; liegt intraperitoneal.
- *Colon descendens* (absteigendes Kolon), steigt an der linken Bauchwand ab; liegt retroperitoneal.
- *Colon sigmoideum* (s-förmiger Teil des Kolon), beginnt ab der linken Beckenschaufel und verlässt den Bauchraum nach kaudal.

Wandaufbau

- **Mukosa:** besteht aus tiefen Einstülpungen, den dicht stehenden Krypten; Schleim produzierende Becherzellen sind für die Gleitfähigkeit des sich verfestigenden Darminhalts zuständig; Epithelzellen sorgen für eine Wasser- und Elektrolytrückresorption.
- **Submukosa** (bindegewebige Verschiebeschicht).
- **Muskularis:** besteht aus einer Längs- (*Taenien*) und Ringmuskulatur; die Kontraktionen der Ringmuskulatur lassen Einschnürungen entstehen, zwischen denen die Haustren als Ausbuchtungen hervortreten.

Taenien
Die Längsmuskulatur hüllt das Darmrohr nicht gleichmäßig ein, sondern ist zu drei Streifen zusammengefasst, die wie Bänder sichtbar außen am Dickdarm entlang laufen.

Haustren
Haustren sind keine festen Gebilde, sondern ändern mit der Peristaltik ihre Lage; röntgenologisch sieht man ein „Fließen" der Haustren (langsame peristaltische Wellen), durch welche der Darminhalt Richtung Rektum getrieben wird.
- **Serosa** (bindegewebige Hüllschicht).

Aufgabe des Dickdarms

- Durchknetung des Darminhalts
- Eindickung des Kots durch Wasserresorption
- letzte Aufspaltung und Vergärung unverdauter Nahrungsreste
- Wasser- und Elektrolytresorption.

13.6.2 Enddarm

Anatomie

- Der Enddarm liegt extraperitoneal in Höhe von S 3 der konkaven Krümmung des Kreuzbeines an.
- Im oberen Teil befindet sich die Ampulle (Kotsammelbehälter), der untere Teil schließt mit einer Öffnung nach außen (After) ab.

Wandaufbau

- **Mukosa:** die Struktur entspricht der des Dickdarms, geht aber zunehmend in die äußere Haut über.
- **Submukosa** (bindegewebige Verschiebeschicht): unter der Rektumschleimhaut liegen knotenförmige Erweiterungen der Äste der A. rectalis superior bzw. V. rectalis superior; sie bilden den *Hämorrhoidalplexus*, welcher als zusätzlicher Verschluss anzusehen ist.
- **Muskularis:** das Rektum enthält weder Taenien, noch sind Haustren sichtbar, die Längsmuskulatur bildet wieder eine geschlossene Schicht; am Ende des Darmausgangs befindet sich ein innerer glatter und ein äußerer quer gestreifter Schließmuskel, die das Rektum nach außen hin gas- und wasserdicht abdichten.
- **Serosa** (bindegewebige Hüllschicht).

Aufgabe des Enddarms

- Speicherung und Ausscheidung des Kots.

Darmbakterien

- Im Gegensatz zum Duodenum und zum Magen, die durch die bakterizide Wirkung von Salzsäure fast keimfrei gehalten werden, ist der Dickdarm reich an Bakterien (überwiegend *E.-coli-Bakterien*; pro g Fäzes 10 Milliarden).
- Sie haben die Aufgabe, die bisher noch unverdauten Nahrungsreste (vorwiegend Zellulose) aufzuspalten.

Spezieller Lernhinweis

Darmbakterien sind auch an der Bildung von Vitamin K beteiligt. Dieses wird von der Leber zur Bildung der Gerinnungsfaktoren benötigt.

Bestandteile des Stuhls

- Von Bakterien verstoffwechselte Nahrungsreste (vorwiegend Zellulose)
- Bakterien
- abgeschilferte Epithelzellen der Darmschleimhaut
- Schleim
- Wasser
- Gärungs- und Fäulnisprodukte
- Sterkobilin (brauner Farbstoff)
- fettlösliche Giftstoffe (Abbauprodukte aus der Leber)
- Produkte der Verdauungsorgane.

13.7 Bauchfell (Peritoneum)

- Die Bauchhöhle wird von oben durch das Zwerchfell, von unten durch die Beckenbodenmuskulatur, von vorne durch die Bauchmuskulatur und von hinten durch die Rückenmuskulatur begrenzt.
- In der Bauchhöhle und zwischen den Eingeweiden befindet sich das Bauchfell.
- Es besteht aus 2 Blättern (*Peritoneum parietale:* äußeres Blatt; *Peritoneum viscerale:* inneres Blatt), zwischen denen sich eine seröse Flüssigkeit befindet.
- Innerhalb des Bauchfells sind einige Organe durch bandartige Strukturen (Aufhängebänder), die zur hinteren Bauchwand ziehen, befestigt; zur Versorgung der Organe beinhalten sie Blut- und Lymphgefäße sowie Nerven; retroperitoneal liegende Organe besitzen keine Aufhängebänder.
  - Aufhängeband des Jejunums und Ileums: Mesenterium
  - Aufhängeband des Colon transversum und Colon sigmoideum: Mesokolon
  - Aufhängeband des Magens: Mesogastrium.

Spezieller Lernhinweis

Während der Embryonalzeit entwickeln sich die Bauchorgane erst hinter dem Bauchfell (retroperitoneal); sie schieben sich im Laufe der Entwicklung z. T. immer mehr in die Bauchhöhle, sodass sie jetzt vollständig mit Bauchfell umkleidet sind. Hinsichtlich ihrer Lage unterscheidet man demnach Organe, die hinter dem Bauchfell (*retroperitoneal*) liegen und nur auf einer Seite vom Bauchfell überzogen sind; andere Organe sind vollständig mit Bauchfell umschlossen und liegen im Bauchfell (intraperitoneal).

Intraperitoneal liegende Organe

Magen, Milz, Leber, Jejunum, Ileum, Colon transversum, Colon sigmoideum.

Retroperitoneal liegende Organe

Pankreas, Duodenum, Colon ascendens und Colon descendens, Niere und Nebenniere, Bauchaorta, V. cava inferior, Harnblase und Harnleiter.

Aufgabe des Bauchfells

- Das Bauchfell zählt zu den serösen Häuten (→ auch „Pleura und Perikard") und gewährleistet die Verschieblichkeit der Organe untereinander.
- Die Flüssigkeitsschicht verhindert durch Kapillarkräfte, dass sich die aneinandergrenzenden Flächen voneinander abheben.

13.8 Bauchspeicheldrüse (Pankreas)

- Das Pankreas liegt retroperitoneal, in der Höhe des 2. Lendenwirbels.
- Der Pankreaskopf in der C-Schlinge des Duodenums, der Schwanz reicht bis zum Milzhilus,
- ist 15–20 cm lang und ca. 80 g schwer.
- Das Pankreas ist eingeteilt in Kopf (*Caput*), Körper (*Corpus*) und Schwanz (*Cauda*).

Anatomie

- Das Innere des Pankreas besteht aus vielen serösen Drüsenläppchen, deren Sekret in den großen Pankreasgang (*D. pancreaticus*) mündet (**exokrine Sekretion**).
- Der Pankreasgang durchzieht mittig das gesamte Pankreas und mündet zusammen mit dem *Ductus choledochus* auf eine Einmündungsstelle, die *Papilla vateri* in das Duodenum.
- Zwischen den Drüsenläppchen befinden sich die *Langerhans-Inseln* (ca. 1% des Pankreasgewebes) mit der Aufgabe der Hormonproduktion (**endokrine Sekretion**); sie sind „inselartig" im ganzen Organ verstreut.

Pankreassaft

Das Pankreas produziert pro Tag 1,5–2 l Pankreassaft, der sich wie folgt zusammensetzt:
- Bikarbonat (zur Neutralisierung des sauren Nahrungsbreis)
- Wasser
- eiweißspaltende Enzyme: Chymotrypsinogen, Trypsinogen
- fettspaltendes Enzym: Lipase
- kohlenhydratspaltendes Enzym: α-Amylase
- nukleinsäurespaltende Enzyme: Ribonukleasen, Desoxyribonukleasen.

13.8.1 Regulation der Enzymproduktion

Nervale Phase

Durch Sinneseindrücke wird das Pankreas über den N. vagus zur Produktion seiner Verdauungssekrete angeregt.

13 Anatomie, Physiologie

Gastrische Phase

Gastrin fördert u. a. die Produktion seiner Verdauungsenzyme (→ „mikroskopische Anatomie des Magens").

Intestinale Phase

Gelangt der Speisebrei in den Dünndarm, so werden aus der Dünndarmschleimhaut Hormone ins Blut gegeben: Sekretin, Cholezystokinin (→ „mikroskopische Anatomie des Dünndarms").

Aufgabe des Pankreas

Endokrine Funktion

- Produktion von Insulin, Glukagon und Somatostatin (→ Kap. „Hormonsystem").

Exokrine Funktion

- Die Bauchspeicheldrüse produziert Verdauungsenzyme zur Aufspaltung der Nahrungsbestandteile.

13.9 Leber (Hepar) und Gallenblase (Vesica fellea)

13.9.1 Leber *Größe 12–15 cm*

- Die Leber liegt im rechten Oberbauch, intraperitoneal, unter der Zwerchfellkuppel und ist teilweise mit dieser verwachsen.
- Der linke Leberlappen reicht in den linken Oberbauch und bedeckt dort teilweise den Magen.
- Nach unten hin ist die Leber konkav gewölbt und passt sich den Eingeweiden an.
- Der untere Leberrand verläuft entlang des rechten Rippenbogens; er ist in der Medioklavikularlinie während der Einatmung tastbar.

Anatomie

- Die Leber ist mit einem Gewicht von 1,5 kg die größte exokrine Drüse des Körpers.
- Sie ist in zwei unterschiedlich große Lappen unterteilt: in den größeren rechten (*Lobus dexter*) und den kleineren linken Leberlappen (*Lobus sinister*); beide Lappen funktionieren unabhängig voneinander und werden durch das *Ligamentum falciforme* grob getrennt.
- An der Unterseite des rechten Leberlappens kann man noch zwei weitere Lappen unterscheiden:
  - *Lobus quadratus* (quadratischer Lappen)
  - *Lobus caudatus* (geschwänzter Lappen)
- Zwischen Lobus quadratus und Lobus caudatus befindet sich die *Leberpforte* mit ein- und austretenden Gefäßen.

Eintretende Gefäße

- Leberarterie (A. hepatica, Zweig des Truncus coeliacus)
- Pfortader (V. portae, sammelt venöses Blut aus allen unpaaren Bauchorganen).

Austretende Gefäße

- Ductus hepaticus dexter und sinistra
- Lymphgefäße.

> **Spezieller Lernhinweis**
>
> Üblicherweise führt in jedes Organ eine Arterie hinein und eine Vene hinaus. In diesem Falle führen sowohl Vene und Arterie in die Leber hinein!

13.9.2 Mikroskopische Anatomie

- 50 000–100 000 *Leberläppchen* formieren sich zur Leber; ein Leberläppchen stellt die kleinste anatomische Einheit dar; sie werden durch Bindegewebe voneinander getrennt.
- Jedes Leberläppchen ist 1–2 mm groß, und im Querschnitt von einer sechseckigen Struktur (wie Bienenwaben); in der Mitte eines jeden Läppchens befindet sich eine Zentralvene.
- Ein Leberläppchen wird aus mehreren übereinanderliegenden *Zellplatten* gebildet, sodass ein dreidimensionales Plattensystem entsteht (den Spaltraum zwischen den Zellplatten bezeichnet man als Sinusoide).
- Eine Zellplatte besteht wiederum aus vielen gegenüberliegenden Hepatozyten, sodass innerhalb einer Zellplatte ein kleiner Spaltraum besteht (→ Gallenkapillare).
- An den Eckpunkten, an denen drei Läppchen zusammenstoßen, verdichtet sich das Bindegewebe zum Periportalfeld (syn. *Glisson-Dreieck*).
- In jedem Periportalfeld befinden sich die Glisson-Trias:
  - ein feiner Ast der Pfortader (Vena portae): *Vena interlobularis*
  - ein feiner Ast der Leberarterie (Arteria hepatica): *Arteria interlobularis*
  - ein feiner Ast eines intrahepatischen Gallenganges: *Ductus interlobularis*.

- V. und A. interlobularis *versorgen* jeweils drei angrenzende Leberläppchen mit Blut, welches durch die Sinusoide vom Periportalfeld zur mittig gelegenen Zentralvene fließt.
- Der Ductus interlobularis *entsorgt* das Leberläppchen von Gallenflüssigkeit über die Gallenkapillare.

Sinusoide

- Zwischen den Zellplatten eines Leberläppchens verlaufen Kapillare, die Sinusoide.
- Die Wand der sinusoiden Kapillare wird durch gegenüberliegende Endothelzellen und Kupffer-Sternzellen (besitzen die Fähigkeit zur Phagozytose) begrenzt.
- Das vom Periportalfeld kommende Blut der A. und V. interlobularis mündet in die Sinusoide; dieses Mischblut fließt nun von der Peripherie (Periportalfelder) Richtung Zentrum eines Leberläppchens in die Zentralvene; währenddessen findet ein Stoffaustausch zwischen Leberzellen und Blut statt.
- Die Zentralvenen vereinigen sich zu Sammelvenen, die sich wiederum zu den drei großen Lebervenen (Venae hepaticae) formieren; diese münden in die Vena cava inferior.

Gallenkapillare

- Als Gallenkapillare bezeichnet man den Spaltraum innerhalb einer Leberzellplatte; er wird von gegenüberliegenden Hepatozyten gebildet.
- Die Flussrichtung der Galle ist, im Gegensatz zu den Sinusoiden, vom Zentrum in die Peripherie der Periportalfelder. Dort münden sie in größere Sammelgänge (interlobuläre Gallengänge), die sich schließlich zum linken und rechten intrahepatischen Gallengang (Ductus hepaticus dexter und sinister) formieren. Beide münden außerhalb der Leber in den Ductus hepaticus communis.

Aufgaben der Leber

Alle resorbierten Stoffe aus dem Magen-Darm-Trakt werden über den Pfortaderkreislauf der Leber zugeführt. Sie gilt als eine Art „Filter", da alle resorbierten Stoffe die Leber passieren müssen. Sie ist das wichtigste Organ für den Abbau bzw. Entgiftung von körperfremden und körpereigenen Stoffen. Innerhalb der Hepatozyten befinden sich spezielle Enzymsysteme, die diese Aufgabe erfüllen können. Gut wasserlösliche Abbauprodukte werden von den Leberzellen in die Sinusoide gegeben und können über den großen Kreislauf über die Niere ausgeschieden werden. Schlecht wasserlösliche Stoffe geben die Hepatozyten in die Gallenkapillare, sodass sie letztlich über den Stuhl eliminiert werden. Neben der Entgiftungsfunktion können die Hepatozyten aber auch Stoffe herstellen und verändern.

Synthesefunktion

- Bluteiweiße, z. B. Gerinnungsfaktoren, Albumine, Globuline, Lipoproteine usw. (Ausnahme: Immunglobuline → werden von Plasmazellen gebildet).
- Gallensäuren.
- Überschüssiger Blutzucker wird in die Speicherform Glykogen überführt.
- Eiweiße und Fettsäuren können zu Glukose umgebaut werden (Glukoneogenese), ebenso kann Glukose zu Fett und Eiweiß umgebaut werden.

Speicherfunktion

- Vitamin B_{12}, Vitamin K
- Mineralien, z. B. Eisen
- Fett (dient als Energiereserve)
- Blut (bis zu 1 l)
- Glykogen.

Abbau- und Entgiftungsfunktion

- Umwandlung von Ammoniak (entsteht aus dem Aminosäurestoffwechsel) in Harnstoff.
- Abbau von Nukleinsäuren in Harnsäure (Zellkernstoffwechsel).
- Abbau von Medikamenten.
- Umwandlung des indirekten Bilirubins in direktes Bilirubin.
- Verstoffwechselung und Entgiftung von Alkohol.
- Abbau von Hormonen z. B. Androgene, Östrogene, Cortison.

Vitamin D-Stoffwechselbeteiligung

- Vorstufen des Vitamin D werden u. a. in der Leber zum aktiven Vitamin D umgebaut.

Wärme- und Temperaturfunktion

- Pro Minute fließen ca. 1,5 Liter Blut durch die Leber; aufgrund des hohen Energieumsatzes der Hepatozyten ist das Blut nach Verlassen der Leber wärmer.

13.9.3 Gallenblase

- Die Gallenblase liegt intraperitoneal und ist an der Unterseite der Leber angeheftet.

6–10 cm (handschriftlich)

- Sie ist ein birnenförmiger dünnwandiger Sack, 8–12 cm lang und 4–5 cm breit und fasst ca. 30–35 ml Flüssigkeit.

Anatomie

- Man unterscheidet einen Hals (*Collum*), den Körper (*Corpus*) und den Gallenblasengrund (*Fundus*).
- Von innen nach außen unterscheidet man eine aufgefältelte Mukosa, glatte Muskulatur und die Serosa.

Gallenwege

- Aus dem rechten und dem linken Leberlappen führt je ein Gallengang (Ductus hepaticus dexter und sinister).
- Diese vereinigen sich in unmittelbarer Nähe der Leberpforte zum Ductus hepaticus communis, welcher sich daraufhin in den *Ductus cysticus* (führt zur Gallenblase) und den Ductus choledochus verzweigt; der *Ductus choledochus* mündet gemeinsam mit dem Ductus pancreaticus auf die Papilla Vateri in das Duodenum.
- Die Gallenwege bestehen u. a. aus glatter Muskulatur; vor der Einmündungsstelle ins Duodenum befindet sich ein Ringmuskel (Sphincter Oddi) der in Verdauungsruhe kontrahiert ist; die von der Leber gebildete Gallenflüssigkeit staut über den Ductus cysticus in die Gallenblase zurück; dort wird sie gespeichert, eingedickt, eingeschleimt und bei Bedarf freigesetzt.

Aufgabe der Gallenblase

- Die Gallenblase sammelt die von der Leber gebildete Gallenflüssigkeit.
- In ihr wird die Gallenflüssigkeit durch Wasserrückresorption eingedickt und bei Bedarf über den Ductus cysticus in den Ductus choledochus entlassen.

Aufgabe der Gallenflüssigkeit

- Die Gallenflüssigkeit besteht aus Gallensäure, direktem Bilirubin, Cholesterin, Lezithin, Elektrolyten, Wasser und Stoffwechselabbauprodukten; täglich werden 0,5–1 Liter gebildet.
- Sie emulgiert die Nahrungsfette zu Mizellen (kleine Fetttröpfchen).
- Die Mizellenbildung ist die Voraussetzung, damit Lipase (aus dem Pankreas) Fette zu resorbierbaren Teilchen spalten kann.

> **Spezieller Lernhinweis**
>
> Der enterohepatische Kreislauf der Gallensäuren
> - Die Gallensäuren werden im terminalen Ileum aktiv rückresorbiert und in der Leber wiederverwertet.
> - Nur 10–15% werden über den Stuhl ausgeschieden; der Ausscheidungsverlust wird durch Neusynthese ausgeglichen.
> - Dieser Recyclingvorgang wiederholt sich täglich bis zu 10-mal.

Tab. 8 Enzymdiagnostik

Enzym	Anstieg (h)	Maximum (h)	Normalisierung (Tage)
Troponin T	2	20	7–14
CK-MB	4–8	12–18	2–3
Gesamt-CK	4–8	16–36	3–6
GOT	4–8	16–48	3–6
LDH	6–12	24–60	7–15
α-HBDH	8–12	30–72	10–20

8.6 Diagnostik angeborener und erworbener Herzfehler

Tab. 11 Diagnostik angeborener und erworbener Herzfehler

	Inspektion	Palpation	Auskultation
Mitralklappenstenose	Mitralbäckchen (bläulich-rote Wangen)	Herzspitzenstoß vermindert	• Mitralöffnungston (MÖT) • paukender 1. Herzton • Diastolikum
Mitralklappeninsuffizienz	selten periphere Zyanose	Spitzenstoß verbreitert und nach unten außen verlagert; Puls normal oder absolute Arrhythmie bei Vorhofflimmern	• 1. leiser Herzton • Systolikum mit Fortleitung in die Axilla
Aortenklappenstenose	Blässe	Herzspitzenstoß hebend, verbreitert und nicht verlagert, kleine Blutdruckamplitude, Pulsus tardus et parvus	• 2. leiser Herzton • Systolikum • Schwirren über Aorta und Karotiden
Aortenklappeninsuffizienz	Blässe pulsatorische Phänomene	Herzspitzenstoß hyperdynam, verbreitert und nach unten und außen verlagert	• Strömungsgeräusch unmittelbar nach dem 2. Herzton: Diastolikum
Pulmonalstenose	evtl. Zyanose	hebende Pulsation über dem linken unteren Sternalrand	• Systolikum
Ventrikelseptumdefekt	Voussure (Herzbuckel mit sichtbar verstärkter Pulsation)	niedriger Blutdruck, kleine Blutdruckamplitude	• Systolikum
Vorhofseptumdefekt	Blässe, grazilier Körperbau	niedriger Blutdruck, kleine Blutdruckamplitude	• Systolikum
Ductus arteriosus botalli	Pulsation der A. carotis	große Blutdruckamplitude	• diastolisches und systolisches Maschinengeräusch
Aortenisthmusstenose	rotes Gesicht, blasse Beine, warme Hände, evtl. Zeichen der Rechtsherzinsuffizienz	Herzspitzenstoß hebend und verbreitert, nicht verlagert, obere Pulse gut, untere Pulse schwer tastbar, große Blutdruckamplitude	• 2. Herzton regelrecht gespalten • aortaler Auswurfton

14 Pathologie

14.1 Erkrankungen des Ösophagus

> **Spezieller Lernhinweis**
>
> Leitsymptom aller Ösophaguserkrankungen: Dysphagie!

Bei jeder Dysphagie im Alter > 40 Jahre stets ein Karzinom ausschließen!

14.1.1 Ösophagitis (Speiseröhrenentzündung)

Definition

Eine Ösophagitis ist eine auf die Schleimhaut begrenzte Entzündung der Speiseröhre.

Ursachen

- *Infektiös:* meist Candida albicans (Soorösophagitis) bei Abwehrgeschwächten (z. B. AIDS-Patienten, Therapie mit Corticosteroiden, Breitbandantibiotika oder Zytostatika), Herpesviren, Zytomegalieviren
- *physikalisch:* als Folge von Bestrahlung
- *Stenosen:* z. B. Ösophaguskarzinom, Achalasie
- *chemisch:* Verätzungen (Trinken von Säuren/Laugen), Reflux von Magensaft, Alkoholismus, Medikamente.

Symptome

- Im Falle einer Soorösophagitis meist keine Symptome, oft kombiniert mit einer Infektion des Oropharynx (weiße Stippchen sichtbar)
- Dysphagie, die evtl. mit Schmerzen verbunden sind.

Komplikationen

- Systemische Candida-Infektion:
  - Meningitis
  - Endokarditis
  - Sepsis.

Therapie

- Therapie der Grunderkrankung, auslösende Faktoren beseitigen
- Antimykotika bei Candidainfektion
- antivirale Substanz bei Herpes-simplex-Virus und Zytomegalievirus.

14.1.2 Refluxkrankheit und Refluxösophagitis

Definition

Rückfluss von Magensaft in die Speiseröhre.

Ursachen

- Physiologisch bei Gesunden, z. B. nach bestimmten Nahrungsmitteln und Alkohol
- intraabdominelle Druckerhöhung (Schwangerschaft, Adipositas, Obstipation)
- Hiatushernie
- akute Gastritis
- Magenausgangsstenose
- Medikamente (z. B. Anticholinergika, Nitrate).

Pathomechanismus

Da der untere Ösophagussphinkter (meist aus unbekannter Ursache) einen gestörten Mechanismus aufweist, fließt der aggressive Magensaft in die Speiseröhre zurück und bewirkt eine entzündliche Reaktion. Die klassischen Entzündungszeichen sind für nachfolgende Symptome verantwortlich.

Symptome

- Dysphagie
- Sodbrennen
- Luftaufstoßen (mit salzigem oder seifigem Nachgeschmack)
- brennende, retrosternale Schmerzen
- Übelkeit, Erbrechen
- Regurgitation (Rückfluss unverdauter Nahrung in den Mund)
- evtl. Schmerzen und Brennen im Epigastrium
- Refluxverstärkung besonders nach Mahlzeiten, beim Liegen, Bücken, Pressen.

Komplikationen

- Ulzerationen (selten Blutungen)
- Stenosen
- nächtliche Aspiration von Mageninhalt
- Barrett-Syndrom (histologische Veränderung mit erhöhter Gefahr einer karzinomatösen Entartung).

Therapie

- Umstellung der Ernährungs- und Genussmittelgewohnheiten (kleine fettarme Mahlzeiten)
- Gewichtsnormalisierung
- auslösende Noxen meiden
- Schlafen bei hochgestelltem Kopfende des Bettes
- Medikamente: *Antacida* (bewirken Säureneutralisation) oder H_2-Blocker (bewirken Säuresuppression)
- operative oder laparoskopische Fundoplicatio.

14.1.3 Ösophaguskarzinom

Definition
Maligne Entartung von Speiseröhrengewebe mit hauptsächlicher Lokalisation an einer der drei physiologischen Speiseröhrenengen (15% obere, 50 % mittlere, 35% untere Enge).

Ursachen
- Unbekannt, v. a. bei Männern ab dem 45. Lebensjahr.

Prädisponierende Faktoren
- Exogene Noxen (Alkohol, Nikotin, zu heiße oder zu scharfe Speisen, Nitrosamine, Aflatoxine, Betelnüsse etc.)
- Stenosen (Narben nach Laugenverätzung, Achalasie u. ä.)
- rezidivierende Refluxösophagitiden
- Plummer-Vinson-Syndrom (Schleimhautatrophie infolge Eisenmangels)
- Barrett-Syndrom.

Symptome
Erst spät, keine Frühsymptome.
- Dysphagie (anfangs bei festen, dann auch bei flüssigen Speisen)
- Sodbrennen
- retrosternale Schmerzen, ausstrahlend in den Rücken
- Regurgitation
- Gewichtsverlust
- Leistungsminderung
- subfebrile Temperatur
- *Hämatemesis* (Bluterbrechen)
- *Meläna* (Teerstuhl)
- Eisenmangelanämie.

Befindet sich der Tumor an der Ringknorpelenge, kommt es zu weiteren Symptomen:

- *Horner-Trias* (Miosis, Ptosis, Enophthalmus) durch Schädigung des N. sympathicus
- Heiserkeit durch Schädigung des N. recurrens.

Prognose
- Frühe lymphogene Metastasierung, hämatogene Metastasierung wird von den Patienten meist nicht mehr erlebt; frühzeitige Metastasierung in benachbarte Strukturen
- 5-Jahres-Überlebensrate: 15%.

Therapie
- Operative Ösophagektomie und Lymphadenektomie (Operation nur in $1/3$ der Fälle möglich); Ösophagusersatz meist durch Hochzug des Magens
- Radio-/Chemotherapie
- lindernde Maßnahmen.

14.1.4 Ösophagusdivertikel

Definition
Sackförmige Ausstülpung der Wandschichten, die zu 70% im oberen Teil des Ösophagus lokalisiert sind.

> **Spezieller Lernhinweis**
>
> Echte Divertikel: Ausstülpung aller Wandschichten.
> Pseudodivertikel: Ausstülpung nur der Schleimhäute durch Muskellücken.

Ursachen
- Muskuläre und bindegewebige Schwäche vor allem im Alter oder genetisch bedingt (Pulsionsdivertikel: entstehen an der oberen Enge durch ein Missverhältnis zwischen innerem Druck und Wandstabilität → Zenker-Divertikel).
- Traktionsdivertikel: entstehen meist an der mittleren Enge durch Zug von außen, z. B. bei Tuberkulose.

Symptome
Große Divertikel verursachen meist Beschwerden:
- Dysphagie
- Regurgitation: vor allem beim Liegen Rückfluss in den Mund (morgendliche Speisereste auf dem Kopfkissen)
- starker Mundgeruch (Nahrung verweilt in den Divertikeln)

- retrosternaler Druckschmerz
- Hustenreiz bei Nahrungsaufnahme
- gurgelndes Trinkgeräusch.

Komplikationen
- Aspirationspneumonie
- selten: Perforation, Divertikulitis, Fistelbildung, Blutungen.

Therapie
- Divertikelresektion.

14.1.5 Hiatushernien (Zwerchfellhernien)

Definition
Verlagerung von Magenanteilen in den Brustraum infolge eines Bruchs des Hiatus oesophageus (Durchtrittsstelle des Ösophagus).

Ursachen
- Unbekannt
- Wandschwäche des Zwerchfells, vor allem im höheren Lebensalter.

14.1.5.1 Axiale Gleithernie (Gleitbruch)

Definition
Kardia und Magenfundus haben sich durch die Zwerchfellöffnung in den Thoraxraum verlagert (mit Funktionsverlust des unteren Ösophagussphinkters).
50 % der Menschen > 50 Jahre haben eine axiale Gleithernie.

Symptome
- 90 % der Betroffenen sind beschwerdefrei
- 10 % leiden unter den Symptomen der Refluxösophagitis.

Komplikationen
- → „Refluxösophagitis".

Therapie
- → „Refluxösophagitis".

14.1.5.2 Paraösophageale Hiatushernie

Definition
Teile des Magens haben sich parallel zur Speiseröhre in den Thorax verlagert (Funktion des unteren Ösophagussphinkters bleibt erhalten).

Symptome
- Meist beschwerdefrei
- Druck- und Völlegefühl im Oberbauch, ausstrahlend in die Herzgegend (v. a. nach dem Essen).

Komplikationen

 Notfall! *Inkarzeration* (Abschnüren von Magenanteilen durch behinderte Blutversorgung).

- Chronische Blutungsanämie durch Erosion oder Ulzerationen.

Therapie
- Operation auch im asymptomatischen Stadium, um Komplikationen zu vermeiden (Reposition und Fixation des Magens an der vorderen Bauchwand).

14.1.6 Achalasie

Definition
Öffnungsstörung des unteren Ösophagussphinkters und Mangel an Peristaltik aufgrund einer Degeneration des Auerbach-Plexus (parasympathische Nervenfasern).

Ursachen
- In den meisten Fällen unbekannt
- infolge eines Kardiakarzinoms.

Pathomechanismus
Aufgrund des Peristaltikmangels und der Öffnungshemmung verbleibt die Nahrung im Ösophagus, dieser dehnt sich kelchförmig aus.

Symptome
- Dysphagie, Zwang zum Nachtrinken
- retrosternales Druckgefühl
- Herzbeschwerden
- Gewichtsverlust
- Regurgitation (anfangs nur nach Nahrungsaufnahme, später auch im Liegen)
- *Megaösophagus* (röntgenologisch: Sektglasform des Ösophagus).

Komplikationen
- Mangelerscheinungen mit Gewichtsverlust
- Aspirationspneumonie
- Ösophagitis
- karzinomatöse Entartung (Spätkomplikation).

Therapie

- Ballondilatation
- Medikamente (Nifedipin)
- endoskopische Injektion von Botulinumtoxin in den UÖS.

14.1.7 Diagnoseverfahren bei Ösophaguserkrankungen

- Röntgen
- Ösophagoskopie
- Biopsie
- Blutuntersuchung (Entzündungsparameter, Tumormarker)
- Stuhluntersuchung (*Hämoccult*)
- Ösophagusmanometrie (ermöglicht Aussage über die Schließfähigkeit des unteren Ösophagussphinkters).

14.2 Erkrankungen des Magens

14.2.1 Reizmagen (Nervöser Magen)

Definition
Funktionelle Störung ohne Befund (immer Ausschlussdiagnose!).

Ursachen
- Psychische Faktoren (Stress, Ärger, Trauer) bewirken Spasmen der Magenmuskulatur.

Symptome
- Sodbrennen
- Druckgefühl im Oberbauch
- Völlegefühl und Schmerzen im Epigastrium
- Unverträglichkeit bestimmter Speisen
- Aufstoßen
- Appetitmangel
- Übelkeit, Erbrechen.

Therapie
- Stressabbau
- krampflösende Medikamente (Spasmolytika)
- Psychotherapie.

14.2.2 Akute Gastritis

Definition
Eine auf die Schleimhaut beschränkte Entzündung der Magenwand.

Ursachen
- *Exogene Noxen:* Alkohol, Nikotin, Kaffee, Diätfehler, zu heiße und zu kalte Speisen; Medikamente (*ASS, Zytostatika, Kortikoide,* Schmerz- und Rheumamittel)
- *psychische Faktoren:* hoher Stress, Unfälle, Operationen, Verbrennungen, postoperativ, Leistungssport
- *Infektionen:* Lebensmittelvergiftung (Salmonellentoxine, Staphylokokken und andere Bakterien), Helicobacter pylori
- *Ätzgastritis* (Laugen, Säuren)
- *Stauungsgastritis* durch Rechtsherzinsuffizienz.

Pathomechanismus
Ein Missverhältnis zwischen Magensäure und Schleim bewirkt oberflächliche Schleimhautschäden.

Symptome
- Allgemeines Krankheitsgefühl
- Druckschmerz im Epigastrium
- Magenbrennen/-schmerzen
- Sodbrennen
- Zurückfließen von Magensaft in die Speiseröhre (*Reflux*)
- belegte Zunge
- übler Geschmack, Mundgeruch
- Appetitlosigkeit
- Völlegefühl, Übelkeit, Erbrechen.

Komplikationen
- Erosive Gastritis mit Magenblutungen (Nachweis mit Hämoccult)
- Ösophagitis.

Therapie
- Exogene Noxen meiden
- Nahrungskarenz
- Zwieback, Kamillentee
- evtl. *Antacida*
- Stressabbau.

14.2.3 Chronische Gastritis

Definition
Chronische Entzündung der Magenschleimhaut.

Ursachen
- Typ-A-Gastritis (Autoimmungastritis), ca. 5% Bildung von Autoantikörpern gegen Belegzellen

und Intrinsic-Faktor; Folge ist ein Schwund der Belegzellen mit Achlorhydrie und Anazidität.
- Typ-B-Gastritis (Oberflächengastritis) ca. 90 % Bakterielle Entzündung meist durch Helicobacter pylori (säureresistentes Bakterium).
- Typ-C-Gastritis (chemisch induzierte Gastritis) ca. 5 %
Nebenwirkung von nichtsteroiden Antirheumatika/Antiphlogistika.

Symptome Typ-A-, -B-, -C-Gastritis
- Im Allgemeinen Beschwerdefreiheit
- möglich sind Oberbauchbeschwerden bis hin zu Symptomen einer akuten Magenschleimhautentzündung (betrifft meist Typ-B-Gastritis).

Komplikationen
- Erosive Gastritis
- Magenulkus
- Magenkarzinom
- Vitamin-B_{12}-Mangelanämie.

Therapie
Typ A
- Gabe von Vitamin B_{12} parenteral
- regelmäßige endoskopische Kontrolle wegen erhöhter Karzinomgefahr.

Typ B
- Triple-Therapie.

Typ C
- Medikamente zur Förderung der Magenmotilität
- gallensäurebindende Medikamente.

14.2.4 Ulcus ventriculi

Definition
Umschriebener Gewebsdefekt, der über die Magenschleimhaut hinaus auch tiefere Wandschichten betreffen kann; Lokalisation meist an kleiner Kurvatur.

Ursachen
- Helicobacter-pylori-Infektion
- akutes Stressulkus als einmaliges Ereignis (z. B. postoperativ, Verbrennungen, Hirnverletzungen)
- Medikamente → nichtsteroidale Antirheumatika v. a. in Verbindung mit Glukokortikoiden

(Glukokortikoide allein verursachen meist keine Geschwüre).

Pathomechanismus
Es herrscht ein beständiges Missverhältnis von aggressiven Faktoren (Helicobacter pylori oder Salzsäure) zu protektiven Faktoren (Schleimsekretion, Blutversorgung) der Magenschleimhaut.

Symptome
Bei ca. 30 % symptomlos.
- Dyspeptische Symptome einer akuten Gastritis
- krampfartiger Schmerz nach Nahrungsaufnahme: **Früh- oder Sofortschmerz, auch nahrungsunabhängige Schmerzen im Epigastrium**
- Punktschmerz (auf der Hälfte der Linie zwischen Prozessus xiphoideus und Bauchnabel)
- evtl. Fieber.

Ulzera unter der Einnahme von nichtsteroidalen Antirheumatika verlaufen oft asymptomatisch und führen gehäuft zu Blutungen!

Komplikationen
Bei ca. $1/3$ der Patienten sind die Komplikationen die ersten Symptome.
- Bluterbrechen (Hämatemesis)
- Teerstuhl (Meläna)
- Perforation
- Penetration
- karzinomatöse Entartung
- Magenausgangsstenose durch Narbenbildung.

> **Notfall!** Maßnahmen zur Grundversorgung der Perforation → Kap. „Notfall".

Therapie
- konservativ (Diät, Stressabbau, Alkohol- und Nikotinkarenz)
- Medikamente (Triple-Therapie bei Helicobacter pylori, H_2-Blocker, Antacida)
- bei Komplikationen Magenteilresektion.

14.2.5 Magenkarzinom

Definition
Bösartige Gewebsentartung der Magenzellen; Lokalisation meist an der großen Kurvatur (Häufigkeitsgipfel ab dem 50. Lebensjahr).

Ursachen
- Unbekannt.

Prädisponierende Faktoren

- Exogene Noxen, v. a. karzinogen wirkende Stoffe wie z. B. Aflatoxine, Schwermetalle, Nitrosamine, erhitzte Öle, Nikotin
- genetische Faktoren und nationale Herkunft (häufig in Japan, China, Chile, Finnland; Männer sind häufiger betroffen)
- Ulcus ventriculi
- chronische Gastritis Typ A
- Helicobacter-pylori-Gastritis /Gastritis Typ B
- Narben (nach Magenteilresektion).

Symptome

Keine Frühsymptome.
- Dyspeptische Symptome der akuten Gastritis
- Appetitverlust
- **Widerwillen** gegen bestimmte Speisen, häufig **gegen Fleisch und Wurst**
- Gewichtsverlust
- subfebrile Temperatur
- Druckschmerz im Epigastrium
- Hämatemesis und Teerstuhl
- Begleitanämie
- Virchow-Drüse (links supraklavikular) geschwollen.

Im Spätstadium tastbarer Oberbauchtumor.

Komplikationen

- Metastasierung hämatogen (Leber, Lunge, Knochen, Hirn) und lymphogen.

Therapie

- Gastrektomie und Lymphknotendissektion
- Chemotherapie/Bestrahlung.

Prognose

- 5-Jahres-Überlebensrate eines Magenfrühkarzinoms 90 %
- 80 % aller Operierten erleiden Rezidive.

14.2.6 Dumping-Syndrom nach Magenteilresektion

Definition

Kombination verschiedener gastrointestinaler Beschwerden aufgrund einer Magenteilresektion mit Entfernung des Pylorus; die Folge ist eine Sturzentleerung von Nahrung (to dump = hineinplumpsen) ins Duodenum.

Ursachen

- Magenteilresektion nach Billroth I oder Billroth II.

Billroth-I-Operation

Resektion des Antrums und Teile des Korpus. End-zu-End-Anastomose mit dem Duodenum.

Billroth-II-Operation

$^2/_3$ Resektion des Magens mit Verschließen des proximalen Endes des Duodenums. End-zu-End Anastomose mit dem Jejunum.

Pathomechanismus

Durch die Magenresektion wird die Nahrung in zu großen Portionen in den Dünndarm abgegeben. Durch die Hyperosmolarität des Darminhalts kommt es zu einem Flüssigkeitseinstrom aus dem Blutplasma ins Darmlumen, sodass eine Hypovolämie die Folge ist. Durch die rasche Resorption von Nahrungsbestandteilen kommt es erst zu einer Hyperglykämie mit nachfolgender gegenregulatorischer Hypoglykämie.

Symptome

Frühdumping

Ca. 15 Minuten nach Nahrungsaufnahme kommt es zu Zeichen der Hypovolämie:
- Niedriger Blutdruck, hoher Puls
- kalter Schweiß
- Blässe.

Spätdumping

Ca. 2 Stunden nach Nahrungsaufnahme Zeichen der Hypoglykämie:
- Kalter Schweiß
- Schwindel, Schwäche
- Tachykardie
- Heißhunger und Zittern.

Therapie

- Kleine Mahlzeiten mit wenig Kohlenhydraten (Kohlenhydrate und Milch haben eine erhöhte osmolare Aktivität)
- chirurgische Verkleinerung der Magenpassage.

14.2.7 Diagnoseverfahren bei Magenerkrankungen

- Röntgen
- Gastroskopie
- Biopsie

- Blutuntersuchung (Entzündungsparameter, Tumormarker, Nachweis von Autoantikörpern)
- Stuhluntersuchung (Hämoccult)
- Nachweis von Helicobacter pylori (Urease-Schnelltest, Atemtest, Histologie, kultureller Nachweis)
- Langzeit-pH-Metrie (dient zur Messung der Magensäureproduktion).

14.3 Erkrankungen des Darms

14.3.1 Duodenaldivertikel

Definition
Meist parapapilläre Ausstülpungen der Duodenumwand.

Ursachen
- Unbekannt
- Bindegewebsschwäche.

Symptome
- Selten, evtl. nahrungsunabhängiger Schmerz.

Komplikationen
- Selten Blutung, Perforation, Papillenstenose.

Therapie
- Keine
- nur bei Beschwerden oder Komplikationen Operation.

14.3.2 Einheimische Sprue (Zöliakie bei Manifestation im Kindesalter)

Definition
Allergische Reaktion der Dünndarmschleimhaut gegenüber der Gliadinfraktion des Glutens (Gluten ist ein Klebereiweiß fast aller Getreidesorten).

Ursachen
- Unklar, evtl. genetische Disposition
- evtl. Enzymdefekt der Dünndarmschleimhaut, mit der Folge, dass Gluten nicht hydrolysiert werden kann und dadurch auf die Dünndarmschleimhaut toxisch wirkt.

Pathomechanismus
Die allergische Reaktion äußert sich durch eine Hyperplasie der Krypten und einer Zottenatrophie.

Symptome
- Chronische Durchfälle/Steatorrhöe (großvolumige, fettige Stühle mit weißen Belägen)
- dicker, aufgeblähter Bauch
- Gewichtsverlust
- Blässe, Müdigkeit
- Symptome der Malabsorption, Vitamin- und Mineralmangel.

Komplikationen
- Exsikkose
- hypovolämischer Schock
- Malassimilationssyndrom.

Spätkomplikation
- T-Zell-Lymphom des Dünndarms.

Therapie
- Glutenfreie Ernährung (erlaubt sind Kartoffeln, Sojabohnen, Mais, Reis, Hirse und Buchweizen).

14.3.3 Laktasemangel

Definition
Fehlende enzymatische Aufspaltung von Milchzucker (Laktose) infolge eines Mangels von Laktase.

Ursachen
- Angeboren (ca. 10 % der Erwachsenen in Europa)
- erworben (im Zusammenhang mit anderen Dünndarmerkrankungen).

Pathomechanismus
Die im Dünndarm nicht aufgespaltene Laktose gelangt in den Dickdarm und wird erst dort mithilfe von Bakterien aufgespalten. Die entstehenden Abbauprodukte wirken abführend.

Symptome
- Diarrhöe
- Tenesmen
- Blähungen
- Flatulenzen nach Milchgenuss.

Komplikationen
- Malabsorptionssyndrom.

Therapie
- Milchproduktfreie Kost.

VII Verdauungssystem

14.3.4 Ulcus duodeni (Zwölffingerdarmgeschwür)

Definition
Umschriebener Gewebsdefekt, der über die Dünndarmschleimhaut hinaus auch tiefe Wandschichten betreffen kann; Lokalisation: meist 3 cm nach dem Pylorus im Bulbus duodeni.

Ursachen
- Helicobacter-pylori-Infektion
- akutes Stressulkus als einmaliges Ereignis (z. B. postoperativ, Verbrennungen, Hirnverletzungen)
- Medikamente → nichtsteroidale Antirheumatika v. a. in Verbindung mit Glukokortikoiden (Glukokortikoide allein verursachen meist keine Geschwüre)
- genetisch bedingt.

Pathomechanismus
Es herrscht ein beständiges Missverhältnis von aggressiven Faktoren (Helicobacter pylori oder Salzsäure) zu protektiven Faktoren (Schleimsekretion, Blutversorgung) der Magenschleimhaut.

Symptome
Oft keine.
- → „Symptome des Ulcus ventriculi"
- **Nacht- und Nüchternschmerz**, Besserung nach Nahrungsaufnahme
- Punktschmerz: mittig zwischen Processus xiphoideus und rechtem Rippenbogen.

Komplikationen
- Bluterbrechen (Hämatemesis)
- Teerstuhl (Meläna)
- Perforation
- Penetration.

Therapie
- Konservativ (Diät, Stressabbau, Alkohol- und Nikotinkarenz)
- Medikamente (Triple-Therapie bei Helicobacter pylori, H$_2$-Blocker, Antacida)
- bei Komplikationen Operation.

14.3.5 Morbus Crohn (Ileitis regionalis, Enteritis regionalis)

Definition
Chronische, nicht infektiös auftretende Darmentzündung, die in rezidivierenden Schüben den gesamten Verdauungskanal (vom Mund bis zum After) befallen kann; häufigste Lokalisation: terminales Ileum und proximales Kolon; Erkrankungsgipfel: 20.–40. Lebensjahr.

Ursachen
- Unbekannt
- evtl. Ernährung
- evtl. Autoimmunerkrankung
- evtl. genetisch (HLA-B27 positiv)
- evtl. psychosomatische Erkrankung.

Pathomechanismus
Durch den chronischen Entzündungsprozess, der segmental alle 4 Schichten (transmural) befällt, kommt es zu charakteristischen narbigen und granulomatösen Veränderungen des Gewebes. Die Gewebsverdickung verursacht eine schlechte Peristaltik, eine Verengung des Darmlumens und Malabsorptionssymptome.

Symptome
- Diarrhöe, < als 10 Stühle/Tag (meist ohne Blut)
- kolikartige Schmerzen im rechten Unterbauch (DD: Appendizitis)
- Gewichtsabnahme durch Malabsorption
- leichtes Fieber
- Flatulenz
- Übelkeit, Erbrechen
- druckschmerzhafte Resistenz tastbar
- röntgenologisch: Pflastersteinrelief.

Extraintestinale Symptome
- Uveitis (Entzündung der mittleren Augenhaut)
- Erythema nodosum
- Arthritiden
- Cholangitis, Cholelithiasis.

Komplikationen
- Malabsorptionssyndrom mit Gewichtsverlust
- Darmstenose mit Darmverschluss (Ileus)
- Fisteln 40–50 % (meist perianal)
- selten: kolorektales Karzinom.

Therapie
- Medikamente (z. B. 5-Aminosalicylsäure, Kortikosteroide)
- Diät (bei akuten schweren Schüben: ballastfreie Flüssigkeitsnahrung oder parenterale Alimentation)
- Psychotherapie

- bei Komplikationen Operation (durch hohe Rezidivrate müssen 80 % der Patienten innerhalb von 10 Jahren operiert werden).

14.3.6 Dünndarmtumoren

Bösartige Entartungen von Dünndarmgewebe sind extrem selten.

14.3.7 Malassimilationssyndrom

Definition
Gestörte Nährstoffausnutzung infolge verminderter Digestion und/oder Resorption der Nahrungsbestandteile.

Ursachen
Maldigestion (Störung der Nahrungsaufspaltung)
- Magen: Resektion, Entleerungsstörungen
- Pankreas: Insuffizienz, chronische Pankreatitis, Pankreaskopfkarzinom, Stenose des D. pancreaticus, Pankreasresektion, Mukoviszidose
- Leber/Galle: Leberzirrhose, Stenose des D. choledochus.

Malabsorption (Störung der Resorption der Nahrungsspaltprodukte)
- Allergisch bedingt: Zöliakie, Sprue
- chronische Darmentzündungen: Morbus Crohn, Darm-Tuberkulose
- infektiös bedingt: Typhus, Cholera, Enteritis infectiosa
- vaskulär bedingt: Darminfarkt, Angina intestinalis
- Darmresektion
- Pfortaderstau
- Medikamente (Zytostatika).

Symptome
- Symptome der Grunderkrankung
- Leitsymptome: chronische Diarrhöe, Steatorrhöe, Gewichtsverlust
- Wachstumsstörung bei Kindern
- Nachtblindheit (Vitamin-A-Mangel)
- Osteomalazie (Vitamin-D-Mangel)
- Muskelschwund (Vitamin-E- und Eiweißmangel)
- Anämie (Vitamin-B_{12}- und Eisenmangel)
- Ödeme (Eiweißmangel)
- Blutungsneigung (Vitamin-K-Mangel)
- sek. Hyperparathyreoidismus (Kalziummangel)
- Schwäche (Kaliummangel).

Therapie
- Behandlung der Grunderkrankung
- Enzymsubstitution
- parenterale Substitution der Stoffe, die mangelhaft resorbiert werden
- Regulierung des Wasser- und Elektrolythaushaltes.

14.3.8 Obere gastrointestinale Blutungen

Definition
Zu den Blutungsquellen des oberen Gastrointestinaltraktes zählt man den Mund-Rachenraum bis zum Bulbus duodeni. Unter Einwirkung von Salzsäure und Blut entsteht salzsaures *Hämatin*; dieses färbt den Stuhl und Erbrochenes schwarz.
- **Hämatemesis** → Erbrechen von kaffeesatzfarbenem Blut.
- **Meläna** → Entleerung eines schwarzen Stuhls („Teerstuhl") bei Blutungen > 100–200 ml und langsamer Darmpassage (auch Blutungen aus unteren Darmabschnitten können bei träger Darmpassage eine Schwarzfärbung des Stuhls verursachen; Eisen, Rote Bete, Spinat, Heidelbeeren und Rotkohl können dem Stuhl ebenfalls eine rötlich-schwarze Färbung geben).

Ursachen
Ösophagus
- Ösophaguserosionen
- Mallory-Weiss-Syndrom
- Ösophagusvarizen
- Ösophaguskarzinom.

Magen
- Erosive Gastritis
- Ulcus ventriculi
- Magenkarzinom.

Duodenum
- Ulcus duodeni.

Hämorrhagische Diathese

Symptome
- Symptome der Grunderkrankung
- Meläna
- Hämatemesis (kein obligates Symptom)
- Eisenmangelanämie (chronische gastrointestinale Blutungen sind die häufigste Ursache einer Eisenmangelanämie!)

- bei starken Blutungen (v. a. Ösophagusvarizen) hypovolämischer Schock.

Therapie
- Behandlung der Grunderkrankung
- Volumenersatz
- gezielte Blutstillung.

14.3.9 Reizdarm („Colon irritabile")
Definition
Frauen häufiger als Männer, 30–40 Jahre
Funktionelle Störung der Darmpassage ohne Befund (immer Ausschlussdiagnose!).

Ursachen
- Konstitutionelle und psychische Belastungen.

Symptome
- Obstipation evtl. im Wechsel mit Diarrhöe (DD: Kolonkarzinom)
- krampfartige abdominelle Schmerzen
- Druckgefühl im Unterbauch
- Völlegefühl und Blähungen
- schafkotartiger Stuhl.

Therapie
- Stressabbau
- Diät
- krampflösende Medikamente (Spasmolytika)
- Psychotherapie.

14.3.10 Divertikulose
Definition
Ausstülpungen der Dickdarmwand durch die Muskularis hindurch; häufigste Lokalisation: meist im Sigmoid und Zäkum.

Ursachen
- Bindegewebsschwäche
- schlackenarme Ernährung.

Pathomechanismus
Durch Kombination eines hohen Darminnendrucks bei Obstipation und zunehmender Bindegewebsschwäche im Alter stülpt sich die Dickdarmschleimhaut durch Muskellücken.

Symptome
- Meist keine (90 %)
- evtl. Obstipation und Druckentwicklung.

Komplikationen
- Divertikulitis
- Divertikelblutung.

Therapie
- Stuhlregulierung
- faserreiche nicht blähende Kost, ausreichende Flüssigkeitszufuhr.

14.3.11 Divertikulitis
Definition
Bakterielle Entzündung der Divertikelwand.

Pathomechanismus
Kotmassen sammeln sich in den Aussackungen, die sich symptomlos zu Kotsteinen verhärten, aber auch eine entzündliche Reaktion auslösen können.

Symptome
- Kolikartige Schmerzen im linken Unterbauch („*Linksappendizitis*")
- Stuhlunregelmäßigkeiten mit Wechsel zwischen Diarrhöe und Obstipation (*DD: Kolonkarzinom*)
- Fieber
- Blut im Stuhl
- Flatulenz
- Obstipation
- Appetitlosigkeit, Übelkeit, Erbrechen, Völlegefühl
- Tenesmen
- druckschmerzhafte Walze tastbar.

Komplikationen
- Perforation
- Fisteln
- mechanischer Ileus
- Blutungen.

Therapie
- Konservativ: Eisblase, Nahrungskarenz, parenterale Ernährung, Breitbandantibiotikum
- Operation.

14.3.12 Hämorrhoiden
Definition
Knotenartige Vergrößerung der Äste der A. rectalis superior und der V. rectalis superior.
Gefäße im Analkanal

14 Pathologie

Ursachen
- Familiäre Disposition
- Hyperplasie der Schwellkörper durch sitzende Tätigkeit, chronische Obstipation, Bewegungsmangel, Schwangerschaft
- faserarme Kost
- Leberzirrhose.

Stadieneinteilung
- Grad 1: leichte, äußerlich nicht sicht- und tastbare Vorwölbung
- Grad 2: beim Pressen prolabierende Hämorrhoiden mit spontaner Reposition
- Grad 3: Bestehenbleiben des Prolapses, der jedoch digital reponiert werden kann
- Grad 4: digital nicht reponible (permanente) große Hämorrhoidalknoten.

Symptome
- Darmblutungen (helles aufgelagertes Blut)
- Stechen und Brennen in der Analregion
- Juckreiz (Pruritus ani)
- Schmerzen bei der Defäkation.

Komplikationen
- Chronische Blutungsanämie
- Analprolaps (Vorfall der Analschleimhaut)
- Analfissuren
- Analekzem
- anale Ulzeration.

Therapie
- Ernährungsumstellung
- Stuhlregulierung
- Analhygiene
- lokal entzündungshemmende Salben
- evtl. Verödung.

14.3.13 Analfissur

Definition
Sehr schmerzhafter, längs verlaufender Einriss der Analkanalhaut.

Ursachen
- Meist traumatische Schädigung (verhärteter Stuhl, Fremdkörper)
- Sphinkterspasmus
- oberflächliche Thrombophlebitis im Analkanal.

Symptome
- Akute, sehr heftige Schmerzen nach der Defäkation
- Blutung.

Komplikationen
- Bei chronischem Verlauf Ausbildung eines fibrotischen Hautanhangs.

Therapie
- Entzündungshemmende, anästhesierende Salben
- Suppositorien
- Stuhlregulierung mit Laxanzien
- evtl. Analdehnung oder Sphinkterotomie.

14.3.14 Kolonpolypen

Definition
Gutartige Wucherungen der Dickdarmschleimhaut, die sich in über 50 % der Fälle im Rektum befinden.

> **Spezieller Lernhinweis**
>
> Als Polyp bezeichnet man jede Protrusion ins Darmlumen; histologisch unterscheidet man Adenome, Hamartome, hyperplastische und entzündliche Polypen; aus den Adenomen entwickelt sich die Mehrzahl aller Kolonkarzinome.

Ursachen
- Unbekannt
- genetisch bedingt.

Symptome
- Keine, meist Zufallsbefund.

Komplikationen
- Blutungen
- Obstruktionen
- karzinomatöse Entartung.

Therapie
- Adenomektomie
- Kontrollkoloskopien.

14.3.15 Appendizitis (Akute Wurmfortsatzentzündung)

Definition
Entzündung des Appendix vermiformis mit Häufigkeitsmaximum im Kinder- und Jugendalter.

VII Verdauungssystem

Ursachen

- Familiäre Disposition
- Stauung des Wurmfortsatzinhaltes durch Kotsteine, Würmer, entzündliche Schleimhautschwellung und Abknickung und dadurch bakterielle Infektion mit E.-coli-Bakterien, Enterokokken u. a.

Symptome

- Appetitlosigkeit
- Übelkeit, Erbrechen
- Fieber
- Bauchschmerzen, Beginn meist periumbilikal (um dem Bauchnabel, v. a. bei Kindern) verlagert sich innerhalb von 2–6 Stunden in den rechten Unterbauch
- Dauerschmerz mit Verstärkung beim Gehen
- lokale Abwehrspannung im rechten Unterbauch.

> **Spezieller Lernhinweis**
>
> Bei älteren Patienten können diese typischen Symptome völlig fehlen.

Komplikationen

- Abszess
- Perforation mit Peritonitis
- akutes Abdomen.

Untersuchungstechniken

- **Blumberg-Zeichen (Loslassschmerz)**
  Man bildet eine Linie zwischen der linken Spina iliaca anterior superior und dem Nabel und drückt in die Mitte der Linie; rasches Loslassen schmerzt auf der rechten Seite.
- **McBurney-Punkt**
  Man bildet eine Gerade zwischen Bauchnabel und rechter Spina iliaca anterior superior, der druckschmerzhafte Punkt liegt in der Mitte.
- **Lanz-Punkt**
  Man bildet eine Gerade zwischen den beiden Spinae iliacae anterior superior, der druckschmerzhafte Punkt liegt im rechten Drittel.
- **Rovsing-Zeichen**
  Retrogrades Ausstreichen des Colon descendens und Colon transversum gegen die natürliche Peristaltik führt zu einem Schmerz im rechten Unterbauch.
- **Psoasschmerz**
  Schmerzen beim Heben des rechten Beines gegen einen Widerstand.

- **Douglasschmerz**
  Durch Verschieben des Rektums Richtung Appendix, Schmerzen bei rektaler Palpation.
- **Temperaturdifferenz**
  Rektal – axillar > 0,6 °C.

Therapie

> **Notfall!** Maßnahmen zur Grundversorgung → Kap. „Notfall".

- Appendektomie
- in Ausnahmefällen konservative Therapie.

14.3.16 Colitis ulcerosa

Definition

Eine meist in Schüben verlaufende chronisch entzündliche, nicht infektiöse Dickdarmerkrankung, die meist im Rektum beginnt und sich kontinuierlich auf höhere Darmabschnitte ausbreitet.

Pathomechanismus

Von der Entzündung sind meist die oberflächlichen Schleimhautschichten betroffen. Zwischen intakten Schleimhautinseln zeigen sich leicht blutende Geschwüre.

Ursachen

- Unbekannt
- evtl. Ernährung
- evtl. Autoimmunerkrankung
- evtl. psychosomatische Erkrankung
- evtl. genetisch bedingt (HLA B27).

Symptome

- Blutig schleimige Durchfälle, Stuhlfrequenz > 10 Stühle/Tag
- krampfartige Abdominalschmerzen
- Tenesmen
- im akuten Schub: Fieber mit Schüttelfrost
- Gewichtsverlust
- röntgenologisch: Verlust der Haustren („Fahrradschlauch"), Pseudopolypen.

Extraintestinale Symptome

- Uveitis
- Erythema nodosum
- Arthritiden
- Cholangitis, Cholelithiasis.

Komplikationen

- Toxisches Megakolon (Kolondilatation mit starken Durchfällen, starken toxischen Erscheinungen, Gefahr der Perforation)
- karzinomatöse Entartung (häufiger als bei Morbus Crohn)
- durch den hohen Flüssigkeitsverlust: hypovolämischer Schock
- Malabsorptionssyndrom mit Gewichtsverlust
- massive Blutung
- Eisenmangelanämie.
- Peritonitis

Therapie

- Diät, → „Morbus Crohn"
- Resektion des Darmes
- psychische Unterstützung
- Medikamente (z. B. Sulfasalazin, Mesalazin, Glukokortikoide).

14.3.17 Kolorektales Karzinom

Definition

Entartung von Dickdarmgewebe mit hauptsächlicher Lokalisation im Rektum (60 %)

- Sigma (20 %)
- Zäkum und Colon ascendens (10 %)
- übriges Kolon (10 %).

Prädisponierende Faktoren

- Genetische Disposition
- Risikoerkrankungen
  - Polypen
  - Colitis ulcerosa
- langjähriges Zigarettenrauchen
- Alter > 40 Jahre.

Symptome

Oft keine Frühsymptome.

- Blutbeimischung zum Stuhl/Blut liegt dem Stuhl auf (*DD: Hämorrhoiden*)
- „falscher Freund" (Flatus mit Stuhlabgang)
- plötzliche Änderung der Stuhlgewohnheiten (Wechsel von Diarrhöe und Obstipation)
- bleistiftdünner Stuhl
- Gewichtsverlust
- Leistungsminderung, Müdigkeit
- evtl. Ileuserscheinung.

Komplikationen

- Hämatogene Metastasierung in die Leber, Lunge und lokale Lymphknoten
- Penetration in die Blase und weibliche Geschlechtsorgane
- Ileus.

Therapie

- Operation
- Anus praeter (künstlicher Darmausgang)
- Bestrahlung und Chemotherapie.

> **Spezieller Lernhinweis**
>
> Bei Diagnose „Hämorrhoiden" immer Rektumkarzinom ausschließen!

14.3.18 Untere gastrointestinale Blutungen

Definition

Der untere gastrointestinale Teil erstreckt sich vom Endteil des Duodenums bis zum Rektum. Kommt es hier zu einer Schädigung, führt dies zu *roten Blutbeimengungen* im Stuhl (Hämatochezie); massive Blutungen des oberen Gastrointestinaltraktes können ebenfalls dafür verantwortlich sein.

Ursachen

Dünndarm (selten)

- Tumoren
- Mesenterialinfarkt.

Dickdarm

- Divertikulitis
- Karzinom.

Rektum

- Karzinom
- Colitis ulcerosa
- Polypen
- Hämorrhoiden
- Fissuren.

Symptome

- Blutungsquelle Dickdarm: dunkelrote, geleeartige Blutspuren
- Blutungsquelle Rektum: Streifen hellroten Blutes, dem Stuhl aufgelagert
- Anämie.

Therapie

- Behandlung der Grunderkrankung
- bei stärkeren Blutungen Volumenersatz
- Blutstillung.

14.3.19 Diarrhöe

Definition
Stuhlentleerung zu häufig (mehr als dreimal am Tag), der Stuhl ist flüssig und mengenmäßig zu viel (mehr als 300 g am Tag).

Ursachen

Infektiös und parasitär
- Enteritis infectiosa
- Cholera
- Typhus abdominalis
- Shigellenruhr
- Amöbenruhr
- Paratyphus
- Hepatitis
- Influenza
- Gastroenteritis
- übrige Formen.

Lebensmittelvergiftungen
- Bakterielle Toxine
  - S. aureus
  - B. cereus
  - Clostridium perfringens
  - Clostridium botulinum.

Maldigestion
- Gastrektomie
- Leberzirrhose
- Pankreatitis
- Pankreaskarzinom
- Cholelithiasis
- Cholezystitis
- Cholangitis.

Malresorption
- Sprue/Zöliakie
- Laktasemangel
- enterale Durchblutungsstörungen
- Morbus Crohn
- Colitis ulcerosa
- u. a.

Neoplastisch
- Adenom
- Kolonkarzinom.

Endokrin
- Hypoparathyreoidismus
- Hyperthyreose
- Diabetes mellitus
- u. a.

Autonome diabetische Neuropathie

Reizdarmsyndrom

Elektrolytstörungen
- Hypokalzämie
- Hyperkaliämie.

Toxisch-medikamentös
- Schwermetalle
  - Arsen
  - Quecksilber
  - Blei
  - Chrom.
- Medikamente
  - Laxanzien
  - Digitalis
  - Zytostatika
  - Antibiotika.
- Genussmittel
  - Alkohol
  - Kaffee
  - Nikotin.

Therapie
- Behandlung der Grunderkrankung
- Flüssigkeits- und Elektrolytsubstitution.

14.3.20 Obstipation

Definition
Erschwerte, zu seltene Stuhlentleerung, weniger als 3 Stühle pro Woche.

Ursachen

Chronisch konstitutionell
- Faserarme Kost
- mangelnde Flüssigkeitsaufnahme
- mangelnde Bewegung
- Unterdrückung des Defäkationsreizes (wiederholte willkürliche Unterdrückung des Defäkationsreizes führt zum Erlöschen dieses wichtigen Signals).

Funktionell bei Reizdarmsyndrom

Situationsabhängig
- Bettlägerigkeit
- Ernährungsumstellung auf Reisen
- fieberhafte Erkrankungen
- Milieuwechsel
- beruflicher Stress
- u. a.

Handschriftliche Notiz oben: Darmgeräusche bei Auskultation: 3–25 pro Minute

14 Pathologie

Medikamentös
- Antazida
- Anticholinergika
- Antidepressiva
- Codein
- Opiate
- u. a.

Endokrin
- Hypothyreose
- Hyperparathyreoidismus
- Morbus Addison
- Schwangerschaft.

Organisch
- Obstruktionen
  - Karzinom
  - Fremdkörper
  - Narben
  - Divertikulitis
  - Polypen
  - entzündliche Prozesse.
- Analerkrankungen
  - Fissuren
  - Abszesse
  - Hämorrhoiden.

Neurogen
- Diabetische autonome Neuropathie
- Parkinson-Krankheit
- Multiple Sklerose.

Elektrolytstörungen
- Hyperkalzämie
- Hypokaliämie.

Therapie
- Behandlung der Grunderkrankung
- faserreiche Kost, Flüssigkeitszufuhr
- körperliche Bewegung
- Laxanzien (sollen nur für kurze Zeit eingesetzt werden).

14.3.21 Ileus (Darmverschluss)

Definition
Kompletter oder inkompletter Stopp der Dünn- oder Dickdarmpassage infolge eines mechanischen Hindernisses oder einer Darmlähmung.

Handschriftliche Notiz unten: Hypovolämie: der Darm zieht Wasser ins Lumen, um die Toxine zu verdünnen

Pathomechanismus
Sowohl beim mechanischen als auch beim paralytischen Ileus kommt es zu einer Stase des Darminhaltes. Bakterienüberwucherungen führen zu Gärungs- und Fäulnisvorgängen mit verstärkter Gasbildung. Dies führt zu einer Überdehnung der Darmwand, die eine Ischämie zur Folge haben kann.

14.3.21.1 Mechanischer Ileus

Definition
Mechanischer Verschluss des Darmlumens.

Ursachen
Obstruktionsileus (Verlegung des Darms)
- Tumoren
- Polypen
- Entzündungen, die zu Stenosen führen können z. B. Morbus Crohn, Colitis ulcerosa
- Narben, Verwachsungen
- Kotsteine, Würmer
- Gallensteine
- verschluckte Fremdkörper.

Strangulationsileus

Abschnürung eines Darmabschnittes bei gleichzeitiger Durchblutungsstörung der Darmwand:
- Bauchwandhernie (Teile des Darms schieben sich ins Bauchfell)
- Invagination (Einstülpung eines Darmabschnittes in einen anderen)
- Volvulus (Stiel- und Achsendrehung von Darmschlingen, meist bei Säuglingen infolge Darmlageanomalien).

Symptome
- Stuhl- und Windverhalt
- peristaltiksynchrone wellenförmige Schmerzen mit basalem Dauerschmerz
- Tachykardie
- Meteorismus
- Erbrechen
- evtl. Koterbrechen (Überlauferbrechen = Miserere)
- der mechanische Ileus kann in einen paralytischen Ileus übergehen
- auskultatorisch sind spritzende, metallisch klingende Darmgeräusche zu hören.

Komplikationen
- Septischer Schock.

Therapie

 Notfall! Maßnahmen zur Grundversorgung → Kap. „Notfall".

- operative Entfernung des Hindernisses.

14.3.21.2 Paralytischer Ileus

Definition

Funktionell bedingte Lähmung der Darmperistaltik als Reaktion des vegetativen Nervensystems (Überwiegen des Sympathikotonus).

Ursachen

Reflektorisch (bei starken Schmerzen)
- Akute Pankreatitis, Myokardinfarkt, postoperativer Stress, Traumen des Rückenmarks, Gallen-, Nieren- oder Harnleiterkoliken.

Toxisch-Infektiös
- Peritonitis, Pneumonie, Diabetes mellitus, Urämie.

Vaskulär
- Mesenterialarterienverschluss, Rechtsherzinsuffizienz, Pfortaderhochdruck.

Neurogen
- Tabes dorsalis, Herpes zoster, Rückenmarkstraumen.

Myogen
- Hypoproteinämie, Hypokaliämie, Vitaminmangel.

Symptome

- Stuhl- und Windverhalten (Leitsymptom)
- geringe bis fehlende Schmerzen (Ausnahme: spastischer Ileus)
- Übelkeit und Erbrechen, evtl. Miserere
- Meteorismus (aufgetriebene, aber weiche Bauchdecke)
- Tachykardie und Blutdruckabfall (Schock)
- auskultatorisch „Totenstille über dem Abdomen, Ticken der Totenuhr".

Komplikation

- Unbehandelt: tödlicher Verlauf.

Therapie

 Notfall! Maßnahmen zur Grundversorgung → Kap. „Notfall".

- Behandlung der Grunderkrankung
- Nahrungskarenz, Ernährung über Infusion
- Flüssigkeits- und Elektrolytsubstitution
- Ableitung von Darminhalt
- peristaltikanregende Medikamente.

14.3.22 Diagnoseverfahren bei Dünndarmerkrankungen

- Röntgen
- Duodenoskopie
- Biopsie
- Blutuntersuchung (Entzündungsparameter, Nachweis von Autoantikörpern, Elektrolytbestimmung)
- Stuhluntersuchung (Hämoccult, Fettbestimmung)
- Nachweis von Helicobacter pylori (Urease-Schnelltest, Atemtest, Histologie, kultureller Nachweis)
- Laktosetoleranztest
- Schillingtest.

14.3.23 Diagnoseverfahren bei Dickdarmerkrankungen

- Röntgen
- Koloskopie/Rektoskopie
- Biopsie
- Blutuntersuchung (Entzündungsparameter, Nachweis von Autoantikörpern, Elektrolytbestimmung, Tumormarker)
- Stuhluntersuchung (Hämoccult).

14.4 Erkrankungen des Peritoneums

14.4.1 Bauchfellentzündung (Peritonitis)

Definition

Lebensgefährliche Entzündung des Bauchfells, meist als Folge vorbestehender Krankheiten.

Ursachen

Bakterielle Infektionen
- Perforation eines keimbesiedelten Organs, z. B. Appendizitis, Divertikulitis

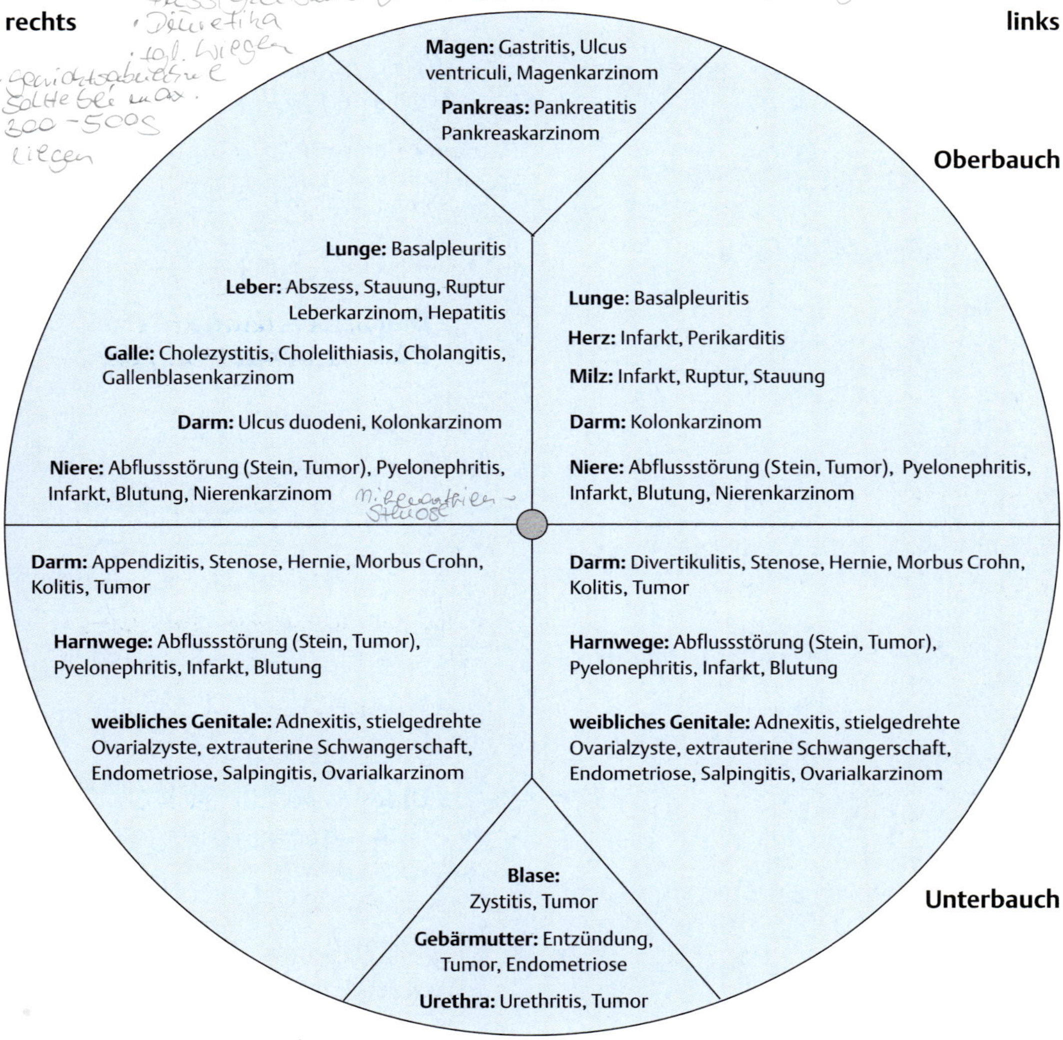

14 Pathologie

rechts — **links**

Oberbauch

- **Magen:** Gastritis, Ulcus ventriculi, Magenkarzinom
- **Pankreas:** Pankreatitis, Pankreaskarzinom

rechts:
- **Lunge:** Basalpleuritis
- **Leber:** Abszess, Stauung, Ruptur, Leberkarzinom, Hepatitis
- **Galle:** Cholezystitis, Cholelithiasis, Cholangitis, Gallenblasenkarzinom
- **Darm:** Ulcus duodeni, Kolonkarzinom
- **Niere:** Abflussstörung (Stein, Tumor), Pyelonephritis, Infarkt, Blutung, Nierenkarzinom

links:
- **Lunge:** Basalpleuritis
- **Herz:** Infarkt, Perikarditis
- **Milz:** Infarkt, Ruptur, Stauung
- **Darm:** Kolonkarzinom
- **Niere:** Abflussstörung (Stein, Tumor), Pyelonephritis, Infarkt, Blutung, Nierenkarzinom

Unterbauch

rechts:
- **Darm:** Appendizitis, Stenose, Hernie, Morbus Crohn, Kolitis, Tumor
- **Harnwege:** Abflussstörung (Stein, Tumor), Pyelonephritis, Infarkt, Blutung
- **weibliches Genitale:** Adnexitis, stielgedrehte Ovarialzyste, extrauterine Schwangerschaft, Endometriose, Salpingitis, Ovarialkarzinom

links:
- **Darm:** Divertikulitis, Stenose, Hernie, Morbus Crohn, Kolitis, Tumor
- **Harnwege:** Abflussstörung (Stein, Tumor), Pyelonephritis, Infarkt, Blutung
- **weibliches Genitale:** Adnexitis, stielgedrehte Ovarialzyste, extrauterine Schwangerschaft, Endometriose, Salpingitis, Ovarialkarzinom

Mitte unten:
- **Blase:** Zystitis, Tumor
- **Gebärmutter:** Entzündung, Tumor, Endometriose
- **Urethra:** Urethritis, Tumor

Abb. 9 Akutes Abdomen: Ursachen

- hämatogene Streuung von Erregern, z. B. Streptokokken (selten).

Chemisch toxische Entzündungen

- Nicht infektiöse Substanzen lösen in der Bauchhöhle eine Entzündung aus, z. B. bei Perforation der Gallenblase, Harnblase, Magen
- Freisetzung von Pankreasenzymen.

Strahlenbedingt

Symptome

Lokale Peritonitis

- Örtliche Beschwerden mit starken eingrenzbaren Bauchschmerzen.

Generalisierte Peritonitis

- Symptome der Grunderkrankung
- plötzliche heftige Bauchschmerzen (zunehmend)
- Übelkeit, Erbrechen
- Meteorismus
- Fieber
- zunehmende Abwehrspannung, bretthartes Bauchdecke (akutes Abdomen)
- Schock.

Komplikation

- Paralytischer Ileus
- septischer Schock.

Therapie

 Notfall! Sofortige Klinikeinweisung

- Operation
- bei bakterieller Peritonitis: Antibiotika.

14.5 Akutes Abdomen

Definition
Alle Schmerzzustände im Bereich des Abdomens, die ein akutes Eingreifen erforderlich machen.

Ursachen
- → Abb. 9

Symptome
- Brettharter Bauch mit Abwehrspannung
- heftige Abdominalschmerzen (meist akut einsetzend)
- schlechter Allgemeinzustand
- reflektorische Darmlähmung (paralytischer Ileus)
- Puls ↑, Blutdruck ↓ (Schock).

Therapie

 Notfall! Sofortige Klinikeinweisung

- Sofortmaßnahmen je nach Grunderkrankung.

14.6 Erkrankungen des Pankreas

14.6.1 Akute Pankreatitis

Definition
Entzündung des Pankreas durch Autolyse.

Ursachen
- Verschluss der Papilla vateri durch Gallensteine (45%)
- Alkoholexzesse (35%, durch Ausfälle von Enzymproteinen)
- idiopathisch (15%).

Seltene Ursachen (5%)
- Cholangitis
- Infektionen, z. B. Mumps
- Medikamente, z. B. Glukokortikoide
- penetrierendes Ulkus

- parapapilläre Duodenaldivertikel
- ausgeprägte Hyperlipidämie
- primärer Hyperparathyreoidismus (Hyperkalzämie hemmt Muskelkontraktion).

Pathomechanismus
Durch ein Abflusshindernis in der gemeinsamen Mündung von Gallengang und Pankreasgang werden die eiweißspaltenden Enzyme autoaktiviert und somit die Selbstandauung (Autolyse) des Pankreas in Gang gesetzt.

Symptome
- Plötzlich heftiger gürtelförmiger Schmerz im Oberbauch, ausstrahlend in den Rücken oder Brustkorb (*DD: Herzinfarkt!!!*), kann nach allen Seiten ausstrahlen
- elastische Bauchdecke („Gummibauch")
- Übelkeit, Erbrechen, Appetitlosigkeit
- Meteorismus
- Darmparesen (können zum paralytischen Ileus führen)
- Fieber
- Puls ↑, Blutdruck ↓: Schockzeichen (freiwerdende Kinine steigern Gefäßpermeabilität)
- Aszites
- einseitiger Pleuraerguss
- Ikterus (bei Verlegung des D. choledochus)
- Gesichtsrötung
- Hyperglykämie (durch den Schmerzprozess wird Adrenalin frei)
- EKG-Veränderungen.

Komplikationen
- Kreislaufversagen mit akutem Nierenversagen
- DIC (Disseminierte intravasale Koagulopathie)
- Pankreasabszess
- Sepsis
- chronische Pankreatitis
- Peritonitis
- Arrosion von Gefäßen mit massiven Magen-Darm-Blutungen
- Milz- und Pfortaderthrombose.

Wichtige Laborparameter
- Serum: CRP ↑, Leukozyten ↑, Lipase ↑, α-Amylase ↑, γ-GT ↑, AP ↑, LAP ↑, direktes Bilirubin ↑, Glukose ↑, Kalzium ↓.

Therapie

 Notfall! Maßnahmen zur Grundversorgung → Kap. „Notfall".

- Nulldiät und Dauerabsaugung des Magens
- parenterale Volumen- und Elektrolytsubstitution
- Schmerzmittel
- Beseitigung der Ursache.

14.6.2 Chronische Pankreatitis

Definition
Chronische Pankreasentzündung mit der Folge von exokrinem und später auch endokrinem Funktionsverlust.

Ursachen
- Chronischer Alkoholabusus (80 %)
- idiopathisch (15%).

Seltene Ursachen (5%)
- Medikamente
- Hyperparathyreoidismus
- Hyperlipidämie.

Symptome
- Jahrelanges periodisches Aufflackern der Entzündung im Wechsel mit beschwerdefreien Perioden
- Rezidivierende gürtelförmige Oberbauchschmerzen, ausstrahlend in den Rücken; gelegentlich als Spätschmerz nach dem Essen; kann Stunden bis Tage dauern
- Fettunverträglichkeit und dadurch bedingte dyspeptische Symptome: Völlegefühl, Übelkeit, Erbrechen
- Meteorismus
- massive übel riechende Fettstühle, Diarrhöe
- rezidivierender Ikterus
- Symptome eines Diabetes mellitus (tritt erst auf, wenn die Pankreasfunktion auf 10 % gesunken ist).

Komplikationen
- Pseudozysten
- Mangelerscheinungen und Gewichtsverlust infolge Maldigestion
- Pankreaskarzinom
- Abszess
- Fistelbildung
- Milzvenen-, Pfortaderthrombose.

Wichtige Laborparameter
- Serum: α-Amylase ↑, Lipase ↑
- Stuhl: Chymotrypsin ↓.

Therapie
- Striktes Alkoholverbot; kleine Mahlzeiten

- Pankreasenzymsubstitution
- Beseitigung von Drainagehindernissen im Ductus choledochus
- Behandlung eines Diabetes mellitus.

14.6.3 Pankreaskarzinom

Definition
Maligne Entartung des Pankreasgewebes, welche sich am häufigsten im Pankreaskopf lokalisiert. Dritthäufigster Tumor des Verdauungstraktes.

Ursachen
- Unbekannt

Risikofaktoren
- Chronische Pankreatitis
- Alkoholabusus
- Zigarettenrauchinhalation (Raucher sind 4-mal häufiger betroffen).

Symptome
Evtl. keine Frühsymptome.
- Ikterus (oft das erste Symptom)
- Symptome einer chronischen Pankreatitis (schwierige DD!)
  - Schmerzen im Oberbauch
  - Appetitverlust
  - Übelkeit, Erbrechen
  - Gewichtsverlust
- schmerzlose, prallelastische Gallenblase tastbar (*Courvoisier-Zeichen*) als Folge eines tumorbedingten Verschlusses des D. choledochus.

Komplikationen
- Penetration in den Magen
- Metastasierung lymphogen und hämatogen in die Leber und Lunge.

Therapie
- Radikaloperation mit Lymphadenektomie.

Prognose
- Überlebensrate auf 5 Jahre: 5 % (Durchschnittswert bei Resektion).

14.6.4 Mukoviszidose (Fibrose, zystische)

Definition
Autosomal-rezessiv erbliche Stoffwechselstörung, die sich durch eine generalisierte Dysfunktion exo-

kriner Drüsen äußert (Produktion eines zähen Schleims bei Pankreas, Dünndarm, Bronchialsystem, Gonaden, Schweißdrüsen, Gallenwege).

Symptome

Gastrointestinaltrakt

- Malresorption mit der Folge von Mangelerscheinungen
- Steatorrhöe mit voluminösen, übel riechenden Stühlen
- Ileus (Mekoniumileus beim Säugling)
- cholestatische Leberzirrhose (erhöhte Viskosität der Galle führt zum Gallepfropfsyndrom)
- Anal- oder Rektumprolaps
- zystische Pankreasfibrose mit Pankreasinsuffizienz

Atemtrakt

- Bereits in der frühen Kindheit keuchhustenähnlicher Reizhusten
- Tachypnoe
- Tachykardie
- Bronchospasmus
- Atelektasen
- chronische Bronchitis
- Pneumonie
- Bronchiektasen.

Komplikationen

- Pulmonale Insuffizienz
- Mangelerscheinungen.

Diagnose

- Schweißuntersuchung mit Nachweis einer erhöhten Elektrolytkonzentration.

Therapie

- Symptomatisch
  - Physiotherapie (Klopfdrainage der betroffenen Lungenabschnitte)
  - Inhalationstherapie
  - Mukolytika
  - rechtzeitige und gezielte Antibiotikatherapie
  - orale Substitution von Pankreasenzymen und Diät.
- Somatische Gentherapie.

Prognose

- Mittlere Lebenserwartung (ohne Gentherapie) bei Frauen 25 Jahre, bei Männern 30 Jahre.

14.6.5 Diagnoseverfahren bei Pankreaserkrankungen

- Sonografie/Computertomografie
- Pankreatikoskopie
- Blutuntersuchungen (Entzündungsparameter, Pankreasenzyme, Tumormarker)
- Stuhluntersuchung (Chymotrypsinbestimmung).

14.7 Erkrankungen von Leber und Gallenblase

14.7.1 Ikterus (Gelbsucht)

Definition

Gelbfärbung von Haut, Schleimhäuten und Skleren durch Bilirubinablagerungen im Gewebe.

> **Spezieller Lernhinweis**
>
> Der Normwert von Bilirubin im Blut beträgt 1 mg/dl; ab 2 mg/dl ist eine Gelbfärbung der Konjunktiven auffällig, ab 8–10 mg/dl ist die gesamte Haut gelb.

Der enterohepatische Kreislauf des Bilirubins

- Das Hämoglobin der Erythrozyten wird in der Milz abgebaut.
- Beim Abbau von Hämoglobin entsteht über die Zwischenstufen Biliverdin und Verdobilin das Endprodukt des indirekten Bilirubin (nicht wasserlöslich und nicht nierengängig).
- An Albumin gebunden gelangt das indirekte Bilirubin zur Leber, die es in den Hepatozyten mittels UDP-Glukuronyltransferase mit Glukuronsäure zu direktem Bilirubin (wasserlöslich und nierengängig) konjugiert.
- Das direkte Bilirubin gelangt dann als Bestandteil der Gallenflüssigkeit ins Duodenum, im Darm erfolgt durch die Darmbakterien (E. coli) ein weiterer Abbau zu Sterkobilin (ca. 80 %) und Urobilinogen (ca. 20 %).
- Sterkobilin wird mit dem Stuhl ausgeschieden und gibt ihm seine braune Farbe.
- Urobilinogen wird über die V. portae rückresorbiert. Die Leber verarbeitet einen Teil des Urobilinogens, der andere Teil wird über die drei Lebervenen in den großen Kreislauf geleitet und über den Urin ausgeschieden, welches ihm die charakteristische gelbe Farbe verleiht.

Spezieller Lernhinweis

Der physiologische Neugeborenenikterus findet seine Ursache in einer verkürzten Lebensdauer fetaler Erythrozyten, einer verminderten Aktivität des Schlüsselenzyms und der UDP-Glukuronyltransferase!

14.7.1.1 Prähepatischer Ikterus

Ursachen

- Verstärkte Hämolyse (z. B. Malaria, hämolytische Anämien).

Pathomechanismus

Aufgrund der Hämolyse baut die Milz vermehrt Hämoglobin zu indirektem Bilirubin um. Da die Leber täglich nur eine bestimmte Menge indirektes Bilirubin zu direktem Bilirubin konjungieren kann, bleibt ein Teil des indirekten Bilirubins im Körperkreislauf „in der Warteschleife". Die Leber schöpft ihre Kapazität voll aus, sodass die Menge des konjugierten Bilirubins höher ist als unter physiologischen Bedingungen; deshalb ist der Urin und der Stuhl verstärkt gefärbt. Für die Gelbfärbung der Haut ist das im Körperkreislauf verbliebene indirekte Bilirubin verantwortlich.

Symptome

- Symptome der Grunderkrankung.

Labor

- Blutserum: indirektes Bilirubin ↑
- Stuhl: dunkler (Sterkobilin ↑)
- Urin: dunkler (Urobilinogen ↑).

14.7.1.2 Intrahepatischer Ikterus

Ursachen

- Hepatitis (infektiös, chronisch, toxisch, medikamentös bedingt), Stauungsleber
- Neugeborenenikterus.

Pathomechanismus

Hier kommt es zu einem gekoppelten Verlust: Eine entzündete Leber kann nicht mehr so gut arbeiten wie eine gesunde, deshalb verbleibt ein Teil des indirekten Bilirubins im Blut.
Infolge der Entzündung verliert die Leber einen Teil des bereits konjugierten, direkten Bilirubins ins Blutsystem (ein kleinerer Teil des direkten Bilirubins gelangt nun über die Galle in den Darm, während der andere Teil des direkten Bilirubins über den Blutweg zur Niere gelangt und dort ausgeschieden wird).

Symptome

- Symptome der Grunderkrankung.

Labor

- Blutserum: direktes und indirektes Bilirubin ↑
- Stuhl: heller (da weniger direktes Bilirubin in den Darm gelangt)
- Urin: dunkler (da sowohl direktes Bilirubin als auch ein kleiner Teil Urobilinogen ausgeschieden wird).

14.7.1.3 Posthepatischer Ikterus

Ursachen

- Abflussstörungen des Gallengangsystems durch ein Hindernis: z. B. Pankreaskopf-Karzinom oder Gallensteine.

Pathomechanismus

Durch das Abflusshindernis staut sich die Gallenflüssigkeit über den Ductus choledochus in die Leber zurück, sodass konjugiertes, direktes Bilirubin in den Blutkreislauf gelangt.

Symptome

- Symptome der Grunderkrankung
- Pruritus (verursacht durch die Gallensäuren).

Labor

- Blutserum: direktes Bilirubin ↑
- Stuhl: acholisch-hell (direktes Bilirubin kann nicht in den Darm abfließen)
- Urin: bierbraun mit Schüttelschaum (Urobilinogen fehlend, aber direktes Bilirubin ist stark erhöht).

14.7.2 Virushepatitis

→ Kap. „Infektionskrankheiten".

14.7.3 Leberzirrhose

Definition

Zerstörung der Läppchen- und Gefäßstruktur der Leber mit entzündlicher Fibrose und daraus resultierender Leberinsuffizienz mit portaler Hypertension.

VII Verdauungssystem

Ursachen
- Chronischer Alkoholabusus (ca. 50 %)
- Virushepatitis (ca. 40 %)
- Gallenabflussstörungen (biliäre Zirrhose)
- Rechtsherzinsuffizienz (Zirrhose cardiaque)
- Stoffwechselkrankheiten (M. Wilson, Hämochromatose, Fettleber).

Symptome

Allgemeinsymptome
- Abgeschlagenheit, Leistungsminderung
- Druck- und Völlegefühl im Oberbauch
- Gewichtsabnahme.

Verlust der Synthesefunktion
- Ödeme, Aszites (Eiweißmangel mit der Folge eines niedrigen onkotischen Drucks)
- Gerinnungsstörungen (Synthesestörung der Gerinnungsfaktoren).

Verlust der Umbaufunktion
- Osteomalazie (kein aktives Vitamin D vorhanden, Kalzium wird aus dem Knochen freigesetzt)
- Ikterus (indirektes Bilirubin wird nicht konjugiert).

Verlust der Abbaufunktion von Hormonen
- Mann: Gynäkomastie, Bauchglatze, Hodenatrophie (kein Abbau von Östrogen)
- Frau: Amenorrhöe.

Symptome aufgrund der portalen Hypertension
- Ösophagusvarizen
- Hämorrhoiden
- Caput medusae
- Aszites
- Splenomegalie.

Leberhautzeichen
- Ikterus
- Geldscheinhaut
- Teleangiektasien
- Lacklippe, Lackzunge
- Gefäßspinnen (Spider naevi) am Handrücken, Gesicht, Oberarme und Nacken
- Palmar- und Plantarerythem
- Weißnägel
- Weißfleckung nach Abkühlung.

Komplikationen
- Ösophagusvarizenblutungen

- Leberinsuffizienz mit Leberausfallkoma (hepatische Enzephalopathie)
- Leberkarzinom.

Diagnose

Palpation
- Hepatomegalie mit höckeriger Oberfläche, später schrumpft die Leber
- Splenomegalie.

Wichtige Laborparameter

Durch verminderte Syntheseleistung der Leber
- Gerinnungsfaktoren ↓
- Albumin ↓
- Cholinesterase ↓.

Bei entzündlichen Schüben
- GOT ↑, GPT ↑, GLDH ↑, γ-GT ↑
- Bilirubin ↑.

Bei hepatischer Enzephalopathie
- Ammoniak ↑.

Therapie
- Alkoholverbot
- Weglassen leberschädigender Medikamente
- Behandlung der Grunderkrankung
- Behandlung der Komplikationen
- Lebertransplantation.

14.7.4 Ösophagusvarizenblutung

Definition
Akute Blutung von Ösophagusvarizen.

Ursachen
- Pfortaderthrombose
- Leberzirrhose.

Pathomechanismus
Durch v. a. pressorische Akte oder durch das Essen eines scharfkantigen Stück Brotes reißen die Varizen auf. Der Patient erbricht so große Mengen Blut, dass aufgrund der hohen Blutverluste eine lebensgefährliche Situation eintritt.

Symptome
- Retrosternaler Schmerz
- Stunden vorher Missempfindungen
- Erbrechen von großen Blutmengen im Schwall.

Therapie

 Notfall! Maßnahmen zur Grundversorgung
→ Kap. „Notfall".

Prognose

- Hohe Letalität.

14.7.5 Hepatische Enzephalopathie und Leberausfallkoma

Definition

Funktionsstörung des zentralen Nervensystems infolge eines schweren Leberparenchymschadens (mangelnde Entgiftung von Ammoniak, Mercaptan, Phenolen, Fettsäuren, γ-Aminobuttersäure).

Ursachen

- Leberzirrhose.

Symptome

- beginnende Schläfrigkeit
- Verwirrtheit, verwaschene Sprache
- flapping Tremor (grobschlägiges Händezittern)
- Foetor hepaticus
- Somnolenz bis Koma.

Therapie

- Behandlung der Grunderkrankung
- Reduktion der gehirntoxischen Substanzen
- Reinigung des Darms und Unterdrückung der ammoniakbildenden Darmflora
- Lebertransplantation.

14.7.6 Fettleber

Definition

Reversible diffuse Ablagerung von Fetttropfen (Triglyzeriden) in mindestens 50 % aller Hepatozyten (sind weniger Zellen betroffen, spricht man von Leberzellverfettung).

Ursachen

- Alkoholabusus
- Adipositas (Überernährung von Fett)
- Stoffwechselstörungen (z.B. Diabetes mellitus, Hyperlipoproteinämie)
- Medikamente (z.B. Cortison)
- toxische Substanzen (z.B. Pilzgifte, Tetrachlorkohlenstoffe).

Symptome

- Asymptomatisch
- evtl. unauffällige Symptome: Müdigkeit, Abgeschlagenheit, Druckgefühl, Appetitlosigkeit.

Komplikationen

- Fettleberhepatitis (Alkoholhepatitis)
- Leberzirrhose.

Therapie

- Behandlung der Grunderkrankung
- Alkoholabstinenz.

14.7.7 Gallensteinleiden (Cholelithiasis)

Definition

Durch Gallensteine hervorgerufene häufigste Erkrankung der Gallenblase; man unterscheidet Cholesterinsteine von Bilirubinsteinen.

Risikofaktoren für die Entstehung von Cholesterinsteinen

- Genetisch bedingt („Gallensteinfamilien")
- cholesterinreiche Ernährung
- Adipositas
- Diabetes mellitus
- Alter (Zunahme von Gallensteinen im höheren Alter)
- Geschlecht (w : m = 3:1).

> **Spezieller Lernhinweis**
>
> Bei Personen mit folgenden Eigenschaften sind Gallensteine besonders häufig (**5-mal F-Regel**): **f**emale (Frauen), **f**air (hellhäutig, blond), **f**at (übergewichtig), **f**ourty (Alter über 40 Jahre), **f**ertile (fruchtbar).

Ursachen für Bilirubinsteine

- Chronische Hämolysen
- z.T. unbekannt
- Leberzirrhose.

Symptome

Häufig Beschwerdefreiheit, stumme Gallensteine (70–80 %).

- Gallensteinkranke mit zunächst funktionellen Beschwerden (20–30 %)
  - Druck- und Völlegefühl im rechten Oberbauch
  - Meteorismus

- Unverträglichkeit (Blähungen) von fetten, gebratenen Speisen; nach Kaffee, kalten Getränken u. a.
- Abneigung gegen Fett.

Symptome infolge Steineinklemmung in den Gallewegen

- Kolikartige Schmerzen (Dauer: 15 Minuten bis 5 Stunden)
- krampfartige Schmerzen im rechten und mittleren Oberbauch
- Ausstrahlung der Schmerzen in den Rücken und in die rechte Schulter
- Brechreiz, Aufstoßen
- kurzzeitiger Ikterus.

Diagnose

- Tastbefund: positives Murphy-Zeichen (plötzlich schmerzbedingtes Stoppen der Inspiration, nachdem der Untersucher in Exspiration die palpierende Hand auf die Gallenblase gedrückt hat).

Labor

- Serum: γ-GT ↑, LAP ↑, AP ↑, direktes Bilirubin ↑
- Urin: direktes Bilirubin ↑.

Komplikationen

- Akute Cholezystitis
- Steinperforation
- Pankreatitis
- Gallenblasenhydrops
- Gallenblasenkarzinom.

Therapie

 Notfall! Maßnahmen zur Grundversorgung → Kap. „Notfall".

- Bei stummen Steinen keine Behandlung nötig
- medikamentöse Steinauflösung
- Stoßwellenzertrümmerung
- laparoskopische oder operative Choleszystektomie und Gallenwegsanierung
- bei Koliken: Nitroglycerin, Buscopan.

14.7.8 Akute Cholezystitis

Definition

Entzündung der Gallenblase.

Ursachen

- Verlegung der Gallengänge durch Gallensteine (90 %).

Pathomechanismus

Die Steineinklemmung im Ductus cysticus verursacht zunächst eine abakterielle Entzündung der überdehnten Gallenblase. In der Regel entsteht nachfolgend eine bakterielle Infektion infolge einer Keimaszension aus dem Duodenum bzw. eine hämatogene oder lymphogene Infektion. Folge ist das Gallenblasenempyem.

Symptome

- Koliken im rechten Oberbauch mit Ausstrahlung in die rechte Schulter
- Übelkeit, Erbrechen
- Hyperalgesie im Bereich des 6.–9. BWK paravertebral rechts (Mackenzie-Zeichen)
- positives Murphy-Zeichen
- systemische Entzündungszeichen.

Komplikationen

- Sepsis
- Perforation.

Therapie

- Spasmolytika
- Antibiotika
- Nahrungskarenz
- Cholezystektomie.

14.7.9 Diagnoseverfahren bei Leber- und Gallenblasenerkrankungen

- Blutuntersuchungen (Bestimmung der Transaminasen GPT und GOT, GLDH, γ-GT, → Hinweis auf Leberleistung (CHE, Quick-Test, Albumine)
- Laparoskopie
- endoskopische Messung des Ösophagusvarizendruckes
- Oberbauchsonografie (schnellste Nachweismethode von Gallensteinen)
- Röntgen
- Endoskopie mit Biopsie
- CT, NMR.

14.8 Aszites (Bauchwassersucht)

Definition

Ansammlung von Flüssigkeit in der freien Bauchhöhle; zu 80 % durch Leberzirrhose verursacht.

Ursachen

- Nicht entzündlicher Aszites (*Transsudat*) bei portaler Hypertension, Leberzirrhose, Herzin-

suffizienz, Erniedrigung des kolloidosmotischen Drucks
- entzündlicher Aszites (*Exsudat*) bei Tbc, Bakterien, Pankreatitis, Tumoren des Magen-Darm-Traktes
- hämorrhagischer Aszites, z. B. bei Karzinomen, Tbc, Traumen, Pfortaderthrombose.

Symptome
- Symptome der Grunderkrankung
- meist zusätzlich starker Meteorismus („erst der Wind, dann der Regen")
- verstrichener Bauchnabel
- zunehmender Bauchumfang
- Aszites + Hepatosplenomegalie: Hinweis auf Leberzirrhose oder Pfortaderthrombose
- Aszites + Pleuraerguss: Hinweis auf Leberzirrhose oder kardiale Stauungen
- Aszites + periphere Ödeme: Hinweis auf kardiale Stauungen oder Eiweißverlust.

Diagnose
Flüssigkeitswellenpalpation
Der Patient liegt auf dem Rücken, beide Hände werden je rechts und links den Flanken aufgelegt. Mit einer Hand gibt man einen Stoß in die Flanke, wobei die entstehende Fluktuationswelle von der anderen Hand auf der gegenüberliegenden Seite gespürt werden kann.

Flüssigkeitsdämpfung
Der Patient befindet sich in Knie-Ellenbogen-Lage, sodass sich die Flüssigkeit am tiefsten Punkt des Bauches sammelt. Setzt man dort das Stethoskop auf und klopft mit den Fingern seitlich gegen die Bauchwand, werden die Klopfgeräusche am Rande der Aszitesansammlung lauter.

Komplikationen
- Spontane bakterielle Peritonitis
- hypertensive Gastropathie
- hepatorenales Syndrom.

Therapie
- Behandlung der Grunderkrankung
- Natrium- und Flüssigkeitsbegrenzung
- Elektrolytkontrolle
- Medikamente (Diuretika)
- Aszitespunktion.

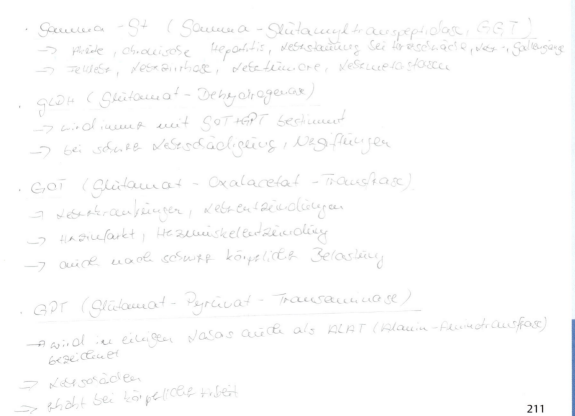

Portale Hypertension

- Druckerhöhung in der Pfortader > 12 mmHg

- prähepatisch, Block liegt vor der Leber
  - ⇒ Thrombose der Milzvene oder der Pfortader
  - ⇒ z.B. Pfortaderkompression durch Zysten, Tumoren oder Lymphknoten

- intrahepatisch, Block liegt in der Leber
  - ⇒ biliäre Zirrhose, M. Wilson, chronisch aktive Hepatitis, Leberzirrhose

- posthepatisch, Block liegt hinter der Leber
  - ⇒ Verschluß der Lebervenen (Thrombose, Tumorkompression)

! ⇒ Jenseits bei posthep. Pfortaderhochdruck

⇒ Die Widerstandserhöhung führt zum Pfortaderhochdruck. (im Abflußgebiet der Pfortader)

⇒ Folge: Entwicklung von Kollateral- u. Umgehungskreisläufen von der Pfortader zur oberen u. unteren Hohlvene.

⇒ linke der Bauchdecke: evtl. als Caput medusae
⇒ Speiseröhre / Ösophagusvarizen / Magenfundusvarizen
⇒ Milzvergrößerung   ⇒ äußere Hämorrhoidalkomplikationen
⇒ Aszites
⇒ Caput medusae   • Ösophagusvarizen
⇒

! ⇒ Weg von unten nach oben

Nebenfächer: Weitere Organsysteme

Grundwissen zur
- **Anatomie**
- **Physiologie**
- **Pathologie**

VIII Auge und Ohr

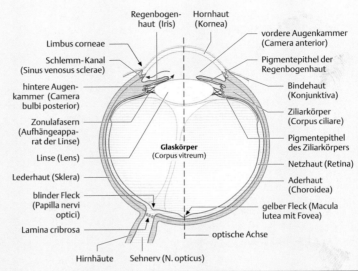

Abb. 10 Horizontalschnitt durch das rechte menschliche Auge.

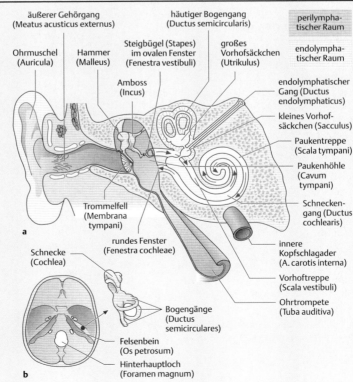

Abb. 11 Schematische Übersicht des äußeren Ohrs, des Mittelohrs und des Innenohrs (Frontalschnitt). a Äußeres Ohr (bis zum Trommelfell); Mittelohr (Gehörknöchelchen und Ohrtrompete) und Innenohr (Gleichgewichtsorgan und Schnecke); b Lage des Innenohrs im Schädel (Aufsicht auf die Schädelbasis von oben) mit einem Ausgusspräparat des Gehör- und Gleichgewichtsorgans.

15 Anatomie, Physiologie

15.1 Auge

Das Auge übermittelt dem Menschen bildhafte Informationen aus der Außenwelt. Rezeptoren werden von äußeren Reizen angeregt, in Form von elektrischen Impulsen an das Gehirn weitergeleitet und dort verarbeitet.

Zum Sehapparat zählt der Augapfel und sein Halteapparat, sein Bewegungsapparat, sein Schutzapparat, der Tränenapparat und die Sehbahnen.

15.1.1 Augapfel (Bulbus oculi)

- Der Augapfel liegt in der Augenhöhle (*Orbita*), sie wird vom knöchernen Schädel gebildet und ist innen mit einem Schutzpolster aus Fettgewebe ausgekleidet.
- Der kugelförmige Augapfel besteht aus dem Glaskörper, der Linse und den ihn umgebenden Häuten, die wie Schalen übereinander liegen.

15.1.1.1 Äußere Augenhaut: Lederhaut (Sklera)

- Die weiße bindegewebige Lederhaut umhüllt den Augapfel; sie ist eine Ausstülpung der *harten Hirnhaut* (Dura) und setzt sich über den Sehnerv als Umhüllung fort.
- Im vorderen Augenabschnitt geht die Lederhaut in die dünnere und durchsichtige *Hornhaut* (Kornea) über; sie weist eine etwas stärkere Wölbung auf als der Rest des Augapfels.
- Die Grenze zwischen Kornea und Sklera wird als *Limbus* bezeichnet; dort ist die Augenbindehaut befestigt.

Aufgabe der Lederhaut
- Formgebung des Augapfels
- Schutz des Augapfels vor mechanischer Beschädigung
- durch die Kornea wird das Licht gebrochen.

15.1.1.2 Mittlere Augenhaut: Aderhaut (Choroidea)

- Die gefäßreiche Aderhaut liegt der Sklera innen an.
- Im vorderen Augenabschnitt bildet sie den *Ziliarkörper* (Strahlenkörper) und die *Regenbogenhaut* (Iris) aus.
- Sie dient der Ernährung von Sklera und Netzhaut.

Ziliarkörper

- Der Ziliarkörper besteht aus einem Ziliarmuskel und einer Ziliardrüse.
- Der Ziliarmuskel ist durch Aufhängebänder (Strahlenbändchen) mit der Linse verbunden und ist für die Linseneinstellung verantwortlich.
- Die Ziliardrüse produziert das Kammerwasser; es strömt aus der hinteren Augenkammer zwischen Linse und Iris in die vordere Augenkammer.
- Am Übergang Sklera und Hornhaut fließt das Kammerwasser in den *Schlemm-Kanal*, der schließlich in einen Venenplexus mündet; durch das Gleichgewicht von Bildung und Abfluss des Kammerwassers wird der Augeninnendruck bestimmt.

> **Lernhinweis**
>
> Die *vordere Augenkammer* wird aus der Rückseite der Kornea, der Vorderseite der Iris und einem kleinen Anteil der Linse gebildet.
> Die *hintere Augenkammer* wird vom Ziliarapparat, der Vorderseite der Linse und der Rückseite der Iris gebildet.

Aufgabe des Ziliarkörpers

- Der Ziliarmuskel ermöglicht Nah- und Fernakkommodation durch Einstellung der Linse.
- Das von der Ziliardrüse produzierte Kammerwasser dient der Formerhaltung und der Ernährung von Linse und Hornhaut.

Regenbogenhaut (Iris)

- Die Iris setzt sich über den Ziliarkörper hinaus fort.
- Als kreisrunde Scheibe mit einem Loch in der Mitte (*Pupille*) besteht sie aus glatter Muskulatur, in die *pigmentierte Zellen* eingelagert sind (blaue Augen: wenig Pigmente, braune Augen: viele Pigmente).

- Vergleichbar mit der Blende eines Fotoapparates regelt sie die Menge der einfallenden Lichtstrahlen, die durch die Pupille auf die Netzhaut treffen.
- Um die Pupillenveränderung vornehmen zu können, sind die Muskelfasern der Iris zirkulär und radiär angeordnet.
- Zirkulärer Ringmuskel: Sphincter pupillae (Innervation erfolgt durch den Parasympathikus; er verengt die Pupille → Miosis).
- Radiärer Muskel: M. dilatator pupillae (Innervation erfolgt durch den Sympathikus; er verursacht eine Pupillenerweiterung → Mydriasis).

Aufgabe der Regenbogenhaut
- Sie passt die Pupillengröße dem Lichteinfall an.

15.1.1.3 Innere Augenhaut: Netzhaut (Retina)

- Die Netzhaut liegt zwischen Glaskörper und Aderhaut und enthält die bildaufnehmenden Sinneszellen: *Stäbchen und Zapfen*.
- Die ca. 75 Mio. **Stäbchen** sind gleichmäßig in der Netzhaut verteilt (Ausnahme: *gelber* und *blinder* Fleck); sie ermöglichen das **Schwarz-Weiß-Sehen**.
- Ca. 3–6 Mio. **Zapfen** ermöglichen das Farbsehen sowie das Wahrnehmen von genauen Abbildungen; sie befinden sich v. a. im Zentrum der Netzhaut, direkt gegenüber dem Mittelpunkt von Hornhaut und Pupille (Sehachse); dieses zapfenreiche Gebiet wird als **gelber Fleck** (Macula lutea) bezeichnet und ist der Ort des *schärfsten Sehens*.
- An der Austrittsstelle des Sehnervs (Papille), gibt es weder Stäbchen noch Zapfen; sie wird deshalb auch als **blinder Fleck** bezeichnet.
- Zwischen Netzhaut und Aderhaut befindet sich das *Pigmentepithel*, welches den Stoffwechsel zwischen Netz- und Aderhaut ermöglicht.

Aufgabe der Netzhaut
- Die Sinneszellen ermöglichen die Aufnahme von Informationen aus der Außenwelt.

15.1.1.4 Linse

- Die Linse ist ein variabler Bestandteil des Augapfels und liegt zwischen Glaskörper und Iris; sie ist nach beiden Seiten gewölbt (bikonvex) und völlig durchsichtig.
- Sie ist hinter der Iris durch einen Aufhängeapparat (bindegewebige Fasern) mit dem Ziliarkörper verbunden.
- Durch Kontraktion oder Dilatation des Ziliarmuskels kann die Form der Linse stärker abgeflacht oder gewölbt werden.

Aufgabe der Linse
- Durch die Linseneinstellung (**Akkommodation**) wird das scharfe Nah- und Fernsehen ermöglicht.

15.1.1.5 Glaskörper

- Der gallertartige und durchsichtige Glaskörper füllt das Innere des Augapfels aus.
- Er besteht zu 98% aus Wasser und Eiweißbestandteilen (Hydrogel).

Aufgabe des Glaskörpers
- Aufrechterhaltung des lichtbrechenden Milieus.
- Formgebung und Formerhaltung.
- Er hält einem gewissen Druck von außen stand.

> **Spezieller Lernhinweis**
>
> **Der Augenhintergrund**
> Mit einem Augenspiegel (*Ophthalmoskop*) kann man durch die brechenden Medien (Hornhaut und Linse) den orange-rötlichen Augenhintergrund beobachten. In der nasalen Hälfte findet man einen Punkt, an dem sich alle Nervenfasern und Gefäße sammeln (Papilla nervi optici) und den Bulbus verlassen (blinder Fleck).
> In der temporalen Hälfte ziehen zahlreiche Gefäßäste zum gelben Fleck.
> Beispielsweise bei Hypertonie, Diabetes mellitus oder erhöhtem Hirndruck kann man Gefäßveränderungen beobachten (Stauungspapille).

15.1.2 Hilfsapparate des Auges

15.1.2.1 Bewegungsapparat

6 *äußere Augenmuskeln* ermöglichen die Dreh- und Rollbewegung des Augapfels. Sie setzen an der knöchernen Wand der Augenhöhle an und ziehen zu Ansatzpunkten der Lederhaut. Mehrere *Hirnnerven* sind für ihre Tätigkeit zuständig.
- Oberer gerader Augenmuskel (*M. rectus superior*)
- oberer schräger Augenmuskel (*M. obliquus superior*)

- innerer gerader Augenmuskel (*M. rectus medialis*)
- unterer schräger Augenmuskel (*M. obliquus inferior*)
- unterer gerader Augenmuskel (*M. rectus inferior*)
- äußerer gerader Augenmuskel (*M. rectus lateralis*).

15.1.2.2 Schutzapparat

Zum Schutzapparat zählen:
- Die **Augenbrauen** (schützen das Auge vor herablaufendem Schweiß).
- Das **Ober- und Unterlid**; der dazwischen liegende Spalt wird als *Lidspalte* bezeichnet.
- Im Lidrand befinden sich verschiedene Drüsen:
  - *Meibom-Drüsen:* fetten den Lidrand ein
  - *Zeis-Drüsen:* zählen als Talgdrüsen zu den Wimpern
  - *Moll-Drüsen:* modifizierte Schweißdrüsen, die in den freien Lidrand oder in die Haarbälge der Wimpern einmünden.
- Die **Wimpern** (schützen vor Fremdkörpern und Sonneneinstrahlung).
- Die **Bindehaut** (Konjunktiva), die die Lider von innen auskleidet und sich durch eine obere und untere Umschlagfalte auf der vorderen Fläche der Sklera fortsetzt; aufgrund ihrer hohen Schmerzempfindlichkeit reagiert sie stark auf äußere Reize.

15.1.2.3 Tränenapparat

Der Tränenapparat besteht aus den **Tränendrüsen** und den **Tränenwegen**.
- Die Tränendrüsen befinden sich seitlich oberhalb der äußeren Augenwinkel über dem Augenlid in den Augenhöhlen.
- Sie produzieren die Tränenflüssigkeit (salzreiche Flüssigkeit, enthält ein bakterizid wirkendes Enzym: *Lysozym*).
- Ihre zahlreichen Ausführungsgänge münden in der Umschlagfalte der Augenlider, sodass sich die Tränenflüssigkeit in den inneren Augenwinkeln ansammelt.
- Die Abflusswege der Tränenflüssigkeit stellen je zwei *Tränenpünktchen* dar, die sich am oberen und unteren Augenlid befinden; so gelangt die Tränenflüssigkeit über die Tränenpünktchen in die Tränenkanälchen, die in den Tränensack münden.
- Der Tränensack steht über den Tränennasengang mit der Nasenhöhle in Verbindung (deshalb tropft beim Weinen die Nase).
- Bei verstärktem Tränenfluss (Weinen) fließen die Tränen über die Lidränder hinweg, da die Abflusswege nur kleine Mengen abtransportieren können.

15.1.3 Sehbahnen

- Stäbchen und Zapfen reagieren auf Impulse, die auf Nervenzellen übertragen werden; die Axone dieser Nervenzellen ziehen durch die Netzhaut zum *blinden Fleck* und münden in den *N. opticus*.
- Im N. opticus verlaufen die Nervenbahnen des rechten und linken Gesichtsfeldes getrennt, die Nerven der nasalen Gesichtsfelder kreuzen sich am Boden des Zwischenhirns zur Gegenseite (*Chiasma opticum* = *Sehbahnkreuzung*); die temporalen Axone werden ungekreuzt weitergeleitet.
- Gekreuzte und ungekreuzte Nervenbahnen ziehen schließlich zum Sehzentrum in den Hinterhauptslappen.

15.1.4 Sehvorgang

- Einfallende Lichtstrahlen passieren zunächst die lichtbrechenden Medien *Hornhaut, Kammerwasser, Linse* und *Glaskörper*.
- Dabei muss die Brechkraft ständig dem einfallenden Licht angepasst werden; diese Aufgabe übernimmt in erster Linie die Linse; beim Nahsehen zieht sich der Ziliarmuskel zusammen, die Linse nimmt eine Kugelform an; umgekehrt erschlafft der Ziliarmuskel beim Weitsehen, die Linse flacht ab; durch Änderung ihres Krümmungsgrades kann die Linse also die Brechkraft ändern (*Akkommodation*).
- Die durch die Pupille einfallenden Lichtstrahlen projizieren auf der Netzhaut ein scharfes Bild, welches jedoch verkleinert, seitenverkehrt und auf dem Kopf stehend dargestellt wird.
- Über die Sehnerven werden die Licht- und Farbeindrücke an die *Sehrinde* des *Hinterhauptslappens* weitergeleitet, wo eine Umdrehung des Bildes erfolgt, sodass es unserer Wahrnehmung der Umwelt entspricht.

15.2 Ohr

Das Ohr liegt in der Felsenbeinpyramide des Schläfenbeins.
Es lässt sich anatomisch unterteilen in das
- äußere Ohr

- Mittelohr und
- Innenohr.

15.2.1 Äußeres Ohr

Zum äußeren Ohr zählt man die **Ohrmuschel** und den **äußeren Gehörgang**.
- Die Ohrmuschel ist eine Hautfalte, in die ein elastischer Knorpel eingelagert ist; sie besteht aus dem Knorpelbogen (*Helix*), der Gegenleiste (*Anthelix*) und der Ohrecke (*Tragus*).
- Im äußeren Gehörgang sind Drüsen eingelagert, die das Ohrenschmalz (*Zerumen*) produzieren; dient der Geschmeidigkeit des Trommelfells.
- Einzelne Haare schützen das Trommelfell vor Schmutz.

Aufgabe des äußeren Ohres
- Das äußere Ohr dient dem Auffangen von Schallwellen (Schallleitung).

Trommelfell

- Das Trommelfell grenzt das äußere Ohr vom Mittelohr ab.
- Es ist eine perlmuttfarbene dünne Membran, die dem Außenohr zugewandte Seite besteht aus Epithelzellen.
- Die dem Mittelohr zugewandte Seite ist mit Schleimhaut ausgekleidet.

Aufgabe des Trommelfells
- Aufgabe des Trommelfells ist die *Schallleitung*.
- Es fängt die Schallwellen auf und überträgt sie durch seine Eigenschwingung an das Mittelohr.

15.2.2 Mittelohr

- Das mit Schleimhaut ausgekleidete Mittelohr besteht aus 3 Räumen:
  – der Paukenhöhle
  – der Ohrtrompete und
  – dem Antrum mastoideum.

Paukenhöhle

- Die mit Luft gefüllte Knochenhöhle (Paukenhöhle) liegt im *Felsenbein*.
- Sie erstreckt sich vom Trommelfell bis zur knöchernen Wand des Innenohrs, in der sich zwei membranverschlossene Knochenfenster befinden (ovales und rundes Fenster).

- 3 Gehörknöchelchen (*Hammer, Amboss* und *Steigbügel*) verbinden das Trommelfell mit dem ovalen Fenster.
- Der Hammergriff ist mit dem Trommelfell verwachsen; seine Fortsätze sind mit dem Amboss gelenkig verbunden; dieser ist wiederum mit dem Steigbügel verknüpft, wobei die „Fußplatte" des Steigbügels an dem ovalen Fenster befestigt ist.
- Die bewegliche Membran des *ovalen* Fensters leitet die vom Trommelfell übertragene Schwingung an das Innenohr weiter.
- Die ebenfalls bewegliche Membran des *runden Fensters* fängt den durch das ovale Fenster übertragenen Druck auf das Innenohr ab, nachdem die Druckwelle die Schnecke passiert hat.
- Die Schallwellen werden vom Trommelfell zum Innenohr geleitet; die Gehörknöchelchen wandeln die auf das Trommelfell übertragenen Luftschwingungen in eine *Knochenschwingung* um und *verstärken* diese um das 20fache.

Antrum mastoideum (Nebenhöhle der Paukenhöhlen)

- Nach hinten steht die Paukenhöhle mit den luftgefüllten Hohlräumen des Warzenfortsatzes (*Processus mastoideus*) in Verbindung.

Ohrtrompete (Tuba auditiva)

- Die Ohrtrompete stellt einen Verbindungsgang zwischen Paukenhöhle und Rachenraum dar; beim Schluckakt ermöglicht sie den *Luftaustausch* und *Druckausgleich* zwischen Rachen und Mittelohr.

15.2.3 Innenohr

Das Innenohr befindet sich in vorgebildeten Knochenkanälchen des Felsenbeins und wird wegen seines komplizierten Aufbaus auch *knöchernes Labyrinth* genannt. Es beinhaltet 2 Sinnesorgane: das Hörorgan und das Gleichgewichtsorgan.

- Das knöcherne Labyrinth besteht aus dem Vorhof, den Bogengängen und der Schnecke.
- In dem vorgeformten knöchernen Labyrinth liegt das häutige Labyrinth, welches mit Endolymphe gefüllt ist.
- Zwischen der äußeren Grenze des häutigen Labyrinths und des knöchernen Labyrinths fließt die Perilymphe.

15.2.3.1 Hörorgan (Schnecke = Kochlea)

- Die aus 2 ½ Windungen gebildete Schnecke liegt im vorderen Abschnitt des Labyrinths.
- Sie ist ein mit *Endolymphe* gefüllter Schlauch (häutige Schnecke), der von beiden Seiten durch *Perilymphe* von der knöchernen Schnecke abgegrenzt wird.
- Den oberen, am **ovalen Fenster beginnenden** Perilymphraum bezeichnet man als *Scala vestibuli* (Vorhoftreppe).
- Den unteren Perilymphraum nennt man *Scala tympani* (Paukentreppe); er **endet am runden Fenster**.
- In der häutigen Schnecke befindet sich die Basilarmembran mit den *Sinneszellen* für das Gehör.
- Die Sinneszellen werden auch *Haarzellen* genannt, weil sie mit ihren feinen Härchen in die Endolymphe der häutigen Schnecke ragen.
- Zwischen den Sinneszellen sind Stützzellen eingelagert; beide zusammen bilden das eigentliche Hörorgan, das **Corti-Organ**.

Aufgabe des Hörorgans

- Schallempfindung.

> **Merke**
>
> Äußeres Ohr und Mittelohr dienen der Schallleitung, hingegen das Innenohr (Schnecke) für die Schallempfindung zuständig ist!

Hörvorgang

- Die Ohrmuschel nimmt Schallwellen auf und leitet sie über den äußeren Gehörgang zum Trommelfell.
- Das Trommelfell wird in Schwingung versetzt und leitet diese über die Gehörknöchelchenkette zum ovalen Fenster.
- Die Schwingung des ovalen Fensters setzt die Perilymphe der Scala vestibuli in Vibrationen; die Schwingung der Scala vestibuli setzt sich fort bis zur Schneckenspitze und läuft von dort die Scala tympani hinab zum runden Fenster, welches die Schwingung abfedert.
- Die Wanderwellen der Perilymphe wirken sich auf die in der häutigen Schnecke befindlichen Haarzellen aus, indem sie sich verbiegen; dieser mechanische Biegungsreiz veranlasst die Haarzellen, Impulse über Nervenfasern zum Hörzentrum im Großhirnschläfenlappen weiterzuleiten.

15.2.3.2 Gleichgewichtsorgan (Vestibularapparat)

Das Gleichgewichtsorgan ermöglicht zusammen mit anderen Sinnesorganen die Orientierung im Raum, sowie die Koordination von Geschwindigkeitsveränderungen.

Es besteht aus dem Vorhof (Vestibulum) und den 3 Bogengängen.

Vorhof

- Vom Vorhof, dem Zentrum des knöchernen Labyrinths, gehen nach vorne die Schnecke ab und nach hinten die 3 Bogengänge.
- Der knöcherne Vorhof enthält mit Endolymphe gefüllte Membransäckchen:
  - großes Vorhofsäckchen (*Utrikulus*)
  - kleines Vorhofsäckchen (*Sacculus*).
- Beide Säckchen sind von Perilymphe umgeben.
- Im Utrikulus und Sacculus befinden sich haarige Sinneszellen, die von einer gallertigen Membran bedeckt sind (Statolithenmembran); in die Oberfläche dieser Membran sind *Kalziumkarbonatkristalle* (Statolithe) eingelagert.
- Werden die Härchen durch eine Änderung der Beschleunigung abgeschert, so wird von den Sinneshaarzellen ein Nervenimpuls ausgesandt.
- Die Sinneszellen sprechen auf eine Änderung der Bewegung an, das heißt, sie reagieren auf Schwerkraft und Beschleunigung in vertikaler und horizontaler Ebene.

Bogengänge

- Alle 3 Bogengänge sind mit dem Anfang und dem Ende eines jeden Bogens ringförmig mit dem Vorhof verbunden; jeder Bogengang ist am Ende zur *Ampulle* erweitert.
- In den knöchernen Bogengängen liegen wieder mit *Endolymphe* gefüllte häutige Bogengänge, die von *Perilymphe* umgeben sind.
- In den Ampullen liegen die Sinneshaarzellen des Bogengangsystems.
- Die Härchen ragen in eine gallertige Masse (*Cupula*).
- Führt man eine Drehbewegung aus, verschiebt sich die Endolymphe und bewirkt einen Zug an den in der Cupula eingebetteten Härchen.
- Folge ist die Weiterleitung von Nervenimpulsen zum Gehirn.
- Die Sinneszellen des Bogengangsystems reagieren auf Drehbewegungen.

15.2.4 Diagnostik, Untersuchung

15.2.4.1 Inspektion des äußeren Ohres
- Rötung, Schwellung
- Konturen des Knorpelgerüstes
- Absonderungen des äußeren Ohres.

15.2.4.2 Ohrspiegelung (Otoskopie)

Äußerer Gehörgang
- Zerumenpfropf
- Gehörgangsfurunkel.

Trommelfell
- Rötung und Vorwölbung (Otitis media)
- blau-schwarze Färbung (Blutung im Mittelohr)
- gelbe Färbung (Eiter im Mittelohr)
- weiße Flecken (Kalkspritzer infolge früherer Entzündungen)
- eingezogenes Trommelfell (Tubenkatarrh).

15.2.4.3 Palpation
- Zug- und Druckschmerz an der Ohrmuschel (Hinweis auf Otitis externa)
- Tragusdruckschmerz (bei Erwachsenen Hinweis auf Otitis externa, bei Kleinkindern Hinweis auf Otitis media)
- Druckschmerz auf dem Warzenfortsatz (Hinweis auf Mastoiditis).

15.2.4.4 Funktionsprüfungen

Die Stimmgabelprüfung nach *Weber* und *Rinne* dient der Unterscheidung von Schallleitungs- und Schallempfindungsstörungen.

Weber-Test

Eine vibrierende Stimmgabel (Frequenz 512 oder 1024 Hz) wird auf die Schädelmitte gesetzt. Gesunde hören gleichmäßig auf beiden Ohren den Ton. Bei einem Innenohrschaden wird der Ton nur auf dem gesunden Ohr wahrgenommen, bei einem Mittelohrschaden ist der Ton im kranken Ohr lauter (Umgebungsgeräusche werden nicht mehr so gut gehört, deshalb empfindet man den Ton als lauter).

Rinne-Test

Man setzt die vibrierende Stimmgabel mit der Basis auf den Processus mastoideus, bis der Patient keinen Ton mehr hört (Ton wird über Knochen ins Innenohr geleitet). Danach zieht man die Stimmgabel schnell vor den Gehörgang. Ein Hörgesunder kann den Ton jetzt wieder über Luftleitung hören.
- Rinne negativ: der Patient kann den Ton über Luftleitung nicht wahrnehmen → Schallleitungsstörung
- Rinne positiv: Knochenleitungs- und Luftleitungswege sind intakt.

16 Pathologie

16.1 Erkrankungen der Augen

16.1.1 Gerstenkorn (Hordeolum)

Definition

Abszess der Liddrüse (meist Meibom-Drüse) in der Regel infolge einer Staphylokokkeninfektion.

Ursachen

- Unbekannt
- häufig in Verbindung mit Diabetes mellitus.

Symptome

- Lokale Rötung und Schwellung
- starke Schmerzen
- Eiterbildung.

Therapie

- Stichinzision
- evtl. antibiotische Salbe
- Rotlicht.

16.1.2 Hagelkorn (Chalazion)

Definition

Chronische Entzündung einer oder mehrerer Meibom-Drüsen mit Granulombildung.

Ursachen

- Sekretstau nach Verschluss der Ausführungsgänge, entweder spontan, nach Entzündung oder Tumor.

Symptome

- Schmerzlose, erbsgroße Zyste an der Innenseite des Augenlides
- Fremdkörpergefühl im Auge.

Therapie

- Kleine Hagelkörner bilden sich meist von allein zurück
- operative Ausschälung
- lokale Cortisoninjektion.

16.1.3 Xanthelasma

Definition

Im Bereich der Augenlider lokalisierte hellgelbe Platten (Cholesterinablagerungen).

Ursachen

- Bei jungen Menschen: Folge einer Hyperlipoproteinämie
- im höheren Alter: unabhängig von einer Fettstoffwechselstörung.

Therapie

- Kaum Rückbildung bei Behandlung der Fettstoffwechselstörung
- Laserchirurgie.

16.1.4 Konjunktivitis

Definition

Sammelbezeichnung für Entzündungen der Augenbindehaut.

Ursachen

Nicht infektiös

- Äußere Reize wie Staub, Rauch, Klima, UV-Licht
- allergische Reaktion auf z. B. Kontaktlinsen, Tierhaare, Pollen.

Infektiös

- Bakteriell (Pneumokokken, Streptokokken, Gonokokken, Staphylokokken etc.)
- viral (z. B. Masernvirus, Varizellen, am häufigsten Adenoviren)
- Pilze
- Chlamydien.

Symptome

- Gerötetes Auge (vermehrte Gefäßzeichnung, kann auf die Skleren übergreifen)
- Hypersekretion der Tränendrüse
- Verklebung der Lidränder durch eingetrocknetes Sekret (v. a. morgens)
- Lidödeme
- Lichtscheu
- Fremdkörpergefühl im Auge
- Brennen und Jucken

- ist das Korneaepithel in den Entzündungsprozess miteingeschlossen (Keratokonjuktivitis):
  - krampfhafter Lidschluss.

Therapie
- Bakterielle Konjunktivitis: lokale Antibiotika
- allergische Konjunktivitis: Allergen meiden, evtl. cortisonhaltige Augentropfen
- virale Konjunktivitis: keine spezifische Therapie.

16.1.5 Virale Konjunktivitis (Conjunctivitis epidemica)

Definition
Virusinfektion von Horn- und Bindehaut.

Erreger
- Adenoviren.

Übertragung
- Meist durch den Arzt verursacht durch Tropfpipetten.
- Stäube?

Inkubationszeit
- 4–10 Tage.

Symptome
Die Symptome äußern sich anfangs einseitig, nach ca. 1 Woche Befall des anderen Auges.
- Akute Rötung und Schwellung der Bindehaut
- Jucken
- Fremdkörpergefühl im Auge
- wässrige Sekretabsonderung
- präaurikuläre und submandibuläre Lymphknotenschwellung.

Komplikationen
- Bleibende Sehstörungen
- Iridozyklitis.

Spezieller Lernhinweis
Da eine hohe Ansteckungsgefahr besteht, sollten Schutzmaßnahmen ergriffen werden (kein gemeinsamer Gebrauch von Handtüchern, Händedesinfektion von Patient und Behandler etc.).

16.1.6 Grauer Star (Linsentrübung, Katarakt)

Definition
Meist beidseitige Eintrübung der Linse.

Ursachen
- Unbekannt (Altersstar, Auftreten meist nach dem 60. Lebensjahr; evtl. Enzymdefekt, Mangelernährung, UV-Schäden)
- Medikamente (Cortison-Star)
- Diabetes mellitus (Ernährungsstörung der Linse, Cataracta diabetica)
- Stromunfälle (Cataracta electrica)
- Strahlenkatarakt
- Feuerstar der Glasbläser und Hochofenarbeiter
- angeboren (z. B. Rötelnembryopathie, Down-Syndrom).

Symptome
- Anfangs Lichtempfindlichkeit (durch unregelmäßige Lichtbrechung)
- Patient bevorzugt lichtabgedunkelte Räume
- zunehmend eingeschränkte Sehkraft
- Sehen von diffusen Lichtstrahlen um Objekte, unscharfes Sehen
- ist die Linse vollständig eingetrübt, erscheint sie grau; evtl. Erblindung.

Komplikationen
- Bei spontaner Öffnung der Linsenkapsel kommt es zwar zu einer Sehkraftverbesserung, jedoch auch zu gefährlichen Entzündungen des Auges.

Therapie
- Operative Entfernung der Linse
- Ersatz durch Plastiklinse.

16.1.7 Glaukom (Grüner Star)

Definition
Sammelbezeichnung für Erkrankungen, die mit einem erhöhten Augeninnendruck einhergehen.

Pathomechanismus
Normalerweise beträgt der Augeninnendruck max. 20 mmHg. Sind die Abflusswege des Kammerwassers verlegt, erfolgt ein Druckanstieg; dadurch kann eine Atrophie des N. opticus verursacht werden, sodass Gesichtsfeldausfälle und Erblindung die Folge sind.

16.1.7.1 Chronisches Glaukom (Glaucoma chronicum simplex, Offenwinkelglaukom)

Definition
Langsam fortschreitende Erhöhung des Augeninnendrucks.
In der Bundesrepublik eine der häufigsten Ursachen für Erblindung.

Ursachen
- Unbekannt, meist im höheren Lebensalter auftretend.

Symptome
- Im Anfangsstadium noch keine Beschwerden, schleichender Verlauf
- meist mäßig erhöhter Augeninnendruck (25–35 mmHg)
- Papillenexkavation (Aushöhlung der Papillen aufgrund Druckatrophie)
- erst im Spätstadium Gesichtsfeldausfälle.

Häufig Zufallsbefund (z. B. beim Verordnen einer Lesebrille).

Therapie
- Medikamentöse Drucksenkung (Parasympathomimetika)
- Laserbehandlung
- Operation.

Prophylaxe
- Regelmäßige Kontrolle des Augeninnendrucks ab dem 40. Lebensjahr.

16.1.7.2 Akutes Glaukom (Winkelblockglaukom)

Definition
Anfallsartige, meist einseitige starke Erhöhung des Augeninnendrucks auf 50–80 mmHg (sog. Glaukomanfall).

Ursachen
- Unbekannt, betrifft meist Menschen zwischen dem 55.–70. Lebensjahr.

Symptome
- Plötzlich schneidende Schmerzen im Auge, ausstrahlend in Zähne und Kopf (Trigeminus), evtl. Abdomen
- Nebelsehen, Regenbogenfarbensehen, Farbringesehen, nachlassendes Sehvermögen
- starke Kopfschmerzen (halbseitig!!)
- Übelkeit und Erbrechen
- tastbare Härte des Augapfels (steinhart)
- Auge ist rot verfärbt, die Pupille ist erweitert und unregelmäßig entrundet.

Therapie

> **Notfall!** Maßnahmen zur Grundversorgung → Kap. „Notfall".

- Pilocarpin (Miotikum) bewirkt bessere Abflussverhältnisse
- bei rezidivierenden Glaukomanfällen: Iridektomie (operative Herstellung einer Verbindung zwischen vorderer und hinterer Augenkammer).

16.1.8 Ablatio retinae (Netzhautablösung)

Definition
Risse, Narben oder Zugkraft bewirken ein Eindringen von Glaskörperflüssigkeit zwischen Netzhaut und Aderhaut.

Ursachen
- Idiopathisch (häufigste Ursache) im Alter, bei Myopie, nach Kataraktoperationen
- nach Entzündungen
- Traumen (z. B. Prellungen, Tennisball auf das Auge)
- Diabetes mellitus
- Netzhautvenenverschlüsse (Unterversorgung der Netzhaut).

Symptome
- Prodromale Lichtblitze
- Flusensehen, „Schwarm schwarzer Mücken" (durch Einblutungen)
- schmerzlose Sehstörung
- Gesichtsfeldausfälle
- Schleier- und Schattensehen
- vermindertes Rotlicht
- im Spätstadium erscheint eine „Mauer" (löst sich die Netzhaut oben ab, steigt die Mauer von unten auf).

Therapie
Führt unbehandelt meist zur Erblindung.
- Anheften der Netzhaut durch Laserbehandlung
- Annähern von Netz- und Aderhaut durch Plombe.

16.1.9 Astigmatismus (Hornhautverkrümmung)

Definition
Parallel einfallende Lichtstrahlen werden infolge abnormer Wölbung der Hornhaut nicht in einem Brennpunkt vereint (Brennpunktlosigkeit), sondern auf einer Linie.

Ursachen
- Angeboren
- Infiltrationen, Ulzerationen oder Narben der Hornhaut
- vorausgegangene Operationen.

Symptome
- Verschwommene Sicht
- ein Punkt wird als Linie gesehen.

Therapie
- Zylindergläser oder Kontaktlinsen
- evtl. Hornhauttransplantation.

16.1.10 Hyperopie (Weitsichtigkeit)

Definition
Abnehmbare Verformbarkeit der Linse (v. a. im Alter, Altersweitsichtigkeit: Presbyopie); die parallel einfallenden Lichtstrahlen vereinigen sich erst hinter der Netzhaut.

Ursachen
- Elastizitätsverlust der Linse
- zu kurzer Augapfel.

Symptome
- Nahegelegene Objekte können nicht scharf gesehen werden.

Therapie
- Brille oder Kontaktlinsen mit konvexen Gläsern.

16.1.11 Myopie (Kurzsichtigkeit)

Definition
Eine zu starke Krümmung der Linse verursacht, dass sich die parallel einfallenden Strahlen schon vor der Netzhaut vereinigen.

Ursachen
- Zu langer Augapfel
- Katarakt
- Kugellinse.

Symptome
- Weiter entfernt gelegene Gegenstände können nur noch unscharf oder verschwommen wahrgenommen werden.

Therapie
- Brille oder Kontaktlinsen mit konkaven Gläsern.

16.1.12 Strabismus (Schielen)

Definition
Ein- oder beidseitiges Abweichen der Augen von der Sollrichtung.

Ursachen
- Erbliche Disposition
- Erkrankungen des ZNS (z. B. Multiple Sklerose)
- Intoxikationen (z. B. Botulismus)
- Weitsichtigkeit.

Symptome
- Evtl. Sehen von Doppelbildern
- evtl. Übelkeit, Erbrechen
- evtl. Ataxien.

Therapie
- Korrektur durch Brille oder Kontaktlinse
- Sehtraining
- Operation.

16.2 Erkrankungen der Ohren

16.2.1 Otitis externa

Definition
Bei der Otitis externa handelt es sich um eine Entzündung des Außenohrs.

Ursachen
- Bakterielle Infektion
- evtl. Pilzbefall.

Symptome
- Schwellung, Rötung und Schmerz des äußeren Gehörgangs
- Eiterabsonderungen (bei bakterieller Infektion)
- Fieber
- eingeschränktes Hörvermögen (Schallleitungsschwerhörigkeit)
- Tragusdruckschmerz und Zugschmerzhaftigkeit der Ohrmuschel
- bei Pilzinfektion: Juckreiz.

Therapie
- Lokalantibiotika
- Kortikosteroide.

16.2.2 Ohrenschmalzpfropf (Cerumen obturans)

Definition

Infolge einer übermäßigen Schmalzproduktion kommt es zu einer Verlegung des Gehörgangs.

Ursachen
- Eine vermehrte Schmalzproduktion kann durch Wasser (z. B. Baden) aufquellen und als braungelbe Masse den Gehörgang verschließen.

Symptome
- Dumpfes Gefühl im Ohr
- Schwerhörigkeit (Schallleitungsstörung).

Therapie
- Bei intaktem Trommelfell Ohrspülung des äußeren Gehörgangs mit lauwarmem Wasser.

16.2.3 Akute Otitis media

Definition

Bakterielle oder virale Entzündung des Mittelohrs.

Ursachen
- Meist aufsteigende Infektion durch die Tuba auditiva infolge einer Erkrankung der oberen Atemwege (oft β-hämolysierende Streptokokken, Staphylokokken, Haemophilus influenzae); betrifft meist Kinder, da die kürzere und weitere Ohrtrompete die Krankheitsentstehung begünstigt
- selten Infektionen von außen durch das Trommelfell oder hämatogen.

Symptome
- Schlechter Allgemeinzustand
- Kopfschmerzen und Fieber
- stechende Ohrenschmerzen mit Klopfen im Ohr
- evtl. Ohrensausen
- Hörstörungen
- Eiteransammlung bewirkt spontane Trommelfellperforation und schlagartige Besserung der Schmerzen
- das Trommelfell ist Richtung Außenohr gewölbt und weist eine rote Farbe auf.

Komplikationen
- Mastoiditis
- Labyrinthitis
- Fazialisparese
- Meningitis
- Hirnabszess.

Therapie
- Bettruhe
- Antibiotika, Nasentropfen
- evtl. Paukendrainage.

16.2.4 Mastoiditis

Definition

Infolge einer bakteriellen Infektion des Mastoids kommt es zu einer Einschmelzung der lufthaltigen Zellen.

Ursachen
- Entsteht komplizierend nach einer nicht ausgeheilten Otitis media acuta.

Symptome
- Beginnt meist in der zweiten Woche einer nicht ausgeheilten Otitis media
- Verschlimmerung der Otitis-media-Symptomatik
- retroaurikuläre Rötung
- Schwellung und Druckschmerz des Mastoids
- abstehende Ohrmuschel
- Ohrenfluss
- beständiger pochender Schmerz.

Komplikationen
- Durchbruch in die Schädelhöhle (Meningitis, Hirnabszess)
- Innenohrentzündung.

Therapie
- Abschwellend wirkende Nasentropfen
- Antibiotika
- Aufmeißelung des Warzenfortsatzes.

16.2.5 Tubenkatarrh

Definition

Verschluss der Tuba auditiva infolge Schwellung der Tubenschleimhaut.

Ursachen
- Infektiös oder allergisch bedingte Schwellung von Nase, Nasenrachenraum oder Nasennebenhöhlen

- Fliegen oder Tauchen (verursachen eine Druckerhöhung im Nasenrachenraum)
- Verlegung der Tubenöffnung z. B. durch vergrößerte Rachenmandeln.

Pathomechanismus

Durch den Verschluss der Tuba auditiva kommt es zu einem Unterdruck in der Paukenhöhle mit Trommelfellretraktion.

Symptome
- Druckgefühl im Ohr
- Schwerhörigkeit (Schallleitungsstörung)
- Trommelfellretraktion
- evtl. Paukenhöhlenerguss.

Therapie
- Nasentropfen
- Tubendurchblasung
- evtl. Schnitteröffnung des Trommelfells.

16.2.6 Otosklerose

Definition
Erkrankung der knöchernen Labyrinthkapsel, die durch sklerotische Herde meist im Bereich des ovalen Fensters charakterisiert ist.

Ursachen
- Unbekannt
  - Frauen sind häufiger betroffen (tritt meist zwischen dem 20. und 40. Lebensjahr auf)
  - familiär gehäuftes Auftreten
  - Störungen des Knochenstoffwechsels?

Pathomechanismus
Physiologisch ist das ovale Fenster durch eine Membran verschlossen und trennt Mittelohr vom Innenohr. An dieser Membran ist der Steigbügel befestigt, um die Weiterleitung der Schallwellen an das Innenohr zu ermöglichen. Die sklerotischen Herde im Bereich des ovalen Fensters führen zu einer Fixierung des Steigbügels (Stapesankylose) und somit zu einer Schallleitungsschwerhörigkeit.

Symptome
- Beginnt meist durch einseitig lokalisierte progrediente Schwerhörigkeit
- im weiteren Verlauf beidseitige Schwerhörigkeit
- Tinnitus aurium

- Paracusis Willisii (im Lärm wird oft besser verstanden).

Während einer Schwangerschaft verstärken sich die Beschwerden.

Therapie
- Operative Stapesplastik (90 % Besserung des Hörvermögens)
- evtl. Hörgerät.

16.2.7 Morbus Ménière

Definition
Anfallsartig auftretende einseitige Erkrankung des Innenohrs.

Ursachen
- Unklar, evtl. vasomotorische Regulationsstörungen.

Pathomechanismus
Wahrscheinlich liegt eine vermehrte Flüssigkeitsansammlung im Labyrinth, und somit ein Missverhältnis von Produktion und Resorption der Endolymphe vor.

Symptome
- Anfall dauert Minuten bis Stunden
- anfallsartiger Drehschwindel
- einseitige Ohrgeräusche (Tinnitus)
- einseitige Schwerhörigkeit (Schallempfindungsstörungen)
- Übelkeit, Erbrechen
- Schweißausbrüche
- Nystagmus
- Druckgefühl im Ohr.

Komplikationen
- Zunehmende Anfallsdauer und Häufigkeit können zu Hörminderung führen.

Therapie

 Notfall! Maßnahmen zur Grundversorgung → Kap. „Notfall".

- Bettruhe
- im Anfall Antivertiginosa, im Intervall Betahistin
- evtl. chirurgische Entfernung des Vestibularnervs.

16.2.8 Hörsturz

Definition
Bei einem Hörsturz handelt es sich um einen in der Regel einseitigen, akut auftretenden Hörverlust.

Ursachen
- Unbekannt
  - evtl. mangelhafte Sauerstoffversorgung infolge Minderdurchblutung?
  - autoimmunologisch?
  - äußere Belastungsfaktoren?

Symptome
- In der Anfangsphase Ohrgeräusche und Schwindel
- plötzliche, meist einseitig auftretende Hörminderung bis zu völligem Hörverlust
- Druckgefühl (wie Watte) im Ohr.

Therapie

 Notfall! Maßnahmen zur Grundversorgung → Kap. „Notfall".

- Infusion von Plasmaexpandern
- gefäßerweiternde Mittel
- Bettruhe.

16.2.9 Akustisches Trauma

Definition
Schädigung des Hörorgans (Degeneration von Haarzellen im Corti-Organ) durch lang oder kurz andauernde Lärmexposition.

Formen

Knalltrauma
- Kurzzeitige Ohrenschmerzen mit Ohrgeräuschen und Hörverlust; nach Tagen deutliche Besserung.

Explosionstrauma
- Oft einhergehend mit Trommelfellrissen, Gehörknöchelchenluxation und Hörverlust.

Chronisches Lärmtrauma
- Dauerhaft bestehende Schwerhörigkeit durch langzeitige Einwirkung von Lärm oder Schalltrauma (häufige Berufskrankheit).

16.2.10 Tinnitus aurium (Ohrgeräusche)

Definition
Konstant oder anfallsweise auftretende Geräusche, die als subjektive Ohrgeräusche, die nur vom Patienten wahrgenommen werden, oder als objektive Ohrgeräusche auch auskultatorisch nachweisbar sind.

Ursachen

Objektive Ohrgeräusche (meist pulsativ)
- Durchblutungsstörungen
- Glomustumoren
- Hypertonie.

Subjektive Ohrgeräusche (meist nonpulsativ)
- Mittelohrerkrankungen
- Akustikusneurinom
- Hörsturz
- Morbus Menière
- Lärmtrauma
- psychische Belastung.

Symptome
- Brummen, Sausen, Rauschen, Klingen, Zischen, Pfeifen.

Therapie
- Behandlung der bestehenden Herz-Kreislauf-Erkrankungen
- Entspannungstraining
- Tinnitus-Masker
- Sedativa.

16.2.11 Akustikusneurinom

Definition
Tumor des VIII. Hirnnervs, der sich aus den Schwann-Zellen entwickelt.

Ursachen
- Unbekannt.

Symptome
- Frühsymptome: einseitiger Tinnitus und Hörverminderung
- Benommenheit, Gangunsicherheit
- Fazialisparese
- Kopfschmerzen.

Therapie
- Chirurgische Entfernung.

IX Bewegungsapparat

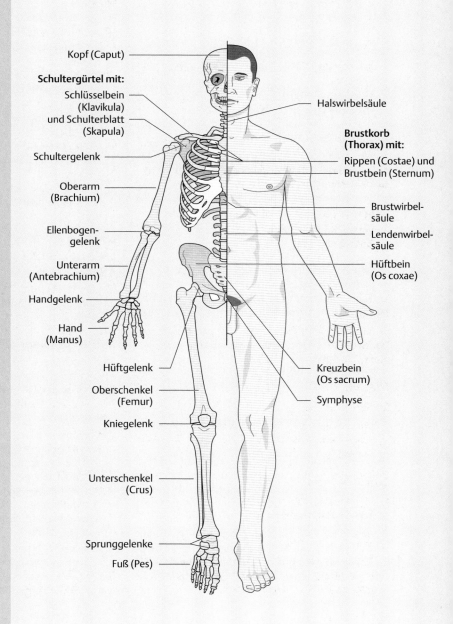

Abb. 12 Übersicht über die Knochen und Gelenke des Skeletts mit gleichzeitiger Darstellung der Körperoberfläche.

17 Anatomie, Physiologie

Die **Knochen** als stabile Anteile und die **Muskeln** als bewegliche Anteile werden zusammenfassend als Bewegungsapparat bezeichnet:
- den *passiven* Part übernimmt das Skelett
- die *aktive* und *bewegliche* Funktion wird von der Muskulatur ausgeführt.

17.1 Skelett

- Das Skelett besteht aus 212 Knochen und wiegt ca. 10 kg.
- Die größten Knochen sind die *Oberschenkelknochen*, die kleinsten sind die *Sesambeine*.

Knochentypen und -formen
- Röhrenknochen (z. B. Oberarmknochen)
- kurze Knochen (z. B. Handwurzelknochen)
- platte Knochen (z. B. Brustbein)
- Sesambeine (in Sehnen, Bändern und Gelenkknorpel eingebettete Knochen)
- irreguläre Knochen (z. B. die Knochen des Gesichtsschädels).

Aufgaben des Knochengerüstes
- Stützfunktion (gewährleistet aufrechte Haltung)
- Schutzfunktion (der Thorax schützt die Brustorgane, der Schädel das Gehirn, die Wirbelsäule das Rückenmark)
- Bewegungsfunktion
- Ansatzpunkt für Muskeln
- Reservoirfunktion (für Kalzium und Phosphate)
- Blutbildung (im roten Knochenmark).

17.1.1 Knochenentwicklung (Ossifikation)

Das embryonale Bindegewebe wird auf 2 unterschiedliche Arten zum Knochen umgebildet (beginnt ca. ab der 6. Embryonalwoche):

Desmale Ossifikation

Ohne die Bildung von knorpeligen Vorstufen entwickelt sich das embryonale Bindegewebe direkt zu Knochenzellen um. Dieser Vorgang bezieht sich nur auf die Bildung des Schädelknochens und des Schlüsselbeins.

Chondrale Ossifikation

Die Verknöcherung findet über hyalinknorpelige Zwischenstufen statt. Das vorher bestehende Knorpelgewebe wird in einem zweiten Entwicklungsschritt durch Knochengewebe ersetzt. Man unterscheidet:

Enchondrale Ossifikation (innere Verknöcherung)
- Im Inneren des Knorpelstabes entsteht ein Knochenkern.
- Dieser wird von eingeschwemmten Knochenzellen gebildet, die Knorpelzellen werden verdrängt.
- Diese Umbauzonen finden sich an der Diaphyse und Epiphyse; dazwischen befindet sich ein knorpeliger Grenzspalt, die *Epiphysenfuge*; an die Ränder der hyalinknorpeligen Gewebeschicht wird fortlaufend Knochensubstanz angebaut, sodass der Knochen *in die Länge wächst*; nach der Pubertät verknöchert die Epiphysenfuge.

Perichondrale Ossifikation (äußere Verknöcherung)
- Durch den ringförmigen Anbau der Knochensubstanz, ähnlich einer Knochenmanschette, geht die Verknöcherung von der äußeren Knorpelhaut aus; dadurch wird das Dickenwachstum des Knochens erreicht.

Aufbau des Knochengewebes

Das Knochengewebe zählt zum Binde- und Stützgewebe und besteht aus Interzellularsubstanz und Knochenzellen.

Knochenzellen
- Osteoblasten, sie dienen dem Knochenaufbau, indem sie kollagene Fasern, die Grundsubstanz und Kalziumphosphatsalze bilden; die Osteoblasten verlieren mit der Zeit ihre Teilungsfähigkeit und werden zu Osteozyten.
- Die Osteozyten stehen über lange Zellfortsätze miteinander in Verbindung und dienen dem Erhalt des Knochens, indem sie Stoffwechselaufgaben übernehmen.
- Osteoklasten bauen die Knochensubstanz ab.

Die Auf- und Abbauprozesse halten sich normalerweise im Gleichgewicht.

Interzellularsubstanz
- Die Interzellularsubstanz besteht aus der Grundsubstanz (einer homogenen, kittartigen Masse), kollagenen Fasern, Mineralsalzen (v. a. Hydroxylapatit) und Wasser.

17.1.2 Knochenaufbau am Beispiel eines Röhrenknochens

Den Schaftanteil nennt man Diaphyse, die beiden Enden *Epiphyse* (proximal und distal); sie sind mit einer dünnen Schicht aus *hyalinem Knorpel* bedeckt und bilden die Gelenkflächen; den Abschnitt zwischen Epiphyse und Diaphyse bezeichnet man als *Metaphyse*.

Periost (Knochenhaut)
- Die äußerste Schicht des Knochens ist das Periost.
- Es enthält Nerven und Gefäße, die das Innere des Knochens mit Nährstoffen versorgen.
- Es dient als Ansatz von Sehnen und Bändern.

Kortikalis (Knochenrinde)
- Die Kortikalis liegt dem Periost innen an und ist aus dichtem Knochengewebe aufgebaut.
- Sie ist im Bereich der Diaphyse etwas breiter angelegt und wird dort *Kompakta* genannt.

Spongiosa (Schwammknochen)
- Die Spongiosa befindet sich in den Epiphysen.
- Sie besteht aus zarten Knochenbälkchen und bietet durch die entstehenden Hohlräume Platz für das *blutbildende Knochenmark*.
- Die Knochenbälkchen können den spezifischen Belastungen standhalten und bewirken durch ihre Anordnung eine enorme Gewichtseinsparung.
- In der Diaphyse befindet sich eine einheitliche Höhle (*Markhöhle*), die beim Erwachsenen durch das gelbe, aus Fettgewebe bestehendem Knochenmark ausgefüllt wird (Spongiosabälkchen fehlen).

Knochenfeinbau (Lamellenknochen)
- Die Kortikalis oder Kompakta besteht aus Bruchteilen von Millimeter dicken *Lamellen* (kollagene Fasern).
- Die Richtung des Faserverlaufs wechselt von Lamelle zu Lamelle (vergleichbar mit einer Tischlerplatte; dies bewirkt besondere Zugfestigkeit).
- Die zuäußerst liegenden Lamellen (unter dem Periost) sind größere Platten und werden als *Generallamellen* bezeichnet.
- Richtung Knochenmitte ordnen sich einige Lamellen röhrenförmig um einen Kanal (*Havers-Kanal*) an, der die den Knochen ernährenden Blutgefäße enthält.

Ernährung des Knochens
- Durch die Knochenhaut führen Blutgefäße (*Volkmann-Kanäle*) in den Knochen und ziehen Richtung Markraum.
- Sie verzweigen sich in Längsrichtung verlaufende Gefäße (*Havers-Kanälchen*).
- Beide Versorgungssysteme sind miteinander verbunden.

17.1.3 Gelenke

Gelenke sind bewegliche Knochenverbindungen und ermöglichen die Körperbewegung.

Aufbau der Gelenke
- Die artikulierenden Gelenkflächen sind meist mit *hyalinem Knorpel* überzogen; das gewölbte Gelenkende bezeichnet man als *Kopf*, das ausgehöhlte gegenüberliegende Gelenkende als *Pfanne*.
- Der dazwischenliegende Gelenkspalt wird durch die *Gelenkkapsel* verbunden (verhindert Luxationen).
- Die Gelenkkapsel (*Capsula articularis*) besteht aus einer äußeren Faserschicht und einer Innenhaut (*Synovialis*); sie sondert Gelenkflüssigkeit ab (*Synovia*), um eine Gleitfähigkeit zu gewährleisten.
- In die Gelenkkapsel sind die Gelenkbänder eingeflochten, die die Epiphysen der gegenüberliegenden Knochen verbinden; sie geben dem Gelenk Stabilität und schützen vor Überstreckungen.
- Einige Gelenkhöhlen (v. a. Kniegelenke) enthalten scheiben- und ringförmige Zwischenknorpel (*Menisci*); sie wirken als Dämpfer, indem sie Stöße auf die Epiphysen abfedern.

Einige Gelenkformen
- Zapfengelenk (zwischen Atlas-Axis)
- Scharniergelenk (z. B. Fingerglieder, Kniegelenk, Ellenbogengelenk)
- Sattelgelenk (Daumengrundgelenk)
- Eigelenk (z. B. zwischen Speiche und Handwurzelknochen)
- Kugelgelenk (Schultergelenk, Hüftgelenk).

Lernhinweis

Unechte Gelenke:
Knochenhaften (Hüftbein)
Knorpelhaften (Verbindungen von Wirbeln mit der Bandscheibe, Schambeinfuge).

17.1.4 Wichtigste Knochen des Körpers

Schädel (Kranium)	**Hirnschädel** (Neurokranium) • 1 Stirnbein (Os frontale) • 2 Scheitelbeine (Ossa parietalia) • 2 Schläfenbeine (Ossa temporalia) • 1 Hinterhauptbein (Os occipitale) • 1 Keilbein (Os sphenoidale) • 1 Siebbein (Os ethmoidale)	Die 8 Knochen des Hirnschädels bilden die Schädelhöhle, die das Gehirn enthält. Nach oben wölbt er sich als Schädeldach, nach unten ist er durch die Schädelbasis begrenzt. Sie sind durch Schädelnähte miteinander verbunden.
	Gesichtsschädel (Viszerokranium) • Nasenbein (Os nasale) • Oberkiefer (Os maxilla) • Jochbein (Os zygomaticum) • Unterkiefer (Os mandibulare) • Tränenbein (Os lacrimale) • Gaumenbein (Os palatinum) • Pflugscharbein (Vomer)	**Schädelnähte (Suturae)** – Kranznaht (Sutura coronalis) trennt das Stirnbein von den beiden Scheitelbeinen – Pfeilnaht (Sutura sagittalis) liegt zwischen beiden Scheitelbeinen – Lambdanaht (Sutura lambdoidea) bildet die Grenze zwischen Scheitelbeinen und Hinterhauptbein
Wirbelsäule (Columna vertebralis)	• 7 Halswirbel (Vertebrae cervicales C1–C7) • 12 Brustwirbel (Vertebrae thoracicae Th1–Th12) • 5 Lendenwirbel (Vertebrae lumbales L1–L5) • 5 Kreuzbeinwirbel (Vertebrae sacrales S1–S5) • 3–5 Steißbeinwirbel (Vertebrae coccygiae)	**Aufbau eines Wirbels** → sind einheitlich vom 3. Halswirbel bis 5. Lendenwirbel aufgebaut 1 Wirbelkörper (Corpus vertebrae) 2 Querfortsätze (Processus transversi) 1 Dornfortsatz (Processus spinosus) 1 Wirbelbogen (Arcus vertebrae) 1 Wirbelloch (Foramen vertebrae) 4 Gelenkfortsätze (Processus articularis). Alle Wirbelkörper liegen übereinander und sind für die charakteristische Säulenform verantwortlich. Wirbelkörper und Wirbelbogen bilden das Wirbelloch, welches das Rückenmark enthält. Zwischen den oberen und unteren Gelenkfortsätzen befinden sich die Zwischenwirbellöcher, durch die Nerven in die Peripherie ziehen. Die Querfortsätze von C1–C7 besitzen Löcher, durch die die A. und V. vertebrales ziehen. Die Brustwirbel besitzen an ihrem Körper oben und unten je 2 Gelenkflächen, sodass eine Verbindung mit den Rippen ermöglicht wird. **Atlas und Axis** Der Atlas (erster Halswirbel) hat die Form eines knöchernen Rings und ist gelenkig mit dem Hinterhauptsbein verbunden; er besitzt keinen Dornfortsatz und keinen Wirbelkörper; ermöglicht *Nickbewegungen*. Der Axis (zweiter Halswirbel) ist mit dem Atlas über ein Zapfengelenk (Dens) verbunden; ermöglicht *Drehbewegungen*.

17 Anatomie, Physiologie

		Wirbelsäulenkrümmungen Halslordose, Brustkyphose, Lendenlordose, Sacralkyphose. **Bandscheiben** Sie bilden elastische Verbindungen und erhöhen die Beweglichkeit der Wirbelsäule (Stoßdämpferwirkung). Sie befinden sich zwischen den Wirbelkörpern, sind ca. 5 mm dick und bestehen aus 2 Schichten Bindegewebe: • innerer Gallertkern (Nucleus pulposus) • äußerer Faserring (Anulus fibrosus)
Schultergürtel	Setzt sich jederseits zusammen aus: • Schlüsselbein (Klavikula)	Das Schlüsselbein ist mit dem Sternum und dem Akromion gelenkig verbunden.
	• Schulterblatt (Skapula)	Das Schulterblatt unterteilt sich in die Schulterblattgräte (Spina scapulae), die Schulterhöhe (Akromion) und den Rabenschnabelfortsatz (Processus coracoideus).
Knöcherner Thorax	Setzt sich zusammen aus: • Brustwirbelsäule • 12 Rippenpaare (Costae)	7 echte Rippenpaare sind mit dem Sternum durch Knorpel verbunden, 5 falsche Rippenpaare sind indirekt über Knorpel mit dem Sternum verbunden (die letzten beiden dieser falschen Rippen sind frei endigend).
	• Brustbein (Sternum)	**Sternum** Der obere Teil des Sternums ist der Handgriff (Manubrium sterni), der mittlere Teil der Körper (Corpus sterni), das untere freihängende Ende der Schwertfortsatz (Processus xiphoideus).
	• Rippen	
Becken (Pelvis)	Besteht aus • dem Kreuzbein (Os sacrum) • 2 Hüftbeinen (Ossa coxae)	Die Hüftbeine sind über die Schambeinfuge (Symphyse) miteinander verbunden. Die Hüftbeine sind aus jeweils 3 Knochen miteinander verschmolzen: Darmbein (Os ilium), Sitzbein (Os ischii), Schambein (Os pubis).
Arme	• Oberarmknochen (Humerus) • Unterarmknochen, bestehend aus Elle (Ulna) und Speiche (Radius)	
Hand (Manus)	• 8 Handwurzelknochen (Ossa carpi) • 5 Mittelhandknochen (Ossa metacarpi) • Fingerknochen (Phalangen)	**Handwurzelknochen** Kahnbein. Mondbein. Dreieckbein, Erbsenbein, großes und kleines Vieleckbein, Kopfbein. Hakenbein. Die Mittelhandknochen setzen sich in die Fingerknochen fort: bis auf den Daumen besteht jeder Finger aus 3 Fingerknochen. *Merkspruch: Ein **Kahn**, der fuhr im **Monden**schein im **Dreieck** um das **Erbsenbein**; **Vieleck groß, Vieleck klein** – am **Kopf**, da muss der **Haken** sein.*
Beine	• Oberschenkel (Femur) • Unterschenkel, besteht aus Schienbein (Tibia), Wadenbein (Fibula)	
Fuß	• 7 Fußwurzelknochen (Ossa tarsi) • 5 Mittelfußknochen (Ossa metatarsi) • Zehenknochen (Digiti pedis)	**Fußwurzelknochen** Fersenbein, Sprungbein, Kahnbein, Würfelbein, 3 Keilbeine

17.2 Skelettmuskulatur

- Man zählt über 700 Muskeln zum aktiven Bewegungsapparat; anteilig machen sie ca. 40 % unseres Körpergewichtes aus.
- Sie arbeiten rasch, sind keinem Rhythmus unterworfen und durch den Willen beeinflussbar.
- Sie sind erregbar (können auf Nervenimpulse reagieren), kontraktil (verkürzen sich), dehnbar (auseinanderziehbar) und elastisch (kehren nach Dehnung oder Kontraktion in ihre ursprüngliche Ruhelage zurück).

Aufgabe

- Aktive Beweglichkeit des Körpers durch Wechsel von Anspannung und Erschlaffung
- aufrechte Körperhaltung
- Wärmeproduktion (85% der Körperwärme wird durch die Muskulatur erzeugt).

Spezieller Lernhinweis

Die Skelettmuskeln zählen zur **quer gestreiften Muskulatur**, die Muskeln der inneren Organe zur **glatten Muskulatur**. Die Kontraktion der glatten Muskulatur ist langsam, rhythmisch wiederkehrend und unwillkürlich. Sie wird durch das vegetative Nervensystem gesteuert und kann nicht willentlich beeinflusst werden.
Die **Herzmuskulatur** nimmt eine Mittelstellung zwischen glatter und quer gestreifter Muskulatur ein. Sie ist wie die Skelettmuskulatur quer gestreift, die Kontraktion erfolgt jedoch unwillkürlich und ist nicht vom Willen beeinflussbar.

17.2.1 Aufbau des Skelettmuskels

- Jeder anatomisch benannte Muskel besteht aus vielen *Muskelfaserbündeln*.
- Die Muskeln werden von einer Muskelhülle (*Muskelfaszie*) in ihrer anatomischen Form gehalten.
- Die Muskelfaszien setzen sich am Muskelende aus straffem kollagenem Bindegewebe als *Sehne* fort, die mit bestimmten Knochenanhaftungsstellen verbunden sind.
- Als **Ursprung** bezeichnet man den Teil des Muskels, der der Körpermitte am nächsten gelegen ist.
- Als **Ansatz** bezeichnet man den Teil des Muskels, der der Körpermitte am entferntesten liegt.
- Um eine Bewegung durchführen zu können, ist ein Zusammenspiel gegensätzlich wirkender Muskeln erforderlich: ein **Agonist** (Spieler) führt eine Primärbewegung durch, während der **Antagonist** die Gegenbewegung ausführt (ein Muskel beugt, ein anderer spannt an).
- Muskeln, die sich in ihrer Arbeit gegenseitig unterstützen, nennt man **Synergisten**.

Feinbau einer Muskelfaser

- Hauptbestandteil jeder Muskelfaser sind die *Myofibrillen* als fadenförmige Struktur, die die Fasern parallel in Längsrichtung durchziehen.
- Die Myofibrillen bestehen aus *Myofilamenten*.
- Sie differenzieren sich in *Aktin-* und *Myosinfilamente*, die im mikroskopischen Bild als helle und dunkle Streifen erscheinen und der quer gestreiften Muskulatur ihren Namen geben.
- Aktin- und Myosinfilamente formieren sich innerhalb einer Muskelfaser zu vielen aneinandergereihten Einheiten: den *Sarkomeren*; jedes Sarkomer ist von Z-Streifen begrenzt (bestehen aus Aktin).

Kontraktion des Skelettmuskels

- Damit ein Skelettmuskel kontrahiert, muss er von einer *Nervenzelle* gereizt werden; jede Muskelfaser ist von feinsten Ausläufern des Nervengewebes umhüllt.
- Die *Erregung* bewirkt, dass die Aktinfilamente tiefer zwischen die Myosinfilamente gleiten; die Z-Streifen nähern sich einander an, das Sarkomer verkürzt sich.
- Kontrahieren viele Myofibrillen gleichzeitig, verkürzt sich dadurch der gesamte Skelettmuskel.

17.2.2 Wichtigste Skelettmuskeln des Körpers

Kopf	**Mimische Muskulatur** • Stirnmuskel (M. frontalis) • Augenringmuskel (M. orbicularis oculi) • Ringmuskel des Mundes (M. orbicularis oris) • Jochbeinmuskel (M. zygomaticus) • Wangenmuskel (M. buccinator) • Lachmuskel (M. risorius) **Kaumuskulatur** • Schläfenmuskel (M. temporalis) • Kaumuskel (M. masseter) • innerer Flügelmuskel (M. pterygoideus medialis)	Die mimische Muskulatur ist meist nicht am Knochen befestigt, sondern liegt im Unterhautfettgewebe (bewegt die Haut); sie liegt ringförmig um Öffnungen des Kopfes (Augen, Mund, Nase). Die Kaumuskeln bewegen den Unterkiefer und bewirken den Kieferschluss (Lautbildung und Sprache).
Hals	**Vordere Halsmuskeln** • Kopfwender (M. sternocleidomastoideus) • Halshautmuskel (Platysma) • Zungenbeinmuskeln (Mm. suprahyoidei) **Hintere Halsmuskeln** • Treppenmuskeln (Mm. scaleni) • prävertebrale Halsmuskeln (Mm. colli)	Die vorderen Halsmuskeln stehen fast alle mit dem Zungenbein in Verbindung (für den Schluckakt von Bedeutung). Die Treppenmuskeln und der Kopfwender zählen zur Atemhilfsmuskulatur.
Rumpf	**Brustmuskulatur** • Zwischenrippenmuskeln (Mm. intercostales externi + interni) • Zwerchfell (Diaphragma) • großer und kleiner Brustmuskel (Mm. pectorales major und minor) • hinterer, oberer, unterer, vorderer Sägezahnmuskel (M. serratus posterior, superior, inferior, anterior) **Rückenmuskulatur** • breiter Rückenmuskel (M. latissimus dorsi) • Kapuzenmuskel (M. trapezius) • Rumpfaufrichter (M. erector spinae) **Bauchmuskulatur** • innerer schräger Bauchmuskel (M. obliquus abdominis internus) • äußerer schräger Bauchmuskel (M. obliquus abdominis externus) • gerader Bauchmuskel (M. rectus abdominis) • querer Bauchmuskel (M. transversus abdominis)	Die Bauchwand besteht aus mehreren Muskelschichten. Ziehen sich alle Muskelschichten zusammen, werden die Bauchorgane zusammengepresst (Bauchpresse); sie unterstützen die Darm- und Harnblasenentleerung. Hauptatemmuskel ist das Zwerchfell; unterstützend wirken die Zwischenrippenmuskeln. Der breite Rückenmuskel ist wichtig für die Bewegung des Armes und die Fixation des Schulterblattes.
Arme	• Deltamuskel (M. deltoideus) • Armbeuger (M. biceps brachii) • Armstrecker (M. triceps brachii)	Der größte Oberarmmuskel ist der Deltamuskel; er entspringt an der Schulterhöhe und setzt am Oberarmknochen an; wichtigste Funktion: Armbewegung.
Gesäß	• großer Gesäßmuskel (M. glutaeus maximus) • mittlerer Gesäßmuskel (M. glutaeus medius) • kleiner Gesäßmuskel (M. glutaeus minimus)	Sie besitzen wichtige statische Aufgaben und verhindern z. B. ein Abknicken des Beines zur Seite beim Laufen.
Beine	**Oberschenkel** • vierköpfiger Oberschenkelmuskel (M. quadriceps femoris) • zweiköpfiger Oberschenkelmuskel (M. biceps femoris) • Schneidermuskel (M. sartorius) **Unterschenkel** • dreiköpfiger Wadenmuskel (M. triceps surae) • Zwillingswadenmuskel (M. gastrocnemius) • vorderer Schienbeinmuskel (M. tibialis anterior) • langer Wadenmuskel (M. peroneus longus)	Die Muskeln der unteren Extremität sind viel ausgeprägter als die der oberen Extremität, da jedes Bein großes Gewicht halten, stabilisieren und bewegen muss.

18 Pathologie

18.1 Knochenerkrankungen mit verminderter Dichte

18.1.1 Osteoporose

Definition

Generalisierter oder lokalisierter Knochengewebsschwund, der den organischen Anteil und den Mineralgehalt gleichzeitig betrifft (Hydroxylapatit und Kollagen).

Ursachen

Primär (95%)
- Unbekannt.
  - **Typ I** Osteoporose bei Frauen nach der Menopause (ca. 85%), infolge Östrogenmangel?
  - **Typ II** senile Osteoporose (> 70. Lebensjahr).

Sekundär (5%)
- endokrin (Cushing-Syndrom, Hyperthyreose, Hypogonadismus)
- renal (terminale Niereninsuffizienz)
- metabolisch (Diabetes mellitus)
- Immobilisation (Frakturen, Paresen)
- Malabsorptionssyndrome
- neurovaskulär (Sudeck-Syndrom)
- rheumatische Erkrankungen (chronische Polyarthritis)
- Skeletttumoren, Knochenmetastasen
- Medikamente (Cortison, Heparin).

Pathomechanismus

Der Knochenabbau erfolgt auf physiologischem Wege, der Knochenanbau ist jedoch reduziert. Dies zieht einen Verlust von Knochenmasse und eine minderwertige Knochenstruktur nach sich. Daraus resultiert ein Stabilitätsverlust mit einer erhöhten Frakturanfälligkeit.

Symptome
- Knochenschmerzen, besonders im Rücken
- signifikante Abnahme der Körpergröße in Monaten bis Jahren
- Tannenbaumphänomen (Thorax sackt Richtung Becken, sichtbare Hautfalten im Rückenbereich)
- Witwenbuckel (Brustkyphose)
- Frakturen von Wirbelkörpern (Deckwirbeleinbrüche), Rippen- und Extremitätenbrüche (v. a. Oberschenkelhalsbruch).

Komplikationen
- Querschnittlähmung
- Nervenkompression.

Diagnose
- Labor: Kalzium, Phosphor, AP im Normbereich
- Röntgen: vermehrte Strahlentransparenz, Fischwirbelbildung (Deckplatten sind eingebrochen), Keilwirbelbildung (Wirbel sind zusammengestaucht), Flachwirbel (Wirbel flachen ab)
- verminderte Knochendichte bei radiologischer Messung.

Therapie
- Medikamente (Östrogen- und Fluorgabe, Kalzium, Vitamin D, Biphosphate, Calcitonin)
- Immobilisation vermeiden
- Schmerztherapie
- Krankengymnastik.

18.1.2 Osteomalazie/Rachitis

Definition

Osteomalazie ist eine erhöhte Weichheit und Verbiegungstendenz der Knochen durch mangelhaften Einbau von Kalzium.
Rachitis bezeichnet ebenfalls eine gestörte Mineralisierung des Knochens einhergehend mit einer Desorganisation der Wachstumsfugen (Osteomalazie ist eine Erkrankung der *Erwachsenen*, Rachitis die der *Kinder*).

Rachitis → Manifestation vom 3. Lebensmonat bis 3. Lebensjahr
Spätrachitis → Manifestation vom 3. Lebensjahr bis zur Pubertät
Osteomalazie → Manifestation nach der Pubertät.

Ursachen
- Vitamin-D-Stoffwechselstörung
  - fehlende UV-Bestrahlung
  - Niereninsuffizienz
  - Leberinsuffizienz

- Malabsorptionssyndrom
- selten: mangelnde Zufuhr.

Pathomechanismus

Vitamin D_3 wird zu 80 % unter UV-Lichteinfluss (aus 7-Dehydrocholesterin) gebildet und zu 20 % über die Nahrung (z. B. Milch, Butter, Eigelb) aufgenommen. In der Leber wird es zu einer Zwischenstufe (25-OH-D_3) umgewandelt. In den Nieren entsteht aus 25-OH-D_3 das aktive Calcitriol (1a-25(OH)2-D_3). Calcitriol (aktivste Endstufe des Vitamin D_3) fördert die Aufnahme von Kalzium und Phosphat im Magen-Darm-Trakt. Fehlt dieses, so können Kalzium und Phosphat nicht resorbiert werden. Es kommt zu einer reaktiven Erhöhung von Parathormon, welches dafür sorgt, den Kalzium- und Phosphatspiegel im Blut aufrechtzuerhalten. Eine Demineralisierung des Knochens mit erhöhter Verbiegungstendenz ist die Folge.

Symptome Frührachitis

- Appetitlosigkeit
- Blässe
- Schwitzen, besonders am Hinterkopf
- Unruhe
- evtl. Krämpfe
- Kraniotabes (Schädeldeformierung bis Eindrückbarkeit des Hinterhauptes)
- rachitischer Rosenkranz (Knorpelauftreibung am Sternum)
- Harrison-Furche (eingezogene Zwerchfelllinie, Glockenthorax).

Symptome Spätrachitis

- Ausgeprägte Knochenverbiegungen (Watschelgang, X- und O-Beine)
- Thoraxveränderungen (Kielbrust, Hühnerbrust, Trichterbrust)
- Kartenherzbecken (abgeflachtes Becken, Symphyse rutscht nach vorne)
- verzögerter Zahndurchbruch mit Schmelzdefekten
- Caput quadratum (Viereckform des Schädels)
- Skoliose/Kyphose der Wirbelsäule
- Knochenschmerzen.

Symptome Osteomalazie

- Diffuse Skelettbeschwerden
- evtl. schmerzbedingte Immobilisation
- ausgeprägte Knochenverbiegungen (X- oder O-Beine)
- Gehstörungen (Watschelgang)
- Kartenherzbecken
- Adynamie.

Diagnose

- Labor: Kalzium ↓, Alkalische Phosphatase ↑, Parathormon ↑
- Röntgen: Looser-Umbauzonen.

Therapie

- Je nach Grunderkrankung
- Vitamin-D_3-Substitution (auch als Prophylaxe bei Neugeborenen).

18.1.3 Osteogenesis imperfecta (Glasknochenkrankheit)

Definition

Erblich bedingte Bindegewebsschwäche mit Unterfunktion der Osteoblasten, die mit einer generalisierten verminderten Knochendichte einhergeht.

Pathomechanismus

Da keine normale Knochenmatrix aufgebaut werden kann, ist die Kompakta dünn, wenig belastbar und kalkarm. Die Folge ist eine erhöhte Knochenbrüchigkeit, Knochenverbiegungen und Minderwuchs. Grundsätzlich behindert die Unterfunktion der Osteoblasten den Kollagenaufbau aller Binde- und Stützgewebe, sodass man von einer Systemerkrankung sprechen kann.

Symptome

Man unterscheidet mehrere Verlaufsformen:

Typ I (Hoeve-Syndrom, Lobstein-Krankheit)

Leichte Verlaufsform, i. d. R. keine Beeinträchtigung der Lebenserwartung.

- Blaue Skleren (Störung der Fibroblastentätigkeit)
- bläuliche Zahnsäume (Störung der Odontoblasten)
- multiple Frakturen im Kindesalter
- Schwerhörigkeit (durch Otosklerose).

Typ II a, b, c (Vrolik-Krankheit)

Kinder überleben nur selten das erste Lebensjahr.

- Bereits intrauterin entstehende Frakturen und Deformierungen
- Verkürzung der Röhrenknochen
- starke Verbiegung der langen Knochen
- blaue Skleren, weicher Schädel.

Typ III und Typ IV
Schwerer, evtl. variabler Verlauf.
- Dünne, gebogene Knochen
- fortschreitende Deformierung der Röhrenknochen, des Beckens, Schädels und der Wirbelsäule.

Diagnose
- Röntgen.

Therapie
- Medikamente (Calcitonin, Calciferole, Fluor)
- chirurgische u. orthopädische Versorgung der Frakturen
- Gehhilfen, Stützkorsett etc.

18.2 Knochenerkrankungen mit erhöhter Dichte

18.2.1 Morbus Paget (Osteodystrophia deformans, Paget-Krankheit)

Definition
Eine benigne, überstürzt ablaufende Knochenumbaustörung; willkürliche Zonen mit Knochenaufbau finden sich neben Zonen mit Knochenabbau.

Ursachen
- Unbekannt
  - evtl. erbliche Disposition (betroffen sind meist Personen > 50 Jahre)
  - evtl. Virusinfektionen.

Pathomechanismus
In der Frühphase bewirken die Osteoklasten einen unkontrollierten Knochenabbau. In der Spätphase überwiegen die Osteoblasten und verursachen einen stark erhöhten minderwertigen Knochenaufbau; der lokale Knochenumsatz ist bis zum 20fachen der Norm gesteigert. Folge: ein aufgetriebener, mechanisch wenig stabiler Knochen mit Verformungen.

Symptome
$1/3$ der Fälle: keine Beschwerden (Röntgenzufallsbefund).

Frühsymptome
- Lokale Knochenschmerzen (am häufigsten ist das Becken befallen, es folgen Femur, Tibia, Schädel und Lendenwirbelsäule)
- evtl. erhöhte Hauttemperatur über dem befallenen Knochen.

Spätsymptome
- Verdickung und Deformierungen von Skelettabschnitten:
  - appositionelles Wachstum der Schädelkalotte (Hut passt nicht mehr; *DD: Akromegalie*)
  - Verdickung und Verbiegung der langen Röhrenknochen
  - Säbelscheidentibia (Tibia verbiegt sich nach vorne und seitlich)
  - Kartenherzbecken (durch Verlust der Spongiosastruktur)
  - durch Deformierung der Wirbelkörper evtl. Nervenkompressionssyndrom.

Komplikationen
- Spontanfrakturen
- Nierensteine (durch erhöhten Kalziumumsatz)
- Rückenmarkskompression
- selten: Osteosarkom.

Diagnose
- Röntgen
- Szintigrafie
- Labor: AP ↑↑.

Therapie
Symptomatisch, keine kausale Therapie bekannt.
- Analgetika
- medikamentöse Osteoklastenhemmer (Calcitonin)
- bei Nervenkompressionssyndrom: Operation.

18.3 Erkrankungen der Wirbelsäule

18.3.1 Bandscheibenvorfall (Diskusprolaps)

Definition
Verlagerung von Gewebe des Nucleus pulposus der Bandscheibe durch Risse im äußeren Faserring (Anulus fibrosus) mit neurologischer Kompressionssymptomatik.

Schweregrade
Protrusion: Verlagerung des Faserrings über die Wirbelkörper hinaus = Bandscheibenvorwölbung

(nur innere Schichten des Faserrings sind durchrissen).
Prolaps: Vollständiges Reißen des Faserrings mit Herausquellen des Nucleus pulposus in den Wirbelkanal oder in die Zwischenwirbellöcher.

Häufigste Lokalisation

LWS: L4/L5, L5/S1
HWS: C6/C7.

Ursachen

- Haltungsfehler (falsche Belastung der Wirbelsäule)
- degenerative Ursachen: z. B. Spondylarthrose, Osteochondrose
- Rückenmarktumoren
- Wirbelfraktur.

Symptome

Auslösende Momente sind z. B. schweres Heben oder Drehbewegungen des Rumpfes.

Protrusion

- Rückenschmerzen
- Muskelhartspann
- Schonhaltung.

Prolaps

- Meist akut auftretende Schmerzen (Wurzelkompressionssyndrom); je nach Lokalisation z. B. als Ischiassyndrom oder Cauda-Syndrom
- Schmerzprovokation beim Husten, Niesen, Pressen
- Muskelhartspann
- Schonhaltung
- Sensibilitätsstörungen in dem betroffenen Dermatom
- Bewegungseinschränkung der Wirbelsäule
- schmerzbedingte Schonhaltung
- nach 3–4 Tagen nachlassende Schmerzen mit Taubheitsgefühl
- evtl. Paresen und Atrophie der Kennmuskeln.

Komplikationen

- Irreversible Druckschädigung von Nervenwurzeln: Wurzeltod (Folge: z. B. Blasenentleerungsstörungen, Potenzstörungen)
- Querschnittlähmung.

Diagnose

- Abgeschwächte bis fehlende Reflexe
- bei lumbalem Bandscheibenvorfall:
  - Lasègue und Brudzinski positiv
  - Schober-Zeichen positiv
  - Valleix-Druckpunkte positiv.

Therapie

- Bettruhe/Wärme
- Analgetika
- Physiotherapie
- Indikation zur Operation bei drohendem Wurzeltod oder therapieresistenten Schmerzen.

18.3.2 Cauda-equina-Syndrom

Definition

Medialer Massenprolaps, der durch beidseitige Kompression der Cauda equina zu irreversiblen neurologischen Ausfällen führen kann.

Häufigste Lokalisation

LWS: L3/L4, L4/L5.

Ursachen

- → „Diskusprolaps".

Symptome

- Akut auftretende Rückenschmerzen
- meist beidseitige ischiasähnliche Schmerzen
- Paraparesen
- Blasen- und Mastdarmlähmung mit Harn- und Stuhlverhalt
- Erektionsstörungen
- Reithosenanästhesie (Taubheit an den Oberschenkelinnenseiten).

Komplikationen

- Irreversible Ausfallerscheinungen.

Therapie

 Notfall! Maßnahmen zur Grundversorgung → Kap. „Notfall".

18.3.3 Ischiassyndrom

Definition

Sammelbezeichnung für Schmerzsyndrome oder Neuritiden des Nervus ischiadicus unterschiedlicher Ursache mit gleichem Symptomkomplex.

Pathomechanismus

Der N. ischiadicus entspringt im Bereich L4/L5/S1. Durch Reizung bzw. Kompression des Nervs kommt es zu einer typischen Schmerzsymptomatik.

Ursachen

- Bandscheibenvorfall
- Metastasen
- Gebärmutterabknickung
- degenerative Erkrankungen der Wirbelsäule (Osteochondrosis lumbalis, Spondylose, Spondylolisthesis)
- Traumen
- Frakturen
- Hüftgelenkluxationen
- Neuritis bei Infektionskrankheiten (Meningitis, Zoster)
- unsachgemäße intramuskuläre Injektion
- Polyneuropathie (z. B. bei Diabetes mellitus)
- Schwangerschaft
- Obstipation.

Symptome

- Schmerzen in der Lendengegend, die einseitig in das betroffene Bein bis über das Knie hinaus ausstrahlen bis zum Fußaußenrand
- Husten, Pressen und Niesen verschlimmern die Beschwerden
- Druck- und Klopfempfindlichkeit der Wirbelsäule mit Verspannung der paravertebralen Muskulatur
- typische Schonhaltung
- Parästhesien
- evtl. Lähmung der Zehenmuskulatur (Zehen- und Fersenstand nicht möglich)
- Sensibilitätsstörungen.

Diagnose

- Lasègue- und Schober-Zeichen positiv
- Achillessehnenreflexe abgeschwächt
- EMG, CT.

Therapie

- Analgetika
- Wärme (Fango)
- entlastende Lagerung (Stufenbett)
- Ursache beseitigen.

18.3.4 Lumbalgie (Hexenschuss)

Definition

Meist durch Krafteinwirkung verursachte plötzlich auftretende intensive Schmerzen im Bereich der Lenden.

Ursachen

- → „Ischiassyndrom".

Risikofaktoren

- Ausgeprägte Lendenlordose
- Kippen des Beckens nach vorne
- Schwäche der paraspinalen Muskulatur
- endogene Schwäche der Lendenwirbelsäule
- schwache Bauchmuskulatur.

Symptome

- Meist plötzlich auftretende einschießende Schmerzen im Lendenbereich, evtl. nach thorakal ausstrahlend (keine Irritation der Ischiaswurzel, sonst als Ischiassyndrom bezeichnet)
- Schonhaltung und schmerzbedingte Bewegungseinschränkung
- muskulärer Hartspann der Rückenmuskulatur und Druckschmerzhaftigkeit der Dornfortsätze.

Therapie

- → „Ischiassyndrom".

18.3.5 Zervikalsyndrom (HWS-Syndrom)

Definition

Sammelbezeichnung für alle Beschwerden mit Ursprung von der Halswirbelsäule.

Ursachen

- Degenerative Prozesse
- statisch-muskuläre Störungen
- posttraumatisch (z. B. Schleudertrauma)
- Bandscheibenvorfall.

Symptome

- Nackenschmerzen
- durch Kompression des N. sympathicus und A. vertebralis:
  - Kopfschmerzen
  - Schwindel
  - Hör-, Seh-, und Schluckstörungen
- Bewegungseinschränkung des Kopfes
- Paresen.

Therapie

 Notfall! Maßnahmen zur Grundversorgung → Kap. „Notfall".

- Ursache beheben
- Wärme
- entlastende Lagerung
- Medikamente.

18.4 Entzündliche Erkrankungen des Knochens

18.4.1 Osteomyelitis

Definition

Knochenmarkentzündung, meist in Verbindung mit einer Knochenentzündung (Ostitis) und des Periost (Periostitis).

Ursachen

- Hämatogene Streuung aus lokalen Infektionsherden (z. B. Tonsillitis, Otitis)
- direkte Keimverschleppung durch offene Fraktur
- Knochenoperationen.

Symptome

Häufigste Lokalisation: Epiphysennähe der Röhrenknochen.
- Zeichen einer schweren Allgemeininfektion → hohes Fieber und Schüttelfrost
- Schmerzen, Schwellung und Überwärmung des betroffenen Gliedmaßenabschnitts
- Funktionseinschränkung.

Komplikationen

- Abszess
- Knochennekrose
- Markphlegmone.

Diagnose

- Labor: BSG, Leukozytose
- Szintigrafie
- Gewebepunktion.

Therapie

- Ruhigstellung der betroffenen Extremität
- hoch dosierte Antibiotikagabe
- bei Komplikationen operative Abszessausräumung.

> **Wichtiger Lernhinweis**
>
> Wegen der Therapieresistenz und Rezidivgefahr spricht man nie von einer Ausheilung der Osteomyelitis, sondern nur von einer ruhenden Osteomyelitis!

18.5 Rheumatische Erkrankungen

Definition

„Rheuma" ist eine Sammelbezeichnung für ca. 100 Krankheiten des Bewegungsapparates unterschiedlicher Ursache und Ausprägung, die sich alle durch ihren „fließenden und ziehenden" (*rheuma = fließen*, griech.) Schmerzcharakter auszeichnen. Manifestationsort ist das Stütz- und Bindegewebe des Bewegungsapparates, häufig auch mit systemischer Beteiligung des Bindegewebes innerer Organe (z. B. Herz, Lunge, Gefäße, Leber, Darm und ZNS).

> **Lernhinweis**
>
> Einige rheumatische Erkrankungen gehen mit einer Erhöhung des Rheumafaktors (RF) einher. Hierbei handelt es sich um Autoantikörper (meist IgM), die gegen eine andere Fraktion der Antikörper (IgG) gerichtet sind. Aber auch Gesunde können eine Erhöhung des Rheumafaktors aufzeigen (5% der Bevölkerung unter 50 Jahre, Anstieg mit zunehmendem Lebensalter). Die Höhe des Antikörpertiters korreliert nicht mit dem Aktivitätsgrad der zugrunde liegenden Erkrankung.

Unterteilung des rheumatischen Formenkreises

Entzündlich-rheumatische Gelenkerkrankungen

- Entzündliche Polyarthritis (chronische Polyarthritis, Morbus Bechterew etc.)
- Kristallarthropathie (metabolische Arthritis)
- Arthritiden im Zusammenhang mit Infektionen (z. B. rheumatisches Fieber, reaktive Arthritis)
- rheumatologisch-immunologische Systemerkrankungen (z. B. akute Verlaufsform der Sarkoidose).

Degenerativ-rheumatische Gelenkerkrankungen

- Arthrose.

Extraartikuläre rheumatische Erkrankungen (Weichteilerkrankungen)

- Vorwiegend degenerative, aber auch entzündliche Erkrankungen der Muskeln, Sehnen, Sehnenscheiden und Bänder (z. B. Tendinosen, Tendomyosen, Bursopathien etc.).

> **Wichtiger Lernhinweis**
>
> Allgemeine Symptome von Arthritiden:
>
> Entzündungszeichen
>
> - Rötung (im akuten Anfall)
> - Schwellung (weich-sulzig)
> - Schmerz (Dauer- und Ruheschmerz)
> - Funktionseinschränkung (beginnt schon im frühen Krankheitsstadium, vor allem morgens)
> - Überwärmung.
>
> Bei **chronischem Verlauf**
>
> - Funktionsverlust mit Gelenkfehlstellung und Gelenksteifigkeit
> - je nach Anzahl der befallenen Gelenke spricht man von:
>   - Monarthritis: 1 Gelenk ist befallen
>   - Oligoarthritis: 2–4 Gelenke sind befallen
>   - Polyarthritis: mehrere Gelenke sind befallen
>   - Gonarthritis: das Kniegelenk ist befallen.

18.5.1 Chronische Polyarthritis (Rheumatoide Arthritis, cP, pcP)

Definition

Häufigste chronisch-entzündliche rheumatische Systemerkrankung des Bindegewebes mit progradient schubartigem Verlauf; manifestiert sich meist an Gelenken, aber auch an anderen Organen.

Ursachen

- Unbekannt (Autoimmunerkrankung mit familiärer Häufung, Frauen sind 4-mal häufiger betroffen als Männer; Erkrankungsgipfel zwischen dem 30. und 40. Lebensjahr).

Pathomechanismus

Autoantikörper und phagozytierende Granulozyten verursachen in der Gelenkkapsel eine abakterielle Synovitis.
Im weiteren Verlauf kommt es zu wucherndem Granulationsgewebe (Pannus), welches in Knorpel, Knochen, Bänder und Sehnen infiltriert und diese zerstört. Endstadium: Versteifung und Fehlstellung der Gelenke. Die systemische Ausbreitung erfolgt durch im Blut zirkulierende Immunkomplexe und deren Ablagerungen im Gewebe.

Frühsymptome

- Langsamer Beginn (schubweises Auftreten über Monate und Jahre)
- Schweißneigung, subfebrile Temperatur, Appetitlosigkeit, Gewichtsverlust, Leistungsschwäche
- charakteristische, meistens symmetrische Schmerzen an den kleinen Fingergrund- und Mittelgelenken
- bei 20% Erstmanifestation einer symmetrischen Schwellung eines großen Gelenks
- typische Morgensteifigkeit mit Bewegungsschmerz (bildet sich nach einiger Zeit des Bewegens zurück).

Spätsymptome

- Gelenkdeformationen (ulnare Deviation der Finger, Schwanenhalsdeformation, Knopflochdeformation, 99-Deformität)
- Gelenkversteifung (Ankylose)
- Durchblutungsstörungen der Finger mit Parästhesien
- extraartikuläre Weichteilbeteiligung (z. B. Karpaltunnelsyndrom, Sehnenscheidenentzündungen)
- die Haut über dem befallenen Gelenk ist dünn und glatt, häufig bräunliche Pigmentierung an den dem Sonnenlicht ausgesetzten Stellen.

Mögliche systemische Befallmuster

- Herz: Perikarditis, Myokarditis
- Lunge: Pleuritis, Lungenfibrose
- Gefäße: Vaskulitiden
- Leber/Milz: Hepatosplenomegalie
- Blut: Schäden am Knochenmark mit Begleitanämie
- Haut: subkutane Rheumaknoten, besonders an Druckstellen auftretend (Streckseite der Unterarme, Hinterkopf)
- Augen: Keratokonjunktivitis.

Diagnose

Frühdiagnose ist sehr schwierig.
- Labor: 80 % der Fälle positiver Rheumafaktor, 50–80 % HLA-DR4 positiv, BSG ↑
- Röntgen: gelenknahe Osteoporose, Gelenkspaltschmälerung, Erosionen.

Therapie

- Physikalische Therapie/Kältetherapie
- Krankengymnastik
- Ergotherapie

- Medikamente (Antiphlogistika, Kortikoide, Analgetika, Immunsuppressiva)
- dosierte Bewegung
- Operation.

18.5.2 Morbus Bechterew

(Spondylarthritis ankylosans, Bechterew-Strümpell-Marie-Krankheit, Spondylitis ankylopoetica)

Definition
Chronisch oder schubweise verlaufende abakterielle Entzündung vornehmlich der Wirbelsäule, beginnend in den Iliosakralgelenken mit Verknöcherung der Wirbelsäule.

Ursachen
- Unbekannt
- genetische Disposition: 90 % der Fälle: HLA-B27-positiv
- 10 : 1 Männer zwischen dem 15. und 40. Lebensjahr.

Pathomechanismus
Die abakterielle Entzündung richtet sich gegen die Wirbelsäule, den Knorpel und den Bandapparat. Es kommt zur Ausbildung von Ankylosen (knöcherne und kapsuläre Gelenkversteifung) mit vollständigem Bewegungsverlust. Folge ist eine aufsteigende Versteifung der Wirbelsäule mit Aufhebung der Lendenlordose, verstärkter Brustkyphose und vorgebeugter Halswirbelsäule (Blick auf den Boden).

Frühsymptome (schleichend über 2–5 Jahre)
- Gewichtsverlust, Abgeschlagenheit, allgemeine Schwäche
- unklare Schmerzen im Lendenwirbelbereich, besonders in der 2. Nachthälfte
- Morgensteifigkeit
- unklare Schwellung der Extremitätengelenke, besonders Kniegelenk
- Iridozyklitis
- atemabhängiger Thoraxschmerz
- im Tagesverlauf auch Fersen- und Gesäßschmerz (entzündliche Mitbeteiligung des Achillessehnenansatzes).

Spätsymptome
- Von kaudal nach kranial fortschreitender Versteifungsprozess der Wirbelsäule mit Ausbildung einer thorakolumbalen Hyperkyphose und damit auch eingeschränkter Atembreite (aufgrund rechtzeitiger therapeutischer Maßnahmen heute nur noch selten).

Diagnose
- Labor: negativer Rheumafaktor, 90 % der Fälle HLA-B27-positiv, BSG ↑
- Röntgen: Bambusstab-Wirbelsäule
- *Schober-Zeichen* positiv (Der Patient steht, man markiert die Stelle vom 1. Sakralwirbel ausgehend 10 cm nach kranial. Nach maximaler Rumpfbeugung sollte sich der Abstand um mindestens 4 cm vergrößern).
- *Mennell-Zeichen* positiv (Der Patient liegt in Rückenlage; bei Druck auf beide Darmbeinschaufeln: Schmerz).

Therapie
- Krankengymnastik
- Wärmeanwendungen
- im Schub Analgetika und Antiphlogistika
- operative Einsteifung der Wirbelsäule (um Kyphose zu vermeiden).

18.5.3 Metabolische Arthritis (Gicht, Arthritis urica, Hyperurikämie)

Definition
In Schüben oder chronisch verlaufende Purinstoffwechselstörung mit Ablagerungen von Uratkristallen im Binde- und Stützgewebe.

Ursachen
Primär
- Genetisch bedingt (renale Ausscheidungsstörung von Harnsäure); 95% der Betroffenen sind Männer. Auslösende Faktoren: reichhaltige Mahlzeiten, Alkohol, Kaffee, körperliche Anstrengung, Unterkühlung.

Sekundär
- Gesteigerter Zelluntergang (Polyzythämie, Leukämie, Tumoren, Zytostatika).
- Nierenfunktionsstörungen.

Symptome
- Oft asymptomatische Hyperurikämie.

■ Akuter Gichtanfall
- Beginnt meist nachts oder frühmorgens mit heftigen Schmerzen

- in ²/₃ der Fälle ist das Großzehengrundgelenk betroffen (Podagra)
- seltener im Kniegelenk (Gonagra) oder Finger-/Handgelenk (Chiragra)
- Frösteln und subfebrile Temperatur
- das betroffene Gelenk (meist Monarthritis) ist hochrot, oft teigig geschwollen, heiß und druckschmerzhaft
- der Anfall dauert meist bis zum Morgen, evtl. aber auch einige Tage.

Chronische Gicht
- Gichttophi (knotige Ablagerungen am Ohrknorpel und/oder Achillessehne)
- chronische Schmerzen.

Komplikationen
- Gichtnephropathie
- Nephrolithiasis (10–20 %)
- Gelenkdeformationen
- Iritis
- arterielle Hypertonie
- Begleiterkrankungen
  - Fettstoffwechselstörungen
  - Diabetes mellitus
  - Adipositas
  - Leberschaden.

Diagnose
- Hyperurikämie (> 6,4 mg/dl).

Therapie
- Feuchte, kalte Umschläge
- Diät, Normalisierung des Körpergewichts
- Verzicht auf Alkohol
- Ruhigstellung
- im Anfall Colchicin, Antiphlogistika, evtl. Kortikoide
- Dauerbehandlung mit Allopurinol.

18.5.4 Rheumatisches Fieber

→ Kap. „Herz und Kreislauf".

18.5.5 Reaktive Arthritis (Reiter-Syndrom)

Definition
Eine postinfektiöse Mono- bzw. Oligoarthritis oft nach gastrointestinalen oder urogenitalen bakteriellen Infekten.

Ursachen
- Unbekannt
  - Vorläufer sind evtl. virale oder bakterielle Infektionen (Chlamydien, Borrelien, Yersinien)
  - 60–90 % der Patienten: HLA-B27-positiv
  - Männer sind häufiger betroffen, häufig jüngere Erwachsene.

Symptome
- Zu Beginn meist hohes Fieber
- Reiter-Dermatosen.
- Typische Trias
  - Urethritis
  - Konjunktivitis
  - Mono- oder Oligoarthritis.

Komplikationen
- Chronischer Verlauf
- häufig Rezidive.

Diagnose
- Labor: BSG↑, negativer Rheumafaktor, evtl. Nachweis der ursächlichen Infektion, HLA-B 27-positiv.

18.5.6 Sarkoidose

→ Kap. „Atmungssystem".

18.5.7 Arthrose (Arthrosis deformans)

Definition
Degenerative Gelenkerkrankung infolge chronischer Abnutzung knorpeliger Gelenküberzüge bzw. Bandscheiben.

Ursachen
- Degenerativ (voranschreitendes Lebensalter)
- Fehlbelastungen und Überbeanspruchungen
- Folgeerkrankung nach rezidivierenden Gelenkentzündungen
- endokrinologisch bedingt (Hyperparathyreoidismus, Cushing-Syndrom, Osteoporose, Diabetes mellitus)
- stoffwechselbedingt (Gicht, Diabetes mellitus)
- neuropathisch bedingt (Diabetes mellitus, Innervationsstörungen).

Pathomechanismus
Infolge zunehmendem Knorpelabriebs kommt es zu reaktiven Knochenauswüchsen (Neubildung

von minderwertigem Knochengewebe → Defektheilung) an den Gelenkrändern. Dies führt zu Deformationen der Gelenkflächen, welches wiederum mit Entzündungsreaktionen, Muskelatrophie und Frakturen einhergehen kann. Aufgrund hoher Belastungen sind in erster Linie die Wirbelsäule und die großen Extremitätengelenke betroffen (Knie, Schulter, Hüfte).

Symptome
Entwickeln sich zeitlich in verschiedenen Stadien:
- anfangs Spannungsgefühl und Steifigkeit in den betroffenen Gelenken
- Anlauf- und Belastungsschmerz
- später Ruheschmerz mit Instabilität des Gelenkes (*Schlottergelenk*)
- Gelenkversteifung und knöcherne Verdichtung des Gelenks mit Muskelschmerzen und rezidivierenden arthritischen Schüben
- Knirschen und Reiben im Gelenk.

Komplikationen
- Fehlstellungen mit Bewegungseinschränkung
- Muskelatrophie
- chronisch starke Schmerzen.

Diagnose
- Röntgen: Gelenkspaltverschmälerung, Sklerosierung, Randwulste.

Therapie
- Meiden von Belastungsfaktoren (Adipositas, Kälte, Nässe)
- Physiotherapie/Wärmetherapie
- Medikamente
- Operation.

18.5.8 Extraartikuläre rheumatische Erkrankungen (Weichteilerkrankungen)

Zu den Weichteilen zählt man Muskeln, Sehnen, Sehnenscheiden und Bänder. Unterliegen diese einer mechanischen Überbelastung, so ist eine entzündliche Reaktion, oft mit einer Epikondylitis kombiniert, die Folge.

Ursachen
- Chronische Überlastung
- chronische Fehlbelastung
- Mikrotraumen
- Stoffwechselstörungen

- Durchblutungsstörungen.

Symptome
- Schmerzen, v. a. bei Belastung
- Funktionseinschränkung
- hörbares Sehnenreiben.

Therapie
- Physikalische Anwendungen
- Antiphlogistika
- Ruhigstellen im Gipsverband.

18.6 Knochentumoren

Ca. 1% aller malignen Tumoren sind primäre Knochentumoren. In der Regel sind Kinder und Jugendliche betroffen. Benigne und maligne Knochentumoren sind meist in Kniegelenksnähe lokalisiert.

18.6.1 Osteosarkom

Definition
Häufigster maligner Knochentumor mit Hauptlokalisation in der Metaphyse der langen Röhrenknochen.
Meist sind Kinder, Jugendliche und junge Erwachsene betroffen.

Symptome
- Starke Schmerzen
- derbe, leicht druckschmerzhafte Schwellung im befallenen Bereich
- zum Diagnosezeitpunkt sind bei 80 % der Patienten bereits Lungenmetastasen vorhanden.

Therapie
- Chemotherapie
- möglichst extremitätenerhaltende Operation.

18.6.2 Chondrosarkom

Definition
Zweithäufigster maligner Tumor des Knorpelgewebes mit hauptsächlicher Lokalisation am Beckenknochen und im Oberarmbereich.
Betrifft meist Patienten > 40 Jahre.

Ursachen
- Unbekannt.

Symptome

- Schleichende diskrete Beschwerden (Tumor wächst sehr langsam)
- geringe lokale Schmerzen, evtl. Schwellungen.

Therapie

- Radikale chirurgische Entfernung.

18.6.3 Ewing-Sarkom

Definition

Hochmaligner Knochentumor des Kinder- und Jugendalters, ausgehend von undifferenzierten Zellen des Knochenmarks; manifestiert sich hauptsächlich in den Diaphysen von Femur und Tibia.

Ursachen

- Unbekannt; meist sind Jungen bis zum 15. Lebensjahr betroffen.

Symptome

- Lokale Entzündungszeichen mit stark zunehmenden Schmerzen
- starke lokale Schwellung und Überwärmung (*DD: Osteomyelitis*)
- allgemeine Entzündungszeichen (hohes Fieber, BSG ↑, Leukozytose).

Diagnose

- Röntgen
- Biopsie.

Therapie

- Radikale chirurgische Entfernung mit Nachbestrahlung und Chemotherapie.

18.6.4 Sekundäre Knochentumoren (Metastasen anderer maligner Tumoren)

Die Metastasierung maligner Primärtumoren erfolgt in der Regel über den Blut- aber auch über den Lymphweg. Die Metastasen können sich grundsätzlich am gesamten Skelett ansiedeln, kommen aber zu 60 % an der Wirbelsäule vor. Typische Primärtumoren:
- Mammakarzinom
- Prostatakarzinom
- Bronchialkarzinom
- Nierenkarzinom.

18.7 Aseptische (ischämische) Knochennekrosen

Definition

Konstitutionelle Faktoren oder lokale Durchblutungsstörungen verursachen meist am wachsenden Knochen eine Ischämie mit der Folge von Nekrosen (*Knocheninfarkt*). Auslöser der Ischämie können selten nachgewiesen werden, mögliche Ursachen werden noch diskutiert. Mit Ausnahme der Hüftkopfnekrose der Erwachsenen tritt dieses Phänomen meist bei Kindern und Jugendlichen auf.
In der Regel sind die kurzen Knochen (Wirbelkörper, Hand- und Fußwurzelknochen) und die Epi-, Meta-, und Apophyse der langen Röhrenknochen betroffen.

18.7.1 Morbus Scheuermann (Juvenile Kyphose, Adoleszentenkyphose)

Definition

Infolge einer aseptischen Knochennekrose kommt es zu Wachstumsstörungen an den Deck- und Grundplatten der Wirbelkörper.

Ursachen

- Unbekannt (Erkrankungsbeginn: zwischen 10–13 Jahren; Jungen sind häufiger betroffen als Mädchen)
  - kollagene Stoffwechselstörung
  - hormonelle oder genetische Faktoren
  - fördernde Faktoren: starke mechanische Beanspruchung (Leistungssport, Arbeit), Haltungsfehler.

Pathomechanismus

Die ventralen Bereiche der Wirbelabschlussplatte unterliegen einer zunehmenden Deformierung, welche ein keilförmiges Fehlwachstum der Wirbelkörper verursacht. Da die Deck- und Bodenplatten eingebrochen sind, wird Bandscheibengewebe in die Wirbelkörper hineingedrückt. Dies führt zur Ausbildung der Schmorl-Knötchen. Der Verlust von Bandscheibenmaterial führt zur Höhenabnahme, ein Rundrücken ist außerdem die Folge.

Symptome

Während des Krankheitsverlaufes nur geringe Beschwerden.
- Rückenschmerzen

- Haltungsschwäche
- lumbale Ermüdung.

Spätsymptome (im Erwachsenenalter)
- Fixierte Brustkyphose und Rundrücken
- kompensatorische Hyperlordose von Hals- und Lendenwirbelsäule
- Beschwerden bei Belastung
- Muskelverspannungen.

Komplikationen
- Bandscheibenvorfall
- chronische Schmerzen.

Diagnose
- Röntgen: Keilwirbelbildung, Schmorl-Knötchen.

Therapie
- Krankengymnastik (Haltungsturnen)
- Korsage
- bei schweren Kyphosen operative Korrektur.

18.7.2 Morbus Perthes (Juvenile Hüftkopfnekrose)

Definition
Ein- oder beidseitig im Bereich der Femurkopfepiphyse auftretende Form der aseptischen Knochennekrose (häufigste Form der Knochennekrose).

Ursachen
- Unbekannt (betroffen sind v. a. Jungen vom 5.–7. Lebensjahr, möglicherweise aufgrund einer erblichen Disposition).

Symptome
- Langsam sich verstärkendes Hinken als erstes Anzeichen
- Bewegungseinschränkung des Hüftgelenks (v. a. Abspreiz- und Rotationsbewegungen)
- Folgesymptome sind Kontrakturen und Muskelathrophie.

Therapie
- Entlastung durch Thomas-Schiene
- Krankengymnastik
- Operation.

18.7.3 Hüftkopfnekrose des Erwachsenen

Ursachen
- Entsteht meist durch Vorläufererkrankungen: Traumen, Gelenkerguss
- metabolische Erkrankungen
- Medikamente (Cortison, Zytostatika).

Symptome
- Bewegungseinschränkung des Hüftgelenks
- Bewegungsschmerz, beginnt mit Leisten- und Knieschmerzen.

Therapie
- Behandlung der Vorläufererkrankungen
- Operation.

18.8 Traumatische Erkrankungen des Knochens

18.8.1 Distorsion (Verstauchung)

Definition
Überdehnung des Bandapparates (mit Fasereinrissen), häufig infolge direkter Gewalteinwirkung.

Ursachen
- Trauma
  - z. B. Umknicken des Fußes
  - z. B. Verdrehung des Kniegelenks.

Symptome
- Starke Schmerzen im betroffenen Gelenk
- Hämatombildung
- Schwellung
- Bewegungseinschränkung.

Diagnose
- Röntgen (Frakturausschluss).

Therapie
- Ruhigstellung
- kühlende Umschläge.

18.8.2 Luxation (Verrenkung)

Definition
2 gelenkbildende Knochenenden befinden sich nicht mehr in ihrer physiologischen Position.

Ursachen

- Trauma
- angeborene Gelenkinstabilität
- chronische Gelenkentzündung
- Muskellähmungen.

Symptome

Oft mit einem Kapsel- und Bänderriss einhergehend.
- Starke Schmerzen
- Unbeweglichkeit
- sichtbare Fehlstellung der beteiligten Knochen.

Therapie

- Repositonierung
- Ruhigstellung
- schmerzstillende Medikamente.

18.8.3 Fraktur (Knochenbruch)

Definition

Teilweiser oder vollständiger Bruch eines Knochens.
Man unterscheidet:
- geschlossene Fraktur ohne Verletzung der Haut oder Weichteile von einer
- offenen Fraktur mit Haut und Weichteilverletzung.

Ursachen

- Trauma (durch äußere Gewalteinwirkung kommt es zu einem Missverhältnis von mechanischer Belastung und Beanspruchbarkeit des Knochengewebes)
- Knochentumoren, Osteoporose (herabgesetzte Belastbarkeit des Knochens)
- Überbeanspruchung (Ermüdungsbruch, Marschfraktur).

Symptome

- **Sichere Frakturzeichen**
  - Fehlstellung
  - abnorme Beweglichkeit
  - sichtbare Knochenfragmente
  - Reibegeräusch bei Bewegung.
- **Unsichere Frakturzeichen**
  - Schwellung
  - Hämatom
  - Schmerzen
  - aufgehobene oder eingeschränkte Funktionsfähigkeit.

Komplikationen

- Fettembolie
- Osteomyelitis
- Sudeck-Dystrophie
- Pseudoarthrose.

Diagnose

- Röntgen.

Therapie

- Repositionierung
- Ruhigstellung.

 Notfall! Maßnahmen zur Grundversorgung → Kap. „Notfall".

18.8.4 Schädelbasisfraktur

Definition

Fraktur im Bereich der Schädelbasis.

Ursachen

- Traumen.

Symptome

- **Bei frontaler Gewalteinwirkung im Bereich der Nasennebenhöhlen**
  - Liquor- und Blutfluss aus der Nase und Rachen
  - Brillenhämatom/Monokelhämatom
  - Hirnnervenlähmung (v. a. Augenmuskellähmung).
- **Bei seitlicher Gewalteinwirkung durch Felsenbeinlängsfraktur**
  - Blutung aus dem Ohr
  - Liquorfluss (bei Duraverletzung)
  - Blutung durch die Ohrtrompete in den Nasen-Rachen-Raum
  - Trommelfellruptur
  - Mittelohrschwerhörigkeit
  - Faszialislähmung.
- **Bei seitlicher Gewalteinwirkung durch Felsenbeinquerfraktur**
  - Taubheit
  - Schwindel
  - Nystagmus
  - Faszialislähmung
  - Blutansammlung in der Paukenhöhle bei intaktem Trommelfell.

Komplikationen

- Meningitis

- Osteomyelitis
- Abszess.

Therapie
- Duraplastik
- evtl. Antibiotika.

18.9 Erkrankungen der Muskulatur

18.9.1 Muskelfaserriss

Definition
Muskelverletzung mit Faserrissen infolge einer akuten oder chronischen Überbelastung des Muskels.

Ursachen
- Muskelüberforderung durch
  - unzureichendes Aufwärmen vor Belastung
  - Weiterbelastung bei Übermüdung.

Symptome
- Plötzliche Schmerzen
  - Anspannungs-, Dreh-, Druck- und Dehnschmerz
- Hämatombildung.

Komplikationen
- Narbenbildung
- heterotope Knochenbildung.

Therapie
- Ruhigstellen
- Hochlagerung
- Druckverband.

18.9.2 Myositis

Definition
Entzündung der Muskulatur.

Ursachen
- Infektion durch Mikroorganismen
- unbekannt bei Dermatomyositis-Polymyositis, Muskelsarkoidose.

Symptome
- Schmerzen bei Bewegung und Palpation.

Komplikationen
- Lähmungen

- Atrophie
- Kontraktur (Dauerverkürzung des Muskels).

18.9.3 Dermatomyositis (Lila-Krankheit)

Eine die Haut und Muskulatur betreffende Autoimmunerkrankung (steht in enger Beziehung zur Polymyositis, wird deshalb auch als Dermatomyositis-Polymyositis-Komplex zusammengefasst).

Ursachen
- Unbekannt, evtl. Coxsackie-Virus-Infektion.

Symptome
- Verschiedene Hautveränderungen (Prädilektionsstellen: periorbital, Wangen, Nasenrücken, oberer Rumpf, Fußinnenknöchel, Fingergelenke, Ellenbogen und Knie)
  - weinrote bzw. lila ödematöse Erytheme mit Hautatrophie
  - Teleangiektasien
  - Hyperpigmentierung oder Depigmentierung
  - im Spätstadium Sklerose, Calcinosis cutis.
- Muskelbeteiligung
  - Schmerzen
  - Schwäche
  - im Spätstadium Atrophie und Kontrakturen.

Therapie
- Kortikosteroide
- Immunsuppressiva.

18.9.4 Myogelose (Muskelhärte)

Definition
Wulst- bzw. knotenförmige Muskelverhärtung.

Ursachen
- Statische Fehlbelastung
- entzündliche Muskelerkrankungen
- reaktiv bei Gelenkerkrankungen.

Symptome
- Palpationsschmerz
- evtl. dumpfer Spontanschmerz.

Therapie
- Wärme- und Kälteanwendungen
- Quaddeln
- evtl. Antiphlogistika.

X Fortpflanzungsorgane

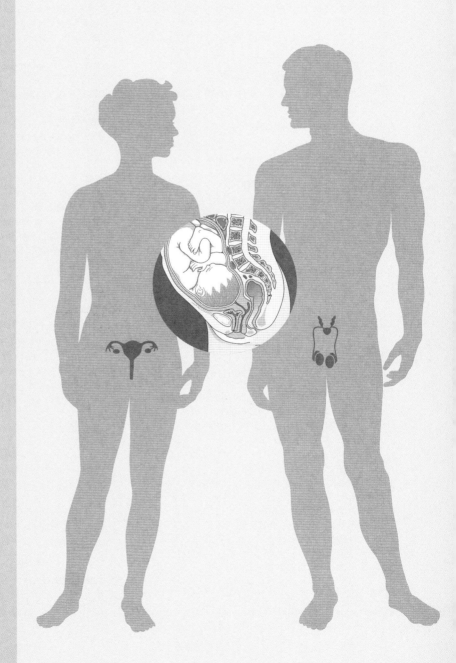

Abb. **13** Fortpflanzungsorgane von Frau und Mann sowie Geburtsvorgang.

19 Anatomie, Physiologie

Laut Infektionsschutzgesetz vom 1.1.2001 ist es dem Heilpraktiker erlaubt, Geschlechtsorgane zu untersuchen und Krankheiten der Geschlechtsorgane zu behandeln. Eine Ausnahme stellen jedoch laut § 24 sexuell übertragbare Krankheiten dar; bei diesen besteht für den Heilpraktiker Behandlungsverbot.

19.1 Männliche Geschlechtsorgane

Innere Geschlechtsorgane

Zu den inneren Geschlechtsorganen rechnet man
- Hoden (Testes)
- ableitende Samenwege
  - Nebenhoden (Epididymis)
  - Samenleiter (Ductus deferens).
- Geschlechtsdrüsen
  - Vorsteherdrüse (Prostata)
  - Bläschendrüsen (Vesiculae seminales)
  - Cowper-Drüsen (Glandulae bulbourethrales).

Äußere Geschlechtsorgane

- Glied (Penis)
- Hodensack (Skrotum).

19.1.1 Hoden (Testes)

Makroskopie

- Die Hoden liegen außerhalb des Bauchraumes im Hodensack (durch die dort herrschenden niedrigeren Temperaturen wird die Spermienreifung vorangetrieben).
- Der linke Hoden steht gewöhnlich etwas tiefer als der rechte.
- Die Hoden sind pflaumengroß, wiegen ca. 25 g und sind von prallelastischer Konsistenz.
- Das Hodengewebe wird von einer derben Bindegewebskapsel umschlossen.
- Am hinteren Rand des Hodens befindet sich das Hilus; dort treten Samenstrang, Gefäße, Nerven und Samenleiter ein bzw. aus.

Mikroskopie

- Ausgehend von der Bindegewebshülle ziehen Bindegewebssepten zum Hilus und unterteilen das Hodenparenchym in 200–250 pyramidenförmige Hodenläppchen (Lobuli testis).
- In den Septen verlaufen Nerven, Blut- und Lymphgefäße.
- Innerhalb der einzelnen Hodenläppchen befinden sich mehrere Hodenkanälchen, die in feinfaseriges Bindegewebe (Stroma) eingebettet sind (die Gesamtlänge aller Hodenkanälchen wird auf 250–300 m geschätzt).
- Die Hodenkanälchen bestehen überwiegend aus Sertoli-Stützzellen, deren Aufgabe die eines stützenden Grundgewebes ist.
- Den Sertoli-Stützzellen sind samenproduzierende Keimzellen zwischengelagert.
- Im Bindegewebe zwischen den Hodenkanälchen liegen die endokrinen Leydig-Zwischenzellen, die Testosteron produzieren.
- Die Samenzellen werden von den Keimzellen in das Lumen eines Hodenkanälchens sezerniert und gelangen im Bereich des Hilus ins Hodennetz (Rete testis), welches in den Nebenhoden führt.

19.1.2 Ableitende Samenwege

Nebenhoden (Epididymis)

- Der Nebenhoden bedeckt wie eine Kappe die hintere Seite des Hodens.
- Er ist von einem Nebenhodengang durchzogen.
- Im Nebenhodengang erfolgt die Aufnahme und Speicherung der Samenzellen aus dem Hodennetz.
- Das Milieu des Nebenhodengangs ist sauer, sodass eine Unbeweglichkeit der Spermien verursacht („Säurestarre") und daher ihr Energiebedarf herabsetzt wird; weiterhin werden Stoffe zugefügt, die der entgültigen Ausreifung der Spermien dienen.
- Erfolgt über längere Zeit kein Samenerguss, so werden die überalterten Spermien durch phagozytosefähige Zellen des Nebenhodengangs abgebaut.

Samenleiter (Ductus deferens)

- Dieser 30–60 cm lange Gang dient dem Weitertransport der Spermien aus dem Nebenhodengang.

- Er verläuft zusammen mit Gefäßen und Nerven im Samenstrang durch den Leistenkanal weiter in das kleine Becken.
- Kurz vor seiner Einmündung in die Harnröhre erweitert er sich zur *Ampulla* und nimmt rechts und links die Ausführungsgänge der Samenbläschen auf und durchbohrt als *Spritzkanal* die Vorsteherdrüse, um in die Harnröhre zu münden.
- Die Wand des Samenleiters ist eine starke Muskelschicht; durch Kontraktionen der Muskulatur wird eine Saug-Druck-Wirkung auf den Inhalt des Nebenhodengangs ausgeübt.

Spezieller Lernhinweis

Die Ausführungsgänge von Prostata und Cowper-Drüsen münden direkt in die ca. 25 cm lange Harnröhre, die somit gleichzeitig als Samenweg dient.

19.1.3 Geschlechtsdrüsen

Samenbläschen (Vesiculae seminales)
- Die Samenbläschen liegen an der Hinterwand der Blase seitlich von der Ampulla des Samenleiters.
- Es handelt sich um paarig angelegte ca. 10 cm lange, gefaltete Drüsen.
- Ihre Ausführungsgänge (Spritzgänge) durchbohren die Prostata und münden in die Harnröhre.
- Als Hauptanteil der Samenflüssigkeit bilden sie ein visköses, gelatinöses schwach alkalisches Sekret, welches reichlich Fruktose für den Betriebstoffwechsel der Spermien enthält; durch das alkalische Milieu werden die Spermien beweglich.

Vorsteherdrüse (Prostata)
- Die Prostata ist kastaniengroß, liegt unterhalb der Harnblase und wird von der Harnröhre und den beiden Fortsätzen des Samenleiters durchbohrt.
- Sie besteht aus 30–50 verzweigten Drüsen, die mit 15–30 Ausführungsgängen in die Harnröhre einmünden.
- Das Sekret der Vorsteherdrüse ist dünnflüssig und beinhaltet saure Phosphatase, Prostaglandine, Immunglobuline und Spermin.
- Prostaglandine bewirken als hormonartige Überträgerstoffe eine Aktivierung der glatten Muskulatur von Scheide und Uterus.
- Spermin fördert die Beweglichkeit und Befruchtungsfähigkeit der Samen.

Cowper-Drüsen (Glandulae bulbourethrales)
- Die Cowper-Drüsen liegen als paarige erbsgroße Drüsen unmittelbar unterhalb der Prostata in der Muskulatur des Beckenbodens und münden mit je einem Ausführungsgang in die Harnröhre.
- Sie liefern ein schleimhaltiges alkalisches Sekret, das bereits vor der Ejakulation in die Harnröhre gegeben wird; es erhöht die Gleitfähigkeit des Penis und dient mit seinen alkalischen Bestandteilen der Neutralisation des sauren Harnröhrenmilieus.

19.1.4 Glied (Penis)

Makroskopische Anatomie
- Man unterscheidet die im Bereich der unteren Schambeinäste befestigte *Peniswurzel* (Radix penis) vom *Penisschaft* (Corpus penis), der unter der Schambeinfuge hervortritt und mit der Eichel (Glans penis) endet.
- Die umgebende Haut des Penis ist frei verschieblich und bildet über der Eichel eine Umschlagfalte aus (Vorhaut = Präputium).
- Die markante Veränderlichkeit von Form und Konsistenz wird durch zwei unterschiedliche Schwellkörpersysteme hervorgerufen:
  - dem paarigen Penisschwellkörper (Corpus cavernosum)
  - dem unpaaren Harnröhrenschwellkörper (Corpus spongiosum).
- Die Penisschwellkörper sind beidseits am unteren Schambeinast fixiert und bilden mit einem Muskel die Peniswurzel; im weiteren Verlauf vereinigen sich beide durch eine Membran getrennten Penisschwellkörper zum eigentlichen Penisschaft.
- Der Harnröhrenschwellkörper entspringt an der Unterseite der Beckenbodenfaszie in der Körpermittellinie; er verläuft an der Unterseite des Penis und bildet an dessen Spitze die Eichel; in seinem Inneren befindet sich die Harnröhre.

Mikroskopische Anatomie
- Penis- und Harnröhrenschwellkörper bestehen aus einem schwammartigen Maschenwerk, welches aus glatten Muskelfasern und Bindegewebsanteilen aufgebaut ist.
- Die *Penisschwellkörper* werden mittig von einer Arterie (A. profunda penis) durchzogen, deren

Ausläufer in die Hohlräume des Maschenwerks münden; im erschlafften Zustand sind sie verschlossen, sodass innerhalb des Maschenwerks eine Blutleere herrscht; aus den Hohlräumen hinaus führen Drosselvenen.
- Zu Beginn der Erektion erschlaffen unter dem Einfluss des Parasympathikus die vormals verschlossenen Arteriolen, arterielles Blut spritzt unter hohem Druck in die Hohlräume und füllt den Schwellkörper.
- Die Kapsel gerät unter Spannung und strafft den Penis, der so an Länge gewinnt; durch den hohen Druck fallen die innerhalb der Kapsel gelegenen Venen zusammen und blockieren den Abfluss.
- Nach der Erektion schließen sich die Arteriolen, die Drosselvenen öffnen sich, um den Abfluss des Blutes zu gewährleisten.
- Die Füllung der Bluträume des Harnröhrenschwellkörpers führt nur zu einer mäßigen Schwellung, da die Harnröhre für den Samenerguss offen gehalten werden muss.

19.1.5 Hodensack (Skrotum)

- Der Hodensack ist eine beutelartige Hauttasche, die Hoden und Nebenhoden enthält.
- Die Haut ist pigmentiert und von Talg-, Schweiß-, und Duftdrüsen durchsetzt.
- Das Unterhautbindegewebe enthält eine Schicht glatter Muskelzellen, bei deren Kontraktion die Skrotalhaut gefaltet wird; durch diese Oberflächenverkleinerung wird die Wärmeabstrahlung an die Umgebung eingeschränkt.

Sperma

- Beim Menschen dauert die Entwicklung eines Spermiums ca. 80–90 Tage (Zeitpunkt der Teilung der Spermatogonie bis zum Auftreten eines reifen Spermiums im Ejakulat).
- Die Spermien sind bewegliche, geschwänzte Zellen; man unterteilt den Kopf, das Halsstück, ein Mittelstück, das Hauptstück und den Schwanz.
- Der Kopf enthält den haploiden Zellkern und eine kappenartig aufsitzende Struktur (Akrosom), mit der das Spermium die Eihülle durchdringen kann.
- Die Beweglichkeit der Spermien beträgt 3–4 mm/Minute, der Weg bis zum Eileiter dauert 1–3 Stunden; nach Ankunft in der Ampulle des Eileiters sind die Spermien bis zu 4 Tagen befruchtungsfähig.
- Die Menge des Spermas stammt zu ca. 25% aus der Prostata und zu ca. 75% aus den Samenbläschen.
- Die durchschnittliche Ejakulationsmenge beträgt 2–6 ml.
- 1 ml enthält normalerweise > 40 Millionen Spermien, von denen regelmäßig bis zu 15% nicht voll ausgereift, überaltert oder missgestaltet sind.
- Zur Beurteilung der Fertilität spielt die Zahl, die Beweglichkeit, die Eindringungsfähigkeit der Spermien in die weibliche Eizelle und der prozentuale Anteil der funktionsuntüchtigen Spermien eine Rolle.

19.2 Weibliche Geschlechtsorgane

Innere Geschlechtsorgane

Zu den inneren Geschlechtsorganen rechnet man die
- Eierstöcke (Ovarien)
- Eileiter (Tuben)
- Gebärmutter (Uterus)
- Scheide (Vagina).

Äußere Geschlechtsorgane

Sie werden in ihrer Gesamtheit als *Vulva* bezeichnet und bestehen aus
- Schamberg (Mons pubis)
- Scheidenvorhof (Vestibulum vaginae)
- kleine und große Schamlippen (Labia minora und majora)
- Kitzler (Klitoris).

19.2.1 Eierstöcke (Ovarien)

Makroskopie

- Die Eierstöcke liegen rechts und links am seitlichen Rand des kleinen Beckens, seitlich des Uterus.
- Sie sind über Bandstrukturen mit der Beckenwand und der Gebärmutter verbunden.
- Die paarig angelegten Organe sind pflaumengroß und von einer bindegewebigen Kapsel umgeben.

Mikroskopie

- Im Inneren eines Eierstocks wird eine Rinden- und eine Markzone unterschieden.

- Die Rindenzone liegt direkt unter der bindegewebigen Kapsel und besteht aus dem Keimepithel, welches alle Stadien von Eifollikeln (Primär-, Sekundär-, Tertiärfollikel) beinhaltet; auch in der Rückbildung befindliche Eifollikel (atretische Follikel), sowie Gelbkörper (Corpus luteum) und ihre narbigen Reste (Corpus albicans) sind in Abhängigkeit des Zyklus sichtbar.
- Das Mark beinhaltet Blutgefäße, Bindegewebe, glatte Muskelzellen und elastische Fasern.

19.2.2 Eileiter (Tuba uterina)

- Die Eileiter sind paarig angelegte 10–15 cm lange Schläuche, die eine Verbindung zwischen Gebärmutter und Eierstöcken herstellen; man unterscheidet den uterusnahen Abschnitt (Isthmus tubae) und einen erweiterten uterusfernen Anteil (Ampulla tubae).
- Der uterusferne Teil (Ampulla tubae) geht in eine fransige, trichterförmige Öffnung (Infundibulum) über und endet mit 1–2 cm langen Fransen (Fimbrien).
- Zum Zeitpunkt des Eisprungs gelangt das Ei in die trichterförmige Öffnung und somit in die Ampulla tubae, wo eine mögliche Befruchtung stattfinden kann.
- Die Wandung des Eileiters besteht aus einer inneren Flimmerepithel tragenden Schleimhautschicht, einer darauf folgenden glatten Muskelschicht und einer äußeren Hüllschicht.
- Das Flimmerepithel erzeugt uteruswärts gerichtete Bewegungen, die durch wellenförmige Muskelkontraktionen unterstützt werden; dieser 4–6 Tage dauernde Vorgang bewirkt den Transport der Eizelle Richtung Uterus.

19.2.3 Gebärmutter (Uterus)

- Die Gebärmutter liegt in der Körperachse zwischen Harnblase und Mastdarm im kleinen Becken.
- Im nicht graviden Zustand hat sie die Gestalt und Größe einer Birne, deren Inneres einen spaltförmigen Hohlraum von 5–6 cm Länge darstellt.
- Man unterscheidet
  - die Uteruskuppel (Fundus uteri), in die beidseits die Eileiter münden
  - den Uteruskörper (Corpus uteri)
  - den Isthmus uteri (Verbindungsstück zwischen Uteruskörper und Uterushals)
  - den Uterushals (Zervix), dessen unterer Teil (Portio vaginalis) zapfenartig in die Scheide hineinragt; dort befindet sich eine Öffnung, die als *äußerer Muttermund* (Ostium uteri externi) bezeichnet wird.

Spezieller Lernhinweis

Die Zervixschleimhaut produziert einen zähen Schleim, der den Muttermund wie einen Pfropf verschließt und vor Keimen aus der Scheide schützt. Während der fruchtbaren Tage und bei der Regelblutung verdünnt sich der Schleim, sodass Spermien in die Gebärmutter gelangen können bzw. Blut abfließen kann.

Die Wandung der Gebärmutter setzt sich aus drei Schichten zusammen:
- **Endometrium** (innere Schleimhautschicht). Man unterscheidet eine der Muskulatur anliegende Schicht (Stratum basale) von der darüber liegenden Schicht (Stratum functionale); das Stratum functionale ist die Schicht, die bei der Menstruation abgestoßen wird.
- **Myometrium** (Muskelschicht). Sie passt sich der Vergrößerung der Frucht an und fungiert nicht nur als Fruchthalter, sondern dient am Ende der Schwangerschaft als *Austreibungsorgan*; während der Schwangerschaft steigt das Gewicht der Gebärmutter von 70 g auf 1 kg an.
- **Perimetrium** (Hüllschicht).

19.2.4 Scheide (Vagina)

- Die Scheide ist ein ca. 8–12 cm langer, elastischer, bindegewebiger, muskulärer Schlauch.
- Die Scheidenwand ist nur 3 mm dick und besteht aus Schleimhaut und einer Muskelschicht; daher bringt sie ein hohes Maß an Elastizität mit und kann während der Geburtsphase stark aufgedehnt werden.
- Ihr blindes Ende umgibt die Portio vaginalis und wird als Scheidengewölbe bezeichnet.
- Ihre vordere Öffnung mündet in den Scheidenvorhof.
- Zusammen mit Produkten des Uterus wird in der Scheide ein saures Sekret produziert, welches dem Schutz vor Krankheitserregern dient.

> **Spezieller Lernhinweis**
>
> Das saure Scheidenmileu wird von Döderlein-Bakterien verursacht, die das aus den abgeschilferten Epithelzellen stammende Glykogen zu Milchsäure vergären.

19.2.5 Vulva

Schamberg (Mons pubis)

- Der Schamberg liegt vor und oberhalb der Schamspalte und ist mit seiner charakteristischen Schambehaarung bedeckt.
- Er wölbt sich durch starke Einlagerung von subkutanem Bindegewebe deutlich vor.

Scheidenvorhof (Vestibulum vaginae)

- Der Scheidenvorhof umfasst den Bereich zwischen den beiden kleinen Schamlippen; er ist vorne von der Klitoris und hinten von einem Hautbändchen (Frenulum) begrenzt.
- Er beinhaltet die Vorhofschwellkörper, die die großen und kleinen Schamlippen zur Seite drücken, um den Scheideneingang zu öffnen.
- Am hinteren Ende der Vorhofschwellkörper liegen die ca. 5 mm großen Bartholin-Drüsen; sie produzieren ein gleitfähiges Sekret (ähnlich der Cowper-Drüse beim Mann).
- In den Scheidenvorhof münden die Harnröhre, die Scheide und verschiedene Vorhofdrüsen.

Große und kleine Schamlippen (Labia majora und minora)

- Die Schamlippen überdecken den Scheidenvorhof.
- Die großen Schamlippen bestehen aus Fettgewebe und beinhalten Talgdrüsen, Schweiß- und Duftdrüsen; sie sind pigmentiert und behaart.
- Die kleinen Schamlippen sind fettgewebsfreie haarlose Hautfalten, die zahlreiche Talgdrüsen beinhalten.

Kitzler (Klitoris)

- Der Kitzler entspringt mit 2 Ästen von den unteren Schambeinästen und endet mit der Glans Klitoris.
- Er stellt einen bis zu 3–4 cm langen erektilen Schwellkörper dar.

19.3 Eizellbildung (Oogenese) und Follikelreifung

- Zum Zeitpunkt der Geburt ist die Eizellbildung bereits abgeschlossen; jeder Eierstock enthält ca. 400 000 Primärfollikel (von einem Follikelepithel umgebene Eizellen → Oozyten).
- Unter dem Einfluss von FSH entwickeln sich ab der Pubertät monatlich einige Primärfollikel zum Sekundär- und Tertiärfollikel; diese Follikel produzieren *Östrogen*, welches die Gebärmutterschleimhaut zum Wachstum anregt.
- Nur einer der Tertiärfollikel wandelt sich in den sprungreifen *Graaf-Follikel* um; durch einen kurzzeitigen Anstieg von LH springt die Eizelle ungefähr am 14. Zyklustag aus ihrem Graaf-Follikel.
- Ein Graaf-Follikel besitzt im Inneren eine flüssigkeitsgefüllte Höhle, in der sich die Eizelle befindet; durch den Druck der Follikelflüssigkeit und mithilfe von Enzymen kommt es zum Eisprung.
- Die ausströmende Flüssigkeit schwemmt die Eizelle aus dem Follikel in den Eileiter.
- Wird die Eizelle nicht innerhalb von 12 Stunden befruchtet, geht sie zugrunde.

> **Spezieller Lernhinweis**
>
> Es ist bisher unbekannt, warum sich nur ein Graaf-Follikel bildet. Bei ca. jedem 200. Zyklus kommt es jedoch zur Ovulation von zwei Follikeln.

Gelbkörper

- Innerhalb weniger Tage wandelt sich der ehemals Graaf-Follikel unter Einfluss von LH zum Gelbkörper um; dieser produziert Gelbkörperhormone (v. a. *Progesteron* als Hauptvertreter der Gestagene).
- Progesteron bereitet die Gebärmutterschleimhaut auf die mögliche Einnistung der befruchteten Eizelle vor.
- Im Falle einer Befruchtung produziert die Gebärmutter Choriongonadotropin (HCG), welches den Gelbkörper zur weiteren Produktion von Progesteron anregt.
- Ab dem 3.–4. Schwangerschaftsmonat übernimmt die Plazenta die Gelbkörperfunktion.

19.4 Menstruationszyklus

Die Menstruation, also die mit Blutungen verbundene Abstoßung der Gebärmutterschleimhaut, beginnt im Alter zwischen 10–15 Jahren und endet zwischen dem 45.–50. Lebensjahr. Innerhalb des 28 Tage dauernden Zyklus werden 3 Phasen unterschieden:

Abstoßungsphase (1.–4. Tag)
- Der erste Zyklustag ist der erste Tag der Menstruationsblutung.
- Da keine Befruchtung der Eizelle stattgefunden hat, hat der Gelbkörper die Progesteronproduktion eingestellt; Folge ist ein Ischämie der Gebärmutterschleimhaut, die oberste Schicht (Funktionalis) wird unter Blutungen abgestoßen.

Follikelphase (5.–14. Tag)
- In den Ovarien reifen unter dem Einfluss von FSH einige Primärfollikel heran, die sich zu Sekundär- und Tertiärfollikeln weiterentwickeln; sie produzieren Östrogen.
- Östrogen wird u. a. für den Wiederaufbau der Gebärmutterschleimhaut benötigt (→ Kap. „Hormonsystem").
- Zum Ende dieser Phase bildet sich ein Graaf-Follikel, aus dem am 14. Tag unter Einfluss von LH eine Eizelle herausspringt.

Sekretionsphase (15.–28. Tag)
- Der Graaf-Follikel wandelt sich in den Progesteron produzierenden Gelbkörper um und bereitet die Gebärmutterschleimhaut für die mögliche Einnistung des Keimes vor, indem sie mit Drüsen und Nährstoffen (v. a. Glykogen) ausgestattet wird.
- Wird die Eizelle nicht befruchtet, so bildet sich der Gelbkörper zurück und stellt seine Progesteronproduktion ein.
- Dadurch sinkt die Durchblutung der Funktionalis, sie stirbt ab und wird unter Blutungen abgestoßen (erneuter Beginn der Abstoßungsphase).

19.5 Weibliche Brust (Mamma)

- Die weibliche Brust ist ein sekundäres Geschlechtsmerkmal und entwickelt sich erst unter Einfluss der Geschlechtshormone während der Pubertät.
- Sie liegt frei verschieblich auf dem großen Brustmuskel in Höhe der 3.–7. Rippen, besteht aus Drüsen-, Fett- und Bindegewebe.
- Die Brust ist aus mehreren Drüsenlappen aufgebaut, die durch Fettgewebe voneinander getrennt sind.
- Innerhalb der Drüsenlappen befinden sich kleinere Läppchen, die sich aus Milchbläschen zusammensetzen.
- In der Mitte der Brust befindet sich die Brustwarze (Mamille), auf die ca. 15–20 Milchausführungsgänge der einzelnen Drüsenlappen münden.
- Während der Schwangerschaft wächst unter Einfluss von Östrogen und Progesteron das Drüsengangsystem, sodass die Brustdrüse erheblich an Umfang zunimmt; die Entwicklung der Milchbläschen wird erst mit dem Einsetzen der Schwangerschaft abgeschlossen.
- Im letzten Schwangerschaftsmonat wird zunächst die Vormilch (Kolostrum) gebildet, die aus Fetttröpfchen und abgestoßenen Zellen besteht; sie ist eiweißreicher und fettärmer als die darauf folgende Muttermilch.

20 Pathologie

20.1 Begriffe und Definitionen

Impotenz

Die Unfähigkeit zur Fortpflanzung, im weitesten Sinne das Unvermögen, den Beischlaf auszuüben.

Sterilität

Zustand der Unfruchtbarkeit der Frau bzw. der Zeugungsunfähigkeit des Mannes.

Ursachen

Seitens der Frau

- Eierstöcke und Tuben
  - angeborene oder erworbene Ovarialinsuffizienz
  - Tubenverschluss nach Eileiterentzündung (Salpingitis)
  - Tubenverwachsungen
  - Endometriose
  - Motilitätsstörungen.
- Uterus
  - Uterusfehlbildung
  - Uterusmyome
  - Schleimhautveränderung durch hormonelle Störungen.
- Zervix
  - pathologischer Zervixfaktor (Bildung von Spermaantikörpern)
  - Zervizitis
  - anatomische Veränderungen.
- Vagina
  - vaginale Fehlbildungen
  - Kolpitis.
- Extragenitale Ursachen
  - Diabetes mellitus
  - Störungen der Schilddrüsenfunktion
  - Fettsucht
  - Magersucht
  - hypophysäre Störungen
  - Genussgifte (z. B. Alkohol, Nikotin).
- Psychogene Ursachen
  - Frigidität
  - Scheidenkrampf (Vaginismus)
  - Neurosen.

Seitens des Mannes

- Hoden
  - Maldescensus testis
  - Hodenhypoplasie
  - Zustand nach Hodenverletzung
  - Orchitis
  - Varikozele.
- Samenwege
  - Epididymitis
  - Prostatitis
  - Urethritis.
- Kohabitationsstörungen
  - erektile Dysfunktion
  - ejakulatorische Dysfunktion.
- Hormonale Störungen
  - Hypothyreose
  - hormonproduzierende Tumoren der Nebennierenrinde
  - Hypophysenvorderlappeninsuffizienz.

> **Spezieller Lernhinweis**
>
> In etwa einem Fünftel der ungeklärten Fälle spielen wahrscheinlich (Auto-)Antikörper eine ursächliche Rolle!

Infertilität

Ausbleiben einer Schwangerschaft bei einem Jahr ungeschütztem Geschlechtsverkehr. Betrifft zunehmend Paare im späten Heiratsalter oder Paare, die die Geburt aufgeschoben haben. Beim Mann sind zu 40 % Unregelmäßigkeiten der Spermienproduktion die Ursache; bei der Frau gelten 30 % Tubenanomalitäten, 20 % ovarielle Dysfunktionen als Verursacher, 10 % sind unbekannt.

Hypogonadismus

Eine fehlende oder verminderte endokrine Aktivität der Hoden oder Ovarien. Folge ist eine gestörte Ausbildung (im Kindesalter) bzw. eine Rückbildung (im Erwachsenenalter) der primären und evtl. sekundären Geschlechtsmerkmale.

20.2 Erkrankungen der männlichen Genitalien

20.2.1 Benigne noduläre Prostatahyperplasie

Definition

Gutartige knotige Vergrößerung der Prostata durch numerische Zunahme der Zellen.

Ursachen

- Unbekannt
  - 70–100 % aller Männer > 65 Jahre sind betroffen, nur in 30–40 % der Fälle kommt es zu Beschwerden
  - diskutiert wird eine Verschiebung des Androgen-Östrogen-Quotienten zugunsten der Östrogene.

Pathomechanismus

Die vergrößerte Prostata komprimiert die Harnröhre, sodass eine Abflussbehinderung des Urins die Folge ist.

Symptome

Langsamer, schubartiger Verlauf (Beschwerden äußern sich erst nach Jahren).

Stadium I

- Die Stärke des Harnstrahls ist deutlich abgeschwächt, der Miktionsbeginn ist verzögert
- häufiges Wasserlassen am Tag und während der Nacht (Dysurie und Nykturie).

Stadium II

- Höher gesteigerte Miktionsfrequenz
- keine vollständige Entleerung der Blase (Restharnbildung bis 100 ml).

Stadium III

- Harnverhaltung bei ständigem Harndrang
- Überlaufblase (Blaseninnendruck übersteigt den Druck der Harnröhre)
- Hydronephrose.

Komplikationen

- Balkenblase
- Niereninsuffizienz.

Diagnose

- Rektale Untersuchung in Knie-Ellenbogen-Lage bzw. in Steinschnittlage.

Therapie

- Medikamente
- Prostataadenomektomie.

20.2.2 Prostatitis

Definition

Akut auftretende oder chronische Entzündung der Prostata.

Ursachen

- Infiltrierende Infektionen durch das Harnsystem oder Nachbarorgane (meist Staphylokokken oder gramnegative Erreger)
- selten hämatogene Infektion.

Symptome

- Dysurie
- Pollakisurie
- allgemeines Krankheitsgefühl
- Schmerzen bei der Defäkation
- retrosymphysäre und sakrale Schmerzen.

Komplikationen

- Harnverhalt
- Urosepsis.

Diagnose

- Ungleichmäßige teigig-weiche Konsistenz
- schmerzhafte Druckpunkte.

Therapie

- Antibiotika
- Bettruhe
- Analgetika.

20.2.3 Prostatakarzinom

Definition

Maligne Entartung der Prostata.

Ursachen

- Unbekannt
  - häufigster maligner Tumor des Mannes
  - tritt meist zwischen dem 50.–70. Lebensjahr auf.

Symptome

Keine Frühsymptome.
- Miktionsstörungen
- Dysurie

- Hämaturie
- Kreuz- und Rückenschmerzen (ähnlich einem Ischiassyndrom).

Komplikationen

- Metastasierung lymphogen in umliegende Lymphknoten und hämatogen in Skelett, Leber, Lunge.

Diagnose

- Bei rektaler Untersuchung evtl. Verhärtung der Prostata, in fortgeschrittenen Stadien ist eine unregelmäßige höckerige und harte Oberfläche palpabel
- Laborbefunde: SP ↑, PSP ↑, PSA ↑, (AP ↑ bei Knochenmetastasen).

Therapie

- Radikale Prostatektomie mit regionaler Lymphknotenausräumung
- Entzug der männlichen Sexualhormone (Orchiektomie).

Prognose

- Im Anfangsstadium 90 % Heilung.

20.2.4 Varikozele (Krampfaderbruch)

Definition

Abflussbehinderung der Vv. testiculares mit Rückstausymptomatik in den Hoden.

Ursachen

- Abgeknickter Gefäßverlauf
- Einflussstauung durch Tumor (Wilms-Tumor, Hypernephrom).

Symptome

Häufigstes Auftreten zwischen dem 15. und 25. Lebensjahr.
- Der Rückstau führt zu Schmerzen und Spannungen im Hoden.

Komplikationen

- Oligozoospermie.

Therapie

- Operation.

20.2.5 Maldescensus testis (Kryptorchismus, Hodendystopie)

Definition

Während des 3.–10. Embryonalmonats ausbleibende Wanderung des Hodens von kranial retroperitoneal ins Skrotum (physiologisch treten die Hoden während der letzten Schwangerschaftswochen durch den Leistenkanal in den Hodensack).

Ursachen

Hodenretention
- Unbekannt
  - Tritt bei ca. 3% aller männlichen Neugeborenen auf; bei einem Großteil der Kinder deszendieren die Hoden in den ersten Lebensmonaten spontan.

Hodenektopie
- Mechanische Behinderungen
- Chromosomenaberrationen
- hormonelle Störungen (Testosteron, LH) entweder bei der Mutter oder beim Fötus.

Formen

Hodenretention
- Bauchhoden
  - Der Hoden befindet sich im Bauchraum und ist nicht palpabel.
- Leistenhoden
  - Der Hoden befindet sich im Leistenkanal, ist dort auch palpabel, lässt sich aber manuell nicht ins Skrotum schieben.
- Gleithoden
  - Der Hoden ist im Leistenkanal tastbar und lässt sich manuell unter Schmerzen bis an den Skrotalansatz verlagern. Infolge der zu kurzen Samenstranggebilde wird der Hoden jedoch sofort nach dem Loslassen wieder hochgezogen.
- Pendelhoden (Wanderhoden)
  - Vom Skrotum ausgehend wandert der Hoden entweder spontan oder durch Kontraktion des M. cremaster in den Bauchraum. Lässt die Muskelanspannung nach, treten die Hoden wieder in das Skrotum zurück.

Hodenektopie
- Der Hoden ist völlig normal entwickelt, hat jedoch nach Passage des Leistenkanals die regelrechte Abstiegsbahn ins Skrotum verlassen und weist nun eine völlig andere Lokalisation auf.

Durch die erhöhte Temperatur und den vermehrten Druck innerhalb des Bauchraumes kommt es während der ersten 2 Lebensjahre zu einem Spermatogonienschwund und später zur Sterilität. Das Risiko einer malignen Entartung ist erhöht.

Therapie
- Pendelhoden ist nicht behandlungsbedürftig
- Medikamente zur GnRH-Synthese
- Orchidopexie (Fixierung des Hodens am tiefsten Punkt des Skrotums).

20.2.6 Orchitis

Definition
Ein- oder beidseitige Entzündung der Hoden.

Ursachen
- Meist als Komplikation von Allgemeininfektionen
  - Mumps (am häufigsten)
  - Gonorrhöe
  - Urogenitaltuberkulose.
- Übergreifend infolge einer Epididymitis
- Trauma.

Symptome
- Plötzlich einsetzende Schmerzen mit Ausstrahlung in Leistenregion und Rücken
- Schwellung
- hohes Fieber
- Rötung der Skrotalhaut.

Komplikationen
- Sterilität infolge Defektheilung.

Therapie
- Medikamente.

20.2.7 Epididymitis

Definition
Entzündung des Nebenhodens.

Ursachen
- Meist übergreifend infolge einer Prostatitis oder Urethritis
- selten hämatogen.

Symptome
- Starke, in die Leistenregion und in den Unterbauch ausstrahlende Schmerzen
- Fieber
- Druckschmerzhaftigkeit
- Rötung und Schwellung der dorsalen Skrotalhälfte.

Komplikationen
- Abszess
- Fistelbildung
- Übergreifen der Entzündung auf andere Organe.

Therapie

 Notfall! Maßnahmen zur Grundversorgung → Kap. „Notfall".

- Antiphlogistika
- Antibiotika
- Hochlagerung und Kühlung.

20.2.8 Hodentorsion

Definition
Infolge einer abnormen Beweglichkeit kommt es zu einer Drehung von Hoden und Samenstrang um die Längsachse.

Ursachen
- Unbekannt
- genetisch bedingt.

Symptome
- Akuter Hoden: plötzlich auftretende Hodenschmerzen, bis in den Unterbauch ausstrahlend
- Rötung und ödematöse Schwellung des Skrotums
- starke Druckempfindlichkeit und Schmerzverstärkung bei Anheben des Hodens.

Therapie

 Notfall! Maßnahmen zur Grundversorgung → Kap. „Notfall".

- Möglichst manuelle Detorsion
- Orchidopexie.

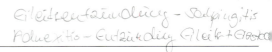

20.2.9 Maligner Hodentumor

Definition

Häufigster maligner Tumor bei jüngeren Männern.

Ursachen

- Unbekannt
  - evtl. hormonell bedingt
  - erhöhtes Erkrankungsrisiko bei Maldescensus testis.

Symptome

Keine Frühsymptome.
- Schmerzlose Hodenvergrößerung
- Schweregefühl mit dumpfen, ziehenden Schmerzen ($^4/_5$ der Patienten empfinden keine Schmerzen)
- bestimmte Tumoren (produzieren Geschlechtshormone) begünstigen die Entstehung eine Gynäkomastie oder Pubertas praecox.

Therapie

- Operative Semikastration
- Lymphadenektomie
- Chemotherapie und Strahlenbehandlung.

20.2.10 Phimose

Definition

Verengung der Penisvorhaut.

Ursachen

Bis zum 3. Lebensjahr physiologisch.
- Entzündlich bedingt
- Narbenbildung
- angeboren.

Symptome

- Vorhaut lässt sich bei erschlafftem Penis nicht über die Glans ziehen (vollständige Phimose)
- Schwierigkeiten beim Zurückziehen der Vorhaut nur bei Erektion (unvollständige Phimose).

Komplikationen

- Paraphimose (Einklemmung des Penis mit ödematöser Schwellung und Durchblutungsstörungen)
- Balanitis (Entzündung der Glans penis meist in Verbindung mit der Vorhaut durch Pilze und Bakterien)
- Förderung eines Peniskarzinoms.

Therapie

 Notfall! Maßnahmen zur Grundversorgung der Paraphimose → Kap. „Notfall".

- Zirkumzision.

20.3 Erkrankungen der weiblichen Genitalien

20.3.1 Prämenstruelles Syndrom (PMS)

Definition

In der Regel einige Tage nach der Zyklusmitte (Eisprung) auftretende charakteristische körperliche und psychische Veränderungen, die mit Beginn der Menstruation nachlassen.

Ursachen

- Unbekannt
  - endokrine Faktoren
  - psychische Faktoren.

Symptome

- Seelische Verstimmungen (z. B. Nervosität, Labilität)
- schmerzhafte Spannungen und Schwellungen der Brust
- Kopf- und Rückenschmerzen
- Verdauungsbeschwerden
- Gewichtszunahme durch Flüssigkeitseinlagerung
- Gelenkschwellungen
- Hautveränderungen.

Therapie

- Äußere Belastungen meiden
- Diät
- Psychotherapie
- Hormontherapie
- symptomatisch (z. B. Diuretika).

20.3.2 Dysmenorrhöe

Definition

Schmerzen während der Menstruation.

Ursachen

- Funktionell
  - hormonelle oder vegetative Störungen

- organisch bedingt
  - Tumor
  - entzündliche Veränderungen
  - Uteruserkrankungen.

Symptome
- Krampfartige Bauchschmerzen, ausstrahlend in den Rücken
- evtl. Übelkeit und Erbrechen
- Kopfschmerzen.

Therapie
- Krampflösende Medikamente.

20.3.3 Amenorrhöe

Definition
Ein mehr als 6 Monate dauerndes Aussetzen der Blutung (sekundäre Amenorrhöe) oder ein Ausbleiben der Regelblutung bis zum 18. Lebensjahr (primäre Amenorrhöe).

Ursachen
Primäre Amenorrhöe
- Genitale Fehlbildungen
- genetische Defekte.

Sekundäre Amenorrhöe
- Störungen des Hormonhaushaltes
- Trauma.

Eine physiologische Amenorrhöe besteht vor dem ersten Auftreten der Menstruation, während der Schwangerschaft, Stillzeit und nach der Menopause.

Therapie
- Hormongabe.

20.3.4 Klimakterium

Definition
Meist zwischen dem 45. und 50. Lebensjahr beginnendes langsames Erlöschen der Ovarialfunktion (physiologische Degeneration des Ovarialgewebes).

Symptome
- Unregelmäßige und immer schwächer werdende Blutungen

- 50 % der Frauen leiden durch Abfall der Östrogensekretion unter Beschwerden (Menopausensyndrom):
  - Hitzewallungen, Schwindel, Schweißausbrüche
  - psychonervöse Störungen: Reizbarkeit, Lustlosigkeit, Schlafstörungen etc.
  - Atrophie der Genitalorgane und Mamma
  - Adipositas
  - Osteoporose.

Therapie
- Zyklusgerechte Substitution mit Östrogen und Gestagen.

20.3.5 Extrauteringravidität

Definition
Schwangerschaft außerhalb der Gebärmutter.

Lokalisation
- Häufigste Form: Tube (Tubargravidität)
- Eierstock (Ovarialgravidität)
- Bauchhöhle (Abdominalgravidität im Peritoneum).

Ursachen
- Stenosen, infolge narbiger Veränderungen (z. B. nach Entzündungen)
- Motilitätsstörungen.

Symptome
In den ersten Schwangerschaftswochen keine Symptome.
- Blutungen
- einseitige wehenartige Schmerzen im Unterleib.

Komplikationen
- Einreißen der Tubenwand mit lebensgefährlichen Blutungen, die sich in die freie Bauchhöhle entleeren.

Therapie
- Operation.

20.3.6 Fehlgeburt (Abort)

Definition
Abbruch einer Schwangerschaft bis zur 28. Woche.

Ursachen

- Windei (maximal wenige Wochen überlebensfähiges Ei)
- Nabelschnurfehlbildungen
- Gebärmuttermissbildungen
- endokrine Störungen oder schwere Allgemeinerkrankungen der Mutter
- immunologisch bedingt (z. B. Blutgruppenunverträglichkeit).

Formen

Frühabort

- Bis zur 12. Schwangerschaftswoche ist die Gefahr eines Frühaborts relativ hoch (ca. $1/3$ aller Schwangerschaften).

Spätabort

- Meist zweizeitiger oder unvollständiger Abort.

Symptome

- Wehenartige Schmerzen
- geburtsähnliche Ausstoßung von Fötus und Plazenta.

Therapie

- Entfernung von Plazentaresten und Abortmaterial aus dem Uterus (Nachkürettage).

20.3.7 Frühgeburt

Definition

Vorzeitige Geburt in dem Zeitraum zwischen der 29. und vor Beendigung der 37. Schwangerschaftswoche.

Ursachen

- Körperliche oder psychische Überforderung der Schwangeren
- vorausgegangene Aborte
- Schwangerschaftsabbrüche
- Uterusfehlbildungen
- Uterusmyome
- Missbildungen
- Nikotinabusus
- endokrine Störungen
- Anämie
- Infektionen
- Zervixinsuffizienz

Mehrlingsschwangerschaften oder Lageanomalie des Kindes erhöhen das Risiko einer Frühgeburt.

Therapie

 Notfall! Maßnahmen zur Grundversorgung → Kap. „Notfall".

20.3.8 Schwangerschaftserbrechen

Definition

Bei 20–35% aller Schwangeren meist morgendliches Nüchternerbrechen nach vorausgegangener Übelkeit.

Ursachen

- Unbekannt
- evtl. hormonelle oder metabolische Dysfunktion
- psychische Faktoren.

Symptome

Die Symptome beginnen meistens 2–4 Wochen nach der Empfängnis und klingen zwischen der 12. und 16. Schwangerschaftswoche ab.
- Übelkeit
- morgendliches Nüchternerbrechen.

20.3.9 EPH-Gestose

Definition

Eine während der Schwangerschaft auftretende Erkrankung, die mit Ödemen (engl. Edema = E), Proteinurie (=P) und Hypertonie (= H) einhergeht (Präeklampsie).

Ursachen

- Unbekannt.

Symptome

- Symptome äußern sich meist im letzten Trimenom.

Komplikationen

- Eklampsie (zu 80 % sind Erstgebärende betroffen)
  - rascher Blutdruckanstieg mit starken Kopfschmerzen
  - Flimmern vor den Augen
  - Doppelt- und Nebligsehen
  - Magendruck, Brechreiz
  - blitzartig auftretende tonisch-klonische Krämpfe mit und ohne Bewusstlosigkeit.

Therapie

 Notfall! Maßnahmen zur Grundversorgung → Kap. „Notfall".

- Präeklampsie: symptomatisch
- Eklampsie: Anfallbehandlung, ggf. Entbindung trotz einer kindlichen Unreife (hohes mütterliches Risiko!).

Spezieller Lernhinweis

Gestose ist eine früher verwendete Bezeichnung für alle durch Schwangerschaft bedingten Krankheitszustände!

20.3.10 Adnexitis (Gleit + Eierstock)

Definition

Eine fast ausnahmslos im geschlechtsreifen Alter auftretende ein- oder beidseitige Entzündung der weiblichen Adnexe (eine isolierte Entzündung des Eileiters wird als Salpingitis bezeichnet).

Ursachen

- Aszendierende Erreger aus Scheide oder Uterus (Zeitpunkt der Infektion ist meist die Menstruation, die mit einem veränderten Scheidenmilieu und einem geöffneten Zervixkanal einhergeht)
- Infektion durch Geschlechtsverkehr
- nicht sterile intrauterine Eingriffe.

Symptome

Die Infektion verläuft oft stumm mit unbemerkter narbiger Abheilung der Tubenschleimhaut.
- Schmerzen im Unterbauch
- Fieber
- eitriger Ausfluss
- prallelastische druckdolente Resistenz im Adnexebereich.

Komplikationen

- Stenotische Veränderung durch Vernarbung, keine Weiterleitung der Keimzelle
- Tubargravidität.

Therapie

- Medikamente
- Operation.

20.3.11 Ovarialkarzinom

Definition

Maligne Entartung von Ovarialgewebe.

Ursachen

- Unbekannt
- metastatische Ablagerungen (Krukenbergtumor: Abtropfmetastasen aus dem Magen-Darm-Trakt).

Symptome

Keine Frühsymptome.
- Zyklusstörungen
- Schmerzen während der Menstruation
- unklare Unterleibsbeschwerden
- Zunahme des Bauchumfanges.

Therapie

- Operation
- Zytostatika.

20.3.12 Gebärmuttersenkung (Descensus uteri)

Definition

Tiefertreten des Uterus oft in Verbindung mit der Vagina.

Ursachen

- Beckenbodeninsuffizienz (v. a. nach Geburten)
- Erschlaffung des Band- und Halteapparates.

Symptome

- Druck- und Fremdkörpergefühl
- Schmerzen, meist in den Rücken ausstrahlend
- durch Druck auf Blase und Mastdarm
  - Pollakisurie
  - Dysurie
  - Defäkationsbeschwerden.

Komplikationen

- Gebärmuttervorfall.

Therapie

- Beckenbodengymnastik
- Operation.

20.3.13 Gebärmuttervorfall (Prolapsus uteri)

Definition
Vorfall der Genitalorgane aus der Vulva.

Ursachen
- → „Gebärmuttersenkung".

Symptome
- Partialprolaps: nur ein Teil des Uterus liegt außerhalb der Vulva (z. B. Gebärmutterhals)
- Totalprolaps: das ganze Scheidenrohr ist umgestülpt und liegt vor der Vulva.

Therapie
- Operative Entfernung der Gebärmutter.

20.3.14 Endometriose

Definition
Endometriumähnliches Gewebe außerhalb der Uterushöhle.

Ursachen
- Unbekannt.

Formen
- Endometriosis genitalis interna: in Uterusmuskulatur oder Tube lokalisierte Gebärmutterschleimhaut
- Endometriosis genitalis externa: in Ovarien und Douglas-Raum lokalisierte Gebärmutterschleimhaut
- Endometriosis extragenitalis: in Bauchdecke, Harnblase, Lunge (ca. 55%) lokalisierte Gebärmutterschleimhaut.

Symptome
- V. a. mit dem Menstruationszyklus assoziierte Schmerzen (Dysmenorrhöe) von zunehmender Intensität
- evtl. Dauerschmerzen bei Verwachsungen
- Kreuz- und Kohabitationsschmerzen.

Therapie
- Operative Entfernung
- Hormonbehandlung.

20.3.15 Myom

Definition
Benigne Entartung des Myometriums.

Ursachen
- Unbekannt.

Symptome
In Abhängigkeit der Geschwulstgröße häufig keine Symptome.
- Schmerzen während der Periode, evtl. mit verstärkten Blutungen
- je nach Lokalisation Kompressionserscheinungen: Miktionsstörungen, Obstipation, etc.

Komplikationen
- Abortgefahr
- Geburtshindernis
- selten maligne Entartung.

20.3.16 Uteruskarzinom

Definition
Maligne Entartung der Gebärmutterschleimhaut, entwickelt sich meist in der Postmenopause.

Ursachen
- Unbekannt.

Symptome
- Verlängerte Menstruation
- Zwischenblutungen
- wehenartige Schmerzen.

Komplikationen
- Lymphogene Metastasierung in Abhängigkeit von der Lokalisation
- hämatogene Metastasierung v. a. in die Lunge, Leber, Knochen, Gehirn.

Therapie
- Operative Entfernung der Gebärmutter und Eierstöcke
- Strahlentherapie
- Hormontherapie.

20.3.17 Vaginitis (syn. Kolpitis)

Definition
Akute oder chronische Entzündung der Vagina, häufig kombiniert mit einer Entzündung der Vulva (Vulvovaginitis).

Ursachen

- Infektion durch Trichomonas vaginalis, Candida albicans, selten Staphylokokken, E. coli, Gardnerella vaginalis, Papillomaviren, Herpes-simplex-Viren, Mykoplasmen, Chlamydien, Neisseria gonnorrhoeae.

Pathomechanismus

Die Fremdbesiedlung der Vagina wird durch mehrere Faktoren begünstigt:
- Veränderungen des sauren Scheidenmilieus (z. B. durch zu häufiges Waschen)
- direkte Schädigung der Scheidenflora (v. a. durch Antibiotika)
- mangelnde Östrogenstimulierung des Vaginalepithels.

Symptome

- Juckreiz
- Ausfluss
- brennende Schmerzen
- Miktionsbeschwerden
- diffuse Rötung und glatte Schwellung der Scheidenwand (akute Infektion)
- diffuse oder herdförmige Rötung mit linsengroßen, rötlichen Knötchen (Leukozyteninfiltrate), die sich geschwürig verändern (chronische Infektion).

Therapie

- Medikamente.

20.3.18 Mastopathie

Definition

Histologischer Umbauprozess der Brustdrüse, der sowohl degenerativer als auch proliferativer Art sein kann.

Ursachen

- Unbekannt
  - evtl. hormonelles Ungleichgewicht zwischen Östrogen und Progesteron.

Symptome

- Prämenstruell verstärkt:
  - tastbare knotige Verhärtungen
  - Schmerzen
  - selten sezernierende Mamille.

Komplikationen

- Entartungsrisiko nur bei ausgeprägten Veränderungen (die einfache Mastopathie wird nicht als Präkanzerose angesehen).

Therapie

- Medikamente.

20.3.19 Mastitis (syn. Mastadenitis)

Definition

Meist während der Stillperiode auftretende Entzündung der Brustdrüse.

Ursachen

- Infektion (i. d. R. Staphylokokken).

Symptome

- Starke Schmerzen
- Schwellung und Rötung der Brust
- Fieber und Schüttelfrost.

Komplikationen

- Abszess
- Fistelbildung.

Therapie

- Antibiotika.

20.3.20 Mammakarzinom

Definition

Maligne Entartung der Brustdrüse, meist zwischen dem 45. und 70. Lebensjahr auftretend (häufigster maligner Tumor der Frau).

Ursachen

- Unbekannt
- genetisch bedingt.

Symptome

Keine Frühsymptome.
- Erstes Symptom: schmerzloser, derber Knoten tastbar
- eingezogene Brustwarze
- sezernierende Mamille
- Veränderungen des Warzenvorhofes
- lokale Ödembildung
- Orangenschalenhaut (durch Einziehen der Haut kommt es zur Grobporigkeit).

Komplikationen

- Lymphogene Metastasierung (hauptsächlich in die Achsellymphknoten)
- hämatogene Metastasierung in Wirbelsäule, Becken, Leber, Lunge, Pleura, Ovarien.

Therapie

- Tumorektomie
- axilläre Lymphadenektomie
- Zytostatika
- Strahlentherapie.

XI Haut

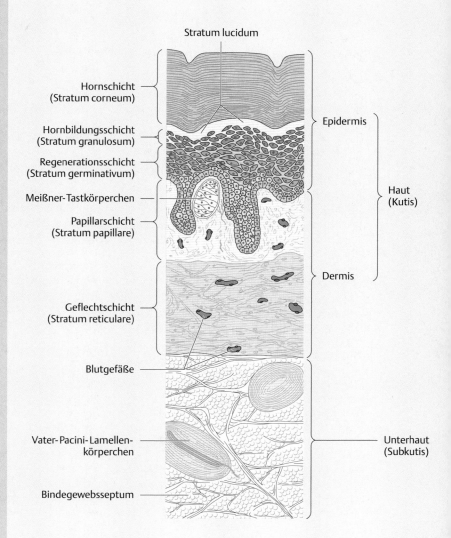

Abb. 14 Schnitt durch die menschliche Haut (Leistenhaut). Stratum germinativum = Stratum basale + Stratum spinosum.

21 Anatomie, Physiologie

Als das größte Organ bedeckt die Haut mit ca. 2 m² die äußere Oberfläche des Körpers. Sie bildet eine Schranke zwischen Umwelt und innerem Milieu.

Aufgaben

- Die Haut schützt den Körper vor von außen kommenden schädlichen Umwelteinflüssen (mechanische, physikalische Reize, Eindringen von Mikroorganismen).
- Sie dient der Wärmeregulation, indem sie Flüssigkeit in Form von Schweiß abgibt und durch die Verengung der Hautgefäße die Körpertemperatur konstant hält.
- Sie verhindert eine zu starke Austrocknung, lässt aber eine physiologische Wasserverdunstung zu.
- Als wichtiges Sinnesorgan stellt sie eine Verbindung zur Außenwelt her (Tastsinn, Temperatursinn, Schmerzsinn).

21.1 Hautschichten

Die Haut besteht aus drei Schichten:
- Oberhaut (Epidermis)
- Lederhaut (Corium, Dermis)
- Unterhaut (Subkutis)

Oberhaut und Lederhaut werden zusammen auch als *Kutis* bezeichnet.

Oberhaut (Epidermis)

- Die Oberhaut ist die äußerste Schicht der Haut; sie ist zwischen 0,03–4 mm dick, und besteht aus mehreren Schichten (von innen nach außen):
  - Basalzellschicht (*Stratum basale*)
  - Stachelzellschicht (*Stratum spinosum*)
  - Körnerschicht (*Stratum granulosum*)
  - Hornschicht (*Stratum corneum*).
- Eine besondere Schicht (*Stratum lucidum*) zwischen Körner- und Hornschicht, findet sich nur an den Hand- und Fußsohlen.
- In den untersten Lagen der Epidermis (Stratum basale und Stratum spinosum) teilen sich die Zellen fortwährend, wobei die Tochterzellen zur Oberfläche wandern und dort verhornen (nennen sich Keratinozyten, produzieren den wasserabweisenden Wirkstoff Keratin); sie werden später in Form von Hornschuppen abgestoßen.
- Da die Oberhaut gefäßlos ist, erfolgt die Ernährung durch Diffusion über die Lederhaut.
- Innerhalb des Epithelverbandes kommen 3 weitere Zellarten vor:
  - Merkelzellen: Mechanorezeptoren, meist an den Fingerspitzen lokalisiert
  - Melanozyten: enthalten Pigmente, deren verstärkte Bildung durch Sonneneinstrahlung provoziert wird
  - Langerhans-Zellen: dienen als Zellen des Monozyten-Makrophagen-Systems der Abwehr.

Lederhaut (Corium)

- Die Lederhaut ist zwischen 0,3 mm und 2,4 mm dick und besteht aus zwei Schichten (von innen nach außen):
  - innere netzförmige Schicht (*Stratum reticulare*)
  - Papillarschicht (*Stratum papillae*), die durch ihre zapfenförmigen Fortsätze fest mit der Oberhaut verzahnt ist.
- Sie besteht hauptsächlich aus Bindegewebszellen und Bindegewebsfasern.
- Sie enthält Nerven, Druckrezeptoren (*Meißner-Tastkörperchen*) und Gefäße.
- In ihr sind die Hautanhangsgebilde Nägel, Haare und Talgdrüsen eingebettet.
- Sie verleiht der Haut Reißfestigkeit und gleichzeitig die Möglichkeit zur Dehnung.
- Die Elastizität ist in der Jugend am größten und nimmt im Alter zunehmend ab, sodass Falten und Furchen auftreten.

Unterhaut (Subkutis)

- Die Unterhaut besteht aus lockerem Bindegewebe und Fettgewebe, welches der Wärmeisolierung und Polsterung dient.
- Sie stellt eine Verbindung zur oberflächlichen Körperfaszie her und ermöglicht eine Verschieblichkeit der Haut.
- In ihr liegen Nerven, Gefäße, Schweißdrüsen und die unteren Abschnitte der Haarbälge.
- Außerdem sind Druckrezeptoren (*Vater-Pacini-Körperchen*) eingelagert, die der Wahrnehmung von Vibrationen dienen.

21.2 Hautanhangsgebilde

Hautdrüsen

Schweißdrüsen

- Schweißdrüsen finden sich vermehrt im Bereich der Stirn, Handinnenflächen und Fußsohlen.
- Ihr saures Sekret bildet einen Säureschutzmantel auf der Hautoberfläche und hemmt dadurch das Bakterienwachstum.

Duftdrüsen

- Die Duftdrüsen liegen v. a. in behaarten Bereichen: Achselhöhle, Kopf- und Schambehaarung.
- Sie produzieren ein alkalisches fetthaltiges Sekret und werden durch Sexualhormone stimuliert.

Talgdrüsen

- Talgdrüsen finden sich meist nur im Bereich der behaarten Haut (Haarbalgdrüsen); sie münden in den Haarbalg.
- Der Hauttalg überzieht die Haut und Haare mit einer schützenden Fettschicht, macht die Haut geschmeidig und trägt zum Glanz der Haare bei.

Haare

- Haare sind zugfeste, biegsame dicke Hornfäden.
- Sie dienen dem Wärmeschutz und der Tastempfindung und vergrößern die Verdunstungsoberfläche für den Schweiß.
- Das Haar steckt in einer Wurzelscheide, in die eine Talgdrüse mündet.
- Unterhalb der Talgdrüse entspringt der Haarmuskel (M. arrector pili), der aufwärts zur Epidermis zieht; er stellt die Haare auf (sympathische Reaktion), indem er die Epidermis grübchenförmig einzieht (Gänsehaut); außerdem fördert er auch die Entleerung der Talgdrüsen, die in den Haarbalg münden.

Nägel

- Nägel sind 0,5 mm dicke, gewölbte Hornplatten, die im Nagelbett verankert sind.
- Der hintere Rand der Nagelplatte steckt in einer Nageltasche, der seitliche in dem Nagelfalz.
- Vor der Nageltasche schimmert das nagelbildende Gewebe als weißliches Feld (Lunula) halbmondförmig durch den Nagel.
- Durchscheinende Kapillaren geben dem Nagel seine rosa Farbe.
- Mit den darunter liegenden Knochen sind die Nägel durch senkrecht verlaufende Bindegewebsbündel unverschieblich verbunden.
- Sie schützen die Endglieder der Finger und Zehen und bilden ein Widerlager für den Druck, der auf den Tastballen ausgeübt wird (wichtige Hilfseinrichtung für das Tastgefühl).

22 Pathologie

22.1 Effloreszenzen der Haut

Definition

Effloreszenzen (Hautblüten) sind mit freiem Auge sichtbare Hautveränderungen; man unterscheidet je nach Entstehungsart Primäreffloreszenzen und Sekundäreffloreszenzen.

Primäreffloreszenzen

Primäreffloreszenzen sind Hauterscheinungen, die unmittelbar durch eine Krankheit hervorgerufen werden.

Makula	= Fleck
Papula	= Knötchen
Tuber	= oberflächlicher Knoten ab Walnussgröße
Nodus	= tieferer Knoten ab Erbsengröße
Urtika	= Quaddel
Vesikula	= Bläschen
Bulla	= Blase
Cystis	= Zyste
Pustula	= Eiterbläschen

Sekundäreffloreszenzen

Sekundäreffloreszenzen entwickeln sich aus Primäreffloreszenzen.

Squama	= Schuppe
Crusta	= Kruste
Erosio	= oberflächlicher Epidermisverlust
Rhagade	= Schrunde
Fissura	= Fissur
Excoriatio	= Abschürfung
Ulkus	= Geschwür
Cicatrix	= Narbe
Atrophia	= Hautschwund

22.2 Definitionen wichtiger Hautveränderungen

Exanthem	= entzündliche Hautveränderung, die im zeitlichen Verlauf mehrere Effloreszenzen zeigen kann
Enanthem	= entzündliche Veränderungen im Schleimhautbereich
Ekzem	= flächenhafte entzündliche Hautveränderung mit Juckreiz
Erythem	= entzündliche flächenhafte Rötung
Abszess	= Eiteransammlung in einer nicht vorgebildeten Höhle
Fistel	= röhrenförmige Verbindung zwischen Hohlorganen untereinander oder der Körperoberfläche
Zyste	= eine abgekapselte, mit Flüssigkeit gefüllte Geschwulst
Empyem	= Eiteransammlung in einer vorgebildeten Höhle
Phlegmone	= eitrige Entzündung des Zellgewebes, die sich flächenhaft entlang von Faszien, Sehnen und Muskulatur ausbreitet
Furunkel	= akute eitrige Entzündung von Haarfollikeln
Karbunkel	= mehrere zusammenfließende Furunkel bilden ein Karbunkel
Dermatitis	= akut auftretende Entzündung der Haut infolge anderer Hauterkrankungen oder Noxen
Warzen	= durch Papillomaviren hervorgerufene infektiöse, gutartige Neubildungen der Haut
Naevus	= angeborenes oder später auftretendes Muttermal mit scharfer Begrenzung (Hautfehlbildung)

22.3 Erkrankungen mit erblicher Disposition

22.3.1 Psoriasis vulgaris (Schuppenflechte)

Definition

Eine in Schüben verlaufende Hauterkrankung, die durch eine vermehrte Hautabschuppung gekennzeichnet ist.

Ursachen

- Unbekannt
- genetische Disposition und multifaktorelle Auslösung:
    - physikalische, chemische und entzündliche Reize

– endogene Noxen (Medikamente, Stress, Schwangerschaft, Infektionen).

Pathomechanismus

Überstürzte Epidermisbildung durch eine anormale Wucherung der Stachelzellschicht (5fach erhöhte Mitoserate); Folge ist eine vermehrte Hautschuppung mit Erythembildung.

Symptome

Die Symptome beginnen meist im 2. Lebensjahrzehnt oder nach dem 50. Lebensjahr.
- Prädilektionsstellen sind die Streckseiten der Extremitäten (vor allem Ellenbogen, Knie), Kreuzbeingegend und die Kopfhaut
- das Erythem ist gekennzeichnet durch rundlich gerötete, scharf abgegrenzte erhabene Herde mit silber-weiß glänzenden Schuppen (von verschiedener Größe und Gestalt)
- im akuten Schub: Juckreiz
- werden die Schuppen abgekratzt, erscheinen kleinste punktförmige Einblutungen (Auspitzphänomen, Tautropfenphänomen)
- die Schuppen fallen in kleinen Plättchen ab (wie Abschabungen von einer Kerze → Kerzenfleckphänomen)
- die Schuppen lassen sich wie Wachs kneten (Wachsphänomen).

Herbst und Winter bringen oft eine Verschlechterung der Psoriasis.

Sonderformen

Befall der Nägel
- Tüpfelnägel (stecknadelkopfgroße napfförmige Einziehungen)
- Verdünnung der Nagelplatte mit Bildung von Längsrillen
- psoriatische Ölflecke, mit rötlich-braunen Verfärbungen unter dem Nagel, die zur Ablösung des Nagels vom Nagelbett führen können.

Psoriasis arthropathica
- Psoriasis mit polyarthritischen Gelenkbeschwerden.

Therapie

- Meidung von äußeren Reizen
- Behandlung mit Salicylsäure (Entfernung der Schuppen), Teerpräparate, Steroide u. a.
- UV-Fototherapie (PUVA-Therapie: 8-Methoxypsoralen/UV-A-Licht)
- Klimatherapie.

22.3.2 Neurodermitis (Endogenes Ekzem, atopische Dermatitis)

Definition

Chronische oder chronisch rezidivierende Hautentzündung, die meist mit der Disposition zu allergischen Erkrankungen gekoppelt ist.

Ursachen

- Unbekannt
- evtl. genetische Disposition
- evtl. Störungen des Immunsystems
- evtl. steigende Umweltbelastung
- evtl. psychosomatisch.

Symptome

- Die Neurodermitis beginnt meist im Kindesalter von 3–4 Monaten mit Milchschorf an Kopfhaut und Wangen
- immer häufiger auch Beginn im Erwachsenenalter (ab dem 2. Lebensjahr entspricht das klinische Bild dem beim Erwachsenen)
- Prädilektionsstellen: im Kindesalter zunächst die Streckseiten, dann die Beugeseiten der Extremitäten (Kniekehlen und Ellenbogeninnenseiten), Gesicht, Hals, Nacken, Schulter, Brust, Gesäß
- im akuten Schub Bläschenbildung mit nässenden Hauterscheinungen
- danach Austrocknung der Haut mit Schuppenbildung
- starker Juckreiz (Leitsymptom), die Nägel sind durch ständiges Kratzen abgenutzt und glänzend, die Augenbrauen abgerieben
- glanzlose und trockene Haut (Unterfunktion der Talg- und Schweißdrüsen)
- weißer Dermographismus ist auslösbar (nach Bestreichen der Haut z. B. mit einem Stift, kommt es zu einem Abblassen des mechanisch gereizten Hautareals)
- im Herbst und Winter kommt es häufig zur Verschlechterung der Symptome.

Mit zunehmendem Alter (meist um das 30. Lebensjahr) verschwinden die Symptome oft vollkommen.

Komplikationen

- Bakterielle oder virale Sekundärinfektion.

Therapie

- Vermeidung von auslösenden Faktoren (z. B. die Benutzung von geeigneten Waschlotionen,

Rückfettung der Haut mit Salben, keine ausgedehnten Bäder etc.)
- lokale Gabe von Kortisonsalben, Antihistaminika
- Hydrotherapie (Öl- oder Teerbäder)
- Klimatherapie (Gebirgs- oder Meerklima)
- Diät (bei bestimmter Nahrungsmittelüberempfindlichkeit)
- Psychotherapie.

22.4 Allergische Erkrankungen

22.4.1 Kontaktekzem

Definition
Das Kontaktekzem ist eine exogen ausgelöste Hautschädigung (→ Kap. „Blut, Abwehr und Lymphsystem").

Ursachen
Toxisches Kontaktekzem (wiederholter Kontakt mit hautirritierenden Stoffen)
- Säuren und Basen
- Mineralöle
- Lösungsmittel
- oxidierende und reduzierende Substanzen
- UV-Überdosierung.

Subtoxisches Kontaktekzem (Abnutzungsdermatose)
- Dieses Kontaktekzem wird durch eine Austrocknung der Haut durch v. a. Wasser begünstigt, betroffen sind Friseure, Bäcker, Hausfrauen, Pflegepersonal.

Aerogenes Kontaktekzem
- Allergenpotente Stäube, Dämpfe, Gase bewirken eine Reaktion auf luftexponierten Hautarealen (z. B. Gesicht, Hände, Dekolleté).

Allergisches Kontaktekzem (Allergie Typ IV)
- Erworbene Überempfindlichkeit gegen ein bestimmtes Allergen, z. B.:
  - Nickel, z. B. Schmuck, Hosenknopf
  - Gummistoffe, z. B. Gummihandschuhe
  - Pflanzen
  - Medikamente.

Symptome
- Nach einer Sensibilisierung entwickelt sich nach einem Zweitkontakt zunächst ein hellrotes Erythem an den Kontaktstellen
- das Erythem entwickelt sich zu Bläschen (juckend und nässend), welche verkrusten und abschuppen
- die so vorgeschädigte Haut neigt zu Sekundärinfektionen durch Bakterien, Pilzen oder Viren.

Therapie
- Das auslösende Allergen kann mithilfe eines Epikutantests ermittelt werden (verschiedene Allergene werden auf die Haut gebracht; nach 48 bzw. 72 Stunden reagiert die Haut mit Blasenbildung)
- auslösendes Allergen meiden.

22.4.2 Urtikaria (Nesselsucht)

Definition
Eine Quaddeleruption infolge einer Intoleranzreaktion vom Allergie Typ I, häufig in Kombination mit einem Quincke-Ödem (→ Kap. „Blut, Abwehr und Lymphsystem").

Pathomechanismus
Histamin bewirkt eine Permeabilitätssteigerung der Kapillare mit daraus resultierendem perivaskulärem Ödem im Corium; die Quaddeln können wenige Millimeter bis handflächengroß sein.

Ursachen
- Allergie Typ I

Typische Allergene
- Nahrungsmittel z. B. Milch, Fisch, Nüsse, Gewürze
- Staub, Pollen, Tierhaare
- Medikamente (z. B. Penicillin)
- Bienengift, Wespenstich
- mikrobielle Antigene.

Symptome
- Quaddelbildung mit sehr starkem Juckreiz
- extrakutane Manifestation
  - Zungenschwellung
  - Glottisödem
  - Asthmaanfälle
  - gastrointestinale Beschwerden
  - Fieber.

Komplikationen
- Anaphylaktischer Schock
- Erstickungsgefahr durch Glottisödem.

Therapie
- Meidung auslösender Allergene
- Antihistaminika
- systemische Glukokortikoide
- evtl. Intubation, Tacheotomie.

22.4.3 Quincke-Ödem (syn. Angioödem)

Definition
Eine allergische Sofortreaktion vom Allergietyp I mit ausgeprägten subkutanen Schwellungen v. a. in Gebieten mit lockerem Bindegewebe.

Ursachen
- → „Urtikaria".

Symptome
- Schmerzhafte ödematöse Hautschwellung (sehr ausgeprägt), die hauptsächlich im Gesicht, an den Lippen und an den Augenlidern lokalisiert ist (evtl. auch Genitalbereich)
- Spannungsgefühl
- kein Juckreiz
- Rückbildung erfolgt innerhalb von einigen Tagen.

Komplikationen
- Glottisödem.

Therapie
- Bei Glottisödem: evtl. Intubation, Tracheotomie
- → „Urtikaria".

22.4.4 Erythema nodosum (Knotenrose)

Definition
Eine akut entzündliche Hauterkrankung der Subkutis.

Ursachen
- Allergische Reaktion der Haut (evtl. Immunkomplexvaskulitis vom Typ IV), die im Zusammenhang mit folgenden Erkrankungen beobachtet wird:
  - Infektionskrankheiten, z. B. Streptokokkeninfektionen, Yersiniosen, Tuberkulose, Lymphogranuloma venerum, Ornithose
  - Sarkoidose
  - Medikamente
  - Morbus Crohn, Colitis ulcerosa
  - Rheumatisches Fieber.

Symptome
- Subkutane, unscharf begrenzte erbsen- bis walnussgroße Knötchen, die sich vorzugsweise symmetrisch an den Unterschenkelstreckseiten befinden; evtl. auch Knie- und Fußgelenk, selten Unterarme und Gesäß
- sehr druckschmerzhaft, von blau-roter Farbe und teigiger Konsistenz
- häufig Fieber und Gelenkschmerzen
- BSG ↑.

Rückbildung in 3–6 Wochen.

Therapie
- Behandlung der Grunderkrankung
- feuchte Wickel, Bettruhe
- heparinhaltige Salben
- Salicylate, lokal Glukokortikoide.

22.5 Erregerbedingte Hauterkrankungen

22.5.1 Herpes-simplex-Infektion

Definition
Eine Viruserkrankung, die sich durch lokalisierte Bläscheneruptionen an Haut- und Schleimhäuten äußert.

Erreger
- Herpes-simplex-I-Virus (meist oraler Stamm)
- Herpes-simplex-II-Virus (meist genitaler Stamm).

Übertragungsweg
- Schmier- und Tröpfcheninfektion aus Herpesläsionen, wird meist im frühen Kleinkindalter übertragen.

Inkubationszeit
- 2–7 Tage.

Pathomechanismus
Nachdem das Virus in den Organismus eingebracht wurde, persistiert es in sensiblen Ganglien; im Falle eine Abwehrschwäche gelangt es entlang der Axone in die Haut zurück.

Auslösende Faktoren eines Herpesrezidivs

- Sonnenbestrahlung (UV-Licht)
- Stress
- Abwehrschwäche
- Fieber
- Menstruation.

Symptome

- Bei Kleinkindern (meist bei Erstinfektion): Aphthenbildung im Mund und Rachen (= Stomatitis aphthosa, Mundfäule)
- schmerzhafte gruppierte Bläschen auf gerötetem Grund
- der Bläscheninhalt ist zuerst klar, dann trübe; öffnet sich das Bläschen, bildet sich eine Kruste
- Juckreiz und Spannungsgefühl.

Lokalisationen

- Meist Lippen (Herpes labialis)
- Vulva, Penis (Herpes genitalis)
- Gesicht (v. a. Naseneingang, Wangen, Ohrläppchen, Augenlider)
- kann sich an jeder anderen Körperstelle manifestieren.

Komplikationen

- Fieber mit Lymphknotenschwellungen
- Infektion des Auges: *Keratoconjunctivitis herpetica*
- bei Immungeschwächten: schwere Herpeserkrankung mit septischem Verlauf und Befall der inneren Organe
- Herpesenzephalitis
- bei vorgeschädigter Haut entwickeln sich große Blasen, einhergehend mit hohem Fieber und Kopfschmerzen.

> **Spezieller Lernhinweis**
>
> Erfolgt eine Übertragung des Herpesvirus auf ein Neugeborenes, ist der Krankheitsverlauf häufig tödlich; die Infektion erfolgt meist durch die im Genitalbereich infizierte Mutter oder durch medizinisches Pflegepersonal.

Therapie

- Lokale Behandlung mit Virostatikum, z. B. Zovirax, entzündungshemmende Mundspülungen
- bei schweren Fällen: kortisonhaltige Salben, Virostatikum-Infusionsbehandlung
- Aciclovir, Zinksulfat.

22.5.2 Impetigo contagiosa

→ Kap. „Infektionskrankheiten", S. 131.

22.5.3 Erysipel

→ Kap. „Infektionskrankheiten", S. 131.

22.5.4 Verruca vulgaris (Stachelwarzen)

Definition

Erbsgroße, halbkugelige harte Knötchen mit rauer Oberfläche.

Erreger

- Papillomavirus.

Inkubationszeit

- 6 Wochen bis 20 Monate.

Lokalisationen

- V. a. an den Händen vorkommend
- an den Fußsohlen als Dorn- oder Mosaikwarzen (Verrucae plantares)
- auf zarter Haut (Gesicht, Hals): fadenförmig (Verrucae filiformes).

Symptome

Insbesondere bei Kindern und Jugendlichen vorkommend; vorgeschädigte Haut fördert die Infektion.

- harte Knötchen, meist an den Streckseiten der Hände
- erst stecknadelkopf-, dann erbsgroß
- anfangs hautfarben mit graugelber Oberfläche, später evtl. schwärzlich verfärbt (durch Schmutzeinlagerung).

Therapie

- Salicylsäurepflaster
- Abtragung mit scharfem Löffel
- Elektrokoagulation
- Kryotherapie (lokale Kälteerzeugung durch Eis)
- Laserchirurgie.

22.5.5 Condylomata acuminata (Feig- oder Feuchtwarzen)

Definition

Benigne Veränderung des Epithelgewebes, welche fast ausschließlich im genitoanalen Bereich lokalisiert ist.

Erreger
- Papillomavirus (Typ 6, 11, 40, 42, 43, 44).

Übertragung
- Geschlechtsverkehr (Hautschäden fördern die Infektion).

Inkubationszeit
- 4 Wochen bis Monate.

Symptome
- Aus stecknadelkopfgroßen Knötchen entstehen blumenkohl- und hahnenkammartige, papilläre Wucherungen.

Therapie
- Lokale Anwendung von Podophyllotoxin und Ätzmitteln
- Elektrokoagulation
- CO_2-Laser
- Kürettage
- Partnerbehandlung.

22.5.6 Candidosis (syn. Soormykosen)

Definition

Eine meist bei Immungeschwächten systemische Erkrankung der Haut- und Schleimhäute.

Erreger
- Meist Candida albicans (80 %).

Ursachen/begünstigende Faktoren
- Immunschwäche durch
  - Antibiotikabehandlung
  - Diabetes mellitus
  - Zytostatika- und Kortikoidbehandlung
  - AIDS
- Schwangerschaft, Einnahme der Pille
- lokale Hautschädigung z. B. bei Windeldermatitis.

Symptome
- Weißliche und wegwischbare Beläge an den Schleimhäuten (weiße Stippchen)
- Pusteln mit entzündlich gerötetem Hof (entwickeln sich erst zu Erosionen, dann zu weißlichen Krusten) auf der Haut
- bei Befall der Speiseröhre: Schluckbeschwerden
- bei stark Abwehrgeschwächten: Candidasepsis mit Befall der inneren Organe.

Therapie
- Behandlung der Grunderkrankung
- Antimykotika
- Unterstützung des Immunsystems.

22.6 Kollagenosen

Sammelbezeichnung für systemische entzündliche Autoimmunerkrankungen des Bindegewebes; häufig besteht ein Nachweis von Antinukleären Antikörpern (ANA).

22.6.1 Systemischer Lupus erythematodes (SLE)

Definition

Eine schubartig verlaufende chronische Systemerkrankung von Haut und gefäßführendem Bindegewebe; häufig sind jüngere Frauen betroffen.

Ursachen
- Unbekannt
- evtl. genetische Disposition.

Pathomechanismus

Vom Körper werden antinukleäre Autoantikörper und Immunkomplexe gebildet, die sich gegen körpereigenes Bindegewebe richten und eine entzündliche Reaktion auslösen (u. a. auch eine Entzündung der Gefäße → Vaskulitis).

Symptome

Hauterscheinungen (ev. isoliert auftretend)
- Unscharf begrenzte, makulöse urtikarielle Erytheme
  - in schmetterlingsförmiger Anordnung über Nase und Wangen
  - am Stamm
- Erosionen und Ulzerationen an der Mundschleimhaut
- Haarausfall
- Fotosensitivität (Auftreten von Hauterscheinungen nach Lichteinwirkung: Lichtempfindlichkeit).

Extrakutane Symptome
- Fieber in Schüben
- Lymphknotenschwellung
- Arthralgien
- Myalgien

- Herzerkrankungen (Endokarditis, Myokarditis)
- Lungenerkrankungen (Pleuritis, Pneumonie)
- neurologische Störungen (Psychosen, Depressionen, Hirninfarkt, Epilepsie)
- Blutbildveränderungen: Anämie, Thrombopenie, Leukopenie, Nachweis von Autoantikörpern, BSG↑.

Komplikationen

- Lebensgefährliche Infektionen infolge Abwehrschwäche
- Nephritis mit Nierenversagen.

Therapie

- Immunsuppressiva (z. B. Kortison, Antirheumatika u. a.)
- Psychotherapie
- körperliche Anstrengung meiden.

22.6.2 Sklerodermie (Progressive systemische Sklerose)

Definition

Eine chronisch verlaufende Systemerkrankung mit Sklerose der Haut und der inneren Organe; betrifft meist Frauen zwischen dem 30.–60. Lebensjahr.

Ursachen

- Unbekannt.

Pathomechanismus

Die Zellen des Bindegewebes produzieren übermäßig kollagene Fasern, die sich in Haut, Subkutangewebe und inneren Organen ablagern (Schrumpfung der Haut, „eigene Haut wird zu eng").

Symptome

- Zu Beginn teigige Anschwellung der Hände und Finger
- Hyperpigmentierung
- Raynaud-Syndrom
- wachsartig harte Haut (*Panzerhaut*)
- gespannte dünne Finger (*Madonnenfinger*), später Nekrosen der Fingerspitzen (*Rattenbissnekrosen*)
- das Gesicht verliert jegliche Form der Mimik (*Madonnengesicht*)
- Mikrostomie (Verkleinerung des Mundes)
- Nase, Lippen und Mund werden schmal (*Vogelgesicht*)
- radiäre Faltenbildung um den Mund (*Tabaksbeutelmund*)
- glatte Zungenoberfläche mit verkürztem Zungenbändchen
- Sklerotisierung des Kehlkopfes führt zu einer raueren, tieferen Stimme.

Komplikationen

- Sklerotisierung der inneren Organe mit Befall
  - des Ösophagus (Ösophaguswandstarre)
  - der Nieren (Nierensklerose)
  - des Dünndarms (Malabsorptionssyndrom)
  - der Lunge (Lungenfibrose)
  - des Herzens (Myokardfibrose, Perikarditis).

Therapie

- Therapeutisch nur wenig beeinflussbar
- physikalische Maßnahmen: Krankengymnastik, Massage
- medikamentöse Maßnahmen: Antiphlogistika, Immunsuppressiva.

22.6.3 Dermatomyositis

→ Kap. „Bewegungsapparat", S. 229.

22.7 Tumoren der Haut

22.7.1 Basaliom (Basalzellkarzinom)

Definition

Ein aus embryonalen Keimanlagen der Epidermis hervorgehender semimaligner Tumor, der selten metastasiert, jedoch destruierend und invasiv in andere Organe wachsen kann; häufigster Hauttumor, betrifft meist das höhere Lebensalter.

Ursachen

- Unbekannt.

Prädisponierende Faktoren

- Genetische Disposition (Menschen mit hellem Haut-, Haar- und Augentyp sind häufiger betroffen)
- UV-Bestrahlung
- Krebs erregende Stoffe.

Symptome

- Meist an lichtexponierten Stellen lokalisiert:
  - Gesicht (meist oberhalb des Mundes)
  - Handrücken
  - auch auf vorgeschädigter Haut.

- Zunächst 1–3 mm große, hautfarbene Knötchen, meist multipel auftretend
- Monate bis Jahre später: durchscheinender, wachsgelber bis graurötlicher Tumor mit teleangiektatischen Gefäßzeichnungen, von *perlschnurartig aufgereihten Knötchen* umgeben; ev. mit zentraler Ulzeration.
- Weitere Formen
  - oberflächliches Basaliom: erythematöse mit Schüppchen bedeckte Oberfläche, von feinknotigem Saum begrenzt
  - pigmentiertes Basaliom: oberflächlich gelegen mit Hyperpigmentierung
  - sklerosierend wachsendes Basaliom: narbenähnliche Herde mit kleinen Knoten im Randbereich.

Komplikationen
- Destruierendes Wachstum (z. B. über die Gesichts- und Schädelknochen bis in das Gehirn).

Therapie
- Chirurgische Entfernung
- Strahlentherapie, wenn eine vollständige Entfernung nicht möglich ist.

22.7.2 Spinaliom (Plattenepithel-Karzinom)

Definition
Ein aus der Epidermis hervorgehender Tumor mit destruierendem Wachstum und Metastasierung auf dem Lymph- und Blutweg (Erkrankungsgipfel zwischen dem 70.–80. Lebensjahr, 2–5-mal mehr Männer).

Ursachen
- Unbekannt.

Prädisponierende Faktoren
- Genetische Disposition (Menschen mit hellem Haut-, Haar- und Augentyp sind häufiger betroffen)
- Sonnenexposition (UV-Bestrahlung)
- Krebs erregende Stoffe
- veränderte oder vorgeschädigte Haut (Narben, Lupus erythematodes, Ekzem etc.).

Symptome
Bevorzugte Lokalisation auf sonnenexponierter Haut: Gesicht, Ohrhelix, Unterlippe, Schläfe, am Handrücken, auf veränderter Haut, im Bereich der Schleimhäute (Zungenrand, Zungenspitze, Lippen, Genitalbereich).
- Zunächst fest und breit aufsitzende hautfarbene bis gelbbräunliche Hyperkeratose
- später Entzündungsreaktion mit schnell wachsendem, nicht schmerzhaften Tumor, der evtl. geschwürig zerfällt
- frühe lymphogene Metastasierung.

Komplikationen
- Destruierendes Wachstum
- Metastasen.

Therapie
- Chirurgische Entfernung
- Strahlentherapie bei schwer operablen Patienten
- Chemotherapie bei inoperablem Spinaliom und Metastasen.

22.7.3 Malignes Melanom

Definition
Ein von den Melanozyten hervorgehender, äußerst bösartiger Tumor mit frühzeitiger Metastasierung in Organsysteme.
Tritt in den letzten Jahren häufiger auf; 7–8 Erkrankungen pro 100 000 Einwohner

Ursachen
- Unbekannt.

Prädisponierende Faktoren
- Genetische Disposition (Menschen mit hellem Haut-, Haar- und Augentyp sind häufiger betroffen)
- Sonnenexposition (UV-Bestrahlung)
- vorbestehende Leberflecken (Nävuszellnävi).

Klassifizierung
Es lassen sich 5 verschiedene Melanomtypen unterscheiden:

Noduläres malignes Melanom
- Sehr bösartig
- wächst von Anfang an in die Tiefe
- metastasiert frühzeitig lymphogen und hämatogen
- schwer abzugrenzen von anderen Hauterscheinungen
- bevorzugtes Alter: 30.–60. Lebensjahr.

Superfiziell spreitendes Melanom („Superficial spreading melanoma")
- Häufigster Typ
- im Frühstadium gute Prognose
- späte Metastasierung
- Wachstum zunächst in die Breite
- häufige Lokalisation: am Rücken und an den Oberschenkeln
- bevorzugtes Alter: 40.–60. Lebensjahr.

Lentigo-maligna-Melanom
- Entwickelt sich aus einer Lentigo maligna (Krebsvorstufe)
- geht u.U. erst nach Jahrzehnten in die maligne Form über
- häufig an sonnenexponierten Stellen (Gesicht, Hals, Hände, Arme)
- bevorzugtes Alter: ab dem 60. Lebensjahr.

Akro-lentiginöses Melanom
- Lokalisation: Finger, Handinnenflächen und Fußsohlen oder Schleimhäute (Mund-, Genital-, Anal- oder Konjunktivalschleimhaut)
- mittelschnelles Wachstum
- tritt häufiger bei dunkelhäutigen und orientalischen Völkern auf und wird oft verkannt.

Amelanotisches malignes Melanom
- Malignes Melanom mit fehlendem Melaninpigment
- schwer diagnostizierbar.

Kriterien der Früherkennung

Objektive Symptome
- Schnelle Größenzunahme
- Veränderung der Oberfläche (höckrig, unscharfe Begrenzung)
- Farbveränderungen (Zunahme der Pigmentierung, blau-schwarze Verfärbung)
- rötlicher entzündlicher Hof um einen Naevus
- Blutungsneigung
- Ulzeration
- Bildung von Satellitenknötchen
- Anschwellung der zugehörigen Lymphknoten.

Symptome
- Schmerzen
- Juckreiz

- „Gefühl eines Arbeitens in der Geschwulst".

Komplikationen
- Metastasierung bevorzugt in die Lymphknoten, Lunge, Leber, Herz, Gehirn und Knochen.

Therapie
- Vollständige chirurgische Entfernung
- Chemotherapie bei Metastasierung
- Immuntherapie bei Metastasierung.

Prognose
- 5-Jahres-Überlebensrate bei hämatogenen und lymphogenen Fernmetastasen 0 %.

22.8 Vitiligo (Weißfleckenkrankheit, Leucopathia acquisita)

Definition
Hypo- bis Depigmentierung der Haut.

Ursachen
- Unbekannt.
- evtl. Autoantikörper
- evtl. genetisch bedingt.

Pathomechanismus
Autoaggressive Antikörper richten sich gegen die Melanozyten und zerstören diese.

Symptome
- Häufigste Lokalisationen: Anogenitalbereich, Hände, Gesicht, Kopfhaut
- langsam größer werdende weiße Hautareale
- häufig symmetrisch auftretend
- Entfärbung der Haare (wenn behaarte Bereiche betroffen sind).

Therapie
- Lokale Glukokortikoide
- PUVA-Therapie
- kosmetische Abdeckung.

Prognose
- Häufig Spontanremission.

XII Nervensystem

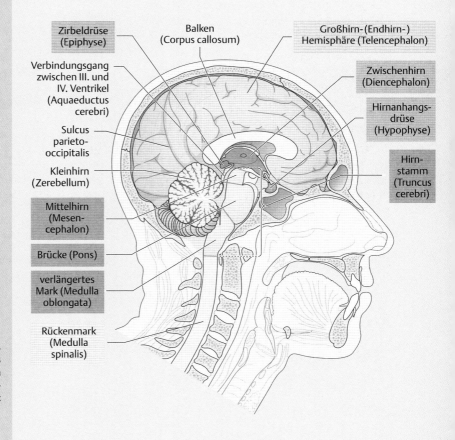

Abb. 15 **Gliederung des Gehirns.** Mittelschnitt durch den Kopf eines erwachsenen Mannes, Ansicht von medial auf die linke Hälfte. Mittelhirn, Brücke und verlängertes Mark bilden den Hirnstamm.

23 Anatomie, Physiologie

Die Gesamtheit des Nervengewebes wird als Nervensystem bezeichnet; es setzt sich aus vielen Milliarden Nervenzellen zusammen. Dazu zählt das Gehirn, das Rückenmark und die Spinalnerven, die miteinander in Verbindung stehen. Zusammen mit dem Hormonsystem ist das Nervensystem für die Regulation fast aller Körperaktivitäten verantwortlich und ist die übergeordnete Zentrale aller Lebensvorgänge.

Aufgaben des Nervensystems

- Das Nervensystem nimmt Informationen aus der Umwelt auf und gibt Informationen an die Umwelt ab.
- Es ist an der Koordination der Körperfunktionen beteiligt.
- Es ist das Organ des Denkens und Bewusstseins.
- Ort der Psyche.
- Zusammen mit dem Hormonsystem passt es die Leistungen der Organsysteme den Umweltbedingungen an.

23.1 Anatomische Grundlagen

Das Nervengewebe besteht aus zwei unterschiedlichen Zelltypen: die Nervenzellen und die Gliazellen. Beide Zelltypen arbeiten zusammen und ermöglichen die Aufgaben des Nervensystems.

23.1.1 Nervenzellen (Neuron)

- Die Nervenzelle besitzt eine Zellmembran, die elektrische Signale erzeugen und mithilfe von Botenstoffen und Rezeptoren Signale empfangen kann.
- Sie besteht aus einem Zellkörper mit Zellkern.
- Die Ausläufer des Zellkörpers bezeichnet man als Dendrite und Axone.
  - Dendrite *empfangen* Reize aus benachbarten Zellen
  - Axone *leiten* den Reiz *weiter*.
- Nervenzellen können sich nach Abschluss der Wachstumsphase nicht mehr teilen.

23.1.2 Neuroglia (Gliazellen)

Gliazellen umhüllen die Axone der Nervenzellen. Unter dem Oberbegriff „Gliazellen" werden je nach Lokalisation verschiedene Zelltypen unterschieden:

- Im *peripheren Nervensystem* nennt man sie Schwann-Zellen (marklos); sind sie markhaltig nennt man sie Myelinscheiden, die durch Ranvier-Schnürringe immer wieder unterbrochen sind; auf diese Weise wird die saltatorische Reizweiterleitung ermöglicht.
- Im *zentralen Nervensystem* werden sie als Astrozyten (bilden die Blut-Hirn-Schranke) bezeichnet; die myelinisierten Anteile heißen Oligodendrozyten.
- Gliazellen sind nicht erregbar, sie können sich im Gegensatz zu den Nervenzellen teilen.
- Für ihre Ernährung ist **Vitamin B_{12} nötig.**
- Sie dienen den Nervenzellen als Isolierschicht.
- Sie besitzen eine Stütz- und Ernährungsfunktion.
- Sie nehmen eine immunologische Schutzfunktion der Neurone ein.

> **Spezieller Lernhinweis**
>
> Myelin erscheint makroskopisch weiß; die Bereiche des zentralen Nervensystems in denen markhaltige Nervenfasern verlaufen werden als „weiße Substanz" bezeichnet. Viele beieinander liegende Nervenzellkörper mit ihren Dendriten nennt man „graue Substanz".

23.1.3 Reizweiterleitung

Nervenzellen besitzen eine Länge von wenigen Millimetern bis zu einem Meter. Die Reizleitung erfolgt entweder

- von Nervenzelle zu Nervenzelle
- von Nervenzelle zur Muskelfaser
- oder von Nervenzelle zur Drüse.

Die Reizweiterleitung erfolgt auf chemischem und elektrischem Wege.

23.1.3.1 Synapse (chemische Reizweiterleitung)

- Das Axonende ist vielfältig verzweigt und zu synaptischen Endknöpfen aufgetrieben (präsynaptische Membran).
- Die Endknöpfe enthalten Neurotransmitter (z. B. Acetylcholin).
- Den synaptischen Endknöpfen liegt entweder ein Dendrit einer anderen Nervenzelle, eine Drüsenzelle oder eine Muskelzelle gegenüber (postsynaptische Membran); auf ihr befinden sich Rezeptoren, an die sich die Neurotransmitter binden und somit den Reiz weiterleiten.
- Der Raum zwischen prä- und postsynaptischer Membran wird als synaptischer Spalt bezeichnet.
- Kommt ein Aktionspotenzial an den synaptischen Endknöpfen an, so wird Acetylcholin in den synaptischen Spalt entleert und bindet sich an die Rezeptoren der postsynaptischen Membran = chemische Reizweiterleitung.
- Um eine Dauererregung zu vermeiden, spaltet Cholinesterase (wird in der Leber gebildet) den Neurotransmitter Acetylcholin in Cholin und Acetat-Ionen, welches nach erfolgter Reizweiterleitung wieder in die synaptischen Endknöpfe aufgenommen wird.

Spezieller Lernhinweis

Eine Hyperkalzämie vermindert die Freisetzung von Neurotransmittern, eine Hypokalzämie erhöht die Freisetzung von Neurotransmittern!

23.1.3.2 Das Aktionspotenzial (elektrische Reizweiterleitung)

Ein Aktionspotenzial ist eine vorübergehende Änderung des Membranpotenzials (= die elektrische Spannung gegen einen beliebigen Punkt außerhalb der Zellmembran) einer erregbaren Zelle. Dieser nach dem „Alles-oder-nichts"-Gesetz ablaufende Vorgang, geht mit einem vorübergehenden Austausch von Na^+-Ionen und K^+-Ionen einher. Während das Aktionspotenzial dem „Ein" entspricht, steht diesem das Ruhepotenzial gegenüber, welches als „Aus"-Zustand der Zelle zu bezeichnen ist.

Das Ruhepotenzial

- Im Zellinneren herrscht eine Spannung von –70 mV ; diese wird durch K^+-Ionen und einen höheren Anteil negativ geladener Eiweißanionen erzeugt.
- Im Zelläußeren herrscht eine positive Ladung durch einen hohen Anteil Na^+-Ionen und niedrigeren Anteil negativ geladener Chloridionen (Cl^-).

Spezieller Lernhinweis

Alle Zellen besitzen in ihrem Zellinneren einen hohen Anteil an K^+-Ionen; im Extrazellularraum dominieren die Na^+-Ionen. Durch diese Konzentrationsunterschiede entstehen Diffusionskräfte, die während des Ruhepotenzials jedoch nicht wirksam werden können, da die Poren der Zellmembran in diesem Zustand für Na^+-Ionen und K^+-Ionen nicht bzw. nur wenig durchlässig sind.

Depolarisation

- Die Nervenzelle erzeugt oder leitet eine Erregung weiter, indem das negative Ruhemembranpotenzial abnimmt (Depolarisation) und somit die Auslösung eines Aktionspotenzials angestrebt wird.
- Wird ein bestimmter Schwellenwert überschritten, werden die Poren der Zellmembran für Na^+-Ionen durchlässig, sodass diese entlang eines Konzentrationsgefälles in die Zelle einströmen → im Zellinneren herrscht nun eine Spannung von +30 mV (Na^+-Ionen und K^+-Ionen überwiegen den Anteil der negativ geladenen Teilchen im Zellinneren).
- Im Zelläußeren herrscht eine negative Spannung (weniger Na^+-Ionen und ein höherer Anteil negativ geladener Chlorid-Ionen).
- Nach 1 ms schließen sich die Poren für Na^+-Ionen, gleichzeitig öffnen sich die Poren für K^+-Ionen: es strömt (entlang des Konzentrationsgefälles) in den Extrazellularraum und **repolarisiert** die Zellmembran wieder zum Ruhepotenzial (es findet sogar eine **Hyperpolarisation** statt: –80mV innerhalb der Zelle).
- Die Membrankanäle schließen sich nun sowohl für Na^+-Ionen und K^+-Ionen, die Natrium-Kalium-Pumpe schaufelt unter Energieeinsatz alle Ionenanteile wieder in ihren ursprünglichen Zustand (Ruhepotenzial) zurück.

23.2 Funktionelle Einteilung des Nervensystems

Somatisches Nervensystem (willkürliches Nervensystem)

- Das somatische Nervensystem ist vom Willen beeinflussbar (= willkürlich).
- Es besteht aus 2 Anteilen:
  - motorischer Anteil: steuert Muskeltätigkeit: *efferente (vom ZNS wegführende)* motorische Nervenzellen
  - sensibler Anteil: Aufnahme von Reizen aus der Umwelt: *afferente (zum ZNS hinführende)* sensible Nervenzellen.

Vegetatives Nervensystem (unwillkürliches Nervensystem)

- Das vegetative Nervensystem ist vom Willen nicht beeinflussbar (= unwillkürlich).
- Es besteht aus 2 antagonistischen Anteilen: Parasympathikus und Sympathikus.
- Parasympathikus und Sympathikus kontrollieren die Funktion der inneren Organe,
- dienen der Anpassung an innere und äußere Reize.

23.3 Anatomische Einteilung

Man unterscheidet das zentrale Nervensystem (Gehirn und Rückenmark) vom peripheren Nervensystem (Spinalnerven und die Hirnnerven).

> **Merke!**
> Sowohl das zentrale als auch das periphere Nervensystem besitzen somatische und vegetative Anteile!

23.3.1 Zentrales Nervensystem

23.3.1.1 Gehirn (Encephalon)

- Die Unterfläche des Gehirns ruht auf der Schädelbasis, die konvexe Fläche liegt dem Schädel an.
- Es wiegt 1,5 kg und setzt sich zusammen aus Großhirn (Zerebrum), Zwischenhirn (Diencephalon), Hirnstamm (Truncus cerebri), Kleinhirn (Zerebellum).

■ **Großhirn**

- Das Großhirn unterteilt sich in zwei symmetrische Hemisphären, sie sind durch den „Balken" verbunden, die konvexe Fläche wird durch die Fissura longitudinalis getrennt.
- Auf der Oberfläche der Hemisphären befinden sich Hirnwindungen (Gyri) und Furchen (Sulci), die der Oberflächenvergrößerung dienen.
- 3 weitere Fissuren teilen jede Hemisphäre in 4 Teile: Scheitellappen, Stirnlappen, Schläfenlappen, Hinterhauptslappen.
- Es ist das höchste Integrationszentrum des ZNS,
- der Sitz des Bewusstseins, der Persönlichekeit: Handlung, Wille, Intelligenz, Kreativität, Gedächtnis, Intelligenz etc.
- Es koordiniert motorische und sensible Bewegungsabläufe.

Großhirnrinde (graue Substanz)

- 70 % aller Neurone des Gehirns bilden die Großhirnrinde.
- Die Neurone werden in Felder unterteilt, denen eine spezifische Aufgabe zufällt (Sehen, Hören, Sprachverständnis etc.).
- Als wichtigste Rindenfelder sollten folgende bekannt sein:
  - Primäres motorisches Rindenfeld (Gyrus praecentralis), enthält Pyramidenzellen, von denen Pyramidenbahnen über die Medulla oblongata zu den Vorderhornzellen des Rückenmarks oder zu den motorischen Kernen der Hirnnerven ziehen; sie dienen der willkürlichen Innervation der Skelettmuskulatur und steuern bewusste Bewegungen.

> **Spezieller Lernhinweis**
> Ein Großteil der Pyramidenbahnen kreuzen zur Gegenseite, das heißt dass die Pyramidenbahnen der rechten Hemisphäre innerhalb der Medulla oblongata zur linken Körperhälfte ziehen und über die linken motorischen Vorderhörner das Rückenmark verlassen. Die meisten Pyramidenzellen der rechten Hemisphäre sind also für die Motorik der linken Körperhälfte zuständig und umgekehrt!

  - Primäres sensibles Rindenfeld (Gyrus postcentralis): afferente Nervenbahnen leiten Informationen über den Thalamus an dieses Feld weiter; es dient der Wahrnehmung von Empfindungen.

– Assoziationsgebiete: die Informationen aus den einzelnen Rindenfeldern werden miteinander verknüpft; so werden komplexe Handlungsabläufe ermöglicht (z. B. das Entwerfen von Handlungsmustern, logisches Denken).

Weiße Substanz
- Die weiße Substanz befindet sich unterhalb der grauen Substanz und besteht aus myelinisierten Axonen, die von den Nervenzellkörpern wegziehen.

Extrapyramidales System
- Innerhalb der weißen Substanz befinden sich graue Kernansammlungen (Basalganglien oder Stammganglien), die zum extrapyramidalen System zählen.
- Dazu zählen als höchste Koordinationszentren der Streifenkörper und der Mandelkern; untergeordnete Kerngebiete befinden sich außerdem im Zwischenhirn und im Hirnstamm.
- Es dient den unwillkürlichen Muskelbewegungen, greift auch kontrollierend in willkürliche Bewegungen ein.
- Es übernimmt die Haltefunktion der Muskulatur, steuert den Muskeltonus.
- Es dient der Harmonisierung von Bewegungen.
- Es ermöglicht automatische Bewegungsabläufe (z. B. Händemitbewegung beim Gehen).
- Es ist für Ausdrucksbewegungen und Mimik zuständig.

■ Zwischenhirn
- Das Zwischenhirn besteht aus Thalamus, Hypothalamus, Hypophyse.

Thalamus
- Der Thalamus ist die zentrale Schaltstelle aller sensiblen Empfindungen.
- Er filtert die Informationen, d. h. nicht jeder Reiz wird an das sensible Rindenfeld weitergeleitet, um eine Reizüberflutung zu verhindern.
- Er wird auch „Tor zum Bewusstsein" genannt.

Hypothalamus
- Der Hypothalamus ist die übergeordnete Zentrale des vegetativen Nervensystems und stellt das zentrale Bindeglied zwischen Hormon- und Nervensystem dar.
- Er ist für die Aufrechterhaltung der Körpertemperatur zuständig.

- Er beinhaltet das Durst-, Hunger-, und Sättigungszentrum.
- Er reguliert den Wärmehaushalt, Wasserhaushalt und den Kreislauf.
- Er ist die zentrale Messstelle für die Hormonkonzentration im Blut.
- Er bildet Hormone: ADH, Oxytocin, Releasing und Inhibiting Hormone (→ Kapitel „Hormonsystem").

Hypophyse
- Die Hypophyse wird in zwei Lappen unterteilt: Hypophysenhinterlappen (speichert Oxytocin und ADH); Hypophysenvorderlappen (produziert glandotrope und effektorische Hormone → Kap. „Hormonsystem").

■ Hirnstamm
- Der Hirnstamm besteht aus dem Mittelhirn (Mesencephalon), der Brücke (Pons) und dem verlängerten Mark (Medulla oblongata).

Mittelhirn (Mesencephalon)
- Das Mittelhirn besteht aus weißer Substanz und Kernansammlungen des extrapyramidalen Systems (Substantia nigra, Nucleus ruber).
- Es enthält das akustische und optische Reflexzentrum sowie Kerne einiger Hirnnerven.

Brücke (Pons)
- Die Brücke besteht aus Leitungsbahnen, die von einzelnen Hirnabschnitten Richtung Rückenmark ziehen und umgekehrt.
- Sie beinhaltet die Ursprungsgebiete mehrerer Hirnnerven.

Verlängertes Mark (Medulla oblongata)
- Die Medulla oblongata bildet das Verbindungsstück zum Rückenmark.
- Dort kreuzen sich die Pyramidenbahnen.
- Es beinhaltet das Kontrollzentrum für Atmungs-, Herz- und Kreislauffunktion sowie Reflexzentren fürs Schlucken, Niesen, Husten und Brechen.
- Zwischen der weißen Substanz sind Kerngebiete einiger Hirnnerven lokalisiert.

■ Kleinhirn (Zerebellum)
- Das Kleinhirn liegt in der hinteren Schädelgrube unterhalb des Hinterhauptlappens des Großhirns.
- Es besteht aus 2 Hemisphären, deren äußere Oberfläche von Nervenzellkörpern (graue Subs-

tanz, Kleinhirnrinde) gebildet wird; zur Oberflächenvergrößerung sind feine Gyri und Sulci sichtbar.
- Unterhalb der grauen Substanz befindet sich weiße Substanz (auf- und absteigende myelinisierte Axone).
- Das Kleinhirn reguliert (zusammen mit Fasern des extrapyramidalen Systems) die Grundspannung der Muskulatur und stimmt Bewegungen aufeinander ab.
- Es steuert die Körperpositionen zur Aufrechterhaltung des Gleichgewichts.
- Es reguliert die Feineinstellung der Zielmotorik.

23.3.1.2 Rückenmark (Medulla spinalis)

- Das Rückenmark liegt im Wirbelsäulenkanal, ist 40–45 cm lang, reicht vom Hinterhauptsloch bis zum 1.–2. Lendenwirbel.
- Es bildet die Verbindung zwischen Gehirn und Spinalnerven.
- Es leitet Impulse vom Gehirn zur Peripherie und umgekehrt.
- Es besteht aus äußerer weißer Substanz und innerer grauer Substanz.

Äußere weiße Substanz

- Die äußere weiße Substanz besteht aus afferenten und efferenten Leitungsbahnen (markhaltige Nervenfasern).

Innere graue Substanz

- Die innere graue Substanz ist schmetterlingsförmig. Man unterteilt Vorder-, Seiten- und Hinterhörner, die jeweils an den symmetrischen Hälften lokalisiert sind. In der Mitte befindet sich der Zentralkanal, der mit Liquor gefüllt ist (ist jedoch meist verödet).
- Die graue Substanz besteht aus Nervenzellkörpern mit der Aufgabe einer Schalt- und einer Reflexfunktion.

Aufgaben des Rückenmarks

Schaltfunktion

- Alle motorischen Bahnen (Pyramidenbahnen, extrapyramidale Bahnen) verlaufen vom Gehirn über die weiße Substanz des Rückenmarks zum Vorderhorn (werden auch als 1. motorisches Neuron bezeichnet).
- Im Vorderhorn werden diese Bahnen auf ein 2. motorisches Neuron umgeschaltet, sodass die Information über einen Spinalnerv das Rückenmark verlassen kann.
- Alle sensiblen Bahnen münden aus der Peripherie in das Hinterhorn.
- Dort werden sie auf ein 2. Neuron umgeschaltet und über die weiße Substanz des Rückenmarks zum Gehirn geleitet.
- Die Seitenhörner enthalten motorische Nervenzellen des vegetativen Nervensystems.

Reflexfunktion

Reflexe sind vom Willen unabhängige Reaktionen auf afferente Reize; es findet keine Weiterleitung an das Gehirn statt, sodass das Rückenmark die niedrigste Stufe der Koordinationszentren darstellt. Lebensnotwendige motorische Reaktionen (z. B. beim Fallen die Hände aufstützen) werden ermöglicht.

Grundlage der Reflexauslösung ist der *Reflexbogen*: Ein Rezeptor nimmt einen Reiz auf und leitet ihn über sensible Bahnen in das Hinterhorn des Rückenmarks zu einem Reflexzentrum; dort wird auf eine motorische Bahn umgeschaltet, die über das Vorderhorn austritt und in der Peripherie eine Reaktion (z. B. Muskelkontraktion) auslöst. Man unterscheidet:

Eigenreflexe

- Die Reizaufnahme und -antwort erfolgen am selben Muskel.
- Sie sind monosynaptisch, nicht ermüdbar und können immer wieder ausgelöst werden.
- Im Rahmen einer neurologischen Untersuchung werden folgende Reflexe seitenvergleichend überprüft:
  – Bizepssehnenreflex
  – Trizepssehnenreflex
  – Radiusperiostreflex
  – Patellarsehnenreflex
  – Achillessehnenreflex
  – und weitere.

Durchführung (Bsp. Patellarsehnenreflex)

Ein gezielter Schlag mit einem Reflexhammer auf die Sehne des M. quadrizeps femoris unterhalb der Kniescheibe führt zu einer plötzlichen Streckung des vorher gebeugten Beines.

Fremdreflexe

- Der Reizort liegt an einem anderen Ort als das ausführende Organ (der Reizort ist meistens die Haut, ausführende Organe sind meist benachbarte Muskelgruppen).
- Sie sind polysynaptisch, ermüdbar und können nicht immer wieder ausgelöst werden.

- Im Rahmen einer neurologischen Untersuchung können folgende Reflexe seitenvergleichend überprüft werden:
  - Kornealreflex
  - Bauchhautreflex
  - Analreflex
  - Pupillenreflex
  - Würgereflex
  - und weitere.

Durchführung (Bsp. Bauchhautreflex)

Die Bauchhaut wird mit einer Nadel durch radiäre Striche von außen zum Bauchnabel hin gereizt. Folge ist eine Kontraktion mehrerer Muskeln.

Pathologische Reflexe

- Sie sind Fremdreflexe, die normalerweise nicht auslösbar sind.
- Wichtigster pathologischer Reflex ist der Babinski-Reflex (Pyramidenbahnzeichen). Er ist bei Babys und Kleinkindern physiologisch (da die Pyramidenbahnen noch nicht ausreichend entwickelt sind), bei gesunden Erwachsenen ist er nicht auslösbar und wenn, dann ist dies ein Hinweis auf eine Schädigung der Pyramidenbahnen.

Durchführung (Bsp. Babinski-Reflex)

Beim Bestreichen des äußeren Fußsohlenrandes von der Ferse zu den Zehen kommt es zu einer Dorsalextension der Großzehe und einer Plantarflexion und Spreizung der 2.–5. Zehe.

23.4 Peripheres Nervensystem

Zum peripheren Nervensystem zählen die Spinalnerven und die 12 paarigen Hirnnerven.

23.4.1 Spinalnerven

- Je 31 Spinalnerven entspringen dem Rückenmark rechts und links in regelmäßigen Abständen.
- Ein Spinalnerv enthält motorische, sensible und vegetative Anteile.
- Sie verlassen den Wirbelkanal der Wirbelsäule seitlich durch die Zwischenwirbellöcher.
- Sie unterteilen das Rückenmark in 31 Rückenmarksegmente:
  - 8 Halssegmente (C1–C8)
  - 12 Brustsegmente (Th1–Th12)
  - 5 Lendensegmente (L1–L5)
  - 5 Kreuzbeinsegmente (S1–S5)
  - 1–3 Steißbeinsegmente.
- Lenden-, Kreuz- und Steißbeinnerven bilden den Pferdeschweif (Cauda equina).

23.4.2 Zwölf paarige Hirnnerven

- Alle Nervenfaserbündel, die oberhalb des Rückenmarks das ZNS durch kleine Öffnungen im Schädel verlassen, werden als Hirnnerven bezeichnet.
- Sie werden nach der Reihenfolge ihres Austritts mit römischen Ziffern benannt (I–XII).
- Sie versorgen das Kopf-Halsgebiet und den Großteil der inneren Organe und verbinden die Sinnesorgane mit dem Gehirn.

I. Hirnnerv (**Nervus olfactorius**, Riechnerv)
- Übermittelt Geruchsempfindungen vom Riechepithel der Nasenschleimhaut über den Riechkolben (Bulbus olfactorius) zum Riechhirn.

II. Hirnnerv (**Nervus opticus**, Sehnerv)
- Beginnt in der Netzhaut des Auges, kreuzt teilweise in der Sehnervenkreuzung (Chiasma opticum) und wird unter Umschaltung zur Sehrinde geleitet.

III. Hirnnerv (**Nervus oculomotorius**, Augenmuskelnerv)
- Versorgt vier der sechs motorischen Augenmuskeln, steuert die Verengung der Pupillen über seine parasympathischen Anteile.

IV. Hirnnerv (**Nervus trochlearis**, Augenrollnerv)
- Versorgt motorisch den oberen schrägen Augenmuskel.

V. Hirnnerv (**Nervus trigeminus**, Drillingsnerv)
- Teilt sich in drei Äste:
  - 1. Ast (*N. ophthalmicus*, Augenhöhlennerv): innerviert die Hornhaut, die Augenhöhle und die Stirn (sensibel)
  - 2. Ast (*N. maxillaris*, Oberkiefernerv): innerviert die Gesichtshaut, Schleimhäute der Nase, Oberlippe und Zähne des Oberkiefers (sensibel)
  - 3. Ast (*N. mandibularis*, Unterkiefernerv): gemischter Nerv: innerviert Unterkiefer, Unterlippe, Zahnfleisch, Zähne (sensibel), innerviert Kau- und Mundbodenmuskeln (motorisch).

VI. Hirnnerv (**Nervus abducens**, abziehender Nerv)
- Versorgt motorisch den seitlichen geraden Augenmuskel.

VII. Hirnnerv (**Nervus facialis**, Gesichtsnerv)
- Innerviert motorisch die mimische Muskulatur des Gesichts, parasympathisch die Tränendrü-

sen, die Unterkiefer- und Unterzungendrüse und sensibel die Geschmacksempfindungen von den vorderen $^2/_3$ der Zunge.

VIII. Hirnnerv (**Nervus statoacusticus** oder vestibulocochlearis, Gleichgewichts- und Hörnerv)
- Leitet sensorisch die Erregungen aus dem Gleichgewichtsorgan und dem Hörorgan im Innenohr zum Thalamus und weiter zur Großhirnrinde.

IX. Hirnnerv (**Nervus glossopharyngeus**, Zungenschlund- und Geschmacksnerv)
- Parasympathische Fasern ziehen zur Ohrspeicheldrüse, motorische Fasern versorgen die Rachenmuskulatur und sensible Fasern die Schleimhaut im Rachen.

X. Hirnnerv (**Nervus vagus**, Eingeweidenerv, herumschweifender Nerv)
- Hauptnerv des Parasympathikus (zieht zu den Kreislauf-, Atmungs- und Verdauungsorganen) und versorgt motorisch und sensibel den Kehlkopfbereich (N. recurrens).

XI. Hirnnerv (**Nervus accessorius**, Halsnerv, zusätzlicher Nerv)
- Innerviert motorisch den M. sternocleidomastoideus, M. trapezius.

XII. Hirnnerv (**Nervus hypoglossus**, Zungennerv)
- Versorgt motorisch die Zungenmuskulatur.

23.5 Hirnhäute (Meningen)

- Gehirn und Rückenmark wird von 3 Häuten umgeben (von außen nach innen):
  - Dura mater
  - Arachnoidea
  - Pia mater.

Dura mater (harte Hirnhaut)
- Die Dura mater liegt unterhalb der Schädelkalotte.
- Sie besteht aus 2 Blättern, die an fast allen Stellen miteinander verwachsen sind.
- Die Areale, an denen die Durablätter voneinander getrennt sind, bilden starrwandige Kanäle (Sinus), die das venöse Blut aus dem Schädelraum und aus den Brückenvenen (verbinden den Arachnoidalraum mit den Sinus) auffangen; der Liquorabfluss erfolgt ebenfalls (über die Arachnoidalzotten) in die Sinus.

Arachnoidea (Spinnengewebshaut)
- Die Arachnoidea ist fast gefäßlos und liegt der Dura innen an; dazwischen ist ein schmaler Spaltraum lokalisiert → Subduralraum.
- Sowohl die Brückenvenen als auch knopfförmige Wucherungen der Arachnoidea stülpen sich über den Subduralraum in die Sinus aus.
- Sie ist mit der darunter liegenden Pia mater durch bindegewebige Stränge verbunden.

Pia mater (weiche Hirnhaut)
- Die Pia mater enthält zahlreiche Blutgefäße, bedeckt die Oberfläche des Gehirns und folgt allen Vertiefungen.
- Sie bildet zusammen mit einer sehr dünnen Schicht gliöser Hirnsubstanz die Adergeflechte (Plexus choroidei), die den Liquor herstellen.
- Zwischen Pia und Arachnoidea befindet sich der mit Liquor gefüllte Subarachnoidalraum, dem die Hirnarterien des Circulus arteriosus Willisii und die Brückenvenen zwischengelagert sind.

> **Spezieller Lernhinweis**
>
> Die wichtigsten Gefäße über/unter den Meningen
> - Zwischen Schädelknochen und Dura: **A. meningea media** (Ast der A. carotis externa)
> - zwischen Dura und Arachnoidea: **Subduralraum** mit den **Brückenvenen** (liegen im Subarachnoidalraum, ziehen über den Subduralraum in die Sinus)
> - zwischen Arachnoidea und Pia: **Subarachnoidalraum**; hier verlaufen die **arteriellen Gefäße des Circulus arteriosus Willisii** und die Brückenvenen; der Raum ist mit Liquor gefüllt.

23.6 Blutversorgung des Gehirns

23.6.1 Arterielles Gefäßsystem

- Ausgehend von den Aa. subclaviae ziehen die Aa. vertebrales durch die Querfortsatzlöcher der Halswirbel über das Foramen magnum ins Schädelinnere.
- Die beiden Aa. vertebrales vereinigen sich zur A. basilaris.
- Von dieser zweigen die Aa. cerebri posterior dexter und sinister ab; diese versorgen das hintere Hirngebiet.
- Weitere zuführende Gefäße sind die inneren Kopfschlagadern (*A. carotis interna dexter* und *sinister*): von dieser gehen rechts und links die Arteria cerebri anterior und Arteria cerebri media ab, welche die vorderen und mittleren Hirngebiete versorgen.

- Dieses Arteriensystem schließt sich um die Hypophyse herum zu einem Kreis zusammen (*Circulus arteriosus Willisii*).

Aufgabe
- Neben der Versorgung der Nervenzellen kann durch die kreisförmige Anordnung der Arterien bei einer Unterbrechung der Blutzufuhr, der Untergang von Hirngewebe verhindert werden.

23.6.2 Venöses Gefäßsystem

- Der venöse Abfluss erfolgt über venöse Blutleiter (Sinus) sowie über oberflächliche oder tiefe Hirnvenen.
- Die Weiterleitung erfolgt nun in die rechte und linke große innere Drosselvene (Vena jugularis interna dexter und sinister), diese mündet in die Vena cava superior.

Aufgabe
- Über die Sinus wird das sauerstoffarme Blut dem rechten Herzen zugeführt.

23.7 Hirn- und Rückenmarkflüssigkeit (Liquor cerebrospinalis)

Liquorräume
- Als äußeren Liquorraum bezeichnet man den Subarachnoidalraum, der das Gehirn und das Rückenmark umschließt.
- Zu den inneren Liquorräumen zählen die vier Ventrikel und der Zentralkanal im Rückenmark.
- Man unterscheidet 2 Seitenventrikel, über die der Liquor durch eine Öffnung in den unpaaren 3. Ventrikel gelangt; dieser steht mit dem 4. Ventrikel in Verbindung; im Dach des 4. Ventrikels befinden sich weitere Öffnungen, die den Abfluss in den äußeren Liquorraum ermöglichen.
- Gebildet wird der Liquor vom *Plexus choroidei* (Adergeflecht); dies geschieht durch Filtrations- und Sekretionsvorgänge aus Blutplasma.
- Der Abfluss erfolgt über die Arachnoidalzotten in das venöse System der Sinus.
- Pro Stunde werden ca. 30 ml Liquor gebildet, zwischen Produktion und Abfluss besteht ein Gleichgewicht.

Liquor
- Liquor ist eine klare, farblose Flüssigkeit (insges. ca. 150 ml); Hauptbestandteile sind Wasser, Ionen, wenig Eiweiß, Glukose, Harnstoff und Leukozyten.

Aufgaben
- Liquor dient als mechanischer Schutz des ZNS (wirkt wie ein Wasserkissen).
- Er besitzt eine Funktion beim Stoffaustausch zwischen Blut und Nervengewebe, indem er Nährstoffe aus dem Blut ins Nervengewebe abgibt und gleichzeitig Stoffwechselendprodukte aus dem Nervengewebe abtransportiert.
- Er fungiert als Wärmeschutz.

23.7.1 Blut-Liquor-Schranke

- Um das Gehirn vor schädlichen Stoffen aus dem Blut zu schützen, können nur bestimmte Stoffe über die Blut-Liquor-Schranke ins Nervengewebe gelangen.
- Gebildet wird sie von speziellen Gliazellen (*Astrozyten*), die sich an die Blutkapillaren des ZNS anlagern und dadurch den Stoffaustausch beeinflussen.

23.8 Vegetatives Nervensystem

- Die Antagonisten Sympathikus und Parasympathikus kontrollieren die inneren Organe und halten somit das innere Körpermilieu aufrecht.
- Diese unwillkürlich ablaufenden Vorgänge ermöglichen eine optimale Anpassung an die jeweiligen Bedürfnisse des Körpers.

23.8.1 Zentrale Anteile des vegetativen Nervensystems

- Die übergeordnete Zentrale ist der Hypothalamus.
- Die Medulla oblongata reguliert Herz-, Kreislauf- und Gefäßfunktion.

23.8.2 Peripherer Sympathikus

- Die Ursprungskerne des peripheren Sympathikus liegen zwischen dem 8. Hals- und 2.–3. Lendensegment in den Seitenhörnern des Rückenmarks.

- Von dort aus ziehen die Nervenfasern zu den *Grenzstrangganglien* (Grenzstrangganglien sind perlschnurartige Verbindungen und nur wenige Zentimeter von den Wirbelkörpern entfernt).
- In diesen werden die Nervenfasern umgeschaltet, entweder direkt im Ganglion oder in Nervengeflechten im Bauchraum (z. B. Plexus solaris).
  - Unter einer Umschaltung versteht man, dass sich die Nervenbahn, nachdem sie ein Ganglion erreicht hat, über eine Synapse in eine andere Nervenbahn fortsetzt.
- Auf diesem Wege gelangen die Nervenbahnen zum Erfolgsorgan.

23.8.3 Peripherer Parasympathikus

- Die Ursprungskerne des peripheren Parasympathikus liegen in Kerngebieten des Hirnstamms und in den Seitenhörnern des Sakralmarks.
- Mit Ausnahme des Nervus vagus (X. Hirnnerv) und der Nerven im Becken ziehen die parasympathischen Nervenfasern zusammen mit Hirn- und Rückenmarksnerven zu weiter entfernt liegenden Ganglien, die innerhalb des Erfolgsorgans oder in seiner unmittelbaren Nähe liegen.

Spezieller Lernhinweis

Der Sympathikus dominiert bei Anspannungs-, Stress- oder Kampfsituationen (äußerliche Reize). Der Parasympathikus reagiert hauptsächlich auf innerliche Reize, z. B. Verdauung, Ausscheidung, Entspannung.

Tab. 18 Wirkungsweise von Sympathikus und Parasympathikus im Vergleich

Organsysteme	Sympathikus	Parasympathikus
Herz	Beschleunigung der Herzfrequenz Zunahme der Kontraktionskraft schnellere Erregungsleitung	Verlangsamung der Herzfrequenz Abnahme der Kontraktionskraft langsamere Erregungsleitung
Bronchien	Erweiterung	Verengung
Blutgefäße	verminderte Durchblutung von Haut und Verdauungsorganen vermehrte Durchblutung von Herz, Lunge und Muskulatur	verstärkte Durchblutung von Haut und Verdauungsorganen verminderte Durchblutung von Herz, Lunge und Muskulatur
Magen-Darm-Trakt	Hemmung der Peristaltik	Anregung der Peristaltik
Harnblase	Harnverhaltung	Harnentleerung
Pupillen	Erweiterung	Verengung
Schweißdrüsen	wenig klebriger Schweiß (Angstschweiß)	dünner Schweiß
Uterus	Kontraktion	Dilatation

24 Pathologie

24.1 Zentrale Erkrankungen

24.1.1 Parkinson-Syndrom (Schüttellähmung)

Definition

Erkrankung des extrapyramidalen Systems infolge einer degenerativen Veränderung der Substantia nigra (Dopaminmangel).
Häufigste neurologische Erkrankung des höheren Lebensalters.

Pathomechanismus

Die extrapyramidalen Bahnen steuern die unwillkürliche Muskelbewegung, den Muskeltonus, nehmen Einfluss auf die Willkürbewegung, sind für harmonische Bewegungsabläufe zuständig und beeinflussen die Ausdrucksbewegung und die Mimik. Diese nicht mehr möglichen Bewegungsabläufe ziehen die (nicht obligaten) Trias Akinese, Rigor und Tremor nach sich.

Ursachen

Primäres Parkinson-Syndrom (Morbus Parkinson)
- Unbekannt
- Männer sind häufiger betroffen; meist Beginn zwischen dem 40.–60. Lebensjahr
- evtl. genetisch bedingt im Zusammenhang mit Umweltfaktoren.

Sekundäres Parkinson-Syndrom
- Postenzephalitischer Parkinsonismus
- vaskuläre Schäden (z. B. Hirninfarkt)
- Medikamente: Psychopharmaka, Neuroleptika, Antiemetika, Kalziumantagonisten
- traumatische Schäden (Boxerenzephalopathie)
- toxisch bedingt: Mangan, Kohlenmonoxid, Methylalkohol, Kobalt.

Symptome

Tremor (Zittern) grobschlägig
- Ruhetremor, der bei willkürlichen Bewegungen abnimmt, mit typischem „Geldzähl-" oder „Pillendrehphänomen".

Rigor (Steifheit, Starre)
- Erhöhung des Muskeltonus, sowohl im Agonisten als auch im Antagonisten → „Zahnradphänomen"; unwillkürliche Fallneigung, kleinschrittiger, schlürfender Gang mit fehlender physiologischer Mitbewegung der Arme, gebückte Haltung.

Hypokinese (Mangel an Willkür- und Reaktivbewegungen) bis Akinese (Bewegungsstarre)
- seltener Lidschlag, leise monotone Sprache, kleiner werdende Schrift (Mikrografie), verminderte Mimik → Maskengesicht.

Vegetative Veränderungen
- Salbengesicht, erhöhter Speichelfluss, Schluckstörungen, Obstipation, Hitzewallungen, orthostatische Hypotonie.

Psychische Veränderungen
- Depressionen, Stimmungslabilität, Melancholie, Demenz; psychisches Kopfkissen: Patienten liegen bewegungslos auf dem Rücken, der Kopf ist aufgrund der Tonuserhöhung von der Unterlage abgehoben.

Komplikationen
- Parkinson-Krise mit hohem Fieber, Schweißausbrüchen, Kreislaufversagen, Demenz.

Therapie

Trotz Therapiemaßnahmen progredienter Verlauf.
- L-Dopa (eine Vorstufe von Dopamin, kann die Blut-Liquor-Schranke passieren) ev. in Kombination mit Decarboxylasehemmern
- bei starkem Ruhetremor: Anticholinergika
- Krankengymnastik
- psychosoziale Betreuung.

24.1.2 Epilepsie

Definition

Anfallsweise auftretende Funktionsstörungen des Gehirns infolge exzessiver Entladung von Neuronen.
Ca. 5 % aller Menschen erleiden in ihrem Leben einen epileptischen Anfall.

Ursachen

Primäre Epilepsie
- Unbekannt

XII Nervensystem

Sekundäre Epilepsie
- Frühkindliche Hirnschäden (prä-, peri- und postnatal)
- intrakranielle raumfordernde Prozesse (Tumoren, Hämatom, Ödeme etc.)
- Hirntrauma
- lokale/diffuse Hirngefäßerkrankungen
- metabolische Störungen, z. B. Hypoglykämie, Urämie
- Vergiftungen (Alkohol, Blei, Medikamente)
- Meningoenzephalitiden.

Pathomechanismus
Eine Gruppe „epileptischer" Neurone bildet einen Fokus (Schrittmacher); erfasst die Erregung auch die übrigen Hirnanteile, so ist ein generalisierter Anfall die Folge (klassischer „Grand-mal-Anfall"). Es können aber auch nur einzelne Hirnareale betroffen sein, die mit entsprechenden neurologischen Ausfallserscheinungen einhergehen.

Auslösende Faktoren
- Schlafentzug
- Alkoholabusus
- Medikamente
- fieberhafte Infekte
- psychogene Faktoren (z. B. rhythmischer Lärm, Flackerlicht).

24.1.2.1 Grand-mal-Anfall (neue Bezeichnung: generalisierter tonisch-klonischer Anfall)

Symptome
Prodromalstadium (Stunden bis Tage dem Anfall vorausgehend)
- Reizbarkeit, Schwäche, Unruhe
- Verstimmung, Unwohlsein
- Kopfdruck, Kopfschmerzen.

Aurastadium
- Sensorische Sensationen (nur für den Patienten wahrnehmbar): z. B. Lichtscheine und Blitze sehen, geschmackliche Wahrnehmungen, Gerüche.

Tonische Phase (30–40 sec.)
- Initialschrei
- Hinstürzen mit Bewusstlosigkeit
- Strecktonus von Armen und Beinen

- apnoebedingte Zyanose
- lichtstarre weite Pupillen
- Zungenbiss
- Opisthotonus (selten).

Klonische Phase (ca. 2 min.)
- Rhythmisches Zucken von Armen und Beinen
- Schaumbildung vor dem Mund (evtl. blutig durch Zungenbiss).

Allgemeine Muskelerschlaffung (ca. 1 min.)
- Tiefes Koma
- lichtstarre, weite Pupillen
- Korneal- und Muskeleigenreflexe fehlen
- Babinski-Zeichen positiv
- selten Urin- und/oder Stuhlabgang.

Terminalschlaf (mehrere Stunden)
- Tiefe Atmung
- Blässe.

Nach langsamen Erwachen
- Benommenheit
- Kopfschmerzen
- Muskelkater
- für den gesamten Anfall besteht eine Erinnerungslücke.

Komplikationen
- Psychische Veränderungen
- bleibende hirnorganische Schäden
- Status epilepticus: länger andauernder Anfall oder eine Wiederholung von Anfällen, bei denen > 20 Minuten keine Unterbrechung der Symptomatik eintritt.

Therapie

 Notfall! Maßnahmen zur Grundversorgung → Kap. „Notfall".

- Im Anfall alles aus dem Weg räumen, weiche Unterlage unter den Kopf
- medikamentös: Glukose, Valium (Diazepam)
- Antiepileptika oft lebenslang (60–70 % der Patienten erlangen auf diese Weise Anfallsfreiheit)
- auslösende Faktoren meiden
- Einhaltung eines möglichst gleichmäßigen Lebens
- evtl. chirurgische Behandlung.

24.1.2.2 Petit-mal-Epilepsie

Definition
Flüchtige Anfälle von Bewusstseinseintrübung. Häufigkeitsgipfel: 4.–14. Lebensjahr und 14.–18. Lebensjahr.

Blitz-Nick-Salaam (BNS-Krämpfe, syn. West-Syndrom)

Im Säuglingsalter (meist im 2.–8. Lebensmonat) auftretende, abrupte, blitzartige Zuckungen mit raschen Bewegungen des Rumpfes nach vorn und Überkreuzen der Arme nach Art eines orientalischen Grußes.

Absence-Petit-mal

Im Schulalter auftretende 5–10 sec. dauernde Bewusstseinsunterbrechung mit motorischen oder vegetativen Begleiterscheinungen (z. B. Rückwärtsbewegung des Kopfes, Gegenstände aus der Hand fallen lassen); keine Erinnerung des Anfalls.

24.1.3 Tumoren des ZNS

Definition
Intrakranielle, raumfordernde Neubildungen von Hirngewebe.

Ursachen
Primäre Tumoren
- Unbekannt, ausgehend von
  - Nervenzellen (Neurinom)
  - Gliazellen (Gliom)
  - Hirnhäuten (Meningeom)
  - weiteren Strukturen des ZNS.

Sekundäre Tumoren
- Metastasen anderer Primärtumoren (z. B. Bronchien, Magen, Darm, Brust, Prostata, Niere)
- penetrieren ausgehend vom knöchernen Schädel oder knöchernen Wirbelkanal ins ZNS.

Symptome
Abhängig von Lokalisation und Größe.
- Anfangs meist Kopfschmerzen
- Ausfall von Funktionen betroffener Hirngebiete: motorische Ausfälle (Paralysen), sensible und sensorische Ausfälle (Störungen der Hautempfindung, Gesichtsfeldausfälle, Hörstörungen usw.)
- epileptische Anfälle
- Symptome der Hirndrucksteigerung (→ dort).

Therapie
- Operation
- Bestrahlung, Chemotherapie
- symptomatisch
- palliativ.

24.1.4 Multiple Sklerose (MS, Encephalomyelitis disseminata)

Definition
Primär chronisch-entzündliche Erkrankung des ZNS durch Entmarkungsherde in der weißen Substanz mit der Folge von Glianarben (Sklerose).
Zu 60 % sind Frauen betroffen, Beginn meist zwischen dem 20.–40. Lebensjahr.

Ursachen
- Unklar
- evtl. genetisch bedingt
- evtl. Umwelteinflüsse
- evtl. Autoimmunerkrankung gegen Markscheidenantigene
- evtl. Slow-Virus-Infektion (häufig lässt sich ein erhöhter Masern-Antikörpertiter nachweisen).

Verlaufsformen
- In Schüben mit Remissionen und freien Intervallen
- chronisch progredienter Verlauf ohne Remissionen
- selten schneller Verlauf, der rasch zum Tode führt.

Symptome
Prodromalstadium
- Depressive Verstimmungen
- Kopfschmerzen
- Missempfindungen am Körper
- Euphorie, Verminderung des Verantwortlichkeitsbewusstseins
- Ermüdbarkeit
- Schwäche in einer oder mehreren Extremitäten
- Kribbeln und Taubheitsgefühle in den Extremitäten.

Symptome der Augenschädigung (oft Erstmanifestation)
- Entzündung des N. opticus, meist einseitig mit Sehstörungen, Visusabfall mit anschließender Optikusatrophie
- Nystagmus
- Doppelsehen (z. B. Abduzensparese).

Symptome der Hirnstamm- und Kleinhirnschädigung
- Beidseitige Trigeminusneuralgie
- Ertaubung
- Schwindelattacken
- Ataxie (Störung der Koordination von Bewegungsabläufen) vor allem des Ganges
- Intentionstremor
- skandierende Sprache (Dysarthrie).

Symptome der Pyramidenbahnschädigung
- Spastische Parese (vor allem der Beine)
- Eigenreflexe gesteigert
- Fremdreflexe erniedrigt bis erloschen
- Babinski-Reflex positiv.

Vegetative Symptome
- Miktionsstörungen
- Inkontinenz
- Obstipation.

> **Spezieller Lernhinweis**
>
> Charcot-Trias: Nystagmus, skandierende Sprache, Intentionstremor.

Komplikationen
- Pneumonie
- Dekubitus
- Thrombose
- rezidivierende Harnwegsinfekte bis Niereninsuffizienz.

Therapie
Keine klare Therapie.
- Kortikoide bei akutem Schub
- evtl. immunsupprimierende Arzneimittel
- symptomatisch:
  - Krankengymnastik
  - antispastische Medikamente
  - Logopädie
  - Selbsthilfegruppen.

Prognose
- Die mittlere Krankheitsdauer beträgt mehr als 25 Jahre, 20 Jahre nach Diagnosestellung leben noch 80 %.

24.1.5 Alzheimer-Krankheit (syn. Demenz vom Alzheimer-Typ)

Definition
Eine progrediente degenerative Hirnatrophie, insbesondere der Hirnrinde.

Tritt meist zwischen dem 50.–60. Lebensjahr bevorzugt bei Frauen auf.

Ursachen
- Unklar
- diskutiert werden genetische und metabolische Störungen
- toxische Ursachen (Aluminiumintoxikation).

Symptome

Frühsymptome
- Kopfschmerzen, Schwindel
- Gedächtnisstörungen (vor allem des Kurzzeitgedächtnisses).

Hauptsymptome
- Zunehmende Gedächtnis- und Konzentrationsstörungen
- emotionale Störungen (Depressionen)
- nestelnde Unruhe
- Orientierungsstörungen
- Dysphasie (Wortverstümmelungen, Sprachstörungen)
- Dyspraxie (Störungen von Einzelbewegungen)
- Wahnvorstellungen, Reizbarkeit
- Halluzinationen, Depressionen.

Zu Beginn der Erkrankung sind sich die Patienten noch über ihre Gedächtnisdefizite bewusst, später keine Krankheitseinsicht, totaler Persönlichkeitsverlust.
Im Finalstadium schwere Demenz.

Therapie
Keine kausale Therapie möglich.
- Angestrebt werden allgemeine Therapiemaßnahmen (z. B. ausgewogene Ernährung, Bewegungstherapie und psychosoziale Maßnahmen)
- medikamentös (Cholinesterasehemmer).

24.2 Entzündliche Erkrankungen

24.2.1 Meningitis
→ Kap. „Infektionskrankheiten", S. 131.

24.2.2 Enzephalitis
→ Kap. „Infektionskrankheiten", S. 131.

24.3 Erkrankungen einzelner Nerven

24.3.1 Trigeminusneuralgie

Definition

Anfallsartig auftretende, meist einseitig lokalisierte Schmerzen im Versorgungsgebiet des Trigeminus.

Ursachen
- Idiopathisch, meist nach dem 50. Lebensjahr bei Frauen auftretend, oft sind der N. maxillaris oder N. mandibularis betroffen
- im Zusammenhang mit folgenden Erkrankungen:
  - Glaukom
  - Sinusitis
  - Kollagenosen
  - Stoffwechselkrankheiten
  - Intoxikationen
  - Multiple Sklerose.
- Mechanische Schädigungen des Nervs.

Symptome
- Sekundenlange Schmerzattacken, werden durch verschiedene Reize ausgelöst: z. B. Sprechen, Niesen, Kälte; Berührung bestimmter Hautzonen → Triggerpunkte; zwischen den Anfällen schmerzfreie Intervalle
- Zahnschmerzen
- evtl. Rötung des Gesichts
- evtl. Tränen und Schweißsekretion
- Hyperästhesie
- Druckschmerzhaftigkeit der Nervenaustrittspunkte
- Symptome nicht idiopathischer Ursachen: evtl. beidseitige Schmerzattacken, evtl. Sensibilitätsstörungen, evtl. neurologische Ausfälle.

Therapie
- Medikamente (Carbamazepin, Analgetika, Psychopharmaka)
- evtl. Operation.

24.3.2 Fazialisparese

Definition

Periphere oder zentrale Störung des N. facialis.

24.3.2.1 Periphere Fazialislähmung

Ursachen
- Meist idiopathische Mikrozirkulationsstörungen
- akute oder chronische Otitis
- evtl. Virusinfektion (z. B. Zoster oticus, Lyme-Borreliose)
- raumfordernde Prozesse im Bereich des Felsenbeins.

Pathomechanismus

Es kommt zu einseitigen schlaffen Lähmungen aller vom N. facialis innervierten Muskeln.

Symptome
- Einseitiger, unvollständiger Lidschluss (Bell-Phänomen)
- Stirn kann nicht gerunzelt werden
- Mundwinkel und Unterlid hängen herab
- gestörte Geschmacksempfindungen im Bereich der vorderen $2/3$ der Zunge
- verstrichene Nasolabialfalte
- Hyperakusis (gesteigertes Hörempfinden).

Komplikationen
- Nach Defektheilung evtl. Mitinnervation anderer Gesichtsmuskeln
- Krokodilstränenphänomen: durch Einwachsen regenerierter Nervenfasern in die Tränendrüse (statt in die Ohrspeicheldrüse) entsteht ein paroxysmaler Tränenfluss beim Essen.

Therapie
- Glukokortikoide
- bei Mikrozirkulationsstörungen: Hämodilution
- Schutz des betroffenen Auges durch Augenklappe
- Augensalbe (Bepanthen).

24.3.2.2 Zentrale Fazialislähmung

Ursachen
- Vaskuläre Prozesse, z. B. Schlaganfall
- Hirntumoren.

Pathomechanismus

Der N. facialis besteht aus 2 Kernen, wobei der obere Anteil für die Innervation der oberen Gesichtshälfte (Stirn) und der untere Anteil für die untere Gesichtshälfte zuständig ist. Die Fasern des oberen Kerns versorgen allerdings die gesamte Stirn. Im Falle einer zentralen Lähmung sind beide

Kernanteile entweder der rechten oder der linken Hemisphäre ausgefallen. Das Stirnrunzeln ist deshalb möglich, weil der obere Kern des noch intakten N. facialis die Innervation der gesamten Stirn übernimmt.

Symptome

- Störung der mimischen Muskulatur meist im Mundbereich
- Stirnrunzeln meist möglich.

Therapie

- Krankengymnastik.

24.3.3 Lähmung des N. radialis (Speichennerv)

Ursachen

- Druckschäden
  - in der Axilla (z. B. Krückenlähmung)
  - im Bereich des Oberarms (z. B. Parkbanklähmung).
- Kompression im Bereich des proximalen Unterarms (Radialiskompressionssyndrom)
  - chronische Überbelastung
  - entzündliche oder tumoröse Prozesse
  - Frakturheilung.
- Humerusschaftfraktur
- offene Schuss- und Stichverletzungen.

Symptome

- Hand kann nicht mehr handrückenwärts bewegt werden → **Fallhand**, durch Aufhebung der Supinatoren und Ausfall der Strecker von Hand- und Fingergelenken.

Therapie

- Nervennaht
- Nerventransplantation
- op. Dekompression.

24.3.4 Lähmung des N. ulnaris (Ellennerv)

Häufigste Parese eines peripheren Nervs.

Ursachen

- Geschlossene Verletzung durch Humerus- oder Ellenbogenfraktur
- offene Verletzung am Handgelenk oder distalem Unterarm

- posttraumatischer Prozess oder Arthrose des Ellenbogengelenks.

Symptome

- **Krallenhand** durch Lähmung und Atrophie von Kleinfingerballenmuskeln u. a.
- Sensibilitätsstörungen
- An- und Abspreizen der Finger, Streckung im Mittel- und Endgelenk, Daumenadduktion nicht möglich.

Therapie

- Nervennaht
- Nerventransplantation
- op. Dekompression.

24.3.5 Lähmung des N. medianus (Mittelnerv)

Ursachen

- Druckschädigung am Oberarm
- Humerusfraktur
- Punktion in der Ellenbeuge
- Kompression oder offene Verletzung am Unterarm oder Handgelenk (z. B. chronische Kompression des N. medianus im Karpaltunnel = **Karpaltunnelsyndrom**).

Symptome

- **Schwurhand**, durch Lähmung der Unterarmpronatoren, des radialen Handgelenks und langen Daumenbeugers sowie der Fingerbeuger.

Therapie

- Nervennaht
- Nerventransplantation
- op. Dekompression.

> **Spezieller Lernhinweis**
>
> Ich schwöre, beim hl. Medianus (Schwurhand), dass ich der Ulnar die Augen auskralle (Krallhand), wenn ich vom Rad falle (Fallhand).

24.3.6 Polyneuropathien

Definition

Polyneuropathien sind Affektionen mehrerer peripherer Nerven (sensibel, motorisch, autonom) infolge nichttraumatischer Ursachen.

Ursachen

- Am häufigsten: Diabetes mellitus und Alkoholabusus
- genetisch bedingt
- idiopathisch
- infolge Ischämie (z. B. arterielle Verschlusskrankheit, Kollagenosen mit Vaskulitis)
- Stoffwechselerkrankungen: Diabetes mellitus, Urämie, Lebererkrankungen
- Mangelernährung/Malabsorption: Vitamin B_{12}, Beriberi, Zöliakie
- endokrinologische Ursachen: Hypothyreose, Akromegalie
- post- und parainfektiöse Polyneuritis (Borreliose, Diphtherie, Lepra)
- medikamentös-toxisch: Chemotherapeutika, Tuberkulostatika, Antiepileptika, Antirheumatika.

Symptome

Die Symptome beginnen meist an den unteren Extremitäten:

- symmetrische, strumpf- und handschuhförmige Parästhesien und Sensibilitätsstörungen
- Brennen der Füße (burning feet)
- mangelhaftes Temperatur-, Schmerz-, und Vibrationsempfinden
- Ameisenlaufen
- vegetative Störungen von Herz- und Kreislaufsystem, Blase, Haut, Mastdarm und Sexualfunktion
- Areflexie
- Muskelatrophie
- schlaffe Lähmungen.

Therapie

- Behandlung der Grunderkrankung
- Noxen ausschalten (Alkoholkarenz, Behandlung von Diabetes mellitus)
- Medikamente
- Physiotherapie.

24.4 Zerebrale Durchblutungsstörungen

24.4.1 Hirnvenenthrombose (syn. Sinusthrombose)

Definition

Ein thrombotischer Verschluss eines venösen Hirnsinus.

Ursachen

Blande Thrombose

- Bei Hyperkoagulabilität des Blutes
  - Pille/Hormontherapie
  - Schwangerschaft
  - Polyzythämie.

Septische Thrombose

- Bei fortgeleiteter Infektion
  - Osteomyelitis des Schädels
  - Furunkel im Gesicht
  - Thrombophlebitis im Gesicht (jeder Pickel über der Linie zwischen Oberlippe und Ohr kann Auslöser sein, da die Gesichtsvenen mit den Hirnvenen in Verbindung stehen → septische Streuung).

Symptome

- Kopfschmerzen
- Epilepsie
- zerebrale Herdstörungen
- Bewusstseinsstörungen
- meningeales Syndrom
- Fieber bei septischer Thrombose.

Therapie

- High-dose Heparin
- Marcumar als Prophylaxe
- bei septischer Thrombose: Antibiotika
- Suche nach Eiterherd
- chirurgische Herdsanierung.

24.4.2 Arterielle Verschlusskrankheit der Hirnarterien und ischämischer Hirninfarkt (= Enzephalomalazie)

Definition

Durchblutungsstörung des Gehirns mit meist apoplektisch (schlagartig) auftretenden zentralen neurologischen Ausfällen.

Ursachen

- Hauptursache: Arteriosklerose und arterielle Thrombose
  - Risikofaktoren: Hypertonie (!!), familiäre Insultanamnese, höheres Lebensalter, KHK und deren Risikofaktoren, Pille, starker Alkoholkonsum

Tab. 19 Stadien/Schweregrade der zerebralen Ischämie

Stadien	Verlaufsform	typische Symptome
Stadium I	asymptomatische Stenose	keine neurologischen Ausfälle
Stadium II	TIA (transitorisch ischämische Attacke)	reversible kurzzeitige neurologische Ausfälle von Minuten bis 24 Stunden: • flüchtige einseitige Lähmungen • Gefühlsstörungen • Aphasie • Sehstörungen • Gangunsicherheit • Synkopen • Hörverminderung • Schwindel
Stadium III	PRIND (prolongiertes reversibles ischämisches neurologisches Defizit)	reversible neurologische Ausfälle innerhalb von > 24 Stunden bis 7 Tagen: • siehe TIA • fließender Übergang zum Hirninfarkt
Stadium IV	Complete Stroke (ischämischer Infarkt)	partielle oder fehlende Rückbildung neurologischer Ausfälle abhängig von der Lokalisation des Gefäßverschlusses: • **Leitsymptome:** Bewusstseinsstörungen, (hemi-)sensorische Störungen • vegetative Störungen • Kreislauf- und Atemstörungen

- arterielle Embolie → Emboliequelle ist das linke Herz (z. B. Vorhofflimmern) oder ein Abriss von ulzerierenden Plaques innerhalb der A. carotis
- intrazerebrale Blutungen, Subarachnoidalblutungen
- andere Ursachen: angeborene Herzfehler, Vaskulitiden, etc.

Spezielle Symptomatik in Abhängigkeit des Gefäßverschlusses

Verschluss intrakranieller Hirnarterien
- Meist ist die A. cerebri media betroffen
  - brachiofazialbetonte Hemiparesen: Bein wird kreisförmig doziert, Arm ist angewinkelt, Hand hängt runter, Fazialisparese, Aphasie und verwaschene Sprache, wenn die dominante Hirnhälfte betroffen ist
  - erst schlaffe, dann spastische Lähmungen
  - positives Pyramidenzeichen
  - Sprach- und Bewusstseinsstörungen (bei großen Infarkten)
  - evtl. Kopf-Blickwendung zur Seite des Infarktes

Verschluss extrakranieller Hirngefäße
- Meist A. carotis interna
  - bei guter Kollateralisierung evtl. symptomlos
  - typisch: einseitige Amaurosis fugax
  - ansonsten ähnliche Symptomatik Verschluss A. cerebri media.

Verschluss vom Vertebralis-basilaris-Typ
- Drehschwindel
- Sturzattacke
- Nystagmus
- Erbrechen
- Sehstörungen
- Paresen.

Therapie

 Notfall! Maßnahmen zur Grundversorgung → Kap. „Notfall".

- i. v. Lysetherapie
- Allgemeinmaßnahmen
- Revaskularisierungstherapie
- Antikoagulationstherapie
- Rehabilitationsmaßnahmen.

24.5 Hirnblutungen

Hirnblutungen und alle intrakraniellen Prozesse, die Raum einnehmen, haben folgende Symptome gemeinsam:

Symptome der Hirndrucksteigerung

- Mydriasis (auf der Seite des Prozesses)
- (halbseitige) neurologische Ausfälle
- Nüchternerbrechen
- Kopfschmerzen
- Schwindel
- Bradykardie, ev. Hypertonie
- psychische Veränderungen
- Somnolenz
- evtl. Stauungspapille.

> **Spezieller Lernhinweis**
>
> *Differenzialdiagnose Hirndrucksteigerung*
> - Enzephalitiden
> - Meningitiden
> - Schädel-Hirn-Traumata
> - Hirnvenenthrombose
> - Hydrozephalus
> - Subarachnoidalblutung
> - epidurales Hämatom
> - subdurales Hämatom.

Therapie

 Notfall! Maßnahmen zur Grundversorgung → Kap. „Notfall".

24.5.1 Epidurales Hämatom

Definition
Arterielle Blutung über der Dura mater.

Ursachen
- Ruptur meist der A. meningea media nach Trauma (oft Schläfenbeinfraktur).

Pathomechanismus
Die Blutung löst die Dura in Abhängigkeit des Traumaausmaßes relativ langsam vom Knochen ab, sodass ein symptomfreies Intervall die Folge sein kann. Hat sich jedoch eine genügend große Menge Blut angesammelt, wird das weiche Hirn zusammengepresst, sodass sich die Symptome der Hirndrucksteigerung einstellen.

Symptome
- Kurzes symptomfreies Intervall (Dauer: Minuten bis Stunden) → liegt zwischen anfänglichem Bewusstseinsverlust und einer erneuten Bewusstseinseintrübung
- anhaltende Bewusstlosigkeit bei schweren Traumen (kein freies Intervall)
- Symptome der Hirndrucksteigerung.

Therapie
- Trepanation (chirurgischer Eingriff) zur Entlastung und Ausräumung des Hämatoms
- Blutstillung
- evtl. Drainage.

24.5.2 Subdurales Hämatom

Definition
Sickerblutung aus Brückenvenen zwischen Dura mater und Arachnoidea.
Risikogruppen: Säuglinge, Kleinkinder, alte Menschen, Alkoholiker, Epileptiker.

Ursachen
- Oft nur geringes Trauma (z. B. beim Aussteigen aus dem Auto mit dem Kopf an der Tür gestoßen), an das man sich aufgrund des wenig starken Ausmaßes nicht mehr erinnern kann.

Pathomechanismus
Das Blut sickert infolge des niedrigen venösen Drucks nur langsam in den Subduralraum. Bei älteren Menschen reißen die Brückenvenen eher, da es zu einer physiologischen Atrophie des Gehirns kommt, die Venen in die Länge gezogen werden und durch leichte Bagatelltraumen beschädigt werden können.

Symptome

Akutes subdurales Hämatom
- Meist kein freies Intervall
- Bewusstseinsverlust
- Symptome der Hirndrucksteigerung.

Chronisch subdurales Hämatom
- Langes freies Intervall, über Tage bis mehrere Wochen
- langsame Bewusstseinstrübung
- Symptome der Hirndrucksteigerung.

Spezieller Lernhinweis

Bei älteren Menschen mit Mydriasis und Desorientiertheit immer ein subdurales Hämatom ausschließen!

Therapie

- Trepanation (chirurgischer Eingriff) zur Entlastung und Ausräumung des Hämatoms
- Blutstillung
- evtl. Drainage.

24.5.3 Subarachnoidalblutung

Definition

Arterielle Blutung zwischen Arachnoidea und Pia mater in den Subarachnoidalraum.

Ursachen

- Meist Ruptur eines angeborenen Aneurysmas (80 %)
- erworbenes Aneurysma durch Arteriosklerose.

Pathomechanismus

Die Symptomatik stellt sich blitzartig ein, da die massive Blutung in den Liquorraum eine akute Komprimierung des Gehirns verursacht.

Symptome

Symptome entstehen meist akut bei völliger Gesundheit, $^2/_3$ treten bei körperlicher Ruhe auf.
- Plötzlicher stärkster Kopfschmerz („...den ich je hatte", Vernichtungskopfschmerz), in den Nacken ausstrahlend
- Schweißausbrüche
- Nackensteife mit meningealer Reizung
- Bewusstseinsstörungen
- Symptome der Hirndrucksteigerung.

Therapie

- Trepanation (chirurgischer Eingriff) zur Entlastung und Ausräumung des Hämatoms
- Blutstillung
- evtl. Drainage.

Prognose

- Innerhalb der ersten 4 Wochen versterben 50 % der Patienten.

24.6 Traumata

24.6.1 Commotio cerebri (Hirnerschütterung)

Definition

Eine traumatisch bedingte reversible Störung des Gehirns ohne Gewebeschädigungen.

Ursachen

- Direktes oder indirektes Trauma (Sturz aus größerer Höhe, Schlag auf den Unterkiefer bei Boxern).

Symptome

- Sekunden bis Minuten, max. 1 Stunde andauernde Bewusstlosigkeit
- Kopfschmerzen, Schwindel
- Übelkeit und Erbrechen
- retrograde Amnesie (Gedächtnislücken vor dem Unfallereignis), evtl. anterograde Amnesie
- vorübergehende posttraumatische Hirnleistungsschwäche
- Durchgangssyndrom.

Therapie

- Strenge Bettruhe, nach 2–3 Tagen Bewegung bzw. Krankengymnastik
- Kreislauftraining
- je nach Schweregrad stationäre Beobachtung
- Analgetika
- Antiemetika.

24.6.2 Contusio cerebri (Hirnprellung)

Definition

Eine gedeckte oder offene Hirnverletzung, die mit einer beschädigten Hirnsubstanz einhergeht.

Ursachen

- Erheblicher Schlag oder Stoß auf den Kopf (dies muss nicht immer zu einer Verletzung am Ort der Gewalteinwirkung [= Stoßherd, coup] führen; nicht selten kommt es zu einem Trauma an der gegenüberliegenden Stelle, weil das Gehirn durch den Stoß gegen andere Teile der Schädelkalotte geschleudert wird [Gegenstoßherd oder Contre-coup-Erscheinung]).

Pathomechanismus

Infolge des erheblichen Schlages entstehen multiple Gewebeschäden und Petechien; auch Gewebeläsionen und das Zerreißen intrazerebraler Gefäße mit Einblutungen in den Hirnstamm (sog. Hirnstammkontusion) können vorkommen.

Symptome
- Bewusstlosigkeit, evtl. über Wochen andauernd
- Übelkeit und Erbrechen
- retrograde Amnesie
- anterograde Amnesie
- neurologische Ausfälle in Abhängigkeit der Läsion
- psychische Störungen, Kontusionspsychose
- Zeichen der Hirndrucksteigerung.

Komplikationen
- Hirnblutungen
- Hydrozephalus
- Epilepsie
- bleibende psychische oder neurologische Defekte.

Therapie
- Intensivmedizinische Überwachung
- Reha-Maßnahmen.

24.6.3 Compressio cerebri (Hirnquetschung)

Definition
Häufig infolge eines starken Traumas offene Hirnverletzung mit intrakraniellem Druckanstieg.

Ursachen
- Massive Traumen (z. B. Motorradunfall).

Symptome
- Bewusstseinseintrübung, Kopfschmerzen und Erbrechen
- evtl. freies Intervall
- Zeichen der Hirndrucksteigerung
- zunehmend neurologische Ausfälle
- evtl. Mittelhirneinklemmung im Foramen magnum
  - Schweißausbrüche
  - rotes Gesicht
  - hoher Blutdruck, hoher Puls.

Therapie
- Intensivmedizinische Überwachung
- Druckentlastung.

24.7 Lähmungen

Definition
Oberbegriff für die Minderung (Parese) bzw. den Ausfall (Paralyse) der Funktion eines Körperteils oder Organsystems; hinsichtlich der Lokalisation der Schädigung unterscheidet man periphere und zentrale Lähmungen.

24.7.1 Zentrale Lähmung (spastische Lähmung)

Definition
Ausfall des 1. motorischen Neurons.

Ursachen
- Schlaganfall
- Multiple Sklerose
- Traumen.

Symptome
- Erhöhter Muskeltonus
- Verminderung der groben Kraft
- Störung der Feinbeweglichkeit
- Eigenreflexe sind erhalten bis erhöht
- Fremdreflexe sind abgeschwächt bis fehlend
- Muskeln atrophieren spät.

Therapie
- Physiotherapie.

24.7.2 Periphere Lähmung (schlaffe Lähmung)

Definition
Schädigung des 2. motorischen Neurons.

Ursachen
- Poliomyelitis
- Alkohol
- Diabetes mellitus
- Traumen.

Symptome
- Verminderter Muskeltonus
- Verminderung der groben Kraft
- Reflexe fehlend (Eigen- und Fremdreflexe)
- schnelle Muskelatrophie.

Therapie

- Physiotherapie.

24.8 Tod (Exitus letalis)

Definition

Ende des Lebens eines Individuums einhergehend mit dem endgültigen Versagen aller lebenserhaltender Vorgänge.
Man unterscheidet den klinischen Tod, den Hirntod und den biologischen Tod,

Sichere Todeszeichen

- Totenflecken (Livores)
- Leichenstarre (Rigor mortis)
- Autolyse und Fäulnis.

Unsichere Todeszeichen

- Hautblässe
- Radialispuls nicht tastbar
- Areflexie
- Abkühlung der Extremitäten
- keine erkennbare Atmung
- Herztöne auskultatorisch nicht wahrnehmbar.

■ Klinischer Tod

Definition

Vom klinischen Tod spricht man, wenn es sich um einen reversiblen (durch Wiederbelebungsmaßnahmen) Kreislaufstillstand mit folgenden Kennzeichen handelt:

- fehlende Atmung
- fehlende Karotispulsation
- maximale Erweiterung der Pupillen
- blassgraue, zyanotische Verfärbung der Haut.

■ Hirntod

Definition

Der Hirntod ist ein vollständiger und irreversibler Zusammenbruch der Gesamtfunktion des Gehirns. Kreislauffunktion und Atmung können künstlich aufrechterhalten werden.

Kriterien des Hirntodes

- Tiefe Bewusstlosigkeit
- Ausfall der Spontanatmumg (Apnoetest)
- Fehlen bestimmter Reflexe
- lichtstarre Pupillen
- fehlende Reaktion auf Schmerzreize.

Diese Ausfallerscheinungen gelten als beweisend, wenn sie bei primärer Schädigung mindestens 12 Stunden, bei sekundärer Hirnschädigung 3 Tage lang bestehen; über das EEG sollte über 30 Minuten eine Nulllinie registriert werden.

■ Biologischer Tod

Definition

Ende aller Organ- und Zellfunktionen.

Kriterien

- → „sichere Todeszeichen".

Spezielles Prüfungswissen

XIII Leitsymptome der Erkrankungen

Nachfolgend werden allen Erkrankungen, die unter den Kapiteln Haupt- und Nebenfächer aufgeführt sind, die Leitsymptome zugeordnet. Unter Leitsymptomen versteht man meist eine Trias an Symptomen, welche typischerweise nur für eine einzige Krankheit sprechen.

Beispielsweise berichtet ein Patient wie folgt: seit gestern Abend bestehen brennende Schmerzen hinter dem Brustbein, ebenfalls auch Übelkeit und Erbrechen, sowie Sodbrennen. Mit hoher Wahrscheinlichkeit handelt es sich um eine akute Ösophagitis, hingegen ein Ösophaguskarzinom aufgrund folgender Symptomatik verdächtig sein würde: seit längerer Zeit Dysphagie, retrosternale Schmerzen und Hämatemesis.

Das Verständnis der Leitsymptome soll helfen, die Erkrankungen nochmal besser zu verinnerlichen und treffsicherer eine Diagnose zu stellen. Auf diese Weise werden die Erkrankungen ebenfalls differenzialdiagnostisch gegenübergestellt. Selbstverständlich gibt es auch Krankheiten, denen keine typische Symptomatik zugeordnet werden kann.

Tab. **20 Atemsystem**

Akute Bronchitis	• erst unproduktiver, dann produktiver Husten • Schmerzen beim Husten • allgemeines Krankheitsgefühl
Akute Pharyngitis/ Laryngitis	• Halsschmerzen • Dysphagie • evtl. Heiserkeit
Akute Rhinitis	• Sekretabsonderung aus der Nase • allgemeines Krankheitsgefühl
Akute Sinusitis	• Klopf- und Druckschmerz über den Nasennebenhöhlen • Gesichts- und Kopfschmerzen • behinderte Nasenatmung
Asbestose	• keine typischen Leitsymptome
Asthma bronchiale	anfallsartig auftretende • Dyspnoe mit erschwerter Ausatmung • Orthopnoe • Zyanose
Atelektasen	• keine typischen Leitsymptome
Atypische Pneumonien	• keine typischen Leitsymptome
Bronchialkarzinom	• therapieresistenter Reizhusten, rezidivierende Infekte • Schmerzen in der Brust oder im Rücken • rötliches Sputum
Bronchiektasen	• besonders morgens maulvolle Expektoration • 3-schichtiges Sputum • alle Zeichen des Sauerstoffmangels
Bronchopneumonie	• keine klassischen Leitsymptome vorhanden
Chronische Bronchitis	bereits über Jahre bestehender • Husten und v. a. morgendlicher Auswurf • Belastungsdyspnoe • Infektanfälligkeit
Cor pulmonale, chronisches	• keine typischen Leitsymptome

XIII Leitsymptome der Erkrankungen

Epiglottitis	oft bei 5–12-Jährigen auftretendes • akut hohes Fieber • Dysphagie und Hypersalivation • starke Dyspnoe
Lobärpneumonie	• akut hohes Fieber • pflaumenmusartiges Sputum • Tachypnoe mit Nasenflügelatmung
Lungenemphysem	• Fassthorax • Husten und Auswurf • Presslippenatmung
Lungenödem, alveoläres	• akut starke Dyspnoe • „Rasseln und Kochen" über der Brust, auch ohne Stethoskop hörbar • schaumig-rötliches Sputum
Pleuritis	• erst stechende atemabhängige Schmerzen, werden von einem Beklemmungsgefühl abgelöst • Dyspnoe • evtl. Vorwölbung der Interkostalräume und Fieber
Pneumothorax	akut auftretende • Dyspnoe • ziehende, stechende Schmerzen • nachschleppende Thoraxhälfte
Pseudokrupp	oft bei 3–5-Jährigen auftretender • in der Regel nachts bellender Husten • mäßiges Fieber • heisere Stimme bis Aphonie
Sarkoidose	• keine typischen Leitsymptome
Schlafapnoesyndrom	• ausgeprägte Müdigkeit am Tag • morgendliche Kopfschmerzen • starkes Schnarchen, nächtliche Atemstillstände
Silikose	• keine typischen Leitsymptome
Spannungspneumothorax	immer stärker werdende • schwere Dyspnoe • Einflussstauungen • Schocksymptomatik • nachschleppende Thoraxhälfte

Tab. 21 Blut, Abwehr und Lymphe

Akute Tonsillitis	• akut hohe Fieber • starke Halsschmerzen und Dysphagie • gerötete, geschwollene Tonsillen mit sichtbaren Eiteransammlungen
Allergien	• keine typischen Leitsymptome
Eisenmangelanämie	• allgemeine Anämiesymptome • Mundwinkelrhagaden • trockene Haut, struppige Haare, brüchige Nägel • Labor: MCH und MCV erniedrigt
Favismus	• keine typischen Leitsymptome
Folsäure-Mangel-Anämie	• keine neurologische Symptomatik • allgemeine Anämiesymptome • Café-au-lait-Hautkolorit • Labor: MCH und MCV erhöht

Spezielles Prüfungswissen

Hämophilie A und B	• Hämatome • Gelenkeinblutungen mit Entwicklung einer Arthropathie • Großflächige Blutungen, Blut im Urin, Stuhl etc.
Kugelzellanämie	• keine typischen Leitsymptome
Leukämien	• Infektanfälligkeit • Blutungsneigung • Anämiesymptome • Tumorzeichen
Lymphangitis	• sichtbarer roter Steifen auf der Haut • Fieber • Schwellung der regionalen Lymphknoten
Lymphödem	meist im Bereich der Extremitäten lokalisierte • schmerzlose Schwellungen • Spannungs- und Schweregefühl
Morbus Hodgkin	• Lymphknotenschwellungen, meist im Kopf-Hals-Gebiet, schmerzlos zu Paketen verbacken, „kartoffelsackartig" • Tumorzeichen
Plasmozytom	• keine typischen Leitsymptome
Polycythaemia vera	• keine typischen Leitsymptome
Sichelzellanämie	• keine typischen Leitsymptome
Thalassämie	• keine typischen Leitsymptome
Vitamin-B_{12}-Mangel-Anämie	• allgemeine Anämiesymptome • Café-au-lait-Hautkolorit • Parästhesien, neurologische Symptomatik • Labor: MCH und MCV erhöht

Tab. **22 Harnsystem**

Akute postinfektiöse Glomerulonephritis	• Hypertonie (Diastole > 100 mmHg) • Ödeme (v. a. Lidödeme) • Hämaturie, Proteinurie, Eythrozytenzylinder
Akute Pyelonephritis	• Flankenschmerzen • akut Fieber • im Urin: Nitrit, Leukozyten, Protein, Leukozytenzylinder
Akutes Nierenversagen	• keine typischen Leitsymptome
Analgetika-Nephropathie	• keine typischen Leitsymptome
Chronisch progredientes Glomerulo-nephritis-Syndrom	• keine typischen Leitsymptome
Chronische Niereninsuffizienz	• Café-au-lait-Hautkolorit • urämischer Foetor • Schwäche, Leistungsminderung
Chronische Pyelonephritis	• keine typischen Leitsymptome

XIII Leitsymptome der Erkrankungen

Grawitz-Tumor	meist im Erwachsenenalter auftretende • Flankenschmerzen • Hämaturie • Tumorzeichen
Nephrotisches Syndrom	• Hyperproteinurie (3–3,5 g Eiweiß/Tag) • Hypoproteinämie und Ödeme • Hyperlipoproteinämie
Nierenzyste	• keine typischen Leitsymptome
Urolithiasis	• kolikartige stärkste Schmerzen, ausstrahlend in die Leiste, Genitalbereich, Oberschenkelinnenseite • Hämaturie
Wilms-Tumor	meist im Kleinkindalter auftretender • tast- und sichtbarer Abdominaltumor • Hämaturie • Bauchschmerzen
Zystenniere	• keine typischen Leitsymptome
Zystitis	• Brennen beim Wasserlassen • Pollakisurie • Druckschmerz in der Blasengegend

Tab. 23 **Herz-Kreislauf-System**

Akute Perikarditis	• retrosternale, atemunabhängige stechende Schmerzen, werden von Druck- und Engegefühl abgelöst • Dyspnoe • evtl. Symptome der Herzinsuffizienz
Aneurysma	• keine typischen Leitsymptome
Angina pectoris	• akute Sek.–Min. dauernde Schmerzen im Thorax, evtl. folgende Schmerzausstrahlung: linke und rechte Schulter, linker Arm bis linke Kleinfingerseite, rechter Arm, Oberbauch, rechter und linker Kieferwinkel • Nitroglycerin bessert die Beschwerden innerhalb 1–2 min.
Arteriitis temporalis	• halbseitige Kopfschmerzen • einseitiger Gesichtsfeldausfall • geschwollene Temporalarterie mit abgeschwächtem bis fehlendem Puls
Arteriosklerose	• keine typischen Leitsymptome
Bakterielle Endokarditis	• hohes Fieber • Herzgeräusche • Osler-Knötchen
Chronische konstriktive Perikarditis	• keine typischen Leitsymptome
Herzfehler	• keine typischen Leitsymptome
Herzinfarkt	• akut einsetzender Vernichtungsschmerz, evtl. folgende Schmerzausstrahlung: linke und rechte Schulter, linker Arm bis linke Kleinfingerseite, rechter Arm, Oberbauch, rechter und linker Kieferwinkel • Todesangst • Symptome der Herzinsuffizienz • kardiogener Schock

Spezielles Prüfungswissen

Herzrhythmusstörungen	• keine klassischen Leitsymptome
Linksherzinsuffizienz	• Lungenödem • Asthma cardiale • Nykturie • O_2-Mangelsymptomatik
Migräne	• anfallsartig rezidivierende halbseitige pulsierende Kopfschmerzen • Sehstörungen • starke Reizempfindlichkeit
Myokarditis	• keine typischen Leitsymptome
Oberflächliche Thrombophlebitis	• alle Entzündungszeichen an der betroffenen Vene • schmerzhaft tastbarer, bläulich verfärbter Venenstrang
pAVK, akute	• akut, peitschenhiebartige Schmerzen in der betroffenen Extremität • Blässe, Zyanose
pAVK, chronische	• Claudicatio intermittens • blasse, dünnere Extremität • abgeschwächte bis fehlende Pulse distal des Verschlusses • Ratschow-Lagerungsprobe positiv
Phlebothrombose	• Überwärmung, Schwellung, Rötung • Glanzhaut • Homans-, Payr-, Meyerzeichen positiv
Rechtsherzinsuffizienz	• Beinödeme • gestaute Hals- und Zungengrundvenen • Nykturie • O_2-Mangelsymptomatik
Rheumatisches Fieber	• keine typischen Leitsymptome
Varizen	• unregelmäßig erweiterte oberflächlich liegende Venen • Müdigkeits-, Schwere-, und Spannungsgefühl • abendliche Knöchelödeme

Tab. **24 Hormonsystem**

Adrenogenitales Syndrom	• keine typischen Leitsymptome
Akromegalie	• Schuhe, Handschuhe und Hut passen nicht mehr • Veränderung der Physiognomie • Vergrößerung der Zunge und Auseinanderweichen der Zähne
Conn-Syndrom	• keine typischen Leitsymptome
Cushing-Syndrom	• Vollmondgesicht, Stammfettsucht, Stiernacken • dünne Extremitäten • Striae rubrae • Pergamenthaut
Diabetes insipidus	• Polyurie • Polydipsie • Asthenurie

XIII Leitsymptome der Erkrankungen

Diabetes mellitus	• Polyurie, Polydipsie • Müdigkeit, Leistungsminderung • plötzlich Gewichtsverlust (Typ 1) • trockene Haut, Juckreiz
Euthyreotes Struma	• keine Leitsymptome
Gigantismus	• im Jugendalter Körpergröße > 2 m • diabetogene Stoffwechsellage
Hyperparathyreoidismus	• keine typischen Leitsymptome
Hyperthyreose	• Nervosität, feinschlägiger Tremor • Gewichtsverlust trotz Heißhunger • Struma • Hypertonie, Tachykardie
Hypoparathyreoidismus	• keine typischen Leitsymptome
Hypophysenvorderlappeninsuffizienz	• plötzlicher Verlust von Achsel- und Augenbrauenbehaarung • Apathie und Adynamie • alabasterfarbene Blässe
Hypothyreose	• Apathie, Verlangsamung • Gewichtszunahme • Kälteintoleranz • Hypotonie, Bradykardie
Kretinismus	beim Baby: • Ikterus • Trinkfaulheit • Bewegungsarmut
Morbus Addison	• Überpigmentierung der Haut und Schleimhäute, Handinnenflächen und Fußsohlen • Muskelschwäche, Gewichtsverlust • Hypotonie
Morbus Basedow	• Struma • Exophthalmus • Tachykardie
Phäochromozytom	• keine klassischen Leitsymptome
Prolaktinom	ohne das Bestehen einer Schwangerschaft • Brustdrüsenwachstum • Milchfluss • Amenorrhöe
Schilddrüsenkarzinom	• knotige Schilddrüsenvergrößerung, nicht schluckverschieblich, fixierte Haut • Schluckbeschwerden, Heiserkeit
Subakute Thyreoiditis de Quervain	• keine typischen Leitsymptome
Thyreoiditis Hashimoto	• keine typischen Leitsymptome
Thyreoiditis	• akut auftretende Rötung, Schwellung und Schmerzen über der Schilddrüse • Schwellung der regionalen Lymphknoten • Schluckbeschwerden, Heiserkeit

Spezielles Prüfungswissen

Tab. 25 Infektionskrankheiten

Akute Virushepatitis	• grippale Symptome (Fieber, Husten, etc.) • arthritische Symptome (Gelenkschmerzen) • gastrointestinale Symptome (Obstipation, Diarrhöe, Bauchschmerzen, etc.) • evtl. Ikterus • Hepatomegalie
Botulismus	• erst Diarrhöe, dann Obstipation • Sehstörungen (Doppeltsehen, Mydriasis) • Bradypnoe • kein Fieber
Brucellose	betroffen sind Menschen, die mit Tieren in Kontakt stehen (Metzger, Tierärzte, Landwirte) • an der Eintrittspforte Lymphknotenschwellung (Bang-Granulome) • undulierendes Fieber über Monate, evtl. Jahre • relative Bradykardie
Cholera	z. B. nach Asien-Aufenthalten auftretende • zahlreiche reiswasserartige Durchfälle • Exsikkosezeichen: tiefliegende Augen, stehende Hautfalten, Waschfrauenhände, hypovolämischer Schock • Untertemperatur
Conjunctivitis epidemica	meist nach Augenarztbesuch einseitig auftretender • Tränenfluss und Rötung • Lymphknotenschwellung präaurikulär • Hornhauttrübung • herabgesetzte Sehleistung
Diphtherie	meist im Rachen lokalisierte konfluierende • grau-weißliche Pseudomembranen, bluten beim Versuch des Abkratzens • süßlicher Mundgeruch • grippale Symptome
Echinokokkose	• keine typischen Leitsymptome
Enteritis infectiosa	• akut Fieber, Übelkeit und Erbrechen • zahlreiche Durchfälle, blutig-wässrig • Bauchkrämpfe
Enteropathisches hämolytisches Syndrom	meist bei 0–3-Jährigen auftretende • blutige Dickdarmdurchfälle • hämolytische Anämie (Ikterus) • Thrombopenie (Petechien, Blut im Stuhl, Urin, Sputum, etc.) • Nephropathie (Oligurie, Anurie)
Erysipel	• akut hohes Fieber • an der Eintrittsstelle schmerzhafte Schwellung und Rötung • das Exanthem ist scharf begrenzt, ödematös matt glänzend gerötet und zeigt flammenförmige oder zackige Ausläufer
Fleckfieber	betroffen sind Menschen in Kriegs- oder Katastrophengebieten • akut sehr hohes Fieber, hält 2 Wochen an • Konjunktivitis • Exanthem an den seitlichen Thoraxpartien • Apathie, Delirium
Frühsommer-meningoenzephalitis	• erst grippale und gastrointestinale Symptome, dann Latenzperiode von ca. 1 Woche • Fieberanstieg, starke Kopfschmerzen und Meningismuszeichen • neurologische Störungen (psychische Veränderungen, Nystagmus, Somnolenz, Lähmungen) • Exanthem

XIII Leitsymptome der Erkrankungen

Gelbfieber	• beginnt akut mit hohem Fieber, schlechtem Allgemeinzustand und Nasenbluten • fieberfreies Intervall von 1–2 Tagen • erneuter Fieberanstieg mit schweren Blutungen (Petechien, Blut im Urin, Stuhl, Sputum etc.) • Hepatitis, Nephritis
Gonorrhöe	• beim Mann: „Bonjour-Tropfen", Epididymitis • bei der Frau keine typischen Leitsymptome
Herpes zoster	• meist bei Immungeschwächten einseitig lokalisierter auftretender Bläschenausschlag, gürtelförmig • starke Schmerzen
HIV-Erkrankung	im zeitlichen Verlauf: • generalisierte Lymphknotenschwellung länger als 2 Monate an mindestens 2 extrainguinalen Körperabschnitten • Nachtschweiß, Gewichtsverlust, subfebrile Temperatur, Durchfall • opportunistische Infektionen • Kaposi-Sarkom
Humane spongioforme Enzephalopathie	• keine typischen Leitsymptome
Haemophilus-influenzae-Infektion	• keine typischen Leitsymptome
Impetigo contagiosa	• honiggelbe Krusten, v. a. im Gesicht, am Kopf und an den Extremitäten
Influenza	• akut hohes Fieber, starkes Krankheitsgefühl • grippale Symptome • Wundheitsgefühl hinter dem Sternum
Keuchhusten	• v. a. nachts stakkatoartiger Husten • inspiratorischer Stridor • Zyanose • am Ende des Hustenanfalls Auswurf von zähem glasigem Schleim, Erbrechen
Krätze	• meist in den Fingerzwischenräumen, im Genitalbereich oder Beugeseite der Handgelenke winklig geknickte Linien sichtbar • v. a. nachts starker Juckreiz
Legionellose	• keine typischen Leitsymptome
Lepra	Tuberkuloide Lepra: • lokale, asymmetrisch und scharf begrenzte Hautläsionen • schwere Verstümmelungen an Händen und Füßen Lepromatöse Lepra: • multiple Hautläsionen, die zu Lepraknoten auswachsen (im Gesicht: „Löwengesicht") • schwere Verstümmelungen an Händen und Füßen • Schleimhäute, Augen, Kehlkopf, Nasenseptum und innere Organe können mitbetroffen sein
Listeriose	• keine typischen Leitsymptome
Lues	• an der Eintrittsstelle bildet sich ein Knötchen mit derben Rand und hartem Grund (harter Schanker), schmerzlos • regionale Lymphknotenschwellung • nach 10 Wochen verschwinden die Symptome, dann generalisierte Lymphknotenschwellung, Alopecia areata, Angina syphilitica, Hepatitis, Plaques muqueuses, Condylomata lata

Spezielles Prüfungswissen

Lyme-Borreliose	• um die Eintrittsstelle bildet sich ein erst scheibenförmiges, später ringförmiges Erythem (Erythema chronicum migrans) • Arthritis, Myalgien • Fieber
Lymphogranulomatosis inguinalis	• an der Eintrittsstelle schmerzlose knotenförmige Primärläsion • einige Wochen später meist einseitige Schwellung der regionalen Lymphknoten: erbs- bis walnussgroß, derb und wenig druckschmerzhaft • Elephantiasis im Genital- und Analbereich • Gelenk- und Muskelschmerzen
Läuse	• an den Haare kleben weißliche Nester (Nissen) • starker Juckreiz
Malaria	nach Aufenthalt in den Tropen bzw. Subtropen • in regelmäßigen Abständen Fieberanfälle • Ikterus • Hepatosplenomegalie
Masern	• Koplik-Flecken • Masern-Gesicht (verheult, verrotzt, verschwollen) • mittelfleckiges Exanthem, beginnt hinter den Ohren und breitet sich über Gesicht, Rumpf und Extremitäten aus
Meningokokken-Meningitis	• akut hohes Fieber • Opisthotonus • starke Kopfschmerzen • Kernig-, Lasègue-, Brudzinskizeichen positiv • Petechien
Milzbrand	betrifft Menschen, die in engem Kontakt mit Tieren oder deren Produkte stehen • an der Eintrittsstelle (verletzte Haut) bildet sich erst ein blauschwarzes Knötchen, dann ein Bläschen, dann eine blauschwarze Schorfschicht mit Umgebungsödem (schmerzlos)
Mononukleose	• Angina tonsillaris • generalisierte Lymphknotenschwellung • Hepatosplenomegalie • Exanthem
Morbus Weil	• akut hohes Fieber mit Schüttelfrost • Konjunktivitis, Gelenkschmerzen • fieberfreies Intervall von 1–3 Tagen • erneuter Fieberanstieg mit Hepatitis, Nephritis, Meningitis, Myokarditis
Mumps	• schmerzhafte Schwellung der Parotis • abstehendes Ohrläppchen • regionale Lymphknotenschwellung
Ornithose	betroffen sind Menschen, die mit Vögeln in Kontakt stehen • keine typischen Leitsymptome
Paratyphus	nach Aufenthalt in Ländern mit niedrigem Hygienestandard • zahlreiche Durchfälle • rascher Fieberanstieg mit Schüttelfrost • relative Bradykardie • Roseolen am ganzen Körper

XIII Leitsymptome der Erkrankungen

Pest	Eintrittspforte ist meist die Haut: • akut hohes Fieber mit schwerem Krankheitsgefühl und Benommenheit • Lymphknoten schwellen beulenartig an und verfärben sich blau-rot, starke Druckschmerzhaftigkeit
Poliomyelitis	• erst grippale und evtl. gastrointestinale Symptome, dann Latenzperiode • danach hohes Fieber, starke Kopfschmerzen • Kernig-, Lasègue-, Brudzinskizeichen positiv • „Morgenlähmungen"
Q-Fieber	betroffen sind Menschen, die mit Haus- und Nutztieren in Kontakt stehen • keine typischen Leitsymptome
Röteln	• leichte grippale Symptome • nuchale Lymphknotenschwellung • mittelfleckiges, nicht konfluierendes Exanthem
Rückfallfieber	meist in Kriegs- und Katastrophenzeiten auftretendes • akut hohes Fieber mit Schüttelfrost, dann rezidivierende Fieberschübe mit fieberfreien Intervallen • Ikterus, Hepatomegalie • Petechien • schwer gestörtes Allgemeinbefinden
Scharlach	• akut hohes Fieber • Angina tonsillaris mit feuerrotem Rachen • feinfleckiges Exanthem, drückt man mit einem Glasspartel darauf, wird es darunter gelb • periorale Blässe • Himbeerzunge
Shigellenruhr	• akut Fieber, Übelkeit und Erbrechen • kolikartige Dickdarmdurchfälle, ständig „ein Löffel Blut, ein Löffel Schleim"
Tetanus	• Opisthotonus • Rigor • Trismus • Risus sardonicus • kein Fieber
Tollwut	nach einer Bissverletzung • hohes Fieber (42 °C) • „wilde Wut" • tonisch-klonische Krämpfe • Schlingmuskelkrämpfe beim Anblick von Flüssigkeit (Hydrophobie), Hypersalivation
Toxoplasmose	• keine typischen Leitsymptome
Trichinose	• erst Bauchschmerzen, Durchfall, Übelkeit • dann Lid- und Gesichtsödem • hohes Fieber • starke Muskelschmerzen und -verhärtungen
Tuberkulose	• Abhusten eines grau-bröckligen blutig tingierten Sputums • Nachtschweiß, Gewichtsverlust, subfebrile Temperatur, Abgeschlagenheit • Erythema nodosum
Tularämie	betroffen sind Menschen, die mit Nagetieren, Vögeln oder Kaltblütern in Kontakt stehen • beginnt akut mit hohem Fieber, später undulierendes Fieber • an der Eintrittspforte bilden sich Geschwüre oder Beläge • regionale Lymphknoten schwellen hühnereigroß an

Spezielles Prüfungswissen

Typhus abdominalis	nach Aufenthalt in Ländern mit niedrigem Hygienestandard • erst Obstipation, dann erbsbreiartige Durchfälle • treppenförmiger Fieberanstieg • relative Bradykardie • Roseolen auf der Bauchdecke
Ulcus molle	• an der Eintrittstelle bilden sich Geschwüre von münzstückgroßer ovaler Form; diese sind schmierig-eitrig, die Ränder sind weich und druckschmerzhaft (weicher Schanker) • einseitige Lymphknotenschwellung in der Leiste, können nach außen aufbrechen
Virusbedingtes hämorrhagisches Fieber	• akut immer höher steigendes Fieber • schweres Krankheitsgefühl • Apathie • schwerste Blutungen (Petechien, Blut im Stuhl, Urin, Sputum, etc.) mit Schock
Virusmeningoenzephalitis	• siehe Frühsommermeningoenzephalitis, FSME
Windpocken	• leichtes Fieber • „Sternenhimmel": alle Exanthemstufen (Flecken, Papeln, Knötchen, Bläschen, Pusteln) sind gleichzeitig vorhanden • Exanthem befindet sich am Kopf (auch Kopfhaut), Rumpf, Extremitäten, evtl. Schleimhäute
Zytomegalie	• keine typischen Leitsymptome

Tab. 26 **Verdauungssystem**

Achalasie	• retrosternales Druckgefühl, Herzbeschwerden • Dysphagie • Gewichtsverlust/Mangelerscheinungen
Akute Cholangitis	• keine typischen Leitsymptome
Akute Gastritis	• akut auftretende Magenschmerzen, Magenbrennen • Sodbrennen • Übelkeit, Erbrechen, Appetitlosigkeit
Akute Pankreatitis	• akut heftige gürtelförmige Oberbauchschmerzen • hypovolämischer Schock • Darmparesen • Ikterus
Akute Refluxösophagitis	• akut einsetzende brennende retrosternale Schmerzen • Dysphagie • Sodbrennen
Analfissur	• keine typischen Leitsymptome
Appendizitis	• akut Schmerzen periumbilikal, verlagern sich in den rechten Unterbauch • Übelkeit, Erbrechen • positive Untersuchungszeichen (Blumberg-, Lanz-, Mc Burney-Zeichen, etc.)
Cholelithiasis	• Kolikartige Schmerzen im rechten Oberbauch, ausstrahlend in die rechte Schulter • Übelkeit, Erbrechen • Ikterus • positives Murphy-Zeichen
Chronische Gastritis	• keine typischen Leitsymptome

XIII Leitsymptome der Erkrankungen

Chronische Pankreatitis	- chronisch rezidivierende gürtelförmige Schmerzen - Malassimilationssyndrom: massive übel riechende Fettstühle, Gewichtsverlust - rezidivierender Ikterus
Colitis ulcerosa	schubartiger Verlauf mit chronisch rezidivierenden - meist blutigen Durchfällen - kolikartige Schmerzen im linken Unterbauch - Gewichtsverlust/Mangelerscheinungen
Divertikulitis	- akut Schmerzen im linken Unterbauch - Fieber - Blutbeimischung im Stuhl
Divertikulose	- keine typischen Leitsymptome
Einheimische Sprue/ Zöliakie	- chronische großvolumige Fettstühle - Gewichtsverlust/Mangelerscheinungen - aufgeblähter Bauch
Fettleber	- keine typischen Leitsymptome
Hepatische Enzephalopathie	- Flapping Tremor - Foetor hepaticus - Somnolenz/Koma
Hiatushernien	- keine typischen Leitsymptome
Hämorrhoiden	- Blut auf dem Stuhl - Schmerzen während Defäkation - Juckreiz
Ileus, mechanischer	- Stuhl- und Windverhalt - starke, kolikartige Schmerzen - Ausk.: spritzende, metallisch klingende Darmgeräusche
Ileus, paralytischer	- Stuhl- und Windverhalt - geringe bis fehlende Schmerzen - Ausk.: Totenstille über dem Abdomen
Kolonpolypen	- keine typischen Leitsymptome
Leberzirrhose	- Leberhautzeichen - Caput medusae - Ikterus
Magenkarzinom	- Widerwille gegen Fleisch und Wurst - Hämatemesis/Teerstuhl - Schwellung der Virchow-Drüse - Schmerzen im Epigastrium
Morbus Crohn	- Schubartiger Verlauf mit chronisch rezidivierenden in der Regel nicht blutigen Durchfällen - kolikartige Schmerzen im rechten Unterbauch - Gewichtsverlust/Mangelerscheinungen
Mukoviszidose	- Mekoniumileus - Malresorptionserscheinungen - chronischer Husten, Pneumonieneigung - Bronchiektasen

Spezielles Prüfungswissen

Pankreaskarzinom	• oft erstes Symptom: Ikterus • chronisch rezidivierende gürtelförmige Schmerzen • Malassimilationssyndrom: massive übel riechende Fettstühle, Gewichtsverlust • positives Courvoisier-Zeichen *DD: chronische Pankreatitis*
Peritonitis, generalisiert	• hohes Fieber • brettharte Bauchdecke • hypovolämischer Schock
Reizdarm	• keine typischen Leitsymptome
Reizmagen	• keine typischen Leitsymptome
Rektumkarzinom	• Blut *auf* dem Stuhl • bleistiftdünner Stuhl • Wechsel Diarrhöe und Obstipation
Ulcus duodeni	• Nacht- und Nüchternschmerz • Übelkeit, Erbrechen, Appetitlosigkeit • Hämatemesis/Teerstuhl
Ulcus ventriculi	• Früh-, oder Sofortschmerz nach Nahrungsaufnahme im Epigastrium, Schmerzen auch nahrungsunabhängig • Übelkeit, Erbrechen, Appetitlosigkeit • Hämatemesis/Teerstuhl
Ösophagusdivertikel	• Regurgitation (beim Liegen Rückfluss der Speise in den Mund) • Dysphagie • starker Mundgeruch
Ösophaguskarzinom	• Dysphagie • retrosternale und in den Rücken ausstrahlende Schmerzen • Hämatemesis/Teerstuhl

Tab. **27 Auge und Ohr**

Ablatio retinae	• Lichtblitze sehen • Flusen sehen, „Schwarm schwarzer Mücken" • es erscheint eine „Mauer"
Akustikusneurinom	• keine typischen Symptome
Akustisches Trauma	• keine typischen Symptome
Akute Otitis media	• akut auftretende Ohrenschmerzen und Fieber • Hörstörungen • Eiterfluss aus dem Ohr
Astigmatismus	• ein Punkt wird als Linie gesehen
Gerstenkorn	• am Augenlid lokalisierter Abszess mit allen Entzündungszeichen
Glaukom, akutes	• akut einsetzender halbseitiger Kopfschmerz • steinharter Augenbulbus • Mydriasis, entrundete Pupille
Glaukom, chronisches	• keine typischen Leitsymptome

XIII Leitsymptome der Erkrankungen

Grauer Star	• die Pupille sieht grau aus • eingeschränkte Sehkraft bis Erblindung
Hagelkorn	• am Augenlid lokalisierte schmerzlose erbsgroße Zyste
Hyperopie	• nahe gelegene Objekte werden nicht scharf gesehen
Hörsturz	akut auftretende einseitige • Hörminderung bis Hörverlust • Schwindel • Druckgefühl im Ohr
Konjunktivitis	• gerötetes Auge mit vermehrter Gefäßzeichnung • Tränenfluss und Lidödem • Brennen und Jucken
Konjunktivitis epidemica	• s. Infektionskrankheiten
Mastoiditis	meist besteht im Vorfeld eine Otitis media • retroaurikuläre Rötung • Schwellung und Druckschmerz des Mastoids • abstehende Ohrmuschel
Morbus Ménière	Minuten bis Stunden andauernder • Drehschwindel • einseitiger Tinnitus und Schwerhörigkeit • Nystagmus
Myopie	• weiter gelegene Objekte werden nicht scharf gesehen
Ohrenschmalzpfropf	• Schwerhörigkeit • der Gehörgang ist mit einer gelb-braunen Masse verlegt
Otitis externa	• alle Entzündungszeichen am äußeren Gehörgang • eingeschränktes Hörvermögen • Tragusdruckschmerzen und Zugschmerzhaftigkeit der Ohrmuschel
Otosklerose	• keine typischen Symptome
Strabismus	• ein- oder beidseitiges Abweichen der Augen von der Sollrichtung
Tubenkatarrh	• Druckgefühl im Ohr • Schwerhörigkeit • eingezogenes Trommelfell

Tab. 28 Bewegungsapparat

Arthrose	• Gelenkversteifung und knöcherne Verdichtung des Gelenks mit arthritischen Schüben • Schmerzen und Reiben im Gelenk • Schlottergelenk
Bandscheibenvorfall	• keine typischen Leitsymptome
Cauda-equina-Syndrom	• akut auftretende Rückenschmerzen • Harn- und Stuhlverhalt • Reithosenanästhesie
Chondrosarkom	• keine typischen Leitsymptome

Spezielles Prüfungswissen

Chronische Polyarthritis	• symmetrische Schmerzen an den Fingergrund- und Mittelgelenken, Morgensteifigkeit • Gelenkdeformationen (z. B. ulnare Deviation der Finger) • die Haut über den betroffenen Gelenken ist dünn und glatt, häufig bräunlich pigmentiert • Tumorzeichen
Dermatomyositis	• an Prädilektionsstellen weinrote bzw. lila ödematöse Erytheme mit Hautatrophie • Hyper- oder Depigmentierung • Muskelschmerzen und Muskelschwäche
Distorsion	• keine typischen Leitsymptome
Ewing-Sarkom	meist im Kindes- und Jugendalter auftretende • starke Knochenschmerzen • alle Entzündungszeichen meist in der Diaphyse von Femur und Tibia
Fraktur	• sichtbare Knochenfragmente • Reibegeräusch bei Bewegung • Fehlstellung
Ischiassyndrom	• akut auftretende Schmerzen in der Lendengegend, strahlen über das Knie hinaus bis zum Fußaußenrand aus • Lasègue- und Schoberzeichen positiv • Zehen- und Fersenstand nicht möglich
Lumbalgie	• keine typischen Leitsymptome
Luxation	• keine typischen Leitsymptome
Metabolische Arthritis	• heftige Schmerzen, beginnend meist nachts oder früh morgens meist im Großzehengrundgelenk • alle Entzündungszeichen über dem Gelenk • leichtes Fieber
Morbus Bechterew	• im Tagesverlauf Fersen- und Gesäßschmerzen • Versteifung der Wirbelsäule mit hochgradiger Bewegungseinschränkung und thorakolumbaler Hyperkyphose • eingeschränkte Atembreite
Morbus Paget	• Wachstum der Schädelkalotte (Hut passt nicht mehr) • Säbelscheidentibia • Verdickung und Verbiegung der langen Röhrenknochen
Morbus Scheuermann	• fixierte Brustkyphose und Rundrücken • kompensatorische Hyperlordose der Hals- und Lendenwirbelsäule • Muskelverspannungen
Muskelfaserriss	• keine typischen Leitsymptome
Myogelose	• wulst- oder knotenförmige Muskelverhärtung • Palpationsschmerz
Myositis	• keine typischen Leitsymptome
Osteogenesis imperfecta (Typ I)	• blaue Skleren, bläuliche Zahnsäume • multiple Frakturen bereits im Kindesalter • Schwerhörigkeit
Osteomyelitis	• hohes Fieber mit Schüttelfrost • alle Entzündungszeichen über dem betroffenen Gelenkabschnitt (meist Epiphysennähe der Röhrenknochen)

XIII Leitsymptome der Erkrankungen

Osteoporose	• v. a. im Rücken Knochenschmerzen • signifikante Abnahme der Körpergröße innerhalb von Monaten bzw. Jahren • Frakturneigung (Wirbelkörper, Oberschenkelhalsbruch)
Osteosarkom	meist im Kindes- und Jugendalter auftretende • starke Knochenschmerzen • alle Entzündungszeichen meist in der Metaphyse der langen Röhrenknochen
Rachitis	• Craniotabes bzw. Caput quadratum • rachitischer Rosenkranz • ausgeprägte Knochenverbiegungen (X- oder O-Beine, Hühnerbrust, Wirbelsäulendeformitäten)
Reaktive Arthritis	• Urethritis • Konjunktivitis • Arthritis
Schädelbasisfraktur (frontale Gewalteinwirkung)	• Liquor- und Blutfluss aus der Nase • Brillen- bzw. Monokelhämatom • meist Augenmuskellähmungen
Zervikalsyndrom	• Nackenschmerzen • Bewegungseinschränkung des Kopfes • Kopfschmerzen, Schwindel

Tab. 29 **Fortpflanzungsorgane**

Adnexitis	• keine typischen Leitsymptome
Endometriose	• mit dem Menstruationszyklus assoziierte Schmerzen von zunehmender Intensität • Kreuz- und Kohabitationsschmerzen
EPH-Gestose	meist im letzten Schwangerschaftsdrittel auftretend • Ödeme • Hypertonie • Proteinurie
Epididymitis	• starke, in die Leiste und in den Unterbauch ausstrahlende Schmerzen des Nebenhodens • Rötung und Schwellung der dorsalen Skrotalhälfte • Fieber
Extrauterinschwangerschaft	nach festgestellter Schwangerschaft • einseitige wehenartige Schmerzen im rechten oder linken Unterbauch • Blutungen
Gebärmuttervorfall	• der Uterus liegt ganz oder teilweise außerhalb der Vulva
Hodentorsion	• akut auftretende Hodenschmerzen bis in den Unterbauch ausstrahlend • Rötung und Schwellung des Skrotums • Schmerzverstärkung beim Anheben des Hodens
Klimakterium	• zwischen dem 45. und 50. Lebensjahr auftretende unregelmäßige, immer schwächer werdende Blutungen • Hitzewallungen, Schwindel • psychonervöse Störungen
Maldescensus testis	• ein bzw. beide Hoden befinden sich nicht im Skrotum
Maligner Hodentumor	• schmerzlose Hodenvergrößerung, oft nur dumpfe, ziehende Schmerzen • evtl. Pubertas praecox

Spezielles Prüfungswissen

Mammakarzinom	• eingezogene Brustwarze • sezernierende Mamille • Orangenschalenhaut
Mastitis	meist während der Stillperiode • Fieber und Schüttelfrost • alle Entzündungszeichen der Brust
Mastopathie	• prämenstruell verstärkt • Schmerzen in der Brust • tastbare knotige Verhärtungen
Myom	• keine typischen Leitsymptome
Orchitis	• gerötete Skrotalhaut • akute Hodenschmerzen, ausstrahlend in die Leiste • alle Entzündungszeichen sichtbar • Fieber
Ovarialkarzinom	• keine typischen Leitsymptome
Phimose	• Vorhaut lässt sich nur schwer zurückziehen
PMS	• vor der Periode psychische Veränderungen • schmerzhafte Schwellung und Spannung der Brüste • Gewichtszunahme durch Flüssigkeitseinlagerung
Prostatahyperplasie	• Dysurie • Nykturie • abgeschwächter Harnstrahl *(DD: Prostatakarzinom)*
Prostatakarzinom	• Dysurie • Nykturie • abgeschwächter Harnstrahl • evtl. Hämaturie, Kreuz- und Rückenschmerzen
Prostatitis	• Dysurie, Pollakisurie • Schmerzen bei der Defäkation • retrosymphysäre und sakrale Schmerzen
Uteruskarzinom	• keine typischen Leitsymptome
Vaginitis	• diffuse Rötung, Schwellung und Schmerzen der Scheidenwand • Juckreiz • Ausfluss
Varikozele	• keine typischen Leitsymptome

Tab. 30 **Haut**

Basaliom	• meist an lichtexponierten Stellen (Gesicht, Handrücken) positionierter durchscheinender wachsgelber bis graurötlicher Tumor mit teleangiektatischen Gefäßzeichnungen, umgeben von perlschnurartig aufgereihten Knötchen
Candidosis	• an Schleimhäuten: weißliche wegwischbare Beläge • an der Haut: erst Pusteln auf gerötetem Grund, dann Erosionen, dann weißliche Krusten
Condylomata acuminata	im genitoanalen Bereich lokalisierte • erst stecknadelkopfgroße, dann blumenkohl- und hahnenkammartige Wucherungen
Erythema nodosum	• meist symmetrisch an den Unterschenkelstreckseiten lokalisierte erbs- bis walnussgroße druckschmerzhafte Knötchen von blau-roter Farbe und teigiger Konsistenz • oft Fieber und Gelenkschmerzen
Herpes-simplex Infektion	meist an Lippen, Naseneingang oder Genitalien lokalisierte • schmerzhaft gruppierte Bläschen auf gerötetem Grund, öffnet sich das Bläschen, bildet sich eine Kruste • Juckreiz • Spannungsgefühl
Kontaktekzem	• an der Kontaktstelle mit dem Allergen entwickelt sich ein Bläschen, welches verkrustet und abschuppt
Malignes Melanom	• schnelle Größenzunahme • Veränderung der Oberfläche, Ulzerationen • Farbveränderungen
Neurodermitis	• v. a. an den Beugeseiten der Extremitäten (Kniekehle, Ellenbogeninnenseite) nässende Hauterscheinungen (erst Bläschenbildung, dann Schuppen) • starker Juckreiz • weißer Dermographismus
Psoriasis vulgaris	• v. a. an den Streckseiten der Extremitäten (Knie und Ellenbogen) Erythembildung (rundlich gerötete erhabene Herde mit silber-weiß glänzenden Schuppen) • Tautropfenphänomen • Kerzenfleck- und Wachsphänomen
Quincke-Ödem	• meist im Gesicht lokalisierte schmerzhafte ödematöse Hautschwellung • Spannungsgefühl
Sklerodermie	• gespannte dünne Finger (Madonnenfinger) • Gesicht zeigt keine Mimik (Madonnengesicht) • radiäre Faltenbildung um den Mund (Tabaksbeutelmund)
Systemischer Lupus erythematodes	• schmetterlingsförmiges Erythem über Nase und Wangen • schubartiges Fieber • neurologische Störungen
Urtikaria	nach Allergenzufuhr akut auftretende • Quaddelbildung • starker Juckreiz • evtl. Dyspnoe
Verruca vulgaris	meist an den Händen lokalisierte • erst stecknadelkopf-, dann erbsgroße harte Knötchen mit rauer Oberfläche • Knötchen sind erst hautfarben, werden durch Schmutzeinlagerung schwärzlich
Vitiligo	v. a. an Gesicht, Hände, Kopfhaut und Anogenitalbereich lokalisierte • meist symmetrisch auftretende weiße Hautareale • entfärbte Haare

Spezielles Prüfungswissen

Tab. **31 Nervensystem**

Alzheimer Krankheit	• Gedächtnis- und Konzentrationsstörungen • Orientierungsstörungen • Wahnvorstellungen, Reizbarkeit
Commotio cerebri	• keine typischen Leitsymptome
Compressio cerebri	• keine typischen Leitsymptome, → Hirndruckzeichen
Contusio cerebri	• keine typischen Leitsymptome, → Hirndruckzeichen
Enzephalomalazie, Verschluss der A. cerebri media	• Bein wird kreisförmig loziert • Arm ist angewinkelt, Hand hängt herunter • Fazialisparese
Epidurales Hämatom	• keine typischen Leitsymptome, → Hirndruckzeichen
Epilepsie	• Initialschrei, dann plötzliches Hinstürzen • tonische Phase mit Zungenbiss und Apnoe • klonische Phase: rhythmisches Zucken von Armen und Beinen
Fazialisparese	an einer Gesichtshälfte lokalisierte Lähmungen mit • verstrichener Nasolabialfalte • Mundwinkel und Unterlid hängen herab • bei peripheren Lähmungen kann die Stirn nicht gerunzelt werden, bei zentralen Lähmungen hingegen schon
Hirnvenenthrombose	• Bewusstseinsstörungen • Anschwellung beider Augenlider • Hervortreten der Augäpfel
Multiple Sklerose	• Nystagmus, Sehstörungen bis Erblindung • Intentionstremor • skandierende Sprache • spastische Lähmungen
N.-medianus-Lähmung	• Schwurhand
N.-radialis-Lähmung	• Fallhand
N.-ulnaris-Lähmung	• Krallenhand
Parkinson-Syndrom	• Ruhetremor, der bei willkürlichen Bewegungen abnimmt „Pillendreherphänomen" • Rigor, „Zahnradphänomen" • Hypo- bis Akinese • Masken- und Salbengesicht
Subarachnoidalblutung	• keine typischen Leitsymptome, → Hirndruckzeichen • meist akut einsetzende Symptomatik mit Vernichtungskopfschmerz
Subdurales Hämatom	• keine typischen Leitsymptome, → Hirndruckzeichen • oft freies Intervall
Trigeminusneuralgie	anfallsartig, meist einseitig lokalisierte • Schmerzattacken, Zahnschmerzen • Gesichtsrötung • Hyperästhesie
ZNS-Tumoren	• keine typischen Leitsymptome

XIV Gesetzeskunde

25 Original-Gesetzestext und Interpretation

Mit der Ausübung seines Berufes hat der Heilpraktiker sich entsprechend der gesetzlichen Bestimmungen zu verhalten. Wie auch bei jedem anderen Berufsstand sollten genaue Kenntnisse über Verhaltensweisen und Verbote erlangt werden.

> **Hinweis**
>
> Paragraphen, die das Berufsbild des Heilpraktikers nicht berühren, sind nicht mit aufgeführt; nur die für ihn relevanten Gesetze und Paragraphen sind im Originaltext mit Erläuterungen aufgezeigt.

25.1 Gesetz über die berufsmäßige Heilkunde ohne Bestallung

(Heilpraktikergesetz) vom 17.2.1939

§ 1

(1) Wer die Heilkunde, ohne als Arzt bestallt zu sein, ausüben will, bedarf dazu der Erlaubnis.

> **Erläuterungen**
>
> Die Erlaubnis wird nach einer Überprüfung durch das Gesundheitsamt erteilt.

(2) Ausübung der Heilkunde im Sinne dieses Gesetzes ist jede berufs- oder gewerbsmäßig vorgenommene Tätigkeit zur Feststellung, Heilung oder Linderung von Krankheiten, Leiden oder Körperschäden bei Menschen, auch wenn sie im Dienste von anderen ausgeübt wird.

> **Erläuterungen**
>
> - Man spricht von einer *berufsmäßigen* Tätigkeit, wenn die Heilkunde regelmäßig (z. B. unentgeltlich im Freundeskreis) betrieben wird, damit ist auch eine einmalige Ausübung mit Wiederholungsabsicht gemeint.
> - *Gewerbsmäßig* wird die Heilkunde dann, wenn sie gegen Bezahlung ausgeübt wird.
> - Dieser Paragraph verbietet auch *Praktikantentätigkeiten*, sofern man noch keine Erlaubnis zur Ausübung der Heilkunde erworben hat

(... „auch wenn sie im Dienste von anderen ausgeübt wird").

(3) Wer die Heilkunde ausüben will, erhält die Erlaubnis nach Maßgabe der Durchführungsbestimmungen, er führt die Berufsbezeichnung „Heilpraktiker".

> **Erläuterungen**
>
> Neben der Berufsbezeichnung dürfen noch 3 *Zusatzbezeichnungen* genannt werden, die jedoch keinen irreführenden arztähnlichen Klangcharakter haben dürfen (z. B. nicht Homöopath; stattdessen: Homöopathie).

§ 2

(1) Wer die Heilkunde, ohne als Arzt bestallt zu sein, bisher berufsmäßig nicht ausgeübt hat, kann eine Erlaubnis nach § 1 in Zukunft erhalten.

§ 3

Die Erlaubnis nach § 1 berechtigt nicht zur Ausübung der Heilkunde im Umherziehen.

> **Erläuterungen**
>
> - Der Heilpraktiker muss über eine *angemeldete Praxis* verfügen, über die er mit Patienten Termine vereinbart; es ist auch möglich eine reine Bestellpraxis zu betreiben, d. h. der Heilpraktiker vereinbart über seine Adresse Termine, führt die Behandlung aber in Form von Hausbesuchen durch.
> - Jede heilkundliche Tätigkeit, die er *außerhalb* seiner Praxisräume durchführt, fällt unter das Gesetz „Heilkunde im Umherziehen"; ausgenommen sind selbstverständlich *Hausbesuche*.
> - Erkrankt z. B. ein Gast, der sich im selben Hotel aufhält wie der Heilpraktiker, so darf er ihn nicht behandeln.

§ 5

Wer, ohne zur Ausübung des ärztlichen Berufs berechtigt zu sein und ohne eine Erlaubnis nach § 1 zu besitzen, die Heilkunde ausübt, wird mit Freiheitsstrafe bis zu einem Jahr oder mit Geldstrafe bestraft.

§ 5 a
(1) Ordnungswidrig handelt, wer als Inhaber einer Erlaubnis nach § 1 die Heilkunde im Umherziehen ausübt.
(2) Die Ordnungswidrigkeit kann mit einer Geldbuße von DM 5000,– geahndet werden.

§ 6
Die Ausübung der Zahnheilkunde fällt nicht unter die Bestimmungen dieses Gesetzes.

§ 7
Der Reichsminister des Inneren erlässt die zur Durchführung dieses Gesetzes erforderlichen Rechts- und Verwaltungsvorschriften.

25.2 Erste Durchführungsverordnung (DVO) zum Gesetz über die berufsmäßige Ausübung der Heilkunde ohne Bestallung vom 18.2.1939

§ 2
Die Erlaubnis wird nicht erteilt
a) wenn der Antragsteller das 25. Lebensjahr noch nicht vollendet hat,
d) wenn er nicht mindestens eine abgeschlossene Volksschulausbildung nachweisen kann,
f) wenn sich aus Tatsachen ergibt, dass ihm die sittliche Zuverlässigkeit fehlt, insbesondere, wenn schwere strafrechtliche oder sittliche Verfehlungen vorliegen,
g) wenn ihm infolge eines körperlichen Leidens oder wegen Schwäche seiner geistigen oder körperlichen Kräfte oder wegen einer Sucht die für die Berufsausübung erforderliche Eignung fehlt,
i) wenn sich aus einer Überprüfung der Kenntnisse und Fähigkeiten des Antragstellers durch das Gesundheitsamt ergibt, dass die Ausübung der Heilkunde durch den Betreffenden eine Gefahr für die Volksgesundheit bedeuten würde (eingefügt durch die 2. DVO vom 3.7.1941).

Erläuterungen
Um zur Überprüfung zugelassen zu werden, muss man folgende Nachweise erbringen:

- polizeiliches Führungszeugnis (nicht älter als 3 Monate)
- tabellarischer Lebenslauf mit Lichtbild
- ärztliches Attest
- beglaubigte Kopie des letzten Schulzeugnisses
- evtl. Meldebescheinigung.

Auf welche Weise ein Antragsteller sein Fachwissen erworben hat, ist nicht entscheidend.
Einige Heilpraktikerschulen behaupten, dass man nur zugelassen wird, wenn man eine hausinterne Prüfung abgelegt hat. Das stimmt nicht!

§ 3
(1) Über den Antrag entscheidet die untere Verwaltungsbehörde im Benehmen mit dem Gesundheitsamt.
(2) Der Bescheid ist dem Antragsteller zuzustellen, das Gesundheitsamt erhält eine Abschrift des Bescheides. Der ablehnende Bescheid ist mit Gründen zu versehen.
(3) Gegen den Bescheid kann der Antragsteller binnen eines Monats Widerspruch einlegen. Über diesen entscheidet die höhere Verwaltungsbehörde nach Anhörung eines Gutachterausschusses (§ 4).

Erläuterungen
- Hat man die Prüfung bestanden, erhält man eine Urkunde
- ein ablehnender Bescheid ist mit Gründen zu versehen
- gegen den Bescheid kann man binnen 4 Wochen Einspruch erheben.

§ 4
(1) Der Gutachterausschuss besteht aus einem Vorsitzenden, der weder Arzt noch Heilpraktiker sein darf, aus 2 Ärzten sowie aus zwei Heilpraktikern. Die Landesregierungen werden ermächtigt, durch Rechtsverordnungen die zuständige Behörde abweichend von Satz 1 zu bestimmen. Sie können diese Ermächtigung auf das Oberste Landesgericht übertragen.
(2) Für mehrere Bezirke höherer Verwaltungsbehörden kann ein gemeinsamer Gutachterausschuss gebildet werden.

§ 7
(1) Die Erlaubnis ist durch die höhere Verwaltungsbehörde zurückzunehmen, wenn nachträglich Tatsachen eintreten oder bekannt werden, die eine

Versagung der Erlaubnis nach § 2 Abs. 1 rechtfertigen würden ...

§ 11

(1) Höhere Verwaltungsbehörde im Sinne dieser Verordnung ist der Regierungspräsident, in Berlin der Polizeipräsident und im übrigen die Oberste Landesbehörde.
(2) Untere Verwaltungsbehörde im Sinne dieser Verordnung ist in Gemeinden mit staatlicher Polizeiverwaltung die staatliche Polizeibehörde, im übrigen in Stadtkreisen der Oberbürgermeister, in Landkreisen der Landrat.

25.3 Infektionsschutzgesetz

Gesetz zur Verhütung und Bekämpfung von Infektionskrankheiten beim Menschen

Fassung vom 20.7.2000, in Kraft getreten am 1.1.2001

Kommentar

Das seit 40 Jahren bestehende Bundesseuchengesetz wurde vollständig novelliert und durch das Infektionsschutzgesetz ersetzt. Allgemein gilt als Ziel, eine höhere Effizienz des öffentlichen Gesundheitsdienstes zu erreichen, sowie die verstärkte Vorbeugung übertragbarer Krankheiten. Durch das Robert-Koch-Institut, welches für die zentrale Koordinierung der Datenerhebung, Analyse und Bewertung übertragbarer Krankheiten zuständig ist, soll eine effektive Infektionsepidemiologie geschaffen werden.
Im Vergleich zum Bundesseuchengesetz besteht v. a. eine Änderung im Meldewesen, welche zwischen einer Meldepflicht für die Nachweise von Krankheitserregern und einer Meldepflicht für Krankheiten unterscheidet. Die Meldewege sind klar definiert, sodass Doppelmeldungen, unvollständige Meldungen aber auch unterlassene Meldungen vermieden werden können. Außerdem berücksichtigt das Infektionsschutzgesetz Meldungen für neue oder bisher in Deutschland nicht vorgekommene Infektionen, mit denen, wie die Vergangenheit in Form von AIDS, Ebola-Fieber, Creutzfeldt-Jakob-Krankheit oder EHEC beweist, gerechnet werden muss.
Am 1.1.2001 treten folgende Gesetze **außer Kraft**:
- das Bundesseuchengesetz
- das Gesetz zur Bekämpfung der Geschlechtskrankheiten
- die Laborberichtsverordnung vom 18.12.1987
- die Verordnung über die Ausdehnung der Meldepflicht auf die humanen spongioformen Enzephalopathien vom 1. Juli 1994
- die Verordnung über die Ausdehnung der Meldepflicht nach § 3 des Bundesseuchengesetzes auf das enteropathische hämolytisch-urämische Syndrom (HUS) und die Infektion durch enterohämorrhagische Escherichia coli (EHEC) vom 9. November 1998
- die Erste und Zweite Verordnung zur Durchführung des Gesetzes zur Bekämpfung der Geschlechtskrankheiten.
- Durch die Aufhebung des Gesetzes zur Bekämpfung von Geschlechtskrankheiten ergibt sich für den Heilpraktiker die wichtige Änderung, dass er ab dem 1.1.2001 die Erlaubnis besitzt, Geschlechtsorgane sowie Krankheiten der Geschlechtsorgane zu behandeln (Ausnahme: sexuell übertragbare Krankheiten).
- Nach intensiver Auseinandersetzung mit Gesundheitsämtern, dem Robert-Koch-Institut und anderen Quellen übernimmt die Autorin keine Gewähr für die Interpretationen. Nur die für den Heilpraktiker relevanten Paragraphen werden nachfolgend aufgeführt und erläutert.

1. Abschnitt – Allgemeine Vorschriften

§ 1

Zweck des Gesetzes

(1) Zweck des Gesetzes ist es, übertragbaren Krankheiten beim Menschen vorzubeugen, Infektionen frühzeitig zu erkennen und ihre Weiterverbreitung zu verhindern. (...)

§ 2

Begriffsbestimmungen

Im Sinne dieses Gesetzes ist
1. Krankheitserreger
   ein vermehrungsfähiges Agens (Virus, Bakterium, Pilz, Parasit) oder ein sonstiges biologisches transmissibles Agens, das bei Menschen eine Infektion oder übertragbare Krankheit verursachen kann,
2. Infektion
   die Aufnahme eines Krankheitserregers und seine nachfolgende Entwicklung oder Vermehrung im menschlichen Organismus,
3. übertragbare Krankheit
   eine durch Krankheitserreger oder deren toxische Produkte, die unmittelbar oder mittelbar

auf den Menschen übertragen werden, verursachte Krankheit,
4. Kranker
eine Person, die an einer übertragbaren Krankheit erkrankt ist,
5. Krankheitsverdächtiger
eine Person, bei der Symptome bestehen, welche das Vorliegen einer bestimmten übertragbaren Krankheit vermuten lassen,
6. Ausscheider
eine Person, die Krankheitserreger ausscheidet und dadurch eine Ansteckungsquelle für die Allgemeinheit sein kann, ohne krank oder krankheitsverdächtig zu sein,
7. Ansteckungsverdächtiger
eine Person, von der anzunehmen ist, dass sie Krankheitserreger aufgenommen hat, ohne krank, krankheitsverdächtig oder Ausscheider zu sein,
8. nosokomiale Infektion
eine Infektion mit lokalen oder systemischen Infektionszeichen als Reaktion auf das Vorhandensein von Erregern oder ihrer Toxine, die im zeitlichen Zusammenhang mit einer stationären oder einer ambulanten medizinischen Maßnahme steht, soweit die Infektion nicht bereits vorher bestand,
9. Schutzimpfung
die Gabe eines Impfstoffes mit dem Ziel, vor einer übertragbaren Krankheit zu schützen,
10. andere Maßnahme der spezifischen Prophylaxe
die Gabe von Antikörpern (passive Immunprophylaxe) oder die Gabe von Medikamenten (Chemoprophylaxe) zum Schutz vor Weiterverbreitung bestimmter übertragbarer Krankheiten,
11. Impfschaden
die gesundheitliche und wirtschaftliche Folge einer über das übliche Ausmaß einer Impfreaktion hinausgehenden gesundheitlichen Schädigung durch die Schutzimpfung; ein Impfschaden liegt auch vor, wenn mit vermehrungsfähigen Erregern geimpft wurde und eine andere als die geimpfte Person geschädigt wurde,
12. Gesundheitsschädling
ein Tier, durch das Krankheitserreger auf Menschen übertragen werden können,
13. Sentinel-Erhebung
eine epidemiologische Methode zur stichprobenartigen Erfassung der Verbreitung bestimmter übertragbarer Krankheiten und der Immunität gegen bestimmte übertragbare Krankheiten in ausgewählten Bevölkerungsgruppen,
14. Gesundheitsamt
die nach Landesrecht für die Durchführung dieses Gesetzes bestimmte und mit einem Amtsarzt besetzte Behörde.

Erläuterungen

§ 2 Punkt 3

Von einer unmittelbaren Übertragung spricht man, wenn der Erreger von Mensch zu Mensch weitergegeben wird. Bei einer mittelbaren Übertragung handelt es sich z. B. um eine Zoonose (die Übertragung erfolgt über einen Zwischenträger).

§ 2 Punkt 4

Damit ist eine Person gemeint, die spezifische Symptome einer Krankheit aufzeigt und deren Erreger nachgewiesen wurden (z. B. Diphtheriebeläge auf den Tonsillen; ob es sich tatsächlich um Diphtherie handelt, belegt der Erregernachweis).

§ 2 Punkt 5

Damit ist eine Person gemeint, die spezifische Symptome einer Krankheit aufweist, der Erreger aber noch nicht nachgewiesen wurde.

§ 2 Punkt 6

Damit ist eine Person gemeint, die keine Krankheitssymptome aufweist, jedoch erwiesenermaßen Erreger mit dem Stuhl ausscheidet.

§ 2 Punkt 7

Damit ist eine Person gemeint, die sich möglicherweise gerade in der Inkubationszeit befindet, bei der sich jedoch weder Symptome noch Erreger manifestiert haben (z. B. weisen 9 von 10 Kindern im Kindergarten typische Anzeichen von Scharlach auf; das Kind, welches noch keine Symptome zeigt, befindet sich wahrscheinlich in der Inkubationszeit und ist somit ansteckungsverdächtig).

§ 2 Punkt 8

Nosokomialinfektionen sind in Krankenhäusern oder anderen medizinischen Einrichtungen erworbene Infektionen, die häufig durch banale Erreger ausgelöst werden. Die Ursachen sind Vernachlässigungen der klassischen Hygienevorschriften, mangelnde Qualifikation des Personals, unkritische Anwendung von Antibiotika etc.

§ 2 Punkt 11

Das Robert-Koch-Institut unterscheidet
- die unkomplizierte *Impfreaktion* (ca. 1:100 Fälle), deren typische Symptome innerhalb der ersten 72 Stunden auftreten; hierbei handelt es sich um erhöhte Temperaturen oder Entzündungsreaktionen (Rötung, Schwellung, Schmerz) im Bereich des Injektionsortes; speziell bei der Masern-Mumps-Röteln-Impfung kann sich zwischen dem 7. und 12. Tag nach der Impfung eine abgeschwächte masernähnliche Symptomatik mit leicht erhöhten Temperaturen einstellen
- die oft therapiebedürftige *Impfkomplikation* (ca. 1 : 1000 Fälle), bei der es in seltenen Fällen zu bleibenden Schäden kommen kann
- den *Impfschaden* (ca. 1 : 1 Mio. Fälle), der sich durch bleibende Schäden auszeichnet; die Definition „Impfschaden" gilt auch, wenn eine andere als die geimpfte Person geschädigt wird.

2. Abschnitt – Koordinierung und Früherkennung

§ 4

Aufgaben des Robert-Koch-Institutes

(1) Das Robert-Koch-Institut hat im Rahmen dieses Gesetzes die Aufgabe, Konzeptionen zur Vorbeugung übertragbarer Krankheiten sowie zur frühzeitigen Erkennung und Verhinderung der Weiterverbreitung von Infektionen zu entwickeln. (...)

§ 5

Bund-Länder-Informationsverfahren

Die Bundesregierung erstellt durch allgemeine Verwaltungsvorschrift mit Zustimmung des Bundesrates einen Plan zur gegenseitigen Information von Bund und Ländern in epidemisch bedeutsamen Fällen (...)

3. Abschnitt – Meldewesen

§ 6

Meldepflichtige Krankheiten

(1) Namentlich ist zu melden:
1. der Krankheitsverdacht, die Erkrankung sowie der Tod an
   a) Botulismus
   b) Cholera
   c) Diphtherie
   d) humaner spongiformer Enzephalopathie, außer familiär-hereditärer Formen
   e) akuter Virushepatitis
   f) enteropathischem hämolytisch-urämischem Syndrom (HUS)
   g) virusbedingtem hämorrhagischen Fieber
   h) Masern
   i) Meningokokken-Meningitis oder -Sepsis
   j) Milzbrand
   k) Poliomyelitis (als Verdacht gilt jede akute schlaffe Lähmung, außer wenn traumatisch bedingt)
   l) Pest
   m) Tollwut
   n) Typhus abdominalis/Paratyphus
   sowie die Erkrankung und der Tod an einer behandlungsbedürftigen Tuberkulose, auch wenn ein bakteriologischer Nachweis nicht vorliegt,
2. der Verdacht auf und die Erkrankung an einer mikrobiell bedingten Lebensmittelvergiftung oder an einer akuten infektiösen Gastroenteritis, wenn
   a) eine Person betroffen ist, die eine Tätigkeit im Sinne des § 42 Abs. 1 ausübt,
   b) zwei oder mehr gleichartige Erkrankungen auftreten, bei denen ein epidemischer Zusammenhang wahrscheinlich ist oder vermutet wird,
3. der Verdacht einer über das übliche Ausmaß einer Impfreaktion hinausgehenden gesundheitlichen Schädigung,
4. die Verletzung eines Menschen durch ein tollwutkrankes, -verdächtiges oder -ansteckungsverdächtiges Tier sowie die Berührung eines solchen Tieres oder Tierkörpers,
5. soweit nicht nach den Nummern 1 bis 4 meldepflichtig, das Auftreten
   a) einer bedrohlichen Krankheit oder
   b) von zwei oder mehr gleichartigen Erkrankungen, bei denen ein epidemischer Zusammenhang wahrscheinlich ist oder vermutet wird, wenn dies auf eine schwerwiegende Gefahr für die Allgemeinheit hinweist und Krankheitserreger als Ursache in Betracht kommen, die nicht in § 7 genannt sind.

(...)

(2) Dem Gesundheitsamt ist über die Meldung nach Absatz 1 Nr. 1 hinaus mitzuteilen, wenn Personen, die an einer behandlungsbedürftigen Lungentuberkulose leiden, eine Behandlung verweigern oder abbrechen. Die Meldung nach Satz 1 hat gemäß § 8 Abs. 1 Nr. 1, § 9 Abs. 1 und 3 Satz 1 oder 3 zu erfolgen.

(3) Dem Gesundheitsamt ist unverzüglich das gehäufte Auftreten nosokomialer Infektionen, bei denen ein epidemischer Zusammenhang wahrscheinlich ist oder vermutet wird, als Ausbruch nichtnamentlich zu melden. Die Meldung nach Satz 1 hat gemäß § 8 Abs. 1 Nr. 1, 3 und 5, § 10 Abs. 1 Satz 3, Abs. 3 und 4 Satz 3 zu erfolgen.

Erläuterungen

Bei den in § 6 Abs. 1 Satz 1 aufgeführten Erkrankungen handelt es sich in erster Linie um solche, deren Ausbreitung durch die schnelle Intervention des Gesundheitsamtes unterbunden werden sollen. Aus diesem Grunde sind Kenntnisse über die relativ charakteristische Symptomatik von äußerster Wichtigkeit. Für alle im § 6, Abs. 1 aufgeführten Erkrankungen besteht, außer bei Tuberkulose, *bereits bei Verdacht eine namentliche Meldpflicht* (→ § 8 Abs. 1 Punkt 8: „im Falle des § 6 Abs. 1 der Heilpraktiker"). Des Weiteren besteht für alle Erkrankungen des § 6 Abs. 1, Satz 1 Nr. 1, 2, 5 laut § 24 *bereits bei Verdacht ein Behandlungsverbot für den Heilpraktiker*.

Spezieller Lernhinweis

Ein zentrales Thema zum Verständnis des Infektionsschutzgesetzes ist die Unterscheidung zwischen der Meldepflicht von Erkrankungen und dem Behandlungsverbot von Krankheiten. Nicht jede Krankheit, für die ein Behandlungsverbot besteht, ist auch immer meldepflichtig!

Erläuterungen

§ 6 Abs. 1 Punkt 1

Bei Verdacht, Erkrankung, Tod sind die von a–n genannten Erkrankungen durch den Heilpraktiker meldepflichtig.
Bei Erkrankung und Tod ist lediglich eine behandlungsbedürftige Tuberkulose meldepflichtig. Entscheidend ist ausdrücklich nicht erst der bakteriologische Nachweis, sondern die Feststellung der Behandlungsbedürftigkeit anhand der Symptomatik oder z. B. des röntgenologischen Befundes.

§ 6 Abs. 1 Punkt 2

Bei Verdacht und Erkrankung sind mikrobiell bedingte Lebensmittelvergiftungen oder die Erkrankung an einer akuten infektiösen Gastroenteritis *nur meldepflichtig*, sofern eine Person betroffen ist, die mit unverpackten *Lebensmitteln* in Berührung kommt (Tätigkeit i. S. § 42) oder *zwei oder mehr gleichartige Erkrankungen auftreten*, bei denen ein epidemischer Zusammenhang bestehen könnte. „Durchfall" als Leitsymptom der oben genannten Erkrankungen ist somit nur meldepflichtig, wenn die genannten Umstände zutreffen. Ein Behandlungsverbot besteht jedoch auf jeden Fall (vergleiche § 24!).

§ 6 Abs. 1 Punkt 3

Bereits bei Verdacht meldet der Heilpraktiker die Möglichkeit einer Schädigung, die über das normale Ausmaß einer Impfreaktion hinausgeht, also eine Impfkomplikation oder einen Impfschaden darstellt. Ein Behandlungsverbot besteht jedoch nicht (vergleiche § 24).

§ 6 Abs. 1 Punkt 5

Bei Verdacht, in Unabhängigkeit des Erregers wird immer dann gemeldet, wenn es sich um eine bedrohliche Krankheit handelt, oder wenn bei gehäuften Infektionen (zwei oder mehr) ein epidemischer Zusammenhang vermutet werden kann. Mit dieser Regelung sollen evtl. unbekannte Erkrankungen frühzeitig erkannt und eingedämmt werden. Laut § 24 besteht Behandlungsverbot!

§ 6 Abs. 2

Meldepflichtig ist der Arzt bei Behandlungsabbruch oder Behandlungsverweigerung einer behandlungsbedürftigen Tuberkulose.

§ 6 Abs. 3

Bei einem gehäuften Auftreten nosokomialer Infektionen erfolgt eine nichtnamentliche Meldung als Ausbruch seitens des Arztes, Leitern von Einrichtungen der pathologisch-anatomischen Diagnostik und anderen Heil- und Pflegeberufen.

§ 7

Meldepflichtige Nachweise von Krankheitserregern

(1) Namentlich ist bei folgenden Krankheitserregern, soweit nicht anders bestimmt, der direkte oder indirekte Nachweis zu melden, soweit die Nachweise auf eine akute Infektion hinweisen:

1. Adenoviren; Meldepflicht nur für den direkten Nachweis im Konjunktivalabstrich
2. Bacillus anthracis
3. Borrelia recurrentis
4. Brucella sp.
5. Campylobacter sp., darmpathogen
6. Chlamydia psittaci
7. Clostridium botulinum oder Toxinnachweis
8. Corynebacterium diphtheriae, Toxin bildend
9. Coxiella burnetii
10. Cryptosporidium parvum
11. Ebolavirus
12. a) Escherichia coli, enterohämorrhagische Stämme (EHEC)
    b) Escherichia coli, sonstige darmpathogene Stämme
13. Francisella tularensis
14. FSME-Virus
15. Gelbfiebervirus
16. Giardia lamblia
17. Haemophilus influenzae; Meldepflicht nur für den direkten Nachweis aus Liquor oder Blut
18. Hantaviren
19. Hepatitis-A-Virus
20. Hepatitis-B-Virus
21. Hepatitis-C-Virus; Meldepflicht für alle Nachweise, soweit nicht bekannt ist, dass eine chronische Infektion vorliegt
22. Hepatitis-D-Virus
23. Hepatitis-E-Virus
24. Influenzaviren; Meldepflicht nur für den direkten Nachweis
25. Lassavirus
26. Legionella sp.
27. Leptospira interrogans
28. Listeria monocytogenes; Meldepflicht nur für den direkten Nachweis aus Blut, Liquor oder anderen normalerweise sterilen Substraten sowie aus Abstrichen von Neugeborenen
29. Marburgvirus
30. Masernvirus
31. Mycobacterium leprae
32. Mycobacterium tuberculosis/africanum, Mycobacterium bovis; Meldepflicht für den direkten Erregernachweis sowie nachfolgend für das Ergebnis der Resistenzbestimmung; vorab auch für den Nachweis säurefester Stäbchen im Sputum
33. Neisseria meningitidis; Meldepflicht nur für den direkten Nachweis aus Liquor, Blut, hämorrhagischen Hautinfiltraten oder anderen normalerweise sterilen Substraten
34. Norwalkähnliches Virus; Meldepflicht nur für den direkten Nachweis aus Stuhl
35. Poliovirus
36. Rabiesvirus
37. Rickettsia prowazekii
38. Rotavirus
39. Salmonella paratyphi; Meldepflicht für alle direkten Nachweise
40. Salmonella typhi; Meldepflicht für alle direkten Nachweise
41. Salmonella, sonstige
42. Shigella sp.
43. Trichinella spiralis
44. Vibrio cholerae O 1 und O 139
45. Yersinia enterocolitica, darmpathogen
46. Yersinia pestis
47. andere Erreger hämorrhagischer Fieber.

Die Meldung nach Satz 1 hat gemäß § 8 Abs. 1 Nr. 2, 3, 4 und Abs. 4, § 9 Abs. 1, 2, 3 Satz 1 oder 3 zu erfolgen.

(2) Namentlich sind in dieser Vorschrift nicht genannte Krankheitserreger zu melden, soweit deren örtliche und zeitliche Häufung auf eine schwerwiegende Gefahr für die Allgemeinheit hinweist. Die Meldung nach Satz 1 hat gemäß § 8 Abs. 1 Nr. 2, 3 und Abs. 4, § 9 Abs. 2, 3 Satz 1 oder 3 zu erfolgen.

(3) Nichtnamentlich ist bei folgenden Krankheitserregern der direkte oder indirekte Nachweis zu melden:

1. Treponema pallidum
2. HIV
3. Echinococcus sp.
4. Plasmodium sp.
5. Rubellavirus; Meldepflicht nur bei konnatalen Infektionen
6. Toxoplasma gondii; Meldepflicht nur bei konnatalen Infektionen.

Die Meldung nach Satz 1 hat gemäß § 8 Abs. 1 Nr. 2, 3 und Abs. 4, § 10 Abs. 1 Satz 1, Abs. 3, 4 Satz 1 zu erfolgen.

Erläuterung

Grundsätzlich besteht bei allen Erkrankungen, die durch die im § 7 aufgeführten Erreger verursacht wurden, für den Heilpraktiker Behandlungsverbot laut § 24. Eine Meldepflicht besteht nur für die bereits im § 6 genannten Erkrankungen. Laut § 8 melden Leiter von Medizinaluntersuchungsämtern und sonstigen privaten oder öffentlichen Untersuchungsstellen einschließlich Krankenhauslaboratorien, Leitern von Einrichtungen der pathologisch-anatomischen Diagnostik und der

Tierarzt. Trotzdem muss der Heilpraktiker die durch die Erreger verursachten Krankheiten kennen, um das im § 24 festgelegte Behandlungsverbot zu befolgen.

Im Übrigen versteht man unter einem direkten Nachweis eines Krankheitserregers den mikroskopischen, kulturellen, molekularbiologischen Nachweis eines Krankheitserregers oder dessen Bestandteile. Der indirekte Nachweis eines Krankheitserregers beruht meist auf dem Nachweis spezifischer Antikörper.

§ 7 (1)

Die meisten der genannten Erreger sind die Verursacher der in § 6 Abs. 1 genannten Erkrankungen (Ausnahme: der wahrscheinliche Erreger der humanen spongioformen Enzephalopathie). Darüber hinaus werden weitere Erreger aufgeführt, die die nachfolgend im Fettdruck dargestellten Erkrankungen verursachen und das Behandlungsverbot des Heilpraktikers über den § 6 hinaus erweitern. Die mit * gekennzeichneten Erreger sind für Krankheiten verantwortlich, die unter den Sammelbegriffen einer „infektiösen Gastroenteritis" bzw. „Lebensmittelvergiftung" einzuordnen sind.

Die aufgeführten Erreger verursachen folgende Krankheiten:

1. Infektion durch Adenoviren → **Conjunctivitis epidemica**
2. Bacillus anthracis → Milzbrand
3. Borrelia recurrentis → Rückfallfieber
4. Brucella species* → **Brucellose**
5. Campylobacter spezies*
6. Chlamydia psittaci → **Ornithose**
7. Clostridium botulinum → Botulismus
8. Corynebacterium diphtheriae → Diphtherie
9. Coxiella burnetii → **Q-Fieber**
10. Cryptosporidium parvum*
11. Ebolavirus → virusbedingtes hämorrhagisches Fieber
12. a) Escherichia coli, enterohämorrhagische Stämme (EHEC);
    b) Escherichia coli, sonstige darmpathogene Stämme*
13. Francisella tularensis → **Tularämie**
14. FSME-Virus → Frühsommerzeckenmeningitis/-enzephalitis
15. Gelbfiebervirus → **Gelbfieber**
16. Giardia lamblia *
17. Haemophilus influenzae → **Infektion mit Haemophilus influenzae**
18. Hantaviren → virusbedingtes hämorrhagisches Fieber
19. Hepatitis-A-Virus → Hepatitis A
20. Hepatitis-B-Virus → Hepatitis B
21. Hepatitis-C-Virus → Hepatitis C
22. Hepatitis-D-Virus → Hepatitis D
23. Hepatitis-E-Virus → Hepatitis E
24. Influenzaviren → **Influenza**
25. Lassavirus → virusbedingtes hämorrhagisches Fieber
26. Legionella spezies → **Legionellose**
27. Leptospira interrogans → **M. Weil (Leptospirose)**
28. Listeria moncytogenens → **Listeriose**
29. Marburgvirus → virusbedingtes hämorrhagisches Fieber
30. Masernvirus → Masern
31. Mycobacterium leprae → **Lepra**
32. Mycobacterium tuberculosis/africanum, Mycobacterium bovis → Tuberkulose
33. Neisseria meningitidis → Meningokokken-Meningitis
34. Norwalkähnliches Virus*
35. Poliovirus → Poliomyelitis
36. Rabiesvirus → Tollwut
37. Rickettsia prowazekii → **Fleckfieber**
38. Rotavirus*
39. Salmonella paratyphi → Paratyphus
40. Salmonella typhi → Typhus
41. Salmonella, sonstige* → **Enteritis infectiosa**
42. Shigella spezies* → Shigellenruhr
43. Trichinella spiralis → **Trichinose**
44. Vibrio cholerae O1 und O 139 → Cholera
45. Yersinia enterocolitica *
46. Yersinia pestis → Pest
47. andere Erreger hämorrhagischer Fieber → virusbedingtes hämorrhagisches Fieber

§ 7 Abs. 2

Um eine Gefahr für die Allgemeinheit auszuschließen, melden die Leiter von Untersuchungslaboren auch nicht mit aufgeführte Erreger, wenn ersichtlich wird, dass sie örtlich und zeitlich gehäuft nachgewiesen werden und auf eine schwerwiegende Erkrankung hindeuten. Mit dieser Vorschrift soll erreicht werden, dass v. a. neu auftretende Krankheitserreger so früh wie möglich erkannt werden, um schnell wirksame Abwehrmechanismen einzuleiten.

§ 7 Abs. 3

Nachfolgende Erreger verursachen folgende Erkrankungen:
1. Treponema pallidum → **Lues**
2. HIV → **AIDS**
3. Echinococcus spezies → **Echinokokkose**
4. Plasmodium spezies → **Malaria**
5. Rubellavirus → **Röteln**
6. Toxoplasma gondii → **Toxoplasmose**

§ 8

Zur Meldung verpflichtete Personen

(1) Zur Meldung oder Mitteilung sind verpflichtet:
1. im Falle des § 6 der feststellende Arzt; in Krankenhäusern oder anderen Einrichtungen der stationären Pflege ist für die Einhaltung der Meldepflicht neben dem feststellenden Arzt auch der leitende Arzt, in Krankenhäusern mit mehreren selbstständigen Abteilungen der leitende Abteilungsarzt, in Einrichtungen ohne leitenden Arzt der behandelnde Arzt verantwortlich,
2. im Falle des § 7 die Leiter von Medizinaluntersuchungsämtern und sonstigen privaten oder öffentlichen Untersuchungsstellen einschließlich der Krankenhauslaboratorien,
3. im Falle der §§ 6 und 7 die Leiter von Einrichtungen der pathologisch-anatomischen Diagnostik, wenn ein Befund erhoben wird, der sicher oder mit hoher Wahrscheinlichkeit auf das Vorliegen einer meldepflichtigen Erkrankung oder Infektion durch einen meldepflichtigen Krankheitserreger schließen lässt,
4. im Falle des § 6 Abs. 1 Nr. 4 und im Falle des § 7 Abs. 1 Nr. 36 bei Tieren, mit denen Menschen Kontakt gehabt haben, auch der Tierarzt,
5. im Falle des § 6 Abs. 1 Nr. 1, 2 und 5 und Abs. 3 Angehörige eines anderen Heil- oder Pflegeberufs, der für die Berufsausübung oder die Führung der Berufsbezeichnung eine staatlich geregelte Ausbildung oder Anerkennung erfordert,
6. im Falle des § 6 Abs. 1 Nr. 1, 2 und 5 der verantwortliche Luftfahrzeugführer oder der Kapitän eines Seeschiffes,
7. im Falle des § 6 Abs. 1 Nr. 1, 2 und 5 die Leiter von Pflegeeinrichtungen, Justizvollzugsanstalten, Heimen, Lagern oder ähnlichen Einrichtungen,
8. im Falle des § 6 Abs. 1 der Heilpraktiker.

(2) Die Meldepflicht besteht nicht für Personen des Not- und Rettungsdienstes, wenn der Patient unverzüglich in eine ärztlich geleitete Einrichtung gebracht wurde. Die Meldepflicht besteht für die in Absatz 1 Nr. 5 bis 7 bezeichneten Personen nur, wenn ein Arzt nicht hinzugezogen wurde.

(3) Die Meldepflicht besteht nicht, wenn dem Meldepflichtigen ein Nachweis vorliegt, dass die Meldung bereits erfolgte und andere als die bereits gemeldeten Angaben nicht erhoben wurden. Satz 1 gilt auch für Erkrankungen, bei denen der Verdacht bereits gemeldet wurde.

(4) Absatz 1 Nr. 2 gilt entsprechend für Personen, die die Untersuchung zum Nachweis von Krankheitserregern außerhalb des Geltungsbereichs dieses Gesetzes durchführen lassen.

(5) Der Meldepflichtige hat dem Gesundheitsamt unverzüglich mitzuteilen, wenn sich eine Verdachtsmeldung nicht bestätigt hat.

Erläuterung

Die Meldepflicht für den Heilpraktiker beschränkt sich ausschließlich auf die Krankheiten des § 6 Abs. 1!

§ 8 Abs. 2 und Abs. 3

Angehörige eines anderen Heil- und Pflegeberufes, Piloten und Kapitäne sowie Leiter von Pflegeeinrichtungen, Justizvollzugsanstalten, Heimen, Lagern oder ähnlichen Einrichtungen melden nur, wenn kein Arzt hinzugezogen wurde. Der Heilpraktiker hingegen ist auch dann nicht von seiner Meldepflicht befreit, wenn ein Arzt hinzugezogen wurde. Lediglich ein schriftlicher Nachweis, dass die Meldung mit den entsprechenden Angaben bereits erfolgte, entbindet ihn von seinen Pflichten.

§ 8 Abs. 5

Stellt sich die Meldung als Irrtum heraus, hat der Meldende dies unverzüglich dem Gesundheitsamt mitzuteilen. Ist der Meldende ein Heilpraktiker, darf er die Erkrankung nicht behandeln und überweist den Patienten an einen Arzt. Es sollte mit dem Arzt oder Krankenhaus in Kontakt bleiben, um einer „Gegenmeldung" nachkommen zu können, falls sich der Verdacht nicht bestätigt.

§ 9

Namentliche Meldung

(1) Die namentliche Meldung durch eine der in § 8 Abs. 1 Nr. 1, 4 bis 8 genannten Personen muss folgende Angaben enthalten:
1. Name, Vorname des Patienten
2. Geschlecht
3. Tag, Monat und Jahr der Geburt
4. Anschrift der Hauptwohnung und, falls abweichend: Anschrift des derzeitigen Aufenthaltsortes
5. Tätigkeit in Einrichtungen im Sinne des § 36 Abs. 1 oder 2; Tätigkeit im Sinne des § 42 Abs. 1 bei akuter Gastroenteritis, akuter Virushepatitis, Typhus abdominalis/ Paratyphus und Cholera
6. Betreuung in einer Gemeinschaftseinrichtung gemäß § 33
7. Diagnose beziehungsweise Verdachtsdiagnose
8. Tag der Erkrankung oder Tag der Diagnose, gegebenenfalls Tag des Todes
9. wahrscheinliche Infektionsquelle
10. Land, in dem die Infektion wahrscheinlich erworben wurde; bei Tuberkulose Geburtsland und Staatsangehörigkeit
11. Name, Anschrift und Telefonnummer der mit der Erregerdiagnostik beauftragten Untersuchungsstelle
12. Überweisung in ein Krankenhaus beziehungsweise Aufnahme in einem Krankenhaus oder einer anderen Einrichtung der stationären Pflege und Entlassung aus der Einrichtung, soweit dem Meldepflichtigen bekannt
13. Blut-, Organ- oder Gewebespende in den letzten sechs Monaten
14. Name, Anschrift und Telefonnummer des Meldenden
15. bei einer Meldung nach § 6 Abs. 1 Nr. 3 die Angaben nach § 22 Abs. 2.

Bei den in § 8 Abs. 1 Nr. 4 bis 8 genannten Personen beschränkt sich die Meldepflicht auf die ihnen vorliegenden Angaben.
(2) (…)
(3) Die namentliche Meldung muss unverzüglich, spätestens innerhalb von 24 Stunden nach erlangter Kenntnis gegenüber dem für den Aufenthalt des Betroffenen zuständigen Gesundheitsamt, im Falle des Absatzes 2 gegenüber dem für den Einsender zuständigen Gesundheitsamt erfolgen. Eine Meldung darf wegen einzelner fehlender Angaben nicht verzögert werden. Die Nachmeldung oder Korrektur von Angaben hat unverzüglich nach deren Vorliegen zu erfolgen. Liegt die Hauptwohnung oder der gewöhnliche Aufenthaltsort der betroffenen Person im Bereich eines anderen Gesundheitsamtes, so hat das unterrichtete Gesundheitsamt das für die Hauptwohnung, bei mehreren Wohnungen das für den gewöhnlichen Aufenthaltsort des Betroffenen zuständige Gesundheitsamt unverzüglich zu benachrichtigen.
(3) (…)

Erläuterung

Jede Meldung muss gewisse Fakten enthalten. Unabhängig davon, ob Informationen fehlen, muss die Meldefrist innerhalb von 24 Stunden an das zuständige Gesundheitsamt des Ortes, wo der Betroffene sich aufhält, eingehalten werden.

§ 9 Abs. 1 Punkt 5

Im § 36 sind Personen genannt, die in Gemeinschaftseinrichtungen, Betreuungs- und Versorgungseinrichtungen, Krankenhäusern und ähnlichen Einrichtungen arbeiten. § 42 betrifft Personen, die mit unverpackten Lebensmitteln in Berührung kommen. Sind die Erkrankten in solchen Einrichtungen tätig, so ist diese Information bei Vorliegen einer akuten Gastroenteritis, akuten Virushepatitis, Typhus abdominalis/ Paratyphus und Cholera bei der namentlichen Meldung mit anzugeben.

§ 9 Abs. 1 Punkt 6

Die Information, ob die Personen in Gemeinschaftseinrichtungen (§ 33) wie Kindergärten, Säuglingskrippen, Schulen, Heimen u. ä. betreut werden, muss bei der namentlichen Meldung mit angegeben werden, um in diesen Einrichtungen ggf. eine Weiterverbreitung zu verhindern.

§ 9 Abs. 1 Punkt 15

Dieser Punkt bezieht sich auf den Verdacht eines Impfschadens (§ 6 Abs. 1 Nr. 3). § 22 sieht vor, welche Angaben ein Impfausweis zu enthalten hat. Diese müssen im Falle einer Impfreaktion mit angegeben werden.

§ 15

Anpassung der Meldepflicht an die epidemische Lage

(1) Das Bundesministerium für Gesundheit wird ermächtigt, durch Rechtsverordnung mit Zustimmung des Bundesrates die Meldepflicht für die in

§ 6 aufgeführten Krankheiten oder die in § 7 aufgeführten Krankheitserreger aufzuheben, einzuschränken oder zu erweitern oder die Meldepflicht auf andere übertragbare Krankheiten oder Krankheitserreger auszudehnen, soweit die epidemische Lage dies zulässt oder erfordert.

2) In dringenden Fällen kann zum Schutz der Bevölkerung die Rechtsverordnung ohne Zustimmung des Bundesrates erlassen werden. Eine auf der Grundlage des Satzes 1 erlassene Verordnung tritt ein Jahr nach ihrem Inkrafttreten außer Kraft; ihre Geltungsdauer kann mit Zustimmung des Bundesrates verlängert werden.

(3) Solange das Bundesministerium für Gesundheit von der Ermächtigung nach Absatz 1 keinen Gebrauch macht, sind die Landesregierungen zum Erlass einer Rechtsverordnung nach Absatz 1 ermächtigt, sofern die Meldepflicht nach diesem Gesetz hierdurch nicht eingeschränkt oder aufgehoben wird. Sie können die Ermächtigung durch Rechtsverordnung auf andere Stellen übertragen.

4. Abschnitt – Verhütung übertragbarer Krankheiten

§ 16

Allgemeine Maßnahmen der zuständigen Behörde

(1) Werden Tatsachen festgestellt, die zum Auftreten einer übertragbaren Krankheit führen können, oder ist anzunehmen, dass solche Tatsachen vorliegen, so trifft die zuständige Behörde die notwendigen Maßnahmen zur Abwendung der dem Einzelnen oder der Allgemeinheit hierdurch drohenden Gefahren. (…)

(2) In den Fällen des Absatzes 1 sind die Beauftragten der zuständigen Behörde und des Gesundheitsamtes zur Durchführung von Ermittlungen und zur Überwachung der angeordneten Maßnahmen berechtigt, Grundstücke, Räume, Anlagen und Einrichtungen sowie Verkehrsmittel aller Art zu betreten und Bücher oder sonstige Unterlagen einzusehen und hieraus Abschriften, Ablichtungen oder Auszüge anzufertigen sowie sonstige Gegenstände zu untersuchen oder Proben zur Untersuchung zu fordern oder zu entnehmen. (…)

(4) Das Grundrecht der Unverletzlichkeit der Wohnung (Artikel 13 Abs. 1 Grundgesetz) wird im Rahmen der Absätze 2 und 3 eingeschränkt. (…)

§ 19

Aufgaben des Gesundheitsamtes in besonderen Fällen

(1) Das Gesundheitsamt bietet bezüglich sexuell übertragbarer Krankheiten und Tuberkulose Beratung und Untersuchung an oder stellt diese in Zusammenarbeit mit anderen medizinischen Einrichtungen sicher. (…)

§ 20

Schutzimpfungen und andere Maßnahmen der spezifischen Prophylaxe

(1) Die zuständige obere Bundesbehörde, die obersten Landesgesundheitsbehörden und die von ihnen beauftragten Stellen sowie die Gesundheitsämter informieren die Bevölkerung über die Bedeutung von Schutzimpfungen und anderen Maßnahmen der spezifischen Prophylaxe übertragbarer Krankheiten.

(4) Beim Robert-Koch-Institut wird eine ständige Impfkommission eingerichtet (…).

(6) Das Bundesministerium für Gesundheit wird ermächtigt, durch Rechtsverordnung mit Zustimmung des Bundesrates anzuordnen, das bedrohte Teile der Bevölkerung an Schutzimpfungen oder anderen Maßnahmen der spezifischen Prophylaxe teilzunehmen haben, wenn eine übertragbare Krankheit mit klinisch schweren Verlaufsformen auftritt und mit ihrer epidemischen Verbreitung zu rechnen ist. Das Grundrecht der körperlichen Unversehrtheit (Artikel 2 Abs. 2 Satz 1 Grundgesetz) kann insoweit eingeschränkt sein.

§ 21

Impfstoffe

Bei einer auf Grund dieses Gesetzes angeordneten oder einer von der obersten Landesgesundheitsbehörde öffentlich empfohlenen Schutzimpfung oder einer Impfung nach § 17 Abs. 4 des Soldatengesetzes dürfen Impfstoffe verwendet werden, die Mikroorganismen enthalten, welche von den Geimpften ausgeschieden und von anderen Personen aufgenommen werden können. Das Grundrecht der körperlichen Unversehrtheit (Artikel 2 Abs. 2 Satz 1 Grundgesetz) wird insoweit eingeschränkt.

§ 22

Impfausweis

(1) Der impfende Arzt hat jede Schutzimpfung unverzüglich in einen Impfausweis nach Absatz 2 einzutragen oder, falls der Impfausweis nicht vorge-

legt wird, eine Impfbescheinigung auszustellen. Der impfende Arzt hat den Inhalt der Impfbescheinigung auf Verlangen in den Impfausweis einzutragen. Im Falle seiner Verhinderung hat das Gesundheitsamt die Eintragung nach Satz 2 vorzunehmen.
(2) Der Impfausweis oder die Impfbescheinigung muss über jede Schutzimpfung enthalten:
1. Datum der Schutzimpfung
2. Bezeichnung und Chargen-Bezeichnung des Impfstoffes
3. Name der Krankheit, gegen die geimpft wird
4. Namen und Anschrift des impfenden Arztes sowie
5. Unterschrift des impfenden Arztes oder Bestätigung der Eintragung des Gesundheitsamtes.
(…)

5. Abschnitt – Bekämpfung übertragbarer Krankheiten

§ 24

Behandlung übertragbarer Krankheiten

Die Behandlung von Personen, die an einer der in § 6 Abs. 1 Satz 1 Nr. 1, 2 und 5 oder § 34 Abs. 1 genannten übertragbaren Krankheiten erkrankt oder dessen verdächtig sind oder die mit einem Krankheitserreger nach § 7 infiziert sind, ist insoweit im Rahmen der berufsmäßigen Ausübung der Heilkunde nur Ärzten gestattet. Satz 1 gilt entsprechend bei sexuell übertragbaren Krankheiten und für Krankheiten oder Krankheitserreger, die durch eine Rechtsverordnung auf Grund des § 15 Abs. 1 in die Meldepflicht einbezogen sind. Als Behandlung im Sinne der Sätze 1 und 2 gilt auch der direkte und indirekte Nachweis eines Krankheitserregers für die Feststellung einer Infektion oder übertragbaren Krankheit; § 46 gilt entsprechend.

> **Erläuterung**
>
> *§ 24 regelt das Behandlungsverbot für Heilpraktiker.* Daher darf er folgende Krankheiten nicht behandeln:
> 1. *Behandlungsverbot bereits bei Verdacht* der ebenfalls meldepflichtigen Erkrankungen, die in § 6 Abs. 1 Satz 1 Nr. 1, 2 und 5 aufgeführt sind.
> 2. *Behandlungsverbot bereits bei Verdacht* auf das Vorliegen einer in § 34 Abs. 1 aufgeführten Erkrankung. Ein Großteil der aufgeführten Krankheiten ist bereits im § 6 aufgeführt. Weitere Krankheiten, die der Heilpraktiker nicht behandeln darf: Impetigo contagiosa, Mumps, Keuchhusten, Krätze, Scharlach oder sonstige Streptococcus-pyogenes-Infektion, Windpocken, Läuse.
> 3. *Behandlungsverbot bei Verdacht* aller Erkrankungen, die durch die im § 7 aufgeführten Erreger verursacht werden (das Wort „infiziert" bedeutet nicht, dass der Erreger nachgewiesen wurde).
> 4. *Behandlungsverbot bereits bei Verdacht* für sexuell übertragbare Krankheiten. Darunter versteht das Bundesgesundheitsamt folgende Erkrankungen:
>   a) infektiöse Geschlechtskrankheiten: Gonorrhöe, Lues, Ulcus molle, Lymphogranulomatosis inguinalis (syn. Lymphogranuloma venereum, Nicolas-Durand-Favre-Krankheit)
>   b) Infektion durch: Chlamydia trachomatis (Serovare D–K) Herpes-simplex-Virus (v. a. Typ 2, HSV genitalis), Trichomonas vaginalis, Candida albicans, Mycoplasma hominis/Ureaplasma urealyticum, Zytomegalievirus, Papillomavirus, Molluscum-contagiosum-Virus, HI-Virus, Skabies, Hepatitisviren
> 5. *Behandlungsverbot bereits bei Verdacht* für die übertragbaren Krankheiten bzw. Krankheitserreger, die laut § 15 in Anpassung an die epidemische Lage hinzugefügt wurden.
> 6. Es ist dem Heilpraktiker verboten, den direkten oder indirekten Nachweis eines Krankheitserreger zu erbringen (gilt als Behandlung).

§ 29

Beobachtung

(1) Kranke, Krankheitsverdächtige, Ansteckungsverdächtige und Ausscheider können einer Beobachtung unterworfen werden.
(2) Wer einer Beobachtung nach Absatz 1 unterworfen ist, hat die erforderlichen Untersuchungen durch die Beauftragten des Gesundheitsamtes zu dulden und den Anordnungen des Gesundheitsamtes Folge zu leisten. § 26 Abs. 2 gilt entsprechend. Eine Person nach Satz 1 ist ferner verpflichtet, den Beauftragten des Gesundheitsamtes zum Zwecke der Befragung oder der Untersuchung den Zutritt zu seiner Wohnung zu gestatten, auf Verlangen ihnen über alle seinen Gesundheitszustand betreffenden Umstände Auskunft zu geben und im Falle des Wechsels der Hauptwohnung oder des gewöhnlichen Aufenthaltes unverzüglich dem bisher

zuständigen Gesundheitsamt Anzeige zu erstatten. Die Anzeigepflicht gilt auch bei Änderungen einer Tätigkeit im Lebensmittelbereich im Sinne von § 42 Abs. 1 Satz 1 oder in Einrichtungen im Sinne von § 36 Abs. 1 sowie beim Wechsel einer Gemeinschaftseinrichtung im Sinne von § 33. § 16 Abs. 2 Satz 4 gilt entsprechend. Die Grundrechte der körperlichen Unversehrtheit (Artikel 2 Abs. 2 Satz 1 Grundgesetz), der Freiheit der Person (Artikel 2 Abs. 2 Satz 2 Grundgesetz) und der Unverletzlichkeit der Wohnung (Artikel 13 Abs. 1 Grundgesetz) werden insoweit eingeschränkt.

Erläuterung

Kranke, Krankheitsverdächtige und Ausscheider, die einer Beobachtung unterworfen sind, müssen sich an folgende Richtlinien halten:
- Anordnungen des Gesundheitsamtes müssen befolgt werden, Untersuchungen müssen zugelassen werden
- der Zutritt zur Wohnung muss erlaubt werden
- Auskünfte über den Gesundheitszustand müssen gegeben werden
- jeder Wohnungswechsel ist dem Gesundheitsamt mitzuteilen
- jede Änderung bei einer Tätigkeit im Lebensmittelbereich muss mitgeteilt werden
- der Wechsel in eine Gemeinschaftseinrichtung ist zu melden.

Das Verhalten von Ausscheidern wird im § 34 Abs. 2 noch erweitert, dass sie im Falle einer dort aufgeführten Erkrankung Gemeinschaftseinrichtungen nicht nutzen dürfen, bis nach ärztlichem Urteil die Erkrankung nicht mehr übertragbar ist.

§ 30

Quarantäne

(1) Die zuständige Behörde hat anzuordnen, dass Personen, die an Lungenpest oder an von Mensch zu Mensch übertragbarem hämorrhagischem Fieber erkrankt oder dessen verdächtig sind, unverzüglich in einem Krankenhaus oder einer für diese Krankheiten geeigneten Einrichtung abgesondert werden. Bei sonstigen Kranken sowie Krankheitsverdächtigen, Ansteckungsverdächtigen und Ausscheidern kann angeordnet werden, dass sie in einem geeigneten Krankenhaus oder in sonst geeigneter Weise abgesondert werden, bei Ausscheidern jedoch nur, wenn sie andere Schutzmaßnahmen nicht befolgen, befolgen können oder befolgen würden und dadurch ihre Umgebung gefährden.

(2) Kommt der Betroffene den seine Absonderung betreffenden Anordnungen nicht nach, (...) so ist er zwangsweise durch Unterbringung in einem abgeschlossenen Krankenhaus (...) abzusondern.

Erläuterung

Besteht bei einem Patienten auch nur der Verdacht, dass er an Lungenpest oder von Mensch zu Mensch übertragbarem virusbedingten hämorrhagischen Fieber erkrankt ist, so ist er unverzüglich abzusondern.

§ 31

Berufliches Tätigkeitsverbot

Die zuständige Behörde kann Kranken, Krankheitsverdächtigen, Ansteckungsverdächtigen und Ausscheidern die Ausübung bestimmter beruflicher Tätigkeiten ganz oder teilweise untersagen. Satz 1 gilt auch für sonstige Personen, die Krankheitserreger so in oder an sich tragen, dass im Einzelfall die Gefahr einer Weiterverbreitung besteht.

6. Abschnitt – Zusätzliche Vorschriften für Schulen und sonstige Gemeinschaftseinrichtungen

§ 33

Gemeinschaftseinrichtungen

Gemeinschaftseinrichtungen im Sinne dieses Gesetzes sind Einrichtungen, in denen überwiegend Säuglinge, Kinder oder Jugendliche betreut werden, insbesondere Kinderkrippen, Kindergärten, Kindertagesstätten, Kinderhorte, Schulen oder sonstige Ausbildungseinrichtungen, Heime, Ferienlager und ähnliche Einrichtungen.

§ 34

Gesundheitliche Anforderungen, Mitwirkungspflichten, Aufgaben des Gesundheitsamtes

(1) Personen, die an
1. Cholera
2. Diphtherie
3. Enteritis durch enterohämorrhagische E. coli (EHEC)
4. virusbedingtem hämorrhagischen Fieber
5. Haemophilus influenzae Typ b-Meningitis
6. Impetigo contagiosa (ansteckende Borkenflechte)
7. Keuchhusten
8. ansteckungsfähiger Lungentuberkulose
9. Masern

25 Original-Gesetzestext und Interpretation

10. Meningokokken-Infektion
11. Mumps
2. Paratyphus
13. Pest
14. Poliomyelitis
15. Skabies (Krätze)
16. Scharlach oder sonstigen Streptococcus-pyogenes-Infektionen
17. Shigellose
18. Typhus abdominalis
19. Virushepatitis A oder E
20. Windpocken

erkrankt oder dessen verdächtig oder die verlaust sind, dürfen in den in § 33 genannten Gemeinschaftseinrichtungen keine Lehr-, Erziehungs-, Pflege-, Aufsichts- oder sonstige Tätigkeiten ausüben, bei denen sie Kontakt zu den dort Betreuten haben, bis nach ärztlichem Urteil eine Weiterverbreitung der Krankheit oder der Verlausung durch sie nicht mehr zu befürchten ist. Satz 1 gilt entsprechend für die in der Gemeinschaftseinrichtung Betreuten mit der Maßgabe, dass sie die dem Betrieb der Gemeinschaftseinrichtung dienenden Räume nicht betreten, Einrichtungen der Gemeinschaftseinrichtung nicht benutzen und an Veranstaltungen der Gemeinschaftseinrichtung nicht teilnehmen dürfen. Satz 2 gilt auch für Kinder, die das 6. Lebensjahr noch nicht vollendet haben und an infektiöser Gastroenteritis erkrankt oder dessen verdächtig sind.

(2) Ausscheider von
1. Vibrio cholerae O 1 und O 139
2. Corynebacterium diphteriae, Toxin bildend
3. Salmonella typhi
4. Salmonella paratyphi
5. Shigella sp.
6. enterohämorrhagischen E. coli (EHEC)

dürfen nur mit Zustimmung des Gesundheitsamtes und unter Beachtung der gegenüber dem Ausscheider und der Gemeinschaftseinrichtung verfügten Schutzmaßnahmen die dem Betrieb der Gemeinschaftseinrichtung dienenden Räume betreten, Einrichtungen der Gemeinschaftseinrichtung benutzen und an Veranstaltungen der Gemeinschaftseinrichtung teilnehmen.

(3) Absatz 1 Satz 1 und 2 gilt entsprechend für Personen, in deren Wohngemeinschaft nach ärztlichem Urteil eine Erkrankung an oder ein Verdacht auf
1. Cholera
2. Diphtherie
3. Enteritis durch enterohämorrhagische E. coli (EHEC)
4. virusbedingtem hämorrhagischem Fieber
5. Haemophilus influenzae Typ b-Meningitis
6. ansteckungsfähiger Lungentuberkulose
7. Masern
8. Meningokokken-Infektion
9. Mumps
10. Paratyphus
11. Pest
12. Poliomyelitis
13. Shigellose
14. Typhus abdominalis
15. Virushepatitis A oder E

aufgetreten ist.

Erläuterungen

Alle in einer nach § 33 definierten Gemeinschaftseinrichtung tätigen Menschen, sowie die zu betreuenden Personen, als auch Personen, die mit dem Erkrankten in einer Wohngemeinschaft leben, dürfen die Gemeinschaftseinrichtung nicht nutzen, bis das Verbot von einem Arzt aufgehoben wird.

§ 34 Abs. 1

Dieser Paragraph ist für den Heilpraktiker aus dem Grunde wichtig, da für alle im Abs. 1 aufgeführten Erkrankungen bereits bei Verdacht Behandlungsverbot besteht.

Die nicht bereits im § 6 und § 7 aufgeführten Erkrankungen sind: *Impetigo contagiosa, Keuchhusten, Läuse, Krätze, Mumps, Scharlach* oder *sonstige Streptococcus-pyogenes-Infektionen* und *Windpocken.*

Achtung! Streptococcus-pyogenes-Infektionen entsprechen einer Infektion durch β-hämolysierende Streptokokken der Gruppe A, d. h. der Heilpraktiker darf die durch diesen Erreger verursachten Erkrankungen nicht behandeln (z. B. Angina tonsillaris, Erysipel, Otitis media etc.).

§ 36

Einhaltung der Infektionshygiene

(…)

(2) Zahnarztpraxen sowie Arztpraxen und Praxen sonstiger Heilberufe, in denen invasive Eingriffe vorgenommen werden, sowie sonstige Einrichtungen und Gewerbe, bei denen durch Tätigkeiten am Menschen durch Blut Krankheitserreger übertragen werden können, können durch das Gesundheitsamt infektionshygienisch überwacht werden.

(3) Für die Durchführung der Überwachung gilt § 16 Abs. 2 entsprechend.

> **Erläuterungen**
>
> Auch die Praxis des Heilpraktikers kann infektionshygienisch überwacht werden.

8. Abschnitt – Gesundheitliche Anforderungen an das Personal beim Umgang mit Lebensmitteln

§ 42

Tätigkeits- und Beschäftigungsverbote

(1) Personen, die
1. an Typhus abdominalis, Paratyphus, Cholera, Shigellenruhr, Salmonellose, einer anderen infektiösen Gastroenteritis oder Virushepatitis A oder E erkrankt oder dessen verdächtig sind,
2. an infizierten Wunden oder an Hautkrankheiten erkrankt sind, bei denen die Möglichkeit besteht, dass deren Krankheitserreger über Lebensmittel übertragen werden können,
3. die Krankheitserreger Shigellen, Salmonellen, enterohämorrhagische Escherichia coli oder Choleravibrionen ausscheiden, dürfen nicht tätig sein oder beschäftigt werden
   a) beim Herstellen, Behandeln oder Inverkehrbringen der in Absatz 2 genannten Lebensmittel, wenn sie dabei mit diesen in Berührung kommen, oder
   b) in Küchen von Gaststätten und sonstigen Einrichtungen mit oder zur Gemeinschaftsverpflegung. Satz 1 gilt entsprechend für Personen, die mit Bedarfsgegenständen, die für die dort genannten Tätigkeiten verwendet werden, so in Berührung kommen, dass eine Übertragung von Krankheitserregern auf die Lebensmittel im Sinne des Absatzes 2 zu befürchten ist. Die Sätze 1 und 2 gelten nicht für den privaten hauswirtschaftlichen Bereich.

(...)

(4) Das Gesundheitsamt kann Ausnahmen von den Verboten nach dieser Vorschrift zulassen, wenn Maßnahmen durchgeführt werden, mit denen eine Übertragung der aufgeführten Erkrankungen und Krankheitserreger verhütet werden kann.

§ 43

Belehrung, Bescheinigung des Gesundheitsamtes

(1) Personen dürfen gewerbsmäßig die in § 42 Abs. 1 bezeichneten Tätigkeiten erstmalig nur dann ausüben und mit diesen Tätigkeiten erstmalig nur dann beschäftigt werden, wenn durch eine nicht mehr als drei Monate alte Bescheinigung des Gesundheitsamtes oder eines vom Gesundheitsamt beauftragten Arztes nachgewiesen ist, dass sie
1. über die in § 42 Abs. 1 genannten Tätigkeitsverbote und über die Verpflichtungen nach den Absätzen 2, 4 und 5 (..) belehrt wurden und
2. nach der Belehrung im Sinne der Nummer 1 schriftlich erklärt haben, dass ihnen keine Tatsachen für ein Tätigkeitsverbot bei ihnen bekannt sind.

(...)

> **Erläuterungen**
>
> Die frühere Regelung hinsichtlich einer vorgeschriebenen Untersuchung vor Aufnahme einer Tätigkeit im Lebensmittelbereich ist durch eine Belehrung und Aufklärung des Personals ersetzt worden.

9. Abschnitt – Tätigkeiten mit Krankheitserregern

§ 44

Erlaubnispflicht für Tätigkeiten mit Krankheitserregern

Wer Krankheitserreger in den Geltungsbereich dieses Gesetzes verbringen, sie ausführen, aufbewahren, abgeben oder mit ihnen arbeiten will, bedarf einer Erlaubnis der zuständigen Behörde.

§ 45

Ausnahmen

(1) Einer Erlaubnis nach § 44 bedürfen nicht Personen, die zur selbstständigen Ausübung des Berufs als Arzt, Zahnarzt oder Tierarzt berechtigt sind (...)

§ 46

Tätigkeit unter Aufsicht

Der Erlaubnis nach § 44 bedarf nicht, wer unter Aufsicht desjenigen, der eine Erlaubnis besitzt oder nach § 45 keiner Erlaubnis bedarf, tätig ist.

> **Erläuterungen**
>
> Der Heilpraktiker darf keine mikrobiologischen Untersuchungen durchführen, die mit einer Keimanzucht verbunden sind. Er darf jedoch solche Untersuchungen in Auftrag geben.

15. Abschnitt – Straf- und Bußgeldvorschriften

§ 73

Bußgeldvorschriften

(1) Ordnungswidrig handelt, wer vorsätzlich oder fahrlässig
1. entgegen § 6 Abs. 1 oder § 7, jeweils auch in Verbindung mit einer Rechtsverordnung nach § 15 Abs. 1, eine Meldung nicht, nicht richtig, nicht vollständig oder nicht rechtzeitig macht,
2. entgegen § 6 Abs. 2, § 34 Abs. 5 Satz 1 oder § 43 Abs. 2 eine Mitteilung nicht, nicht richtig, nicht vollständig oder nicht rechtzeitig macht,

(…)

(2) Die Ordnungswidrigkeit kann (…) mit einer Geldbuße bis zu zweitausendfünfhundert Euro (…) geahndet werden.

§ 74

Strafvorschriften

Wer vorsätzlich eine der in § 73 Abs. 1 Nr. 1 bis 7, 11 bis 20, 22, 23 oder 24 bezeichnete Handlung begeht und dadurch eine in § 6 Abs. 1 Nr. 1 genannte Krankheit oder einen in § 7 genannten Krankheitserreger verbreitet, wird mit Freiheitsstrafe bis zu fünf Jahren oder mit Geldstrafe bestraft.

25.4 Gesetz über den Verkehr mit Arzneimitteln (Arzneimittelgesetz)

vom 24. 8. 76 (zuletzt geändert am 11. 4. 90)

§ 1

Zweck des Gesetzes

Es ist der Zweck dieses Gesetzes, im Interesse einer ordnungsmäßigen Arzneimittelversorgung von Mensch und Tier für die Sicherheit im Verkehr mit Arzneimitteln, insbesondere für die Qualität, Wirksamkeit und Unbedenklichkeit der Arzneimittel nach Maßgabe der folgenden Vorschriften zu sorgen.

§ 13

Herstellung und Abgabe von Arzneimitteln

Die Herstellung von Arzneimitteln zum Zweck der Abgabe bedarf einer Erlaubnis …

§ 43

(1) Arzneimittel im Sinne des § 2 Abs. 1 oder Abs. 2 Nr. 1, die nicht durch die Vorschriften des § 44 oder der nach § 45 Abs. 1 erlassenen Rechtsverordnung für den Verkehr außerhalb der Apotheken freigegeben sind, dürfen außer in den Fällen des § 47 berufs- oder gewerbsmäßig für den Endverbrauch nur in Apotheken und nicht im Wege des Versandes in den Verkehr gebracht werden. Außerhalb der Apotheken darf außer in den Fällen des Absatzes 4 und des § 47 Abs. 1 mit den nach Satz 1 den Apotheken vorbehaltenen Arzneimitteln kein Handel getrieben werden.

§ 48

Verschreibungspflicht

(1) Arzneimittel, die durch Rechtsverordnung nach Absatz 2 Nr. 1 bestimmte Stoffe, Zubereitungen aus Stoffen oder Gegenstände sind oder denen solche Stoffe oder Zubereitungen aus Stoffen zugesetzt sind, dürfen nur nach Vorlage einer
ärztlichen, zahnärztlichen oder tierärztlichen Verschreibung an Verbraucher abgegeben werden.

…

> **Erläuterungen**
>
> Das Arzneimittelgesetz besteht aus fast 100 Paragraphen und sorgt für die Sicherheit, Unbedenklichkeit, Qualität und Wirksamkeit von Arzneimitteln. Zusammenfassend sind für den Heilpraktiker folgende Informationen von Bedeutung:
> - Laut § 13 darf der Heilpraktiker grundsätzlich keine *Arzneimittel* herstellen.
> - Gemäß § 48 dürfen *verschreibungspflichtige Medikamente* nicht nach Vorlage eines von einem Heilpraktiker ausgestellten Rezeptes an den Verbraucher (Patienten) abgegeben werden. Strafbar machen würde sich in einem solchen Falle in erster Linie der Apotheker, der nur gegen Vorlage eines ärztlichen Rezeptes Medikamente abgeben darf.
> - Der Heilpraktiker darf nur Arzneimittel verordnen, die entweder *frei verkäuflich* sind (z. B. Tees, Kamille) oder *apothekenpflichtig* sind (dürfen nur von Apotheken abgegeben werden); der *„Roten Liste"* (Herausgeber: Pharmazeutische Industrie Frankfurt) kann man entnehmen, welche Medikamente verschreibungspflichtig sind oder nicht.
> - § 43 regelt, dass die der *Apothekenpflicht* unterliegenden Arzneimittel nur in Apotheken in

den Verkehr gebracht werden dürfen; eine unentgeltliche Abgabe von apothekenpflichtigen Arzneimitteln ist, außer in Notfallsituationen, untersagt.

25.5 Verordnung über verschreibungspflichtige Arzneimittel

(zuletzt geändert 1988)

§ 1
(…) Arzneimittel dürfen nur nach Vorlage einer ärztlichen, zahnärztlichen oder tierärztlichen Verschreibung abgegeben werden (verschreibungspflichtige Arzneimittel).

§ 6
Von der Verschreibungspflicht sind Medikamente ausgenommen (…), die insbesondere nach den Regeln des homöopathischen Arzneibuches hergestellt sind, wenn die Endkonzentration dieser Arzneimittel im Fertigprodukt die vierte Dezimalpotenz nicht übersteigt.

Erläuterungen
- Eine verschreibungspflichtige Substanz bleibt, wenn sie homöopathisch aufbereitet wird, von der Urtinktur bis einschließlich D 3 verschreibungspflichtig.
- Bis auf wenige Ausnahmen darf der Heilpraktiker alle verschreibungspflichtigen Medikamente ab D 4 verordnen (z. B. Penicillinum D 4).

25.6 Gesetz über den Verkehr mit Betäubungsmitteln

Betäubungsmittelgesetz (BtMG) vom 28.7.1981, zuletzt geändert am 28.2.1991

§ 13
Verschreibung und Abgabe auf Verschreibung
(1) (…) Betäubungsmittel dürfen nur von Ärzten, Zahnärzten und Tierärzten und nur dann verschrieben oder im Rahmen einer ärztlichen, zahnärztlichen oder tierärztlichen Behandlung verabreicht oder einem anderen zum unmittelbaren Verbrauch überlassen werden, wenn ihre Anwendung am oder im menschlichen oder tierischen Körper begründet ist. Die Anwendung ist insbesondere dann nicht begründet, wenn der beabsichtigte Zweck auf andere Weise erreicht werden kann.

§ 29
Straftaten
(1) Mit Freiheitsstrafen bis zu 4 Jahren oder mit Geldstrafe wird bestraft, wer … entgegen § 13 Abs. 1 Betäubungsmittel verschreibt, verabreicht oder zum unmittelbaren Gebrauch überlässt.

Erläuterungen
- Alle im Betäubungsmittelgesetz aufgeführten Stoffe dürfen vom Heilpraktiker **nicht verordnet** werden.
- Im Gegensatz zu den rezeptpflichtigen Medikamenten macht der Heilpraktiker sich bereits **strafbar**, wenn er ein **Rezept** über ein Betäubungsmittel ausstellt (§ 29).
- Medikamente, die unter das Betäubungsmittelgesetz fallen sind in der „Roten Liste" mit dem Zusatz „Btm" gekennzeichnet.
- Es gibt jedoch **2 Ausnahmen**, die der Heilpraktiker verordnen darf: **Papava somniferum ab D 4** (Schlafmohn) und **Opium ab D 6** (Mohnsaft).

25.7 Gesetz über die Ausübung der Zahnheilkunde

vom 16.4.1987, zuletzt geändert am 23.3.1992

§ 1
(1) Wer im Geltungsbereich dieses Gesetzes die Zahnheilkunde dauernd ausüben will, bedarf einer Bestallung als Zahnarzt nach Maßgabe dieses Gesetzes oder als Arzt nach bundesgesetzlicher Bestimmung. Die Bestallung berechtigt zur Führung der Bezeichnung als „Zahnarzt" oder „Zahnärztin". Die vorübergehende Ausübung der Zahnheilkunde bedarf einer jederzeit widerruflichen Erlaubnis.
(2) …
(3) Ausübung der Zahnheilkunde ist die berufsmäßige, auf zahnärztlich wissenschaftliche Erkenntnis gegründete Feststellung und Behandlung von Zahn-, Mund- und Kieferkrankheiten. Als Krankheit ist jede von der Norm abweichende Erscheinung im Bereich der Zähne, des Mundes und der Kiefer anzusehen, einschließlich der Anomalien der Zahnstellung und des Fehlens von Zähnen.

25 Original-Gesetzestext und Interpretation

Erläuterungen

- Die Ausübung der Zahnheilkunde ist nur Zahnärzten gestattet.
- Dieses Gesetz bezieht sich nicht nur auf die Zahnbehandlung und -diagnostik, sondern auch auf Mund- und Kieferkrankheiten, demnach darf der Heilpraktiker z. B. weder Mundsoor noch Zahnfleischentzündungen behandeln und diagnostizieren.
- Die Inspektion der Mundhöhle ist nicht verboten, da sie als ein wichtiger Bestandteil von körperlichen Untersuchungen fungiert.
- Ab der Grenze zum weichen Gaumen und Zäpfchen darf der Heilpraktiker wieder behandeln, z. B. eine Spritze in die Mandeln setzen.

25.8 Hebammengesetz

vom 4.6.1985, zuletzt geändert am 23.3.1992

§ 4

(1) Zur Geburtshilfe sind außer Ärztinnen und Ärzten nur Personen mit einer Erlaubnis zur Führung der Berufsbezeichnung „Hebamme" oder „Entbindungspfleger" sowie Dienstleistungserbringer im Sinne des § 1 Abs. 2 berechtigt. Die Ärztin und der Arzt sind verpflichtet, dafür Sorge zu tragen, dass bei einer Entbindung eine Hebamme oder ein Entbindungspfleger zugezogen wird.
(2) Geburtshilfe im Sinne des Absatzes 1 umfasst Überwachung des Geburtsvorganges von Beginn der Wehen an, Hilfe bei der Geburt und Überwachung des Wochenbettverlaufs.

Erläuterungen

- Unter Geburtshilfe versteht man die Überwachung des Geburtsvorganges vom Einsetzen der Eröffnungsperiode bis zur Beendigung des Wochenbettes (Rückbildung der Schwangerschafts- und Geburtsveränderungen bei der Mutter; Dauer: 6–8 Wochen).
- Geburtshilfe dürfen nur Ärzte(innen), Hebammen und Geburtshelfer leisten.
- In Ausnahmesituationen (Notfällen), darf und muss der Heilpraktiker bis zur Übernahme eines Arztes im Rahmen seiner Möglichkeiten Hilfe leisten.

25.9 Blutproben und körperliche Untersuchung bei strafbaren Handlungen

Strafprozessordnung, in der Fassung vom 7.4.1987, zuletzt geändert am 28.2.1992

§ 81 a

(1) Eine körperliche Untersuchung des Beschuldigten darf zur Feststellung von Tatsachen angeordnet werden, die für das Verfahren von Bedeutung sind. Zu diesem Zweck sind Entnahmen von Blutproben und andere körperliche Eingriffe, die von einem Arzt nach den Regeln der ärztlichen Kunst zu Untersuchungszwecken vorgenommen werden, ohne Einwilligung des Beschuldigten zulässig, wenn kein Nachteil für seine Gesundheit zu befürchten ist.

§ 81 c

Bei anderen Personen als Beschuldigte sind Untersuchungen zur Feststellung der Abstammung und die Entnahme von Blutproben ohne Einwilligung des zu Untersuchenden zulässig, wenn kein Nachteil für seine Gesundheit zu befürchten und die Maßnahme zur Erforschung der Wahrheit unerlässlich ist. Die Untersuchungen und die Entnahme von Blutproben dürfen stets nur von einem Arzt vorgenommen werden.

Erläuterungen

Nur Ärzte dürfen im Rahmen von strafbaren Handlungen Blutproben und körperliche Untersuchungen vornehmen.

25.10 Röntgenverordnung

Verordnung über den Schutz vor Schäden durch Röntgenstrahlen vom 8.1.1987, zuletzt geändert am 19.12.1990

Erläuterungen

In § 23 der Verordnung wird festgelegt, welche Personen zur Anwendung von Röntgengeräten berechtigt sind (der Heilpraktiker zählt nicht zu diesem Personenkreis).
- Abs. 5 lässt jedoch eine Ausnahme zu: Personen (dazu zählt auch der Heilpraktiker), die vor dem 1.1.1988 durch eine Prüfung die er-

forderliche Fachkunde nachgewiesen haben, dürfen nach wie vor Röntgenstrahlen anwenden.

25.11 Leichen- und Bestattungswesen

Dritte Durchführungsverordnung zum Gesetz über die Vereinheitlichung des Gesundheitswesens (vom 30.3.1935)

§ 72 (Leichenschau)

Das Gesundheitsamt hat darauf hinzuwirken, dass die Leichenschau nach Möglichkeit überall eingerichtet und möglichst von Ärzten durchgeführt wird. Insbesondere hat das Gesundheitsamt auf die sorgfältige Ausstellung der Totenscheine durch die Ärzte zu achten. (…)

§ 73 (Leichenbeförderung)

…

(2) Soweit die Ausstellung eines Leichenpasses von der Beibringung einer amtsärztlichen Bescheinigung über die Todesursache und die Unbedenklichkeit der Beförderung abhängig ist, hat der Amtsarzt nach Anhörung des Arztes, der den Verstorbenen in der tödlich gewordenen Krankheit behandelt hat, diese Bescheinigung auszustellen …

> **Erläuterungen**
>
> Nur Ärzte dürfen Totenscheine oder einen Leichenpass ausstellen. Ein Leichenpass enthält alle Angaben zur Identität, das Alter des Totens, Ort, Tag und Ursache des Todes, sowie die Bescheinigung über eine hygienische Unbedenklichkeit. Der Heilpraktiker kann den Tod feststellen, aber nicht bescheinigen.

25.12 Gesetz über die Werbung auf dem Gebiete des Heilwesens

Heilmittelwerbegesetz vom 18.10. 78, zuletzt geändert am 11. 4. 90.

§ 1

(1) Dieses Gesetz findet Anwendung auf die Werbung für
1. Arzneimittel i.S. des § 2 des Arzneimittelgesetzes
2. andere Mittel, Verfahren, Behandlungen und Gegenstände, soweit sich die Werbeaussage auf die Erkennung, Beseitigung oder Linderung von Krankheiten, Leiden, Körperschäden oder krankhaften Beschwerden bei Mensch oder Tier bezieht.

> **Erläuterungen**
>
> - § 1 definiert den Bezug des Gesetzes.
> - § 2 besagt, dass unter dieses Gesetz alle Angehörige der Heilberufe fallen.
>
> Um der modernen Informationsgesellschaft Rechnung zu tragen, wurde das Werberecht weitgehend novelliert. Dies betrifft den § 27 der Berufsordnung für Ärzte (Erlaubte sachliche Information über die berufliche Tätigkeit – berufswidrige Werbung) sowie den § 28 (öffentliches Wirken und Medientätigkeit).
> Dennoch kann von „Werbung" nur in sehr beschränktem Maß gesprochen werden, da trotz der Neuerungen nach wie vor nur sachbezogene und berufswürdige Informationen erlaubt sind. Wie bereits in der Vergangenheit bleibt den Ärzten jede *anpreisende, irreführende und vergleichende Werbung* verboten!
> Ebenfalls dürfen Ärzte die berufswidrige Werbung durch Dritte nicht veranlassen oder dulden. Konstellationen, wie beispielsweise die Veröffentlichung von Listen in Magazinen „Die besten Ärzte Deutschlands" sind nicht zulässig.
> Die nachfolgend abgedruckten Neuregelungen basieren auf einer Vielzahl von Gerichtsurteilen der letzen Jahre. Zentrale Neuerungen bei der Werberegelung lauten wie folgt:
> - Informationen über Tätigkeit und Qualifikation sind im größerem Umfang erlaubt.
> - Auf dem Praxisschild dürfen Tätigkeitsschwerpunkte und Qualifikationen in erweiterter Form aufgeführt werden.
> - Detaillierte Regelungen für Praxisschilder, organisatorische Hinweise, Briefköpfe, Rezeptvordrucke, Zeitungsanzeigen und Internetauftritte sind entfallen.
> - Die Größe des Praxisschildes darf frei gewählt werden (früher nur auf ca. 35 x 50 cm).
> - Man darf in regelmäßigen Abständen in Zeitungsanzeigen auf sich aufmerksam machen, ohne dabei auf besondere Anlässe, wie z. B. Praxisübernahme oder geänderte Sprechzeiten festgelegt zu sein.
> - Einträge mit ankündigungsfähigen Bezeichnungen in öffentliche Verzeichnisse sind er-

laubt (sofern sie mit der zuständigen Ärztekammer abgestimmt wurden).
- Im Internet dürfen die angebotenen Leistungen in sachlicher Form aufgeführt werden.

Anmerkung

Oben aufgeführte Neuregelungen sind in der Musterberufsordnung niedergelegt worden. Zwar ist dieses Muster nicht bindend, jedoch übernehmen die Ärztekammern der Länder diese Vorgaben erfahrungsgemäß nahezu unverändert und setzen es in geltendes Berufsrecht um. Es ist davon auszugehen, dass dies auch mit den neuen Regelungen geschieht, wobei einige Landesärztekammern bereits die Anwendung der geänderten Musterberufsordnung beschlossen haben. Wegen möglicher Detailfragen empfiehlt sich jedoch eine Abstimmung mit der zuständigen Ärztekammer.

25.13 Behandlungs- und Hilfspflicht

§ 323c Strafgesetzbuch, unterlassene Hilfeleistung

Wer bei Unglücksfällen oder gemeiner Gefahr oder Not nicht Hilfe leistet, obwohl dies erforderlich und ihm den Umständen nach zuzumuten, insbesondere ohne erhebliche eigene Gefahr und ohne Verletzung eigener wichtiger Pflichten möglich ist, wird mit Freiheitsstrafe bis zu einem Jahr oder mit Geldstrafe bestraft …

Erläuterungen

Jeder ist bei Unglücksfällen zur Hilfe verpflichtet, soweit ihm das zuzumuten ist.

25.14 Schweigepflicht

Erläuterungen

- Im Rahmen seiner Sorgfaltspflicht unterliegt der Heilpraktiker auch der Schweigepflicht,
- insbesondere in der BOH wird die Schweigepflicht für Heilpraktiker definiert.
- Der Heilpraktiker hat Schweigen zu bewahren über die persönlichen Dinge, die ihm in Ausübung seines Berufes anvertraut oder zugänglich gemacht werden.
- Sie gilt auch gegenüber Familienangehörigen; der Patient kann den Heilpraktiker von der Schweigepflicht entbinden; auch Mitarbeiter unterliegen der Schweigepflicht, der Heilpraktiker hat sie über diesen Punkt zu belehren.

25.15 Zusammenarbeit zwischen Ärzten und Heilpraktikern

§ 20 Berufsordnung für Ärzte

(1) Dem Arzt ist es nicht gestattet, zusammen mit Personen, die weder Ärzte sind noch zu seinen berufsmäßig tätigen Gehilfen gehören, zu untersuchen oder zu behandeln. Er darf diese auch nicht als Zuschauer bei ärztlichen Verrichtungen zulassen…

25.16 Abrechnung mit Krankenkassen

Erläuterungen

V. Sozialgesetzbuch (SGB V) vom 1.1.1989
- §§ 15 und 27 besagen, dass medizinische Behandlungen im Sinne dieses Gesetzes nur durch Ärzte und Zahnärzte geleistet werden.
- Das bedeutet, dass Heilpraktiker ihre Leistungen nicht mit den *gesetzlichen Krankenkassen* abrechnen können.
- *Private Krankenkassen* erstatten die Kosten ganz oder teilweise, abhängig vom zugrunde liegenden Vertrag.

25.17 Hygienebestimmungen

Erläuterungen

Der Heilpraktiker hat sich entsprechend gesetzlicher Richtlinien an der *Hygieneverordnung des Robert-Koch-Institutes* zu orientieren (→ Kap. „Hygiene").

25.18 Schutzimpfungen

Erläuterungen

Kein Gesetz verbietet dem Heilpraktiker ausdrücklich zu impfen; trotzdem sollte es der Heilpraktiker aus folgenden Gründen unterlassen:

- Die Impfstoffe sind verschreibungspflichtig und dem Heilpraktiker nicht zugänglich.
- Der Heilpraktiker darf keinen Impfpass ausstellen.
- Impfen ist keine naturheilkundliche Tätigkeit, sodass es nicht in das Gebiet des Heilpraktikers fällt.
- Bei einigen meldepflichtigen Erkrankungen ist das Impfen keine Vorsorge, sondern eine Behandlung.

25.19 Eichbestimmungen und Medizingeräteverordnung

§ 2
Messgeräte, die im gesellschaftlichen oder amtlichen Verkehr im Gesundheitsschutz oder im Verkehrswesen verwendet werden, müssen zugelassen und geeicht werden, sofern dies zur Gewährleistung der Messsicherheit erforderlich ist.

Erläuterungen

Messgeräte (z. B. Blutdruckmessgeräte, Thermometer, Augendruckmessgeräte) zur Bestimmung der Masse, des Volumens, des Druckes und der Dichte müssen regelmäßig geeicht werden und mit einem Eichstempel versehen werden. Blutdruckmessgeräte müssen z. B. alle zwei Jahre geeicht werden.

25.20 Gesetz über Medizinprodukte (MPG vom 2.8.1994)

§ 1 Zweck des Gesetzes
Zweck des Gesetzes ist es, den Verkehr mit Medizinprodukten zu regeln und dadurch für die Sicherheit, Einigung und Leistung der Medizinprodukte sowie die Gesundheit und den erforderlichen Schutz der Patienten, Anwender und Dritter zu sorgen.

Erläuterung

Das Medizinproduktegesetz umfasst eine Menge Paragraphen, die im Einzelnen nicht im Originaltext dargestellt, sondern nachfolgend sinngemäß zusammengefasst werden:
- Medizinprodukte sind in erster Linie Geräte, Apparate und Stoffe zur Diagnose und Verhütung von Krankheiten, Linderung von Gebrechen etc.
- Alle medizinischen bzw. medizinisch-technischen Geräte müssen eine CE-Kennung aufweisen, um in den Handel gebracht zu werden; die gesundheitliche Unbedenklichkeit und Wirksamkeit wird durch eine unabhängige Kommission auf jeweils 5 Jahre bestätigt.
- Medizinprodukte dürfen nur ihrer Zweckbestimmung entsprechend von Personen errichtet, angewendet oder betrieben werden, die die erforderliche Ausbildung besitzen.
- Der Betreiber bzw. Anwender eines Medizinproduktes hat unverzüglich jede Funktionsstörung, jede Änderung der Merkmale oder der Leistungen sowie jede Unsachgemäßheit der Kennzeichnung oder Gebrauchsanweisung zu melden, *wenn dies zu einer schwer wiegenden Verschlechterung des Gesundheitszustandes bzw. zum Tode eines Patienten, eines Beschäftigten oder eines Dritten geführt hat (Meldung an das Bundesinstitut für Arzneimittel und Medizinprodukte Berlin).*
- Medizinprodukte mit Messfunktion (→ § 4 Eichgesetz) unterliegen meist alle 1 oder 2 Jahre messtechnischen Kontrollen.
- Es ist ein Medizinproduktebuch und ein Bestandsverzeichnis zu führen (Aufbewahrungspflicht: 5 Jahre).
- Das Medizinproduktebuch beinhaltet die Bezeichnung des Produkts, Belege über durchgeführte Funktionsprüfungen und Einweisung mit Namen der Person, Ergebnisse von Kontrollen und Reparaturen mit Namen der Person, Datum und Art der Funktionsstörung, Auflistung aller erfolgten Meldungen an Behörden oder Hersteller.
- Das Bestandsverzeichnis beinhaltet folgende Aufführungen: Bezeichnung, Art, Typ, Anschaffungsjahr, Name des Herstellers, vom Hersteller vorgegebene Fristen zu sicherheitstechnischen Kontrollen, CE-Kennzeichennummer.

25.21 Praxiseröffnung

Erläuterungen

- Die Praxiseröffnung muss der Heilpraktiker dem Gesundheitsamt und dem Finanzamt mitteilen.

- Er muss *kein Gewerbe* anmelden, da er zu den *freien Berufen* zählt, deshalb unterliegen die Einkünfte auch nicht der Gewerbesteuer.
- Sie sind nach § 4 Abs. 14 UStG von der Mehrwertsteuer befreit.

25.22 Berufsordnung für Heilpraktiker (BOH)

Mehrere große Heilpraktikerverbände haben gemeinsam eine Berufsordnung entwickelt, die weitgehend den gesetzlichen Vorgaben entspricht. Eine rechtliche Verbindlichkeit liegt nicht vor.
Im Übrigen kann der Heilpraktiker frei entscheiden, ob er sich einem Verband anschließt oder nicht.
Verstößt der Heilpraktiker als Verbandsmitglied gegen die BOH, droht ihm im Extremfall ein Ausschluss.
Nachfolgend einige wichtige Auszüge der BOH:
- Der Heilpraktiker dient mit seiner Tätigkeit der Gesundheit des einzelnen Menschen und damit der Volksgesundheit.
- Er muss alles vermeiden, um seinem Berufsstand zu schaden.
- Er muss sich stets der Grenzen seines Wissens und Könnens bewusst sein.
- Er übt beim Patienten die Heilmethode aus, die am einfachsten, kostengünstigsten und auf dem schnellsten Wege zum Heilerfolg führt.
- Heilungsversprechen jeder Art sind unzulässig.
- Gutachten und Atteste sind nur nach vorausgegangenen Untersuchungen zu erstellen.
- Der Heilpraktiker hat absolute Schweigepflicht, er sorgt für schriftliche Bestätigung der Schweigepflicht seiner Angestellten.
- Er gibt Auskünfte an Krankenkassen nach bestem Wissen und Gewissen weiter.
- Er hat eine Aufklärungs-, Dokumentations- und Sorgfaltspflicht in der Betreuung des Patienten.
- Er klärt den Patienten über Erkrankung, Dauer und Risiken der Erkrankung auf, sowie über die entstehenden Kosten.
- Der Heilpraktiker kann die weitere Behandlung ablehnen, wenn der Patient sich weigert, trotz seiner Aufforderungen und Warnungen bezüglich eventueller Risiken zum Arzt zu gehen; über diesen Vorgang sollte der Heilpraktiker eine Niederschrift anfertigen.
- Atteste ohne Untersuchung sind nicht zulässig.
- Der Heilpraktiker ist verpflichtet, die wichtigsten Daten einer Krankenbehandlung zu dokumentieren.
- Er ist zu einer sachlichen Beurteilung bei Gutachtertätigkeiten verpflichtet.
- Der Heilpraktiker ist zur ständigen Fortbildung verpflichtet; die Fortbildungen sind nachzuweisen.
- Der Heilpraktiker verpflichtet sich, eine ausreichende Berufshaftpflichtversicherung abzuschließen.
- Der Abschluss einer Strafrechtschutzversicherung wird empfohlen.

Kurzfassung aller Gesetze, die den Heilpraktiker einschränken

Heilpraktikergesetz	§ 3	Verbot der Heilkunde im Umherziehen
IfSG	§ 24	Behandlungsverbot für alle die in → § 6 Abs. 1 Satz 1 Nr. 1, 2 und 5 → § 34 Abs. 1 → § 7 → § 15 Abs.1 genannten Krankheiten sowie sexuell übertragbare Krankheiten
Arzneimittelgesetz	§ 1 § 13 § 43	Verbot der Verordnung verschreibungspflichtiger Medikamente Verbot der Arzneimittelherstellung Verbot der Arzneimittelbevorratung
Btm-Gesetz	§ 13	Verbot des Verschreibens von Betäubungsmitteln
Werbegesetz	§ 2–§ 9	Verbot der öffentlichen Werbung
Zahnheilkunde-Gesetz	§ 1	Verbot der Feststellung und Behandlung von Zahn-, Mund- und Kieferkrankheiten
Hebammengesetz	§ 4	Verbot der Geburtshilfe
Strafprozessordnung	§ 81 a/c	Verbot der Untersuchung und Abnahme von Blutproben im Rahmen eines Ermittlungsverfahrens
Leichen- und Bestattungswesen	§ 72	Verbot des Ausstellens eines Totenscheines
Röntgenverordnung	§ 23	Seit dem 1.1.88 Verbot des Röntgens

Grundsatz

- Der Heilpraktiker sollte keine Untersuchungen und Behandlungen durchführen, wenn er im Rahmen seiner **Sorgfaltspflicht** erkennen muss, dass die eigenen Kenntnisse nicht ausreichen.
- Allgemein gilt, dass Heilpraktiker **keine amtlichen Tätigkeiten** durchführen dürfen (z. B. Ausstellung von Impfbescheinigungen, Totenscheine etc.).

XV Hygieneanforderungen in der Praxis

26 Sterilisation und Desinfektion

26.1 Übertragungsmodalitäten

Wer Tätigkeiten ausübt, die mit Verletzungen der Haut verbunden sind, oder bei denen solche nicht auszuschließen sind, ist zur *sorgfältigen Beachtung* bestimmter Regeln (Robert-Koch-Institut) der *Hygiene* verpflichtet.
Damit sind sämtliche *präventiven* Maßnahmen gemeint, die ein **Eindringen und Vermehren von Mikroorganismen in den Organismus** verhindern. Um die Hygieneanforderungen zu erfüllen, müssen alle Übertragungswege berücksichtigt werden:

Direkte Übertragung (von Mensch zu Mensch)

- Von „Hand" zu „Hand" (Kontaktinfektion)
- Tröpfcheninfektion (ansprechen, anhusten, anniesen)
- hämatogene Übertragung von Erregern (durch versehentliches Einbringen von Patientenblut in den Organismus des Behandlers bei Injektionen).

Indirekte Übertragung (über Zwischenträger)

- Schmierinfektion durch gemeinsam benutzte Gegenstände, z. B. Handtücher, Toilette
- Staubinfektionen
- Trinkwasser- und Nahrungsmittelinfektion
- kontaminierte Instrumente.

> **Spezieller Lernhinweis**
>
> Um mögliche Übertragungsmodalitäten auszuschließen, sind die Regeln der Asepsis einzuhalten. Unter Asepsis versteht man das Prinzip der Keimfreiheit zur Vermeidung einer Infektion oder Kontaminierung durch Sterilisation und Desinfektion.

Zur ordnungsgemäßen Durchführung sind genaue Kenntnisse nötig.

26.2 Sterilisation

Definition

Sterilisation ist eine Maßnahme, die völlige Keimfreiheit bezweckt (Abtötung aller pathogenen und apathogenen Mikroorganismen inklusive ihrer Dauerformen und Viren).

> **Spezieller Lernhinweis**
>
> Dauerformen sind die am schwersten abtötbaren Bakteriensporen (Bazillen und Clostridien) mit fast ruhendem Stoffwechsel und hoher Resistenz gegen physikalische und chemische Einwirkungen; sie können den ungünstigsten Lebensbedingungen standhalten.

Sterilisationsverfahren sind gegen alle Resistenzstufen wirksam.

26.2.1 Sterilisationsverfahren in der Praxis

26.2.1.1 Heißluftsterilisation

Dieses Verfahren wird nur für trockene (wasserfreie) Objekte angewandt, die gegenüber einer Temperatur von ca. 200 °C unempfindlich sind.
Temperatureinstellung und Dauer
- 180 °C, 60 min. ohne Luftumwälzung
- 180 °C, 30 min. mit Luftumwälzung.

> **Spezieller Lernhinweis**
>
> In Abhängigkeit vom Gerätetyp findet die Heißluftsterilisation mit oder ohne Luftumwälzung statt!

26.2.1.2 Dampfsterilisation, Sterilisation durch gespannten Wasserdampf (Autoklav)

Dieses nach dem „Dampfkochtopfprinzip" funktionierende Verfahren eignet sich sowohl für Gegenstände, die gegenüber Wasserdampf der jeweiligen Sterilisiertemperatur unempfindlich sind, als auch für hitzebeständige wässrige Lösungen (Vorteil:

Kunststoff und Gummi können auch sterilisiert werden).
Temperatureinstellung und Dauer
- > 120 °C, 2 bar Überdruck, 20 min.
- > 134 °C, 3 bar Überdruck, 5 min.

Die angegebenen Zeiten gelten für den Zeitpunkt, an dem *alle Teile* des zu sterilisierenden Gutes die vorgeschriebene Temperatur angenommen haben. Sowohl bei der Heißluft- als auch der Dampfsterilisation dauert der **Sterilisationsvorgang insgesamt länger**, da Aufheiz-, Ausgleich-, Abtötungs- und Abkühlungszeit addiert werden müssen.

26.2.1.3 Weitere Sterilisationsverfahren

Nachfolgende Sterilisationsverfahren werden in Praxen meist nicht angewandt, sondern dienen in der Regel der Arzneimittelherstellung. Hochempfindliche Materialien werden auf diese Art und Weise entkeimt.

Sterilfiltration

Die Sterilfiltration wird für die Arzneimittelherstellung eingesetzt und dient der Entkeimung von Flüssigkeiten und Gasen; sie werden mit Überdruck durch spezielle Filter mit geringer Porengröße (Bakterienfilter) geleitet.

Physikalische Verfahren

Einsatz von ionisierenden Strahlen mit hoher Durchdringungsfähigkeit (Beta- und Gammastrahlungen) zur Sterilisation von verkaufsfertigem Verbandsmaterial, Handschuhen etc.

Äthylenoxid-Sterilisation

Äthylenoxid ist ein hochexplosives Gas von sehr guter Durchdringungsfähigkeit. Es ist für alle Materialien geeignet, die keine Hitze vertragen (Kaltsterilisation).

26.2.2 Überprüfung von Sterilisationsanlagen

Sterilisiergeräte müssen vor Neuinbetriebnahmen, nach Reparaturen und bei laufendem Gebrauch mindestens halbjährlich bzw. je nach Anordnung amtlicher Behörden in kürzeren Abständen überprüft werden. Dazu eignen sich am besten biologische Testverfahren!
Grundsätzlich sollte das Gerät jedoch nach jedem Sterilisationsvorgang durch physikalische Testverfahren kontrolliert werden.

Biologische Testverfahren

Je nach Gerätevolumen werden ein oder mehrere Sporenerdebriefchen (z. B. in Laboren erhältlich) an schwer zugänglichen Stellen zwischen das Sterilisiergut gelegt. In den zuständigen Hygieneinstituten erfolgt die Überprüfung auf überlebende Sporen (Sporen werden auf einen Nährboden gegeben und mindestens eine Woche bebrütet). Bei einwandfrei arbeitenden Sterilisationsanlagen müssten die Sporen abgetötet sein.

Physikalische Testverfahren

Übliche Verfahren, die eine Grobübersicht hinsichtlich der Funktionstüchtigkeit des Gerätes verschaffen:
- die Verteilung von Thermoelementen im Sterilisiergut (zeigen Temperatur-Höchststand an)
- die Verteilung von Papierindikatorstreifen zwischen dem Sterilisiergut (reagieren mit Farbumschlag, wenn die Zieltemperatur erreicht wurde).

26.2.3 Durchführung eines Sterilisationsvorganges

Bevor Instrumente sterilisiert werden, müssen unbedingt folgende Maßnahmen ergriffen werden:

Schritt 1
Instrumentendesinfektion

Nachdem die Instrumente in alle Einzelteile zerlegt worden sind, bieten sich zur Instrumentendesinfektion zwei Verfahren an:
- Durch feuchte Wärme: entweder durch automatische Dampfdesinfektion oder durch mindestens 15-minütiges Abkochen in einer 0,5% Sodalösung (Natriumcarbonat).
- Durch chemische Verfahren mittels eines zugelassenen Desinfektionsmittels (Verdünnung und Einwirkzeit je nach Herstellerangabe), indem das später zu sterilisierende Gut sofort nach Gebrauch in eine bereitstehende Wanne mit Desinfektionslösung gelegt wird (verhindert das Antrocknen von z. B. Blut).

Schritt 2
Mechanisches Vorreinigen

Das Material wird daraufhin mit Handschuhen entnommen und unter fließendem Wasser mit einer Bürste gründlich abgeschrubbt; danach sollte man mit keimarmem und demineralisiertem (destilliertem) Wasser nachspülen; das später zu sterilisierende Gut muss gut abgetrocknet werden.

Schritt 3
Sterilisieren

Sterilisiergut alternativ in Spezialfolie, Tücher oder Aufbewahrungskisten verpackt in das Gerät stellen. Die Behältnisse dürfen nicht übereinander oder zu dicht nebeneinander liegen, damit keine „Luft-Inseln" entstehen.
Während des Sterilisationsvorganges darf das Gerät nicht geöffnet werden; das Sterilisationsgut wird erst nach Abkühlen des Gerätes entnommen und ungeöffnet verstaut. Ist eine sterilisierte Aufbewahrungskiste einmal geöffnet worden, muss das Material schnellstens benutzt werden.

> **Spezieller Lernhinweis**
>
> Reihenfolge beachten:
> 1. Desinfizieren
> 2. Mechanisches Vorreinigen
> 3. Sterilisieren.

26.3 Desinfektion

Definition

Desinfektion bedeutet die Abtötung bzw. weitestgehende Reduktion aller pathogenen Keime (Bakterien, Viren, Pilze, Protozoen); ausgenommen sind schwer abtötbare Sporenbildner und deren Sporen.

Desinfektionsmittel

Zur Desinfektion dürfen nur Mittel und Verfahren angewandt werden, die vom Robert-Koch-Institut als geprüft anerkannt wurden.
Je nach Desinfektionsverfahren werden unterschiedliche chemische Verbindungen eingesetzt. Der mikrobizide Effekt ist von der Konzentration des Mittels, der Haltbarkeit, seiner Einwirkdauer und der Temperatur abhängig.

26.3.1 Desinfektionsverfahren in der Praxis

26.3.1.1 Hautdesinfektion

Vor Injektionen oder anderen invasiven Eingriffen müssen die auf der Haut befindlichen Keime unschädlich gemacht werden.

Dazu werden *alkoholhaltige Mittel* (60 %iges n-Propanol, 70 %iges Isopropanol, 80 %iges Ethanol) oder Jodtinkturen (Allergien berücksichtigen!) verwendet.

Durchführung

Die Hautdesinfektion wird entweder nach der „Sprühmethode" oder nach der „Wischmethode" durchgeführt.

„Sprühmethode"

Das Hautareal gründlich mit Desinfektionslösung einsprühen und mindestens 2 Minuten trocknen lassen (es darf keine Feuchtigkeit mehr vorhanden sein).

„Wischmethode"

Man durchfeuchtet einen Tupfer mit Desinfektionslösung und reibt diese, von innen nach außen in konzentrischen Kreisen auf die Haut auf. Die Einwirkzeit sollte mindestens 1 Minute betragen.
Vor Operationen oder Punktionen sollte die Haut erst gereinigt und danach mindestens 2-mal desinfiziert werden.

26.3.1.2 Händedesinfektion

- Zur Händedesinfektion werden ebenfalls alkoholhaltige Mittel benutzt.
- Sie sollten sich in Desinfektionsmittelspendern befinden, aus denen die benötigte Menge entnommen werden kann, ohne die Spender mit den Händen berühren zu müssen (Fuß oder Ellenbogen).
- In Abhängigkeit des therapeutischen Eingriffes unterscheidet man die chirurgische von der hygienischen Händedesinfektion.
- Ziel der hygienischen Händedesinfektion ist das Abtöten der Anflugkeime.
- Bei der chirurgischen Händedesinfektion werden sowohl die Anflugkeime als auch die physiologischen Standortkeime reduziert.

Hygienische Händedesinfektion

Die hygienische Händedesinfektion erfolgt
- vor und nach jedem Patientenkontakt
- nach jedem Kontakt mit Blut oder Patientenausscheidungen
- vor Eingriffen wie z. B. Injektionen
- nach Toilettenbenutzung.

26 Sterilisation und Desinfektion

Spezieller Lernhinweis

Bei invasiven Techniken immer (sterile) Einmalhandschuhe tragen!

Durchführung

- Man gibt ca. 5 ml eines alkoholischen Desinfektionsmittels in die Hohlhand und reibt damit beide Hände gründlich ein (man achte auch auf die Fingerzwischenräume, Fingerkuppen, Nagelfalz)
- die Einwirkzeit beträgt mindestens 30 Sekunden (je nach Herstellerangaben)
- bei Bedarf danach Hände mit Wasser und Seife waschen.

Spezieller Lernhinweis

Eine sichtbare Kontaminierung der Hände wird vor der eigentlichen Händedesinfektion mit einem in Desinfektionsmittel angefeuchtetem Tuch entfernt. Anschließend ist die hygienische Händedesinfektion 2-mal durchzuführen.

Chirurgische Händedesinfektion

- Die chirurgische Händedesinfektion erfolgt *vor größeren Eingriffen*, wie z. B. Operationen
- es ist nicht möglich, die lebende Haut bis zur Sterilität zu entkeimen, da die zur Händedesinfektion verwendbaren Mittel nur eine geringe Tiefenwirkung besitzen.

Durchführung

- Mindestens 2 Minuten werden Hände und Unterarme gründlich mit Wasser und Seife gewaschen; ebenso müssen die Nägel gebürstet werden; anschließend wird alles mit einem sterilen Einmalhandtuch abgetrocknet.
- Danach erfolgt ein ca. 5 Minuten dauerndes Desinfektionsverfahren:
  - Man verteilt ca. 10 ml Desinfektionsmittel auf Hände und Unterarme und reibt dieses ca. 2 Minuten gründlich ein
  - dann werden die Nägel ca. 1 Minute mit Desinfektionsmitteln und einer sterilen Bürste geschrubbt
  - daraufhin verreibt man nochmals 2 Minuten lang 10 ml Desinfektionsmittel auf Hände und Unterarme
  - nachdem alles angetrocknet ist, (lässt man sich) sterile Handschuhe anziehen.

26.3.1.3 Flächendesinfektion

Alle Flächen wie z. B. Fußböden, Schreibtische oder Ablagen werden mindestens 1-mal täglich, bei Kontaminierung sofort, mit *Phenolen* und/oder *Formaldehyden* desinfiziert.

Durchführung

- Die zu desinfizierende Oberfläche wird mit einem Scheuertuch, welches mit der Gebrauchsverdünnung des Desinfektionsmittels getränkt wurde, unter leichtem Druck abgerieben.
- Die Oberfläche nicht trocken reiben, sie gilt erst nach Ablauf der vorgeschriebenen Einwirkzeit als desinfiziert.

Spezieller Lernhinweis

Das Desinfektionsmittel nie mit Putzmittel mischen, Seifenfehler!!

Bei der Desinfektion von größeren Flächen, z. B. Fußböden bedient man sich der **2-Eimer-Wischmethode**.

Durchführung

- Man benötigt 1 Eimer mit einem Desinfektionsmittel und 1 Eimer mit klarem Wasser.
- Mit einem desinfizierten Wischlappen wird der Boden gründlich mit dem Desinfektionsmittel genässt.
- Dann wird der Wischer in den Eimer mit dem klaren Wasser ausgewrungen, damit eine frühzeitige Inaktivierung des Desinfektionsmittels verhindert wird.
- Ein Wischlappen sollte nur für höchstens 20 m² verwendet werden.
- Nach Gebrauch sind die verwendeten Wischlappen wieder zu desinfizieren.

26.3.1.4 Grobdesinfektion

Zur Grobdesinfektion von z. B. Toiletten oder Ausscheidungen (Urin, Stuhl, Erbrochenem) werden Alkalien (Natronlaugen, Kalkmilch) oder Halogene (Fluor, Brom, Chlorkalk) verwendet.

Spezieller Lernhinweis

Um Ausscheidungen zu desinfizieren, werden 2

> Teile Desinfektionsmittel mit einem Teil der Ausscheidungen vermengt. Die Einwirkzeit beträgt ca. 6 Stunden. Danach wird das Ganze in die Toilette entleert.

26.3.1.5 Wasserdesinfektion

Zur Wasserdesinfektion benutzt man *Oxidanzien* (Ozon, Wasserstoffperoxid, Kaliumpermanganat, Peressigsäure); dieses Verfahren wird üblicherweise nicht in Standardpraxen verwendet.

26.3.1.6 Desinfektion von Textilien

Textilien werden durch feuchte Hitze mit einem Zusatz von *Chlor* (Dampf von 90° Kochwäsche) desinfiziert.

26.3.1.7 Raumluftdesinfektion

Um Raumluft zu desinfizieren, werden UV-Strahlen eingesetzt (üblicherweise in Kliniken, Laboren, Säuglingsstationen).

26.3.1.8 Instrumentendesinfektion

→ 26.2.3, Schritt 1

26.4 Praxisausstattung

Um den hygienischen Anforderungen gerecht zu werden, muss die Praxisausstattung pflegeleicht und gut zu desinfizieren sein.

Fußböden

Die Fußböden in Behandlungs- und Untersuchungsräumen sollten glatt und leicht waschbar sein. Im Empfangs- und Wartebereich darf ein textiler Teppich vorhanden sein.

Praxiswäsche

Die gesamte Praxiswäsche (Berufskleidung, Handtücher etc.) muss kochbar sein und mindestens alle 2 Tage (nach Verschmutzung sofort) desinfiziert werden. Für die Untersuchungsliege benutzt man entweder eine Einmalauflage oder einen Textilbezug, der nach jedem Patienten gewechselt werden muss.

Pflanzen

Im Wartebereich dürfen Pflanzen aufgestellt werden, jedoch nur mit Hydrokultur.

Toiletten

Es müssen mindestens 2 Toiletten vorhanden sein, eine für Patienten und eine für das Personal.

Ausstattung des Behandlungsraumes

In jedem Behandlungsraum sollte ein Waschbecken, Seifenspender, Desinfektionsmittelspender und verschlossene Abfallbehälter mit Fußbetrieb vorhanden sein. Instrumente werden in staub- und sedimentfreien, geschlossenen Behältern gelagert.

26.5 Abfallbeseitigung

Jeglicher Praxisabfall ist grundsätzlich in verschlossenen Behältern zu sammeln.
- Je nach Gemeindevorschrift werden Abfälle, wie z. B. Handschuhe, gebrauchte Tupfer, Einmalauflagen in einem stabilen Plastiksack verschlossen in den Hausmüll gegeben.
- Alle spitzen, scharfen oder zerbrechlichen Gegenstände (Kanülen, Glasfläschchen) müssen in stabilen, blickdichten und säurefesten Behältnissen (z. B. Kanülensammler) fest verschlossen werden; je nach Gemeindevorschrift dürfen diese Behältnisse ebenfalls in den Hausmüll gegeben werden.

> **Spezieller Lernhinweis**
>
> Alle Gegenstände, die mit einem infektiösen, hoch ansteckungsgefährlichen Patienten in Berührung gekommen sind, werden in einem Plastiksack verschlossen und im nächsten Krankenhaus als „infektiöses Material" abgegeben.

XVI Injektionstechniken

27 Durchführung der Applikationsarten

Definition

Unter einer Injektion versteht man eine Einbringung von löslichen Arzneimitteln in den Körper auf *parenteralem* Wege (unter Umgehung des Verdauungstraktes). Die Einbringung von Arzneimitteln erfolgt in der Regel intrakutan, subkutan, intravenös und intramuskulär.

> **Spezieller Lernhinweis**
>
> Im Rahmen seiner Sorgfaltspflicht sollte der Heilpraktiker folgende Injektionen **nicht** durchführen: intraarteriell, intrakardial, intrathekal (Liquorraum) und intraartikulär (Gelenk).

Vorteile von Injektionen

- Es können Medikamente injiziert werden, die bei oraler Verabreichung im Magen-Darm-Trakt abgebaut werden würden (z. B. Insulin).
- Injektionen können unabhängig von der Bewusstseinslage des Patienten verabreicht werden (Schock, Somnolenz, Koma).
- Sie haben eine schnellere Wirkung als oral verabreichte Medikamente.

Nachteile von Injektionen

- Durch die Verletzung der Haut und des darunter liegenden Gewebes können Komplikationen auftreten.
- Das injizierte Mittel kann nur erschwert (Plasmaseparation, forcierte Diurese, Antidot) wieder entfernt werden.
- Eine Injektion kann schmerzhaft sein.

27.1 Vorbereitungsmaßnahmen einer Injektion

Schritt 1
Ampulle kontrollieren

- Applikationsform: i.c., s.c., i. m. oder i. v.?
- Ablaufdatum kontrollieren
- Trübung oder Ausfällung des Mittels?
- richtiger Wirkstoff?
- muss der Ampulleninhalt vor Verabreichung geschüttelt werden?
- muss er verdünnt werden?

Schritt 2
Nierenschale mit Injektionsmaterial bestücken

- Injektionslösung
- Spritze
- 1 Aufziehkanüle, 1 Injektionskanüle
- Desinfektionsmittel
- Tupfer
- Pflaster
- Handschuhe bereitlegen, evtl. Stauriemen.

Schritt 3
Vorbereitung der Injektion am Patienten

- Hygienische Händedesinfektion, Handschuhe tragen.
- Patienten aufklären und um Erlaubnis fragen (bei i. m. Injektionen den Patienten fragen, ob er Marcumar einnimmt → Kontraindikation).
- Mittel mit Aufziehkanüle aus der Ampulle entnehmen.
- Patienten entsprechend der Injektion lagern (→ „Injektionsarten").
- Hautdesinfektion vornehmen, Einwirkzeit beachten (→ „Hygienemaßnahmen").

Schritt 4
Mittel injizieren

- Injektionskanüle aufsetzen, Luftreste aus der Spritze entfernen.
- Langsam injizieren; je nach Applikationsart erfolgt die Position der Nadel.
- Nach der Applikation schnelles Entfernen der Kanüle.
- Tupfer auf die Wunde legen, evtl. Pflaster.

Schritt 5
Entsorgung des Materials

- Nie die Hüllen auf die Injektionsnadel setzen (Infektionsgefahr).
- Entsorgung der Nadeln in stabile undurchsichtige Behälter.
- Kontaminiertes Material in vorgesehene Plastiktüten entsorgen.

- Mehrwegmaterial fachgerecht sterilisieren (→ „Hygieneanforderungen in der Praxis").

27.2 Injektionsarten

27.2.1 Intrakutane (i.c.) Injektion

Definition

Einbringung eines Mittels in die Haut (empfohlene Kanülengröße: Nr. 20).

Injektionsgebiete

- Die intrakutane Injektion kann praktisch am ganzen Körper erfolgen; die ausgewählte Stelle sollte jedoch keiner stärkeren mechanischen Beanspruchung ausgesetzt sein.

Durchführung

- Erledigung aller vorbereitenden Maßnahmen.
- Kanüle mit nach oben gerichtetem Anschliff flach in die Haut stechen (Aspiration nicht nötig) und 2–3 mm vorschieben (nicht zu tief, sonst handelt es sich um eine subkutane Injektion).
- Es bildet sich eine deutliche Quaddel.

27.2.2 Subkutane (s.c.) Injektion

Definition

Einbringung eines Mittels in das Unterhautfettgewebe (empfohlene Kanülengröße: Nr. 18 oder 20).

Injektionsgebiete

- Die Einstichstelle sollte frei von oberflächlich verlaufenden Gefäßen und Nervenbahnen sein.
- Häufigste Injektionsstelle ist die Bauchhaut, besonders zwischen Crista iliaca und Bauchnabel (um den Nabel sollten 2 cm freigelassen werden).
- Außenseite des Oberschenkel (Handbreit über dem Knie freilassen), evtl. Außenseite des Oberarms (umstritten, da es wegen des meist dünnen Unterhautfettgewebes leicht zur i. m. Injektion kommen kann).

Durchführung

- Erledigung aller vorbereitenden Maßnahmen.
- Die Haut mit einer Hand in eine 2–3 cm dicke Falte anheben und die Spritze senkrecht oder waagerecht in die Hautfalte einstechen.
- Nach dem Einstich aspirieren.
- Mit dem Entfernen der Kanüle wird die Hautfalte losgelassen.

Kontraindikationen

- Schock
- Ödem, Infektion oder Entzündung der Injektionsstelle
- Antikoagulanzientherapie.

27.2.3 Intramuskuläre (i. m.) Injektion

Definition

Einbringung eines Mittels in die Muskulatur (empfohlene Kanülengröße: Nr. 1).

Injektionsgebiete

Ventroglutäale Methode nach v. Hochstätter

- Auffinden des Injektionsgebietes
  - der Patient liegt in entspannter Seiten- oder Rückenlage, Knie sind leicht angewinkelt
  - man legt die linke Zeigefingerkuppe auf die rechte Spina iliaca anterior superior (vorderer oberer Darmbeinstachel)
  - dann spreizt man den Mittelfinger derselben Hand entlang des Beckenkamms nach hinten
  - die Hand wird gedreht, bis der Handballen auf dem Trochanter major liegt
  - der Einstich erfolgt im unteren Drittel des durch den Zeige- und Mittelfinger aufgespannten Dreiecks.

> **Spezieller Lernhinweis**
>
> Die früher angewendete Quadrantenmethode ist nach heutigen Erkenntnissen grundsätzlich abzulehnen; kommt es zu Schäden, wird dies als Behandlungsfehler gewertet.

Durchführung

- Erledigung aller vorbereitenden Maßnahmen.
- Die Einstichstelle 2-mal desinfizieren; erst Grobdesinfektion, dann Einstichstelle deckend einsprühen und einwirken lassen.
- Kanüle zügig und genau senkrecht zur Hautoberfläche einstechen.
- Immer **aspirieren**, bevor man injiziert!

> **Spezieller Lernhinweis**
>
> Spritze mit linker Hand festhalten und mit der rechten Hand den Stempel so weit zurückziehen,

bis am Kanülenansatz kleine Luftbläschen zu sehen sind. Falls **Blut sichtbar** wird, Kanüle herausziehen, neue aufsetzen und an einer anderen Stelle injizieren!

- Langsam das Mittel applizieren, mit der linken Hand die Kanüle fixieren.
- Kanüle schnell und gerade herausziehen.
- Tupfer oder Pflaster auflegen.

Kontraindikationen

- Schockzustände mit Zentralisation des Blutvolumens
- Patienten mit Blutungsneigung oder Antikoagulanzientherapie
- Ödeme, Entzündungen, Infektionen an der Injektionsstelle
- Verdacht auf Herzinfarkt (Labordiagnostik wäre verfälscht und eine Lysetherapie erschwert)
- Muskelatrophie
- Sensibilitätsstörungen.

Komplikationen

- Auch bei korrekter Injektionstechnik können Patienten über anhaltende Schmerzen klagen, die häufig in das gleichseitige Bein ausstrahlen (Beschwerden bilden sich innerhalb weniger Stunden zurück)
- Spritzenabszess (verursacht durch unsauberes Arbeiten)
- Fettgewebsnekrosen (verfehlt man den Muskel und trifft Fettgewebe, sind die Resorptionsbedingungen schlechter als in der Muskulatur; Medikamente bleiben länger liegen und können v. a. bei öligen Substanzen zur Fettgewebsnekrose führen)
- Nervenläsionen (meist *N. ischiadicus* infolge falscher Injektionstechnik).

27.2.4 Intravenöse (i. v.) Injektion

Definition

Einbringung eines Mittels in eine Vene (empfohlene Kanülengröße: Nr. 1 oder 2).

Injektionsgebiete

- In der Regel wählt man in der Ellenbeuge die V. cephalica
- Handrückenvenen.

Durchführung

- Erledigung aller vorbereitenden Maßnahmen.
- Entweder liegt der Patient, damit er nicht kollabiert, oder er sitzt und legt seinen Unterarm auf einen Tisch.
- Man sucht die radiale Vene in der Ellenbeuge (V. cephalica) auf und palpiert diese.
- Stauschlauch anlegen (der arterielle Puls muss noch tastbar sein).
- Durchführung der Hautdesinfektion.
- Mit der linken Hand hält man den Arm fest und zieht die Haut über der Vene etwas nach unten.
- Die Punktion der Vene erfolgt im Winkel von 30° mit nach oben gerichtetem Schliff.
- **Aspirieren**, bis Blut im Ansatzkonus sichtbar ist.
- Stauschlauch öffnen, damit das Mittel ungehindert durch die Vene gelangt.
- Langsam injizieren.
- Nadel herausziehen und sterilen Tupfer auflegen.
- Durch Anheben des Armes verhindert man die Bildung eines Hämatoms.

Komplikationen

- Durchstechen der Vene (in der Regel harmlos)
- Hämatom (man sollte durch eine optimale Blutstillung versuchen, diese Komplikation zu verhindern)
- paravenöse Injektion (je nach verwendetem Medikament kann dies zu einem Notfall führen)
- Thrombophlebitis (entsteht nach wiederholter Injektion gefäßreizender Medikamente in das gleiche Gefäß)
- eine versehentliche intraarterielle Injektion (Embolia cutis medicamentosa → **Notfall!!!**) kann zu einem arteriellen Gefäßverschluss führen.

Spezieller Lernhinweis

Symptome der Embolia cutis medicamentosa
- Schmerzen „als würde die ganze Hand in heißes Wasser getaucht"
- Weißwerden der Hand
- blau-rote Marmorierung der Hand (*Nicolau-Syndrom*)
- im späteren Stadium: Ödembildung, Haut- und Muskelnekrose, Funktionsstörungen oder Ausfall der Nerven.

Notfalltherapie
- Notarzt rufen
- Kanüle in der Arterie liegen lassen und mit einem Kreuzpflaster fixieren
- sofort mit 10–20 ml 0,9% NaCl nachspülen.

27.2.5 Blutentnahme

Der Ablauf gleicht der intravenösen Injektion; die Durchführung unterscheidet sich lediglich in der Absicht **Blut zu entnehmen**; um einen besseren Blutfluss zu erzielen, sollte der Stauschlauch erst nach der Blutentnahme geöffnet werden (danach wird die Nadel rausgezogen)!

XVII Notfall

28 Erste Hilfe

Gemäß § 323c Strafgesetzbuch (→ Kap. „Gesetzeskunde") ist jeder verpflichtet, in Notfallsituationen Hilfe zu leisten, sofern ihm das den Umständen nach zuzumuten ist. Insbesondere Angehörige medizinischer Berufe sollten über ein angemessenes Wissen verfügen und sich stets in „Erster Hilfe" fort- und weiterbilden.

In einem richterlichen Beschluss wurde festgelegt, dass der Patient von einem Heilpraktiker die gleiche *Sorgfaltspflicht* erwarten kann wie von einem Arzt!

Das gilt auch für Notfallsituationen, die in der Naturheilpraxis auftreten können, vor allem wenn sie durch Therapien (z. B. anaphylaktischer Schock bei Neuraltherapie) verursacht werden.

Nachfolgend sind die wichtigsten Erstmaßnahmen dargestellt, die lebensrettend sein können.

28.1 Maßnahmen des Ersthelfers

Beim Auffinden einer Person geht man als Ersthelfer zunächst nach der so genannten „BAP"-Regel vor:

Schritt 1

B – A – P

B → Bewusstsein überprüfen (ansprechen, kneifen)
A → Atmungskontrolle
   3 Möglichkeiten:
   – man legt die Hand auf den unteren Teil des Thorax („Fühlen")
   – man fixiert über dem Thorax einen Punkt („Sehen")
   – Ohr an Mund und Nase halten („Hören")
P → Pulskontrolle (links und rechts abwechselnd an den Karotiden; nur dieser Puls zählt, schwache Pulse am Handgelenk spielen keine Rolle!).

> **Spezieller Lernhinweis**
>
> Für Laien wird keine Pulskontrolle empfohlen. Medizinisches Personal soll neben der Suche nach anderen Zeichen einer Kreislauffunktion eine Pulskontrolle von max. 10 Sekunden durchführen.

Schritt 2

Notarzt verständigen

man teilt ihm
- Standort
- Name
- Geschehen
- evtl. Verdachtsdiagnose mit.

> **Spezieller Lernhinweis**
>
> **Phone fast:** Bei Kindern bis 8 Jahren sollten bei primär respiratorischem Notfall zuerst Sofortmaßnahmen ergriffen werden und der Notruf schnellstmöglich erfolgen.
> **First Phone:** Bei Bewusstlosen älter als 8 Jahre sollte zuerst der Rettungsdienst alarmiert werden und danach mit weiteren Maßnahmen begonnen werden.

> **Spezieller Lernhinweis**
>
> Aufgabe des Ersthelfers ist es, möglichst schnell für einen Notruf zu sorgen! Handelt es sich um einen Notfall in der Praxis, ruft man den Notarzt telefonisch. Ist der Notfall auf der Straße passiert, hält man einen Passanten an, der den Notarzt alarmiert. Möglichst nie den Verunglückten alleine lassen!

Schritt 3

Vorgehensweise, nachdem man Bewusstsein, Puls und Atmung kontrolliert und den Notarzt gerufen hat

Patient bei Bewusstsein

- Beruhigen
- je nach Zustand entsprechend lagern (evtl. Schocklagerung).

Patient nicht bei Bewusstsein, aber Atmung und Puls vorhanden

- Patient in die **stabile Seitenlage** legen (wegen Aspirationsgefahr!)
- ständige Kontrolle von Atmung und Puls.

Patient nicht bei Bewusstsein, Atmung, aber kein Puls vorhanden
- Nur kardiale Reanimation.

Patient nicht bei Bewusstsein, Puls, aber keine Atmung vorhanden
- Nur pulmonale Reanimation.

Patient nicht bei Bewusstsein, kein Puls und keine Atmung vorhanden
- Nach **A-B-C-D-Regel** verfahren.

28.2 A-B-C-D-Regel (Kardiopulmonale Reanimation)

A → Atemwege frei machen
- Kopf seitlich drehen, Finger von außen zwischen die Zähne schieben und mit Taschentuch o. ä. den Mund leerräumen, z. B. Essensreste, Zahnprothesen
- Patient flach auf einen harten Untergrund legen.

B → Beatmen
- Esmarch Handgriff:
  Den Kopf überstrecken, um die Zunge vom Rachenraum zu lösen, sodass über dem Nasenraum die Trachea frei liegt. Den Unterkiefer am Kieferwinkel nach vorn und oben ziehen. Die Beatmung erfolgt entweder
  – über die Nase (bei Zuhalten des Mundes) oder
  – über den Mund (bei Zuhalten der Nase).

Spezieller Lernhinweis
Man achte darauf, dass der Brustkorb sich tatsächlich hebt, sonst beatmet man den Magen!!

C → Kardiale Reanimation
Auffinden des Druckpunktes:
- Die Hände werden in die Mitte des Brustkorbes positioniert, d. h. auf die untere Hälfte des Brustbeines.
- Die andere Hand liegt dieser Hand auf, berührt also den Thorax nicht!
- Mit dem Gewicht des Oberkörpers drückt man beim Erwachsenen das Sternum 3–5 cm gegen die Wirbelsäule.
- Arme gestreckt halten und nach jeder Kompression vollständig entlasten.

- Die kardiopulmonale Reanimation erfolgt entweder nach der 1- oder 2-Helfer-Methode:
- initial 2–5 Atemspenden (bei Kindern! Bei Erwachsenen entfallen die Initialbeatmungen)
- 30 Herzmassagen
- 2 Atemspenden
- 30 Herzmassagen
- 2 Atemspenden
- usw.

Die Herzmassagen und die Atemspenden erfolgen immer abwechselnd, unabhängig davon, ob die Reanimation alleine oder zu zweit durchgeführt wird! Jede Notfall-Beatmung dauert 1 Sekunde.

Spezieller Lernhinweis
Die Druckfrequenz beträgt beim Erwachsenen 100/Minute, die Atemspenden sollten 20/Minute erfolgen. Keine Verzögerung bzw. Unterbrechung der kardiopulmonalen Reanimation!

D → Drugs
Medikamentöse Therapie erfolgt in der Regel i. v. Voraussetzung ist das Legen einer Venenverweilkanüle.

Nachfolgend einige Beispiele von (z. T. verschreibungspflichtigen) Medikamenten, die in Notfallsituationen eingesetzt werden können:
- *Kreislaufstillstand:* Suprarenin
- *Anaphylaxie:* Cortison, z. B. Dexamethason; Antihistaminikum, z. B. Tavegil
- *Herzinfarkt/Angina pectoris:* Nitrolingual (ab systolischem Blutdruck > 110)
- *Hypovolämie:* Kochsalzlösung, Ringer-Lactat-Lösung, Plasmaexpander, z. B. Macrodex
- *Schmerzen:* Analgetikum, z. B. Tramal
- *Bronchospasmen:* Bronchospasmolytikum, z. B. Euphyllin
- *Gallen-/Nierenkoliken:* Spasmolytikum, z. B. Buscopan
- *Kreislaufschwäche:* z. B. Effortil.

XVII Notfall

> **Spezieller Lernhinweis**
>
> Die meisten unter „Drugs" aufgeführten Medikamente sind verschreibungspflichtig und dem Heilpraktiker in der Regel nicht zugängig. Die Namen einiger Präparate sollten jedoch bekannt sein. In Abhängigkeit des Therapieverfahrens, welches der Heilpraktiker ausübt, stellen einige wenige Gesundheitsämter dem Heilpraktiker ein Rezept aus, um ein Notfallpräparat anschaffen zu können (Bsp. Neuraltherapie → Cortison). Stehen solche Arzneien zur Verfügung, ist es selbstverständlich, dass der Heilpraktiker genaue Kenntnisse über Darreichungsform und Dosierung aufweist.

Zeichen der erfolgreichen kardiopulmonalen Reanimation

- Haut wird rosiger
- Pupillenreaktion auf Lichtreize setzt wieder ein
- tastbare Pulse
- wiederkehrender Muskeltonus
- wiedereinsetzende Spontanatmung.

28.3 Sofortmaßnahmen am Unfallort

Schritt 1
Unfallstelle sichern:

- Warnblinkanlage
- auf Landstraßen: Warndreieck mindestens 100 m zurück und 70 cm in die Fahrbahn stellen
- auf Autobahnen: ggf. mehrere Warndreiecke aufstellen und noch weiter von der Unfallstelle entfernt montieren
- in der Stadt: Warndreieck auf das Autodach stellen.

Schritt 2

Mit dem Rautek-Rettungsgriff den Verunglückten aus der Gefahrenzone holen.

> **Spezieller Lernhinweis**
>
> Rautek-Rettungsgriff: Der Helfer ergreift von hinten mit beiden Händen den Nacken des Patienten und richtet ihn mit richtig bemessenem Schwung auf. Anschließend umfasst er von hinten durch die Achseln greifend den gebeugten Arm (mit allen 10 Fingern) und zieht den Patienten auf seine Oberschenkel; die Verunglückten sollten mit einem ausreichenden Abstand vom Unfallort wegtransportiert werden.

Schritt 3

B – A – P (→ 362).

Schritt 4

Notarzt rufen, indem man z. B. vorbeifahrende Autos anhält.

Schritt 5

Entsprechende Notfallmaßnahmen durchführen.

29 Pathologie

29.1 Schock

Definition
Der Schock ist ein Versagen der Kreislaufregulation mit gefährlicher Durchblutungsverminderung lebenswichtiger Organe.
Leitsymptome: niedriger Blutdruck, hoher Puls.

Schockindex (gilt nur für Erwachsene)
Der Schockzustand ist mit einer einfachen Formel errechenbar. Man dividiert die Pulsfrequenz/min. durch den systolischen Blutdruck. Beträgt der Wert > 1,0 handelt es sich um einen beginnenden Schock.

> **Spezieller Lernhinweis**
>
> Allerdings handelt es sich bei dem Schockindex um einen sehr unzuverlässigen Parameter, der in der Notfallsituation nur unnötig Zeit kostet.

Ursachen
- → „Schockformen".

Pathomechanismus
Durch Sinken des Herzminutenvolumens reagiert der Sympathikus mit einer Herzfrequenzsteigerung und einer Vasokonstriktion der Gefäße. Somit kommt es zu einer Umverteilung des Blutes aus der Peripherie in die Körpermitte (Kreislaufzentralisation). Nur noch die lebenswichtigsten Organe (Herz, Lunge, Gehirn) werden durchblutet.

Allgemeine Symptome
- Kaltfeuchte, blassgraue Extremitäten (Ausnahme septischer Schock in Frühphase)
- Unruhe, Angst, Apathie, Somnolenz
- Blutdruck ↓, Puls ↑, kleine Blutdruckamplitude
- Hypoxie
- metabolische Azidose
- Oligurie.

Komplikationen
Disseminierte intravasale Koagulopathie (DIC)
- Bildung von multiplen Thromben
- „Aufbrauchen" von Gerinnungsfaktoren.

Grundsätzliche Sofortmaßnahmen
- Oberkörper flach, Beine hochlagern (Ausnahme: alle Geschehen des Herzens, Lunge, Kopf, oberer Gastrointestinaltrakt: hier Oberkörper hochlagern!!)
- Verweilkanüle legen
- Substitution eines Volumenersatzes, 500–1500 ml 0,9% physiologische Kochsalzlösung (Ausnahme: alle Geschehen des Herzens, Lunge, Kopf)
- beruhigen/warmhalten
- ständige Kontrolle des Bewusstseins, Puls und Atmung (ggf. Reanimation!).

29.2 Schockformen

29.2.1 Hypovolämischer Schock

Ursachen
- Hohe Blutverluste
- gastrointestinale Flüssigkeitsverluste (Erbrechen, Diarrhöe)
- renaler Flüssigkeitsverlust (Diabetes mellitus, Diabetes insipidus, Polyurie nach akutem Kreislaufversagen)
- Flüssigkeitsverluste über die Haut (Verbrennungen, starkes Schwitzen ohne adäquate Wasserzufuhr).

Symptome
- Alle Schockzeichen (→ „allgemeine Symptome")
- starker Durst
- Kältezittern
- leere kollabierte Venen (Hals und Handrücken)
- evtl. Hinweise für Volumenverlust (Blutungen, Verbrennungen, Trauma etc.).

Sofortmaßnahmen
- → „grundsätzliche Sofortmaßnahmen"
- bei hämorrhagischem Schock, der durch äußere Blutungen verursacht wurde: Blutstillung.

29.2.2 Anaphylaktischer Schock

Ursachen

- Allergische Reaktion vom Soforttyp I (→ Kap. „Blut, Abwehr und Lymphsystem") z. B. allergische Reaktion auf Medikamente.

Tab. 32 Anaphylaktischer Schock

Symptome	Sofortmaßnahmen
Subjektive Beschwerden (Rückenschmerzen, Unwohlsein)	Infusionsstopp/Allergenzufuhrstopp (Nadel nicht entfernen), Patient wird über eine Stunde beobachtet
Urtikaria (Hauterscheinungen mit Flush, Juckreiz)	Antihistaminika (z. B. Tavegil)
Blutdruck ↓, Puls ↑	Kortikosteroide
Dyspnoe, Bronchospasmus, Larynxödem	Kortikosteroide, Adrenalin
Herz- und Atemstillstand	Reanimation

29.2.3 Septischer Schock

Ursachen

- Endotoxinschock, meist ausgelöst durch Zerfall gramnegativer Bakterien.

Symptome

- Allgemeine Schockzeichen (→ „allgemeine Symptome"), allerdings ansteigender und/oder abfallender Blutdruck
- in der Anfangsphase meist hohes Fieber mit Schüttelfrost (evtl. auch Hypothermie)
- warme, gut durchblutete, trockene Haut → Patient wirkt gesünder als er ist; später kühle, zyanotische Haut, evtl. Hautblutungen.

Sofortmaßnahmen

- → „grundsätzliche Sofortmaßnahmen".

29.2.4 Kardiogener Schock

Ursachen

- Herzinfarkt
- Kardiomyopathien
- Myokarditis
- Herzrhythmusstörungen.

Symptome

- Alle Schockzeichen (→ „allgemeine Symptome"), häufig Arrhythmie

- gestaute Halsvenen
- marmorierte Haut
- Lungenödem
- Dyspnoe.

Sofortmaßnahmen

- → „grundsätzliche Sofortmaßnahmen"
- Achtung: Oberkörperhochlagerung, keine Volumensubstitution
- O_2-Gabe.

29.3 Koma

Begriffsdefinitionen

Somnolenz (Benommenheit)

Schläfriger Zustand, aus dem der Betroffene durch äußere Reize erweckt werden kann; auf Befragen verlangsamte, ungenaue Antworten.

Sopor

Schlafähnlicher Zustand, aus dem der Patient durch äußere Reize nicht mehr erweckt werden kann; nur stärkste Stimuli (z. B. Schmerzreize) können Reaktionen (z. B. Abwehrreaktion) hervorrufen.

Koma

Schwerster Grad der Bewusstseinsstörung, der Patient ist durch äußere Reize nicht mehr weckbar.

Tab. 33 Gradeinteilung des komatösen Zustandes

Grad 1	gezielte Abwehrreaktionen auf Schmerzreize
Grad 2:	ungezielte einfache Reaktion auf Schmerzreize
Grad 3:	keine Reaktion auf Schmerzreize; erloschene Sensibilität
Grad 4:	Pupillen- und Kornealreflex, Würgereflex, Muskeleigenreflex erloschen
Grad 5:	wie 4, zusätzlich zentrale Atemlähmung und zentrale Störung der Kreislaufregulation

Ursachen

Stoffwechsel-Komata

- Störung des Glukosestoffwechsels (→ Kap. „Hormonsystem"): Coma diabeticum, Hypoglykämisches Koma
- Thyreoideales Koma (→ Kap. „Hormonsystem"): Thyreotoxische Krise, Myxödemkoma
- Parathyreoideales Koma (→ Kap. „Hormonsystem"): Tetanische Krise, Kalziumnarkose

- Hepatisches Koma (→ Kap. „Verdauungssystem")
- Urämisches Koma (→ Kap. „Harnsystem")
- Koma bei akuter Nebenniereninsuffizienz (Addison-Krise) (→ Kap. „Hormonsystem")
- Hypophysäres Koma (→ Kap. „Hormonsystem").

Zerebrale Komata (→ Kap. „Nervensystem")

- Blutungen, z. B. Massenblutungen, Subarachnoidalblutung, subdurales Hämatom, epidurales Hämatom
- zerebrale Ischämie
- Anfallskrankheiten
- Commotio, Contusio, Compressio cerebri
- Hitzschlag.

Intoxikationen

- Alkohol
- Schlafmittel, Drogen
- Kohlenmonoxid
- Schwermetalle.

Kardiovaskuläre Störungen
(→ Kap. „Herz-Kreislauf-Erkrankungen")

- Überleitungsstörungen (AV-Block)
- Rhythmusstörungen
- Herzinfarkt
- Herzfehler
- schwere Herzinsuffizienz.

Sofortmaßnahmen

Bei allen komatösen Zuständen:

- B – A – P (→ S. 362)
- Notarzt rufen (lassen)
- Patient in die stabile Seitenlage legen (bei Bewusstlosigkeit und ausreichender Atmung)
- venösen Zugang legen
- ständige Kontrolle von Puls und Atmung (ggf. Reanimation)
- bei allen unklaren komatösen Zuständen 50 ml einer 40%igen Glukoselösung i. v.

29.4 Verbrennungen

Definition

Thermische Gewebeschädigung infolge externer (z. B. direkte Flammeneinwirkung) oder interner (z. B. Elektrounfall) Hitzeeinwirkung.

Sofortmaßnahmen

- Erstversorgung der Brandwunde mit kaltem, sauberen Leitungswasser bei Verbrennungen

Tab. 34 Gradeinteilungen bei Verbrennungen

Einteilung	Symptome	Therapie
Grad 1	Verletzung der Epidermis mit Rötung, Schwellung, Schmerzen	Kühlung mit Wasser, Kleider entfernen, evtl. Schmerzmittel
Grad 2	zusätzlich Blasenbildung	Volumensubstitution wegen Gefahr eines hypovolämischen Schocks; nicht verbinden, sondern mit metallbedampfter Folie abdecken
Grad 3	Hautanhangsgebilde und Nerven sind zerstört; evtl. Nekrose, Wunde schmerzt nicht mehr	Schocklagerung; Flüssigkeitssubstitution; Notarzt
Grad 4	Verkohlung	

Tab. 35 Berechnung der verbrannten Fläche in % nach der 9er-Regel (Wallace)

	Erwachsener	Kind (ca. 5 Jahre)	Säugling
Kopf	9%	15%	21%
rechter und linker Arm (einzeln)	9%	9%	9%
Thorax vorne	18%	18%	18%
Thorax hinten	18%	18%	18%
rechtes und linkes Bein (einzeln)	18%	17%	14%

< 20 %; Dauer: ca. 15 Minuten, bei Frösteln beenden
- Abdecken offener Flächen mit steriler metallbeschichteter Folie
- Infusionstherapie.

29.5 Hitzeschäden

29.5.1 Hitzeerschöpfung

Definition

Folge starker Schweißverluste ohne ausreichende Flüssigkeitszufuhr.

Ursachen
- Nach langen Märschen/Wanderungen
- Sport.

Symptome

Symptomatik aufgrund der Dehydratation (Wasserverlust)
- allg. Schocksymptomatik
- keine Temperaturerhöhung.

Sofortmaßnahmen
- Schocklagerung
- kühle Umgebung
- Elektrolyt- und Flüssigkeitssubstitution (oral oder i. v.).

29.5.2 Hitzschlag (syn. Hyperthermiesyndrom)

Definition

Störung der Wärmeregulation nach längerer Temperatureinwirkung und Behinderung der Wärmeabgabe.

Ursachen
- Große Wärmezufuhr von außen: Umgebungstemperatur wesentlich höher als Körpertemperatur
- Behinderung der Wärmeabgabe (Wärmestau), z. B. bei unzweckmäßiger Kleidung.

Symptome

Symptomatik entstehend aus Kreislaufdekompensation:
- Kopfschmerzen
- Schwindel
- Übelkeit
- Temperatur > 40 °C

- Tachykardie (> 140/min.)
- Blutdruck anfangs erhöht, später Schocksymptomatik
- Haut ist anfangs rot, trocken, heiß; später grauzyanotisch
- Somnolenz bis Koma.

Sofortmaßnahmen
- Notarzt verständigen
- Oberkörper hochlagern
- Kühlen mit kalten Umschlägen in den Nacken, kalte mit Wasser besprengte Körpertücher
- venöser Zugang, Elektrolytsubstitution i. v.
- Sauerstoffinhalation
- kontinuierliche Kontrolle von Blutdruck, Puls und Temperatur.

29.5.3 Hitzekrämpfe

Definition

Ein mit hohem Flüssigkeits- und Elektrolytdefizit (2–4 l Extrazellularsubstanz) einhergehender Prozess.

Ursachen
- Schwere Arbeit bei hoher Umgebungstemperatur (z. B. Hochofenarbeiter).

Symptome
- Muskelzuckungen und Krämpfe.

Sofortmaßnahmen
- Notarzt verständigen
- orale oder parenterale Elektrolyt- und Flüssigkeitssubstitution.

29.5.4 Sonnenstich

Definition

Unmittelbare Einwirkung der Sonnenstrahlen v. a. auf den unbedeckten Kopf und Nacken.

Symptome
- Starker Kopfschmerz
- Übelkeit und Erbrechen
- Fieber
- Schwindel
- orthostatischer Kollaps
- in schweren Fällen Koma und generalisierte Krämpfe (Hirndrucksteigerung durch seröse Meningitis und Hyperämie des Gehirns).

Sofortmaßnahmen

- Oberkörperhochlagerung
- Kühlung des Nackens durch kalte, feuchte Tücher.

29.6 Unterkühlung

Definition
Absinken der Körpertemperatur < 35 °C.
Akute Lebensgefahr bei Temperaturen < 26 °C–30 °C (drohendes Herzkammerflimmern).

Ursachen
- Exzessive Kälteexposition (z. B. bewusstloser Patient in kalten Gewässern, Schnee etc.)
- Alkohol, Medikamente
- endokrinologische Erkrankungen (z. B. Hypothyreose, Morbus Addison)
- Hirnschäden (Störungen des Temperaturzentrums).

Tab. 36 **Stadien der Unterkühlung**

Grad 1	< 35 °C	Muskelzittern, RR ↑, erhaltene Ansprechbarkeit, Verwirrtheit, Tachykardie, Haut blass und kalt
Grad 2	< 33 °C	kein Muskelzittern, Somnolenz, Bradykardie, RR normal oder erniedrigt, unregelmäßige Atmung, Reflexe abgeschwächt
Grad 3	< 30 °C	Koma; Puls schwach – nicht tastbar, minimale Atmung, keine Reflexe, extreme Bradykardie, Arrhythmie, Blutdruck ↓, Pupillenerweiterung

Sofortmaßnahmen
- Ist der Patient ansprechbar: Vermeidung aktiver und passiver Bewegungen (Bergungstod), vorsichtige Wiedererwärmung: warmer Raum, Wolldecke, warmes Getränk, Heißwasserbad
- bei Bewusstlosigkeit: keine extreme Wärmezufuhr, angewärmte Infusionslösung i. v.
- bei Kreislaufstillstand: kardiopulmonale Reanimation.

29.7 Auflistung wichtiger Notfallerkrankungen und deren Grundversorgung

Nach Organsystemen sortiert, sind nachfolgend alle wichtigen Notfälle aufgelistet. Es ist bezeichnend für Patienten in einer Notfallsituation, dass sie dem Ersthelfer keine Symptome aufzählen können, die für ihre Erkrankung spezifisch sind. Deshalb handelt es sich bei den **klassischen Befunden** zum größten Teil um solche, die durch Inspektion, Palpation, Perkussion, Auskultation und Funktionsprüfungen zu ermitteln sind. Auch durch „Hören" und „Riechen" können spezifische Befunde den Krankheiten zugeordnet werden.

Grundsätzlich sollte hervorgehoben werden, dass der Heilpraktiker keine Ausbildung zum Rettungssanitäter besitzt. Er sollte jedoch in der Lage sein, Notfälle zu erkennen und entsprechend richtig zu handeln. Findet der Ersthelfer einen Menschen in einer Notfallsituation vor, so verhält er sich immer nach dem gleichen Schema (→ auch S. 362):

Schritt 1

- B – A – P

Schritt 2

- Notarzt verständigen

Schritt 3

- Korrekte Grundversorgung des Patienten bis zum Eintreffen des Notarztes

Bei den nachfolgend aufgelisteten Erkrankungen wird davon ausgegangen, dass der **Patient noch bei Bewusstsein** ist. Bei Bewusstlosigkeit und Vorhandensein von Puls und Atmung wird der Patient immer in die stabile Seitenlage gelegt. Fehlen Puls und Atmung muss reanimiert werden. Um sicherzugehen, dass das Bewusstsein noch erhalten ist, sollte aus diesem Grunde eine ständige Kontrolle der Vitalfunktionen erfolgen. Außerdem ist es grundsätzlich wichtig, auf den Patienten beruhigend einzuwirken.

Tab. 37 Atemsystem

Erkrankung	Klassische Befunde	Grundversorgung
Pseudokrupp	• Kinder im Alter von 6 Monaten bis zum 3. Lebensjahr • meist nachts bellender, trockener Husten und Heiserkeit (keine Schluckstörungen) • insp. Stridor • mäßiges Fieber	• aufrecht sitzen lassen • feuchte, kalte Luft (Dusche anmachen) • O_2-Gabe • venösen Zugang legen: Offenhalten mit Ringer-Lösung **Cave:** bei starken Beschwerden keine Rachen- oder Kehlkopfinspektion!
Epiglottitis	• Kinder im Alter vom 2. bis 5. Lebensjahr • starke Dyspnoe • starke Schluckstörungen • Hypersalivation • hohes Fieber	• Oberkörper-Hochlagerung • O_2-Gabe • venösen Zugang legen: Offenhalten mit Ringer-Lösung **Cave:** bei starken Beschwerden keine Rachen- oder Kehlkopfinspektion; durch Manipulation im Mund-Rachenraum kann der Kehldeckel gänzlich anschwellen und die Trachea verlegen
Asthma bronchiale	• länger andauernde schwere Dyspnoe mit erschwerter Ausatmung • Orthopnoe • Angst, Unruhe • Zyanose • Giemen, Pfeifen, Brummen	• Oberkörper-Hochlagerung • O_2-Gabe • venösen Zugang legen: Offenhalten mit Ringer-Lösung
Pneumothorax	• akute Dyspnoe • atemabhängige stechende Schmerzen • Husten • nachschleppende Thoraxhälfte	• Oberkörper-Hochlagerung • bei äußerem Pneu.: Fremdkörper in Wunde belassen und fixieren • O_2-Gabe • venösen Zugang legen: Offenhalten mit Ringer-Lösung
Spannungspneumothorax	• akute, immer stärker werdende Dyspnoe • akute Schmerzen • Halsvenenstau mit evtl. punktförmigen Einblutungen • Zyanose	• unverzügliche Entlastungspunktion mit großlumiger Kanüle in den 2. oder 3. ICR medioklavikular oberhalb der Rippe einstechen (an der Kanüle ist ein Fingerling mit Kreuzschlitz befestigt) • Oberkörper-Hochlagerung • O_2-Gabe • venösen Zugang legen: 20–40 ml/kg Körpergewicht Ringer-Lösung i. v.
Lungenödem, kardiales	• akut starke Dyspnoe • Angst, Kaltschweißigkeit • schaumig-rötliches Sputum • Rasseln und Kochen über der Brust (ohne Stethoskop hörbar)	• Oberkörper-Hochlagerung • unblutiger Aderlass • O_2-Gabe • venösen Zugang legen: Offenhalten mit Ringer-Lösung
Lungenembolie	• akut starke Dyspnoe • starke Thoraxschmerzen • Halsvenenstauungen • evtl. schaumig-rötliches Sputum	• Oberkörper-Hochlagerung • Patient auffordern, sich möglichst nicht zu bewegen • O_2-Gabe • venösen Zugang legen: Offenhalten mit Ringer-Lösung • evtl. unblutiger Aderlass

29 Pathologie

Erkrankung	Klassische Befunde	Grundversorgung
Hyperventilationssyndrom	• akut starke Dyspnoe • starker Erregungszustand, Angst • Kribbeln an Händen, Füßen und Mund • tonische Muskelkontraktion	• Oberkörper-Hochlagerung • Patient auffordern ruhig und gleichmäßig zu atmen • konsequente CO_2-Rückatmung mit Plastiktüte

Tab. **38** Hämatopoetisches System

Erkrankung	Klassische Befunde	Grundversorgung
Blutungen, akute	• Blutaustritt aus einer Wunde • Schocksymptomatik	• Oberkörper flach, Beine hoch • Druckverband anlegen: mithilfe eines elastischen Druckpolsters, welches die Wundränder überdeckt, werden eröffnete Gefäße komprimiert; diese Wundauflage wird mit einigen Bindegängen fixiert • O_2-Gabe • venösen Zugang legen: 20–40 ml/kg Körpergewicht Ringer-Lösung i. v. **Cave:** Abbinden nur in absoluten Ausnahmefällen!!

Tab. **39** Harnsystem

Erkrankung	Klassische Befunde	Grundversorgung
Harnverhalt, akuter	• starke Bauchschmerzen • Unruhe • Übelkeit, Erbrechen • evtl. Harnträufeln (Überlaufblase)	• Oberkörper-Hochlagerung • Beine anziehen lassen, Knierolle • venösen Zugang legen: Offenhalten mit Ringer-Lösung
Nieren-/Harnleiterkolik	• akute kolikartige starke Schmerzen (in Rücken, Flanken, Unterbauch bis Oberschenkel und Genitalbereich ausstrahlend) • Übelkeit, Erbrechen • blutig tingierter Urin • angespannte Bauchdecke • evtl. paralytischer Ileus	• Oberkörper-Hochlagerung • Beine anziehen lassen, Knierolle • venösen Zugang legen, 500–1000 ml Ringer-Lösung

Tab. **40** Herz- und Kreislaufsystem

Erkrankung	Klassische Befunde	Grundversorgung
Angina pectoris	• akute Thoraxschmerzen (evtl. ausstrahlend in die linke und rechte Schulter, linker Arm bis linke Kleinfingerseite, rechter Arm, rechter und linker Kieferwinkel, Hals) • Angst • evtl. Übelkeit, Erbrechen	• Oberkörper-Hochlagerung • Patient zudecken (Wärmeerhalt) • O_2-Gabe • venösen Zugang legen: Offenhalten mit Ringer-Lösung • 2–3 Hübe Nitrolingualspray sublingual (nur bei einem systol. RR > 100 mmHg) **Cave:** keine i. m. Injektion!

Erkrankung	Klassische Befunde	Grundversorgung
Herzinfarkt	• akute Thoraxschmerzen (evtl. ausstrahlend in die linke und rechte Schulter, linker Arm bis linke Kleinfingerseite, rechter Arm, rechter und linker Kieferwinkel, Hals) • Todesangst • kaltschweißige, blasse Haut • evtl. Schocksymptomatik • evtl. Rhythmusstörungen • evtl. Zeichen der Herzinsuffizienz **Cave:** bei 25% aller Herzinfarkte keine Schmerzen!	• Oberkörper-Hochlagerung • Patient zudecken (Wärmeerhalt) • O_2-Gabe • venösen Zugang legen: Offenhalten mit Ringer-Lösung • 2–3 Hübe Nitrolingualspray sublingual (nur bei einem systol. RR > 100 mmHg) **Cave:** keine i. m.-Injektion! Patient nicht aufstehen und laufen lassen!
Herzrhythmusstörungen	• Bradykardie, Tachykardie oder Arrhythmie • Schwindel • Benommenheit • Dyspnoe	• Oberkörper-Hochlagerung • Engmaschige Kontrolle von RR und Puls • O_2-Gabe • venösen Zugang legen: Offenhalten mit Ringer-Lösung
Akute Herzinsuffizienz	• Unruhe, Kaltschweißigkeit • starke Dyspnoe, Orthopnoe • Angst • Zyanose • Stauungszeichen bei Rechtsherzinsuffizienz: gestaute Halsvenen • Stauungszeichen bei Linksherzinsuffizienz: schaumig-rötliches Sputum	• Oberkörper-Hochlagerung • O_2-Gabe • venösen Zugang legen: Offenhalten mit Ringer-Lösung • 2–3 Hübe Nitrolingualspray sublingual (nur bei einem systol. RR > 100 mmHg) • evtl. unblutiger Aderlass
Akute Phlebothrombose	• Zyanose, Schwellung, Überwärmung der betroffenen Extremität • Schwere oder Spannungsgefühl; evtl. Muskelschmerzen • positive Untersuchungszeichen: Homans-, Meyer- und Payr-Zeichen	• betroffene Extremität hoch lagern (fördert den venösen Abfluss) • den Patienten nicht laufen lassen • keine Wärmezufuhr • venösen Zugang legen: Offenhalten mit Ringer-Lösung
Akuter peripherer arterieller Verschluss	• akut starke Schmerzen in der betroffenen Extremität • blasse, später glänzende zyanotische Hautfärbung • distal des Verschlusses kein Puls	• betroffene Extremität tief lagern mit leicht erhöhtem Oberkörper (erhöhter Perfusionsdruck) • den Patienten nicht laufen lassen • Extremität in Watte packen (zum Temperaturerhalt), Ruhigstellung • venösen Zugang legen: Offenhalten mit Ringer-Lösung
Hypertensive Krise	• Sehstörungen • Kopfschmerzen • Nasenbluten • Schwindel • Übelkeit, Erbrechen • Bewusstseinsstörungen • neurologische Ausfälle • Krampfanfälle	• Oberkörper-Hochlagerung • ständige Kontrolle der Vitalfunktionen • O_2-Gabe • venösen Zugang legen: Offenhalten mit Ringer-Lösung

29 Pathologie

Tab. **41 Intoxikationen**

Erkrankung	Klassische Befunde	Grundversorgung
Digitalisintoxikation	• Übelkeit, Erbrechen, Durchfall • Sehstörungen: Farbensehen, Flimmern vor den Augen • Tachykardie oder Bradykardie • Somnolenz	• O_2-Gabe • venösen Zugang legen: Offenhalten mit Ringer-Lösung
Alkoholintoxikation	• lallende Sprache, torkelnder Gang • Foetor alcoholicus • Enthemmung • evtl. Schocksymptomatik • Hypoglykämie	• Schutz vor Auskühlung • O_2-Gabe • venösen Zugang legen: Offenhalten mit Ringer-Lösung • 20–50 ml 40 %ige Glukoselösung langsam i. v.
Heroin-Opiatintoxikation	• multiple Venenpunktionstellen an den Armen, Beinen, Leistenbeuge • Somnolenz • Bradypnoe • Übelkeit, Erbrechen • stecknadelkopfgroße Pupillen • Hypothermie	• Schutz vor Auskühlung • O_2-Gabe • venösen Zugang legen: Offenhalten mit Ringer-Lösung
Kokainintoxikation	• psychische Auffälligkeiten (Aggressivität, Überheblichkeit, Unruhe, Depression etc.) • Mydriasis • Halluzinationen • Hyperthermie • Ateminsuffizienz • Tachykardie • evtl. Brodeln über den Lungen	• O_2-Gabe • venösen Zugang legen: Offenhalten mit Ringer-Lösung • bei pektanginösen Beschwerden 2–3 Hübe Nitrolingual-Spray (falls RR systol. > 100 mmHg)
Benzodiazepin-Intoxikation (Schlaf- und Beruhigungsmittel)	• Somnolenz • Nystagmus • Ataxie • Sprachstörungen • Ateminsuffizienz • Schwäche • Übelkeit, Erbrechen	• O_2-Gabe • venösen Zugang legen: Offenhalten mit Ringer-Lösung
CO-Intoxikation	• Kopfschmerzen, Schwindel, Sehstörungen • Mattigkeit • Blutdruckschwankungen **Merke!** Das oft in der Literatur genannte Symptom „kirschrote Hautfarbe" ist fast nie anzutreffen!	• O_2-Gabe • venösen Zugang legen: Offenhalten mit Ringer-Lösung

Tab. 42 Hormonsystem

Erkrankung	Klassische Befunde	Grundversorgung
Hypoglykämischer Schock	• Zittern • Unruhe, Schwitzen • Krampfanfälle • Verwirrtheit • Fokale Zeichen (Hemiplegien, Aphasie, Doppelbildersehen) • BZ < 50 mg/dl	• O_2-Gabe • venösen Zugang legen: Offenhalten mit Ringer-Lösung • oral: 10–20 g Traubenzucker oder 100–200 ml Fruchtsaft • i. v.: 50 ml 40%ige Glukoselösung unter laufender Ringer-Lösung
Hyperglykämisches Koma	• Exsikkose-Zeichen: stehende Hautfalten, trockene Haut • Schocksymptomatik • Müdigkeit, verwaschene Sprache • evtl. nach Apfel riechende Ausatemluft • BZ > 300–400 mg/dl	• Beine hoch lagern • O_2-Gabe • venösen Zugang und Zufuhr einer Ringer-Lösung → 1000 ml in der ersten Stunde

Tab. 43 Verdauungssystem

Erkrankung	Klassische Befunde	Grundversorgung
Ösophagusvarizenblutung	• schwallartiges Erbrechen von kaffeesatzartigem, später rotem Blut • evtl. Ikterus, Leberhautzeichen	• Oberkörper-Hochlagerung • O_2-Gabe • venösen Zugang legen und Zufuhr einer Ringer-Lösung → 20-40 ml/kg Körpergewicht
Ulkusperforation	• starke epigastrische Schmerzen, die sich schnell in den rechten Unterbauch oder in beide Schultern ausbreiten • Übelkeit und Erbrechen, evtl. von kaffeesatzartigem Blut • Schocksymptomatik • brettharter Bauch	• Oberkörper leicht erhöht lagern, Beine angewinkelt → Knierolle • O_2-Gabe • venösen Zugang legen: Offenhalten mit Ringer-Lösung
Akute Appendizitis	• Schmerzen (evtl. periumbilikal), die in den rechten Unterbauch wandern • evtl. Fieber • Übelkeit, Erbrechen • positive Untersuchungs-Zeichen (McBurney-, Lanz-, Blumberg-, Rovsing-, Psoaszeichen; rektaler Druckschmerz)	• Oberkörper leicht erhöht lagern, Beine angewinkelt → Knierolle • O_2-Gabe • venösen Zugang legen: Offenhalten mit Ringer-Lösung • bei massiver Blutung und Schocksymptomatik 500–1000 nl NaCl 0,9 %
Ileus, mechanischer	• stärkste kolikartige Schmerzen • kein Stuhl- und Windabgang • Meteorismus • Übelkeit, Erbrechen (evtl. Koterbrechen) • Auskultationsbefund: metallisch klingende Darmgeräusche, Hyperperistaltik	• Oberkörper leicht erhöht lagern, Beine angewinkelt → Knierolle • O_2-Gabe • venösen Zugang legen: Offenhalten mit Ringer-Lösung
Ileus, paralytischer	• kaum Schmerzen • kein Stuhl- und Windabgang • Meteorismus • Übelkeit, Erbrechen (evtl. Koterbrechen) • Auskultationsbefund: Totstille über dem Abdomen, „Ticken der Totenuhr"	• Oberkörper leicht erhöht lagern, Beine angewinkelt → Knierolle • O_2-Gabe • venösen Zugang legen: Offenhalten mit Ringer-Lösung

29 Pathologie

Erkrankung	Klassische Befunde	Grundversorgung
Akute Pankreatitis	• stärkste Oberbauchschmerzen, gürtelförmig, in den Rücken ausstrahlend • Übelkeit, Erbrechen • evtl. Gesichtsrötung (Flush) • evtl. Ikterus	• Oberkörper leicht erhöht lagern, Beine angewinkelt → Knierolle • O_2-Gabe • venösen Zugang legen mit Zufuhr einer Ringer-Lösung → 1000–1500 ml i. v.
Gallenkolik	• akute wellenförmige Schmerzen, evtl. in die rechte Schulter ausstrahlend • Übelkeit, Erbrechen • evtl. Ikterus	• Oberkörper leicht erhöht lagern, Beine angewinkelt → Knierolle • O_2-Gabe • venösen Zugang legen: Offenhalten mit Ringer-Lösung

Tab. 44 Auge und Ohr

Erkrankung	Klassische Befunde	Grundversorgung
Akutes Glaukom	• anfallsartige Sehverschlechterung • halbseitige Kopfschmerzen • gerötetes Auge • steinharter Bulbus • entrundete Pupille	• Oberkörper-Hochlagerung • O_2-Gabe • venösen Zugang legen: Offenhalten mit Ringer-Lösung
Verätzungen	• akute Sehverschlechterung • starke Augenschmerzen • starker Tränenfluss • Lichtscheu • Lidkrampf	• Patient angenehm lagern • sofortige Augenspülung mit mindestens 2 Liter Wasser oder Ringer-Lösung • sichtbare Schadstoffteilchen abtupfen • feste, schlecht lösliche Partikel mit Tupfer entfernen • venösen Zugang legen: Offenhalten mit Ringer-Lösung **Cave:** keine Augenspülung bei Kalkverätzung! Nur mit Watteträger und Speiseöl reinigen!
Morbus Ménière	• meist einseitig akuter, anfallsartiger Drehschwindel • Ohrensausen • Nystagmus • Hörstörungen • Übelkeit, Erbrechen	• Patient angenehm lagern • O_2-Gabe • venösen Zugang legen: Offenhalten mit Ringer-Lösung
Hörsturz	• innerhalb von Sekunden bis Stunden auftretende Schwerhörigkeit • evtl. Ohrensausen • evtl. Schwindel • evtl. Übelkeit, Erbrechen	• Patient angenehm lagern • O_2-Gabe • venösen Zugang legen: Offenhalten mit Ringer-Lösung

Tab. 45 **Bewegungsapparat**

Erkrankung	Klassische Befunde	Grundversorgung
Cauda-equina-Syndrom	• schleichend oder akut beginnende Rückenschmerzen • Schmerzausstrahlung meist einseitig ins Bein • Taubheits- und Kribbelgefühl • Paresen • evtl. Blasenentleerungsstörungen	• Lagerung auf weicher Unterlage • venösen Zugang legen: Offenhalten mit Ringer-Lösung
Extremitätenfraktur	• sichtbare Knochenfragmente • Reibegeräusch bei Bewegung • Fehlstellung • abnorme Beweglichkeit	• evtl. Oberkörperhochlagerung • versorgte Extremität hoch lagern • offene Frakturen steril abdecken • venösen Zugang legen: Offenhalten mit Ringer-Lösung; evtl. 20–40 ml/kg Körpergewicht Ringer-Lösung i. v.
Rippenfraktur	• Schonatmung • Dyspnoe • Zyanose • Schmerzen im Bereich der Fraktur	• Oberkörperhochlagerung, auf die verletzte Seite legen • O_2-Gabe • venösen Zugang legen: Offenhalten mit Ringer-Lösung
HWS-Distorsion (Schleudertrauma)	• im HWS-Bereich Schmerzen, auch Kopfschmerzen • Nackensteifigkeit • Tinnitus, Schwindel	• Patient auffordern, sich nicht zu bewegen • HWS in Neutralposition fixieren, HWS-Stützkragen anlegen, auf weiche Unterlage flach lagern • O_2-Gabe • venösen Zugang legen: Offenhalten mit Ringer-Lösung

29 Pathologie

Tab. **46 Fortpflanzungssystem**

Erkrankung	Klassische Befunde	Grundversorgung
Hodentorsion	• akute, bis in die Leiste ziehende Schmerzen (nehmen beim Anheben des Hodens zu) • Bauchschmerzen und Koliken bei Kleinkindern • ein Hoden steht höher als der andere • gerötete geschwollene Skrotalhaut	• Flachlagerung (keine Unterpolsterung des Hodens) • venösen Zugang legen: Offenhalten mit Ringer-Lösung
Epididymitis	• langsam zunehmende Hodenschmerzen • Tachykardie • Fieber • ein Hoden steht höher als der andere • gerötete geschwollene Skrotalhaut	• Flachlagerung (mit Unterpolsterung und Hochlagerung des Hodens) • venösen Zugang legen: Offenhalten mit Ringer-Lösung • Kühlung mit Eisbeuteln
Paraphimose	• zurückgestreifte und eingerollte geschwollene Vorhaut • evtl. blauverfärbte Glans penis • Schmerzen in der Penisspitze	• Oberkörperhochlagerung • evtl. Unterpolsterung des Penis • venösen Zugang legen: Offenhalten mit Ringer-Lösung
Vorzeitige Wehentätigkeit, Frühgeburt	• vor vollendeter 37. SSW regelmäßige Wehen • Fruchtwasserabgang	• Linksseitenlagerung, Becken hoch lagern • O_2-Gabe • venösen Zugang legen: Offenhalten mit Ringer-Lösung
Vena-cava-Kompressionssyndrom	• schwangere Patientin • Schwindel, Schwächegefühl • Kaltschweißigkeit • Blässe, evtl. Zyanose • Übelkeit • evtl. Bewusstlosigkeit	• Linksseitenlagerung • O_2-Gabe • venösen Zugang legen: Offenhalten mit Ringer-Lösung • evtl. 500–1000 ml Ringer-Lösung i. v.
EPH-Gestose	• RR-Anstieg > 140/90 mm Hg • Proteinurie, schäumender Urin • generalisierte Ödeme	• Oberkörper Hochlagerung, evtl. Linksseitenlagerung • O_2-Gabe • venösen Zugang legen: Offenhalten mit Ringer-Lösung
Bevorstehende Geburt	• mindestens alle 10 min. (oft alle 3–5 min.) regelmäßige Wehen • Fruchtwasserabgang	• Linksseitenlagerung und Becken hoch, nicht laufen lassen • Mutterpass einsehen • O_2-Gabe • venösen Zugang legen: Offenhalten mit Ringer-Lösung

Tab. **47 Haut**

Erkrankung	Klassische Befunde	Grundversorgung
Verbrennungen	→ S. 367	→ S. 367
Wundversorgung	• Schürfwunde → oberflächliche Hauverletzung • Schnittwunde → glatte Wundränder • Risswunde → zerfetzte Wundränder • Bisswunde → sichtbare Stiche oder Quetschungen • Platzwunde → Riss-Quetschwunde über Knochen	• Blutreste außerhalb der Wunde mit Desinfektionsmittel entfernen, die Wunde selbst nicht desinfizieren • Wunde mit Kompresse steril abdecken und mit einem Fenster- oder Wickelverband versorgen **Cave:** Besteht Tetanus-Impfschutz?

Tab. **48 Nervensystem**

Erkrankung	Klassische Befunde	Grundversorgung
Epilepsie	• Hinstürzen • Initialschrei • tonisch-klonische Krämpfe • Apnoe mit Zyanose • rötlicher Schaum vor dem Mund	• Patient vor Verletzungen schützen, alles aus dem Weg räumen • während des Anfalls Kopf unterpolstern, flach lagern, Kopf möglichst seitlich drehen • nach dem Anfall Atemwege freimachen • O_2-Gabe • venösen Zugang legen: Offenhalten mit Ringer-Lösung **Merke:** keinen Keil zwischen die Zähne schieben, Gefahr des Kieferbruches!
Meningitis	• akute Kopfschmerzen • Nackensteifigkeit • Fieber 39–40 °C • Bewusstseinsstörung • Kernig-, Lasègue-, Brudzinski-Zeichen positiv • evtl. Petechien	• flache Lagerung; bei Hirndruckzeichen: Oberkörper-Hochlagerung • O_2-Gabe • venösen Zugang legen: Offenhalten mit Ringer-Lösung
Apoplex	• Lähmungen von Armen und Beinen, herabhängender Mundwinkel • einseitige Sehstörungen • Schwindel • Sprach- und Koordinationsstörungen • Herdblick: Patient blickt seinen Ischämieherd an • Bewusstseinsstörungen bis Bewusstlosigkeit	• Oberkörper Hochlagerung • O_2-Gabe • venösen Zugang legen: Offenhalten mit Ringer-Lösung
Intrakranielle Butungen	• Kopfschmerzen • Mydriasis • Nüchternerbrechen • halbseitige neurologische Ausfälle • Schwindel • Bradykardie • psychische Veränderungen • Somnolenz	• Oberkörper-Hochlagerung • O_2-Gabe • venösen Zugang legen: Offenhalten mit Ringer-Lösung
Rückenmarkkompression	• evtl. Nackensteifigkeit • evtl. Kopfschmerzen • evtl. keine Kontrolle über Stuhl- und Harnabgang • evtl. spinaler Schock • Sensibilitätsstörungen, kein Schmerzempfinden in Armen und Beinen	• Patient auffordern, sich nicht zu bewegen • HWS-Stützkragen anlegen • auf weicher Unterlage flach lagern • O_2-Gabe • venösen Zugang legen: Offenhalten mit Ringer-Lösung • evtl. 20–40 ml/kg Körpergewicht Ringer-Lösung i. v.

29 Pathologie

Tab. **49** Psychiatrie

Erkrankung	Klassische Befunde	Grundversorgung
Verwirrtheitszustände	• Verkennung der Umgebung; bekannte Menschen werden nicht erkannt • Gedächtnislücken, verminderte Merkfähigkeit • wirre Sprache, Unfähigkeit zum geordneten Gespräch • zeitliche Desorientiertheit	• bequem lagern, evtl. Fixation • Beruhigen, Geborgenheit und Sicherheit bieten • Handhalten, Berühren, ruhige Stimme • Gegenstände aus dem Weg räumen • evtl. venösen Zugang legen: Offenhalten mit Ringer-Lösung **Cave:** Patient niemals unbeaufsichtigt lassen!
Erregung	• Schreien und Toben • Aggressivität, Gereiztheit • Halluzinationen • Wahnvorstellungen • Angst, evtl. Todesangst • Misstrauen	• ruhige Grundhaltung einnehmen • bequeme Lagerung, evtl. Fixation • evtl. venösen Zugang legen: Offenhalten mit Ringer-Lösung **Cave:** Patient niemals unbeaufsichtigt lassen!
Depressionen	• Suizidäußerungen • niedergeschlagene Grundstimmung • Gleichgültigkeit und das Gefühl der Nutzlosigkeit gegenüber der eigenen Person • Hoffnungslosigkeit • Angst	• mögliche Suizidwerkzeuge aus dem Weg schaffen • eine vertrauensvolle Beziehung schaffen, offen über die Gefühle reden • evtl. venösen Zugang legen: Offenhalten mit Ringer-Lösung **Cave:** Patient niemals unbeaufsichtigt lassen!
Angstzustände	• Todesangst, Panik • Schwitzen, Zittern • Tachykardie, Dyspnoe • Mundtrockenheit • Erbrechen, Diarrhöe • Harndrang	• Verständnis zeigen, beruhigen • Lösungsvorschläge anbieten • evtl. venösen Zugang legen: Offenhalten mit Ringer-Lösung **Cave:** Patient niemals unbeaufsichtigt lassen!

Tab. **50** Pädiatrie

Erkrankung	Klassische Befunde	Grundversorgung
Krupp-Syndrom	• siehe Notfallerkrankungen Atemsystem	• siehe Notfallerkrankungen Atemsystem
Epiglottitis	• siehe Notfallerkrankungen Atemsystem	• siehe Notfallerkrankungen Atemsystem
Asthma bronchiale	• siehe Notfallerkrankungen Atemsystem	• siehe Notfallerkrankungen Atemsystem
Fremdkörperaspiration	• plötzliche Atemnot • Schluckbeschwerden, Würgen • Zyanose • Husten, Keuchen	• Bei Säuglingen 5 Schläge zwischen die Schulterblätter; bei Erfolglosigkeit 5-malige Kompression der Brust • Heimlich-Handgriff • O_2-Gabe • venösen Zugang legen: Offenhalten mit Ringer-Lösung
Fieberkrampf	• Fieber > 39–40 °C • tonisch-klonische Krämpfe • Hypersalivation • Somnolenz • evtl. Zyanose • oft lateraler Zungenbiss	• Gegenstände aus dem Weg räumen • Kopf unterpolstern • Atemwege freihalten • O_2-Gabe • venösen Zugang legen: Offenhalten mit Ringer-Lösung

Erkrankung	Klassische Befunde	Grundversorgung
Dehydratation/ Exsikkose	• stehende Hautfalten (gut beurteilbar über den Wadenmuskeln und der Bauchhaut) • trockene Schleimhäute und Windeln • eingesunkene Fontanelle • halonierte Augen • Schocksymptomatik • Apathie bis Bewusstlosigkeit	• Flachlagerung, Beine hoch • O_2-Gabe • evtl. Flüssigkeitszufuhr durch Trinken • venösen Zugang legen: 20–30 ml/kg Körpergewicht Ringer-Lösung i. v.

XVIII Psychiatrie

Definition

Psychiatrie (= sog. Seelenheilkunde) ist die Lehre der seelischen Krankheiten.

Die mannigfaltigen Erscheinungsweisen der psychiatrischen Erkrankungen bieten Anlass für vielfältige Erklärungsmodelle, Definitionen und therapeutische Ansätze, zumal auch diese wiederum einem ständigen Wandel unterliegen.

Eine in der Schulmedizin allgemein übliche Einteilung hinsichtlich Ätiologie, Pathophysiologie und psychopathologischer Symptomatik ist nicht immer möglich, da psychische Störungen nicht auf eine Ursache zurückzuführen sind, sondern komplexe Zusammenhänge infolge verschiedener Entstehungsbedingungen zur Auslösung der Erkrankung beitragen. Außerdem zeigen die Patienten individuelle Symptomenbilder, die wiederum entsprechend individuell therapiert werden können.

Trotz der Schwierigkeit der Gliederung hat man sich auf eine Einteilung hinsichtlich der ätiologischen Gesichtspunkte geeinigt. Die Unterteilung der Erkrankungen erfolgt nach dem Triadischen System, welches die Gesamtheit psychischer Störungen in drei Gruppen unterteilt.

Das Triadische System der Psychiatrie

1. *Organische Psychosen*
   Körperlich verursachte psychische Erkrankungen (z. B. Alzheimer-Krankheit).
2. *Endogene Psychosen*
   Wahrscheinlich körperlich verursachte psychische Erkrankungen (z. B. endogene Depression), noch nicht erwiesen.
3. *Psychogene Psychosen*
   Ursprung der Erkrankungen ist die Psyche selbst (z. B. Neurosen).

Spezieller Lernhinweis

Der Heilpraktiker muss sich seiner therapeutischen Grenzen bewusst sein! Alle nachfolgend aufgeführten psychischen Erkrankungen sollten an einen Facharzt überwiesen werden. Selbstverständlich kann der Heilpraktiker begleitend therapeutische Maßnahmen ergreifen.

30 Grundlagen – Erläuterung der psychopathologischen Symptome

Zum besseren Verständnis werden nachfolgend psychopathologische Symptome erklärt, die als wichtige Bestandteile verschiedener Erkrankungen gelten. Diese werden bei der Erstanamnese ermittelt und daraufhin in das Gesamtbild des Patienten eingeordnet.

30.1 Bewusstseinsstörungen

Bewusstsein beschreibt die Wachheit (Vigilanz), die Bewusstseinsklarheit wie Orientierung, die Funktion der Sinne, Konzentrations- und Aufmerksamkeitsfähigkeit und das (Ich-)Selbstbewusstsein. In diesem Zusammenhang unterscheidet man qualitative und quantitative Bewusstseinsstörungen:

30.1.1 Quantitative Bewusstseinsstörungen

Es geht um die Fähigkeit des „Wachseins"; diese Störungen sind typisch für zerebrale Erkrankungen.
- Benommenheit
  Schläfriger Zustand, Patient ist durch Anfassen oder Ansprache leicht zu wecken.
- Somnolenz
  Patient ist schläfrig, nur durch lauteres Ansprechen zu wecken.
- Sopor
  Nur durch stärkere Reize weckbar.
- Koma
  Schwerster Grad der Bewusstseinsstörung mit Bewusstlosigkeit; Patient ist durch stärkste

Weckreize nicht mehr zu wecken; physiologische Reflexe sind erloschen.

30.1.2 Qualitative Bewusstseinsstörungen

Diese Störungen betreffen das Bewusstsein selbst; damit sind Abweichungen von normalen Bewusstseinszuständen gemeint, die sich nicht auf die Wachheit beziehen.
- Bewusstseinstrübung
  Patient ist verwirrt und desorientiert.
- Bewusstseinseinengung
  Patient richtet sein Interesse nur noch auf wenige Dinge, befindet sich im Dämmerzustand.
- Bewusstseinsverschiebung
  Zum Beispiel intensives Erleben nach Drogenabusus.

30.2 Gedächtnisstörungen

Gedächtnis und Erinnerung werden auch als mnestische (= das Gedächtnis betreffend) Funktionen betrachtet.
Man unterscheidet das
- Ultrakurzzeitgedächtnis: 10–30 Sek.
- Kurzzeitgedächtnis: 20 Min.
- Langzeitgedächtnis: permanente Erinnerung.

30.2.1 Amnesien

Amnesien sind Erinnerungsbeeinträchtigungen, die sowohl zeitlich und/oder inhaltlich, total oder nur teilweise auftreten können, man unterscheidet:
- Kongrade Amnesie
  Umfasst den Zeitraum des Geschehens (z. B. Autounfall).
- Anterograde Amnesie
  Beschreibt eine begrenzte Zeitspanne nach dem Geschehen (z. B. Krankenhauseinlieferung).
- Retrograde Amnesie
  Beinhaltet den Zeitraum vor dem Ereignis (z. B. Fußballspiel).
- Transistorische globale Amnesie
  Eine akut einsetzende Amnesie mit gleichzeitig bestehender anterograder und retrograder Amnesie (reversibel).

30.2.2 Korsakow-Syndrom

Organisches Psychosyndrom mit dem Symptomenkomplex:

- Konfabulationen
  Vom Patienten als real empfundene Erinnerungen, die nicht stattgefunden haben; oft werden auf diese Weise Erinnerungslücken gefüllt.
- Ausgeprägte Merkschwäche
  Störung des Kurzzeitgedächtnisses.
- Orientierungsstörungen
  Die nicht vorhandene Fähigkeit, sich zeitlich, örtlich, situativ und persönlich zurechtzufinden.

30.2.3 Paramnesie

Gedächtnisstörungen mit Erinnerungsverfälschung
- Déjà vu
  Schon gesehen.
- Déjà vecu
  Schon erlebt.
- Hypermnesie
  Übersteigerte Erinnerungsfähigkeit.

30.3 Denkstörungen

Die Sprache als Medium ist Ausdruck des Denkens. Das Denken eines Menschen gibt Aufschluss über sein Wesen und seine momentane Stimmungslage. Aus diesem Grunde sind Denkstörungen relativ unspezifische Symptome, die immer im Zusammenhang mit dem Gesamtbild des Patienten reflektiert und als solche diagnostiziert werden sollten. Man unterscheidet inhaltliche und formale Störungen.

30.3.1 Formale Denkstörungen

Störungen des Gedankenablaufes, der Geschwindigkeit und der logischen Struktur.

Formen
- Verlangsamtes, gehemmtes Denken
  Das Denken ist mühsam und zäh.
- Zerfahrenes Denken
  Zerrissene Äußerungen, Wörter/Sätze scheinen unwillkürlich zusammengesetzt, kein logischer Zusammenhang erkennbar.
- Gedankenabreißen
  Plötzlicher Abbruch des vorher fließenden Satzes, neues Thema wird aufgenommen.
- Eingeengtes Denken
  Denkvorgang ist nur auf ein Thema bzw. wenige Themen beschränkt.

- Gehemmtes Denken
  Innerer Widerstand gegen das Denken; es fällt schwer, einen Gedanken zu Ende zu denken.
- Ideenflucht
  Ständiger Wechsel des Denkziels.
- Perseveration
  Haftenbleiben an Vorstellungen bzw. beharrliches Wiederholen von Bewegungen oder Wörtern im unpassenden Zusammenhang.

30.3.2 Inhaltliche Denkstörungen

Abnorme Veränderung des Denkprozesses, bezogen auf Inhalt und/oder Ergebnis.

30.4 Wahn

Trotz einer Unvereinbarkeit mit bisherigen Erfahrungen und trotz einer objektiv nachprüfbaren Wirklichkeit, handelt es sich um eine krankhaft entstandene Fehlbeurteilung der Realität, an der der Patient mit aller Gewalt festhält.

Formen
- Wahnstimmung
  „Etwas Unheilvolles liegt in der Luft" (selten wird eine positive Stimmung empfunden).
- Wahnwahrnehmung
  Einer objektiven Wahrnehmung wird eine wahnhafte Bedeutung zugemessen: „Abends brennen die Laternen, damit soll mir ein Zeichen gesetzt werden."
- Wahnidee
  „Die Lebensmittel des Supermarktes sind alle vergiftet."
- Wahnsystem
  In sich geschlossenes, ausgebautes und stimmiges Wahngebäude.

Häufige Wahnthemen
- Verfolgungswahn
  Patient wird ständig verfolgt.
- Liebeswahn
  Der Betroffene ist überzeugt, von einer bestimmten Person geliebt zu werden.
- Eifersuchtswahn
  Unkorrigierbare Überzeugung, dass der Partner einen betrügt.
- Krankheitswahn
  Bildet sich Krankheiten ein.
- Größenwahn
  Patient ist überzeugt eine sehr hohe Position einzunehmen/bestimmte Aufgabe erfüllen zu müssen.
- Beziehungswahn
  Bestimmte Ereignisse aus der Umwelt stehen immer im Zusammenhang mit dem Patienten.
- Schuldwahn
  Patient ist an bestimmten Geschehnissen unweigerlich schuldig.

30.5 Wahrnehmungsstörungen und Sinnestäuschungen

Durch eine Fehlinterpretation oder einen Ausfall der Sinnesorgane kommt es zu Wahrnehmungsstörungen bzw. Sinnestäuschungen.

30.5.1 Halluzinationen

Ohne die Auslösung eines entsprechenden Sinnesreizes von außen werden Reize wahrgenommen, die alle Sinnesbereiche betreffen können.

Formen
- Akustische Störungen
  Das Hören von Geräuschen/Stimmen.
- Olfaktorische Störungen
  Das Riechen von Gerüchen.
- Optische Störungen
  Blitze, Farben, Gestalten oder Szenen sehen.
- Taktile Störungen
  Das Wahrnehmen von Empfindungen auf der Haut.
- Gustatorische Störungen
  Das Schmecken von Nahrung/Stoffen o. a.
- Sonderform: Zoenästhesien (Leibhalluzinationen) als bizarre Störungen des Körperempfindens, Gefühl wie versteinert, innen hohl, geschrumpft, etc.

30.6 Zwang

Als Zwang bezeichnet man Impulse, die sich als Gedanken, Vorstellungen oder Handlungsabläufe immer wieder aufdrängen, ohne eliminiert werden zu können. Pathologisch wird die Zwangssymptomatik erst dann, wenn der Patient sich nicht von seinem Muster befreien kann und bei seiner Unterlassung eine unerträgliche Angst verspürt.

Formen

- Zwangsdenken
  Ständiges Aufdrängen von Gedanken, obwohl sie als unsinnig empfunden werden: „Herd ausgeschaltet, Türen, Fenster zu, Kaffeemaschine aus."
- Zwangshandlungen
  Nach bestimmten Regeln ablaufende Handlungsprozesse: „sich bis zu 30-mal täglich die Hände waschen."
- Zwangsimpulse
  Immer wiederkehrende Impulse, die typischerweise nicht ausgeführt werden: „vom Balkon springen zu müssen."

30.7 Störungen der Affektivität

Affektivität oder Emotionalität beschreibt das gesamte Gefühlsleben eines Menschen mit dessen Stimmungen (Lebensgrundstimmung). Als Affekt bezeichnet man die Stimmung des Augenblicks, die individuell sehr unterschiedlich sein kann.

Formen

- Inadäquater Affekt
  „Jemand lacht auf einer Beerdigung."
- Affektinkontinenz
  Fehlende Beherrschung von Affekten.
- Affektlabilität
  Schnell wechselnde Stimmungen.
- Ambivalenz
  Widersprechende Gefühle: „gleichzeitige Liebe und Hass".
- Affektarmut
  Gefühllosigkeit „alles egal".

30.8 Antriebsstörungen

Antrieb ist eine Sammelbezeichnung für die Grundaktivität eines Menschen. Damit sind alle psychischen und physischen Vorgänge gemeint, die Lebendigkeit, Initiative, Tatkraft und die Motivation, ein Ziel zu erreichen, beinhalten. Die Antriebslage eines Menschen zeigt starke individuelle Unterschiede.

Formen

- Antriebsverminderung
  Leichter Antriebsmangel bis Stupor.
- Antriebsteigerung
  Betriebsamkeit bis Erregungszustand.
- Katatonie
  Psychomotorische Störung.
- Katalepsie
  Starres Einhalten einer eingenommenen Körperhaltung.
- Negativismus
  „Bei der Aufforderung vorwärts zu gehen, geht der Patient rückwärts."

30.9 Ich-Störungen

Der Begriff „Ich" beschreibt das Selbstbewusstsein und das Gefühl „ich bin ich selbst". Bei einer Störung kann der Patient nicht zwischen „Ich" und „Nicht ich" unterscheiden.

Formen

- Depersonalisation
  Die persönliche Identität kommt sich verändert, fremd oder wie eine andere Person vor.
- Derealisation
  Die Umwelt wird als fremdartig und unwirklich erlebt.
- Gedankenausbreitung
  Andere Menschen haben Anteil an meinen Gedanken und kennen diese.
- Gedankenentzug
  „Jemand stiehlt meine Gedanken."

31 Endogene Psychosen (affektive Psychosen)

Es handelt sich um Erkrankungen, deren Ursprung wahrscheinlich eine organische Ursache ist. Hierzu zählen die Schizophrenien und die affektiven bzw. manisch-depressiven Erkrankungen.

31.1 Affektive Psychosen (syn. manisch-depressive Erkrankungen)

Definition
Krankhafte Verstimmungen, die sich durch depressive und manische Verhaltensweisen äußern. Mehr Frauen als Männer betroffen, Häufigkeitsgipfel zwischen 20.–30. Lebensjahr und 50.–60. Lebensjahr.

Verlaufsformen
Schubartiger Verlauf mit symptomfreien Intervallen (durchschnittliche Dauer einer Erkrankungsphase ca. 5 Monate).
- Unipolarer Verlauf
  Das Auftreten nur depressiver oder nur manischer Phasen ($2/3$ aller Fälle sind nur depressive Phasen).
- Bipolarer Verlauf
  Depressive und manische Phasen wechseln ab.

Ursachen
- Genetisch bedingt
- Stoffwechselstörung des Gehirns (reversibel).

Symptome der Depression
- Depressive Stimmung (morgens stärker als abends: Morgentief)
  - Traurigkeit
  - Verlust von Freude
  - Interessenlosigkeit
  - Gefühl- und Hoffnungslosigkeit.
- Vegetative Störungen
  - Appetitlosigkeit
  - Gewichtsverlust
  - Libidoverlust
  - Abgeschlagenheit
  - Schmerzsyndrome.
- Antriebsstörungen
  - gehemmte Psychomotorik.
- Angst
- Wahrnehmungsstörungen
- Gedächtnisstörungen, Konzentrationsstörungen
- Denkstörungen
  - Denkhemmung
  - ideenarmes Denken.
- Suizidneigung.

> **Spezieller Lernhinweis:**
>
> **Unterformen der Depression**
> - Larvierte Depression
>   - Körperliche Verstimmungen stehen im Vordergrund.
> - Involutionsdepression
>   - Altersdepressionen nach dem 45. Lebensjahr mit unspezifischen Symptomen.
> - Postpartale Depression
>   - Treten in den ersten 8 Wochen nach der Entbindung, während des Stillens oder während der Schwangerschaft auf.
> - Organische und durch Pharmaka induzierte Depressionen

Symptome der Manie
- Antriebssteigerung
  - Rededrang
  - Beschäftigungsdrang
  - vermindertes Schlafbedürfnis
  - psychomotorische Erregung.
- Stimmungshöhenflüge
  Der Situation nicht entsprechende mitreißende Heiterkeit bis aggressive Streitsucht.
- Ideenflucht
  Denkstörung mit ständig wechselnden Assoziationen bei fehlender Konzentration auf einen Gegenstand oder ein Ziel.
- Halluzinationen
- Gesteigertes Vitalgefühl.

Prognose
- Bei $2/3$ der Patienten Ausheilung der depressiven Phasen
- hohe Suizidrate.

Therapie
- Psychopharmaka (Antidepressiva, Neuroleptika)
- unterstützende Psychotherapie
- Schlafentzugstherapie.

31 Endogene Psychosen (affektive Psychosen)

Tab. 51 Einteilung der Schizophreniesymptome (nach Kurt Schneider)

Symptome	1. Ranges	2. Ranges
Wahn	Wahnwahrnehmung	Wahneinfall
Akustische Halluzinationen	Stimmen hören, Gedanken-laut-Werden	andere akustische Halluzinationen
Leibhalluzinationen	leibliche Beeinflussungserlebnisse	Zoenästhesien
Halluzinationen auf anderen Sinnesgebieten		olfaktorische, gustatorische, taktile Halluzinationen
Affekt		ratlos, desorientiert, verstimmt, gefühlsverarmt
Ich-Störungen	Gedankeneingebung, Gedankenentzug, Gedankenausbreitung, Gedankenbeeinflussung, Willensbeeinflussung	

31.2 Schizophrenie (syn. schizophrene Psychosen)

Definition
Die charakteristische Spaltung eines Menschen, dessen Persönlichkeit sich durch ein „Nebeneinander" von gesunden und gestörten Verhaltens- und Denkweisen bzw. Empfindungen darstellt. 80 % der Erkrankungen treten vor dem 40. Lebensjahr auf.

Verlaufsformen
- Beginn kann akut oder schleichend sein
- wellenförmiger Verlauf mit symptomfreien Intervallen
- chronischer Verlauf möglich.

Ursachen
- Unbekannt
- evtl. genetisch
- evtl. Stress
- evtl. Störungen im Gehirn.

Symptome
- Wahnphänomene
  - Größenwahn
  - Verfolgungswahn
  - etc.
- Formale Denkstörungen
  - Zerfahrenheit
  - Gedankenabreißen, Begriffszerfall
  - Wort- und Satzwiederholungen.
- Störungen der Affektivität
  - instabile Stimmungslage
  - Ambivalenz.
- Ich-Störungen
  - Gedankenentzug
  - Gedankeneingebung.
- Antriebsstörungen
  - Stupor
  - Mutismus.
- Wahrnehmungsstörungen
  - Leibhalluzinationen
  - akustische Halluzinationen
  - etc.
- Störungen der sozialen Interaktion
  - Rückzug in die eigene Wirklichkeit (Autismus)
  - Absonderung von der Gesellschaft.
- Erhöhtes Suizidrisiko.

Neben der Einteilung nach Schneider findet auch die Einteilung nach Bleuler Anwendung:

Grundsymptome (die vier großen „A")
- Störungen der Assoziation
- Störungen der Affekte
- Autismus
- Ambivalenz.

Akzessorische Symptome
- Halluzinationen
- inhaltliche Denkstörungen
- katatone Störungen.

Spezieller Lernhinweis
Unterformen schizophrener Störungen

- Paranoide-halluzinatorische Schizophrenie
Häufigste Schizophrenieform, die sich in Verfolgungswahn, Wahnwahrnehmungen, akustischen Halluzinationen und Ich-Störungen äußert.
- Katatone Schizophrenie
Haltungsstarre, Bewegungsstarre, Negativismus (ständig gegen etwas sein), Echolalie (Nachsprechen) und Echopraxie (Bewegungen nachmachen).
- Hebephrene Schizophrenie
Beginnt im jugendlichen Alter: heiter-läppische Gestimmtheit, Enthemmung mit albernem und ungeniertem Benehmen, Erregungs- und Unruhezuständen.
- Schizoaffektive Psychose
Eine Mischung aus beiden Krankheitsbildern: zeigt sowohl schizophrene und affektive Symptome.

32 Psychogene Psychosen

Hierbei handelt es sich um Krankheitsbilder, die einen reinen psychischen Ursprung aufzeigen.

32.1 Anpassungs- und Belastungsstörungen

Definition
Zeitlich begrenzte und erlebnisbedingte Verhaltensauffälligkeiten, welche sich durch eine über das normale Maß hinausgehende Reaktion äußern.

Ursachen
- Traumatisches Erlebnis.

Symptome
- Angst
- depressive Verstimmungen
- Niedergeschlagenheit
- Unruhe
- Erregbarkeit
- körperliche Symptome.

Therapie
- Gesprächstherapie
- evtl. Antidepressiva.

32.2 Neurotische Störungen

Psychogene Erkrankungen, deren Ursachen innerhalb der Psyche begründet sind, deren Störungen sich aber im psychischen und/oder körperlichen Bereich manifestieren können. Dazu zählen Angststörungen, Zwangsstörungen und dissoziative Störungen.

32.2.1 Angstneurose (syn. Angststörung, Panikattacke)

Definition
Generalisierte, anhaltende und nicht nur auf bestimmte Situationen oder Objekte begrenzte Angst → „frei flottierende Angst".

Formen
- Panikattacken
  scheinbar unbegründete plötzliche Angstattacken
- generalisierte Angststörung
  durchgehende ängstliche Erwartungshaltung, konkrete Angst
- Phobien
  übertriebene Angst vor bestimmten Situationen und Objekten.

Ursachen
- Meist ungelöste Konflikte.

Symptome der Panikstörung
- Leibsensationen
- Sterbeangst
- ängstliche Erwartungshaltung
- vegetative Störungen
  - Herzklopfen
  - Zittern
  - Schwindel etc.

Symptome der generalisierten Angststörung
- Angst „vor allem und jedem"
- vegetative Störungen
  - Nervosität
  - Herzklopfen
  - Zittern, Schweißneigung
  - Übelkeit, Erbrechen.

Symptome konkreter Angststörungen
- Klaustrophobie
  Angst vor geschlossenen Räumen
- Zoophobie
  Angst vor Tieren
- Akrophobie
  Angst vor Höhen.

Therapie
- Verhaltenstherapie, Psychoanalyse
- Antidepressiva.

32.2.2 Zwangsneurosen

Definition
Das Aufdrängen eines Zwangsgedankens oder einer Zwangshandlung, welches als unsinnig empfunden wird, jedoch nicht abgeschaltet werden kann.

Ursachen

- Evtl. genetische Komponente
- evtl. Hirnstörungen.

Symptome

- Zwangsgedanken
  „Jeder Mensch, der mir die Hand schüttelt, verunreinigt mich."
- Zwangsimpulse
  „Beim Sehen einer Treppe hinunterstürzen zu wollen."
- Zwangshandlungen
  „Ständig alle Schalter kontrollieren."

Therapie

- Antidepressiva
- Psychotherapie.

32.3 Persönlichkeitsstörungen

Definition

Von der Norm abweichende Charaktereigenschaften hinsichtlich psychischer Eigenheiten; sie werden als Störungen zwischenmenschlicher Interaktion angesehen.

Ursachen

- Evtl. genetische Disposition
- evtl. Hirnstörungen.

Symptome/Formen

- Asthenische Persönlichkeit
  Verminderung der körperlichen und geistigen Leistungsfähigkeit; schnelles Versagen bei körperlicher und beruflicher Belastung.
- Anankastische Persönlichkeit
  Ordnungsliebe, Sparsamkeit, peinliche Sauberkeit, Perfektionismus.
- Schizoide Persönlichkeit
  Unterkühlt, reagieren andrerseits hochsensibel; Einzelgänger.
- Hyperthyme Persönlichkeit
  Oberflächliche, unkritische, redselige und betriebsame, sowie aufdringliche und streitsüchtige Personen.
- Depressive Persönlichkeit
  Still, aggressionsgehemmt, fleißig und zuverlässig.
- Sensitive Persönlichkeit
  Schlechte Durchsetzungskraft, unsicher, empfindsam, leicht verletzbar, innere Immigration.
- Dissoziale Persönlichkeit
  Missachtung aller Normen, Rücksichtslosigkeit, fehlendes Schuldbewusstsein.
- Histrionische Persönlichkeit
  Will immer im Mittelpunkt stehen, dramatische Selbstdarstellung, übermäßige Beschäftigung mit der äußeren Erscheinung.
- Borderline-Persönlichkeit
  Identitätsstörungen, emotionale Instabilität, Suizidversuche, chronische Angst, Gefühl der inneren Leere, handgreifliche Entgleisungen.

Therapie

- Psychotherapie, Verhaltenstherapie
- Psychopharmaka.

33 Organisch bedingte Psychosen

Organisch bedingte Psychosen sind Zustände, deren Ursachen körperlich begründbar sind.

33.1 Akute symptomatische Psychosen (Psychosyndrom)

Definition
Psychische Störung als Folge einer Schädigung des Gehirns, die in der Regel reversibel verläuft.

Ursachen
- Sekundär das Gehirn betreffend
  - Intoxikationen (Alkohol, Medikamente, Drogen)
  - Stoffwechselerkrankungen (Urämie, Leberzirrhose, Elektrolytstörungen, endokrine Erkrankungen etc.).
- Primär das Gehirn betreffend (selten)
  - raumfordernde Prozesse
  - degenerative Erkrankungen
  - Epilepsie
  - Traumata
  - Meningitis/Enzephalitis
  - Vitaminmangelerkrankungen.

Symptome
- Symptome der Grunderkrankung
- Bewusstseinsstörung (Leitsymptom), nicht obligat (quantitativ oder qualitativ)
- evtl. Antriebsschwäche
- evtl. Störungen der Affektivität.

Therapie
- Therapie der Grunderkrankung.

33.2 Chronische symptomatische Psychosen

Definition
Psychische Störung als Folge einer Schädigung des Gehirns, deren Symptome irreversibel und progredient verlaufen.

Ursachen
- Meist primäre Hirnerkrankungen
  - Morbus Alzheimer (Demenz vom Alzheimertyp)
  - chronisches Korsakow-Syndrom
  - Morbus Pick
  - Chorea Huntington
  - Creutzfeldt-Jakob-Disease
  - hirnlokales oder endokrines Psychosyndrom
  - multiple Sklerose.

Symptome
- Antriebsstörungen
- Störungen des Sozialverhaltens
- Annahme persönlichkeitsfremder Züge
- Denkstörungen
- Demenz
  - Merk- und Gedächtnisstörungen
  - Auffassungs- und Konzentrationsstörungen
  - Desorientiertheit
  - Verlust der Urteilsfähigkeit
  - Verlust des logischen Denkens
  - Verlust von persönlichen Interessen
  - Störungen der emotionalen Kontrollen, der Sprache und des Sozialverhaltens.

Therapie
- Keine erfolgreiche Therapie bekannt
- Medikamente.

34 Alkoholismus

Definition
Krankheit, in deren Verlauf der Mensch die Kontrolle über seinen Alkoholkonsum verliert und eine Unfähigkeit zur Abstinenz aufzeigt. In der Bundesrepublik Deutschland sind 2,5–3 Mill. Alkoholkranke erfasst.

Ursachen
- Evtl. genetische Faktoren
- psychische Störungen
- soziale Faktoren
- akute Krisen oder Konflikte.

Verlaufsformen
Alkoholismusformen nach Jellinek

- Alphatrinker
  Problem- und Konflikttrinker, trinken phasenweise; es besteht kein Kontrollverlust, die Abstinenzfähigkeit ist erhalten.
- Betatrinker
  Gelegenheitstrinker (z. B. Wochenende); keine psychische Abhängigkeit, die Abstinenzfähigkeit ist erhalten.
- Gammatrinker
  Süchtiger Trinker; psychische und physische Abhängigkeit, Kontrollverlust, Toleranzabnahme.
- Deltatrinker
  Gewohnheitstrinker „rauschlose Alkoholdauerimprägnierung", physische Abhängigkeit mit Entzugserscheinungen, Unfähigkeit zur Abstinenz.
- Epsilontrinker
  Quartalstrinker mit exzessivem Alkoholkonsum, psychische Abhängigkeit, Kontrollverlust, Fähigkeit zur Abstinenz.

Symptome
Bei einfachem Alkoholrausch

- Reversible organische Psychose mit
  – Bewusstseinseintrübung
  – Ataxie
  – Intentionstremor
  – Sprachstörungen
  – Erinnerungslücken.

Psychiatrische Symptomatik

- Halluzinationen, Erregung, Amnesien, Dämmerzustände und Terminalschlaf → meist bei langjährigen Trinkern
- akustische Halluzinationen
- Korsakow-Syndrom
- Delirium tremens
- organische Persönlichkeitsveränderungen
- Denkstörungen
- Suizidalität.

Körperliche Schäden

- Polyneuropathien
- Entmarkungsherde im ZNS
- Epilepsie
- Subduralblutungen
- Ophthalmoplegien
- Miosis
- Nystagmus
- zerebellare Ataxie
- Pankreatitis
- Fettleber, Hepatitis, Leberzirrhose
- Kardiomyopathien.

Soziale Störungen

- Verwahrlosung
- Invalidität
- Verlust des Berufes, Zerstörung des Familienlebens
- Deliktneigung.

Therapie
- Entzug
- Medikamente zur Erleichterung der Entzugssymptomatik.

35 Essstörungen

35.1 Anorexia nervosa (Pubertätsmagersucht)

Definition
Psychogene Essstörung mit beabsichtigtem, selbst herbeigeführtem Gewichtsverlust. In 95% der Fälle sind junge Frauen (Altersgipfel: 10–25 Jahre) betroffen, v. a. in westlichen Industrieländern.

35.1.1 Unterform: Bulimie (Ess-Brech-Sucht)

Definition
Die Aufnahme große Mengen kalorienreicher Speisen innerhalb kürzester Zeit, welche durch selbst induziertes Erbrechen wieder entfernt werden.

Ursachen
- Psychisch bedingt: Verweigerung der weiblichen Rollenübernahme, mangelnde Ausbildung der Persönlichkeitsstruktur.

Symptome
- Nahrungsvermeidung bis zur Kachexie (Körpergewicht > 15% unter der Norm), Bulimie-Patienten können im Gegensatz zur Anorexia nervosa normalgewichtig sein
- Obstipation
- Hypotonie, Bradykardie und niedriger Grundumsatz
- Phasen mit Heißhunger und Fressanfällen
- Gebrauch von Appetitzüglern und Diuretika
- Provokation von Erbrechen und Abführen
- übertriebene körperliche Aktivität und Ehrgeiz
- Amenorrhöe, ausbleibende Brustentwicklung
- Wachstumsstopp
- Körperwahrnehmungsstörungen
- fehlende Krankheitseinsicht
- körperliche Mangelerscheinungen.

Therapie
- hochkalorische Nahrungszufuhr
- Psychotherapie.

XIX Schwangerschaft und Entwicklung

36 Entwicklung eines Kindes

36.1 Befruchtung (Konzeption) bis Einnistung (Nidation)

- In der Mitte eines Monatszyklus der geschlechtsreifen Frau geschieht der Eisprung, d. h., dass meist eine Eizelle (Ovum) in den Eileiter gelangt (ist für 12–14 Stunden lebensfähig).
- Treffen befruchtungsfähige Spermien auf die Eizelle, kann es zur Verschmelzung beider Keimzellen und zur Befruchtung (Konzeption) kommen.
- Durch die Fusion der beiden haploiden Keimzellen entsteht eine entwicklungsfähige diploide Zelle (Zygote) mit 46 Chromosomen.
- Wenige Stunden später beginnt die erste Zellteilung, die Zygote teilt sich in viele Zellen, bis sich eine Zellkugel gebildet hat (Morula).
- Die Morula wandert vom Eileiter Richtung Uterus und erreicht diesen meist am vierten Tag nach der Befruchtung; währenddessen verändert sich die Morula durch Flüssigkeitsaufnahme in einen hohlen Zellball (Keimblase = Blastozyste).
- Am 5.–6. Tag nach der Befruchtung lagert sich die Blastozyste an das Endometrium an, am 11.–13. Tag ist der Keim vollständig vom Endometrium umgeben.
- Progesteron und proteolytische Enzyme unterstützen die Einnistung; die Außenwand der Blastozyste produziert das Schwangerschaftshormon β-HCG (Choriongonadotropin), welches die Funktion des Gelbkörpers aufrechterhält.

36.2 Embryonalperiode

Zeitraum von der Befruchtung bis zum Ende der 8. Woche.

- 8–10 Tage nach der Befruchtung differenziert sich der Keim in drei verschiedene Keimblätter, aus denen schließlich Organe und Gewebe entstehen:
  - Ektoderm (Nervensystem, Sinnesorgane, Haut)
  - Mesoderm (Herz, Muskeln, die meisten Binde- und Stützgewebe, Geschlechtsorgane, Skelett, Blutzellen, Niere, lymphatische Organe, Subkutis)
  - Entoderm (Epithelien der Atmungs- und Verdauungsorgane, ableitende Harnwege, Schilddrüse, Leber, Pankreas).
- Die embryonalen Organanlagen sind nach der 12. Schwangerschaftswoche abgeschlossen.

> **Spezieller Lernhinweis**
>
> Während der Embryonalperiode können exogene Noxen (Medikamente, Nikotin, Alkohol u. a.) und v. a. Infektionen zu einem Abort bzw. Fehlanlagen von Organen führen.
> Die wichtigsten Pränatalinfektionen sind unter dem Begriff **TORCH**-Komplex zusammengefasst: **T**oxoplasmose, **O**ther (Syphilis, Listeriose, Hepatitis B, HIV, Chlamydien), **R**öteln, **C**ytomegalie, **H**erpes simplex.

36.3 Fetalperiode

Zeitraum vom Anfang der 9. Woche bis zur Geburt.
- Fötus nimmt an Länge und Gewicht zu, die Organe werden ausdifferenziert und nehmen ihre Funktion auf.
- Ab der 28. Schwangerschaftswoche ist der Fötus ca. 35 cm lang, 1000–1500 g schwer und als Frühgeburt lebensfähig.

37 Schwangerschaft

- Schwangerschaft (Gravidität) ist der Zustand einer Frau von der Konzeption (Empfängnis/Befruchtung) bis zum Eintritt der Geburt und wird in drei Abschnitte zu je 3 Monaten bzw. 13 Schwangerschaftswochen (SSW) aufgeteilt:
  - 1. Trimenon (Frühschwangerschaft, 1.–3. Monat)
  - 2. Trimenon (stabile Schwangerschaft, 4.–6. Monat)
  - 3. Trimenon (Spätschwangerschaft, 7. Monat – Geburt).
- Die genaue Schwangerschaftsdauer beträgt vom Zeitpunkt der Konzeption bis zum Geburtstermin (post conceptionem) 263–273 Tage (9 ½ Lunarmonate zu 28 Tagen).
- Die Anpassung des mütterlichen Organismus an die Schwangerschaft erfolgt durch
  - ein erhöhtes Maß an Hormonproduktion
  - eine Erhöhung des Atemzugvolumens
  - Anstieg des Gesamtblutvolumens
  - Anstieg des Herzminutenvolumens (mit Zunahme der Herzgröße)
  - leichten arteriellen Blutdruckanstieg
  - Abnahme von Tonus des Verdauungstraktes, Gefäße und Harnwege
  - Hyperpigmentierung der Haut
  - Gewichtszunahme von ca. 10–12 kg bis zum Zeitpunkt der Geburt.

> **Spezieller Lernhinweis**
>
> Die Naegele-Regel dient der Bestimmung des voraussichtlichen Geburtstermins:
> 1. Tag der letzten Regel + 7 Tage – 3 Monate + 1 Jahr

37.1 Schwangerschaftsvorsorge

Die vom Gesetzgeber vorgesehenen Untersuchungen dienen dem Schutz von Mutter und Kind sowie der Früherkennung möglicher Komplikationen. Vorsorgeuntersuchungen werden bis zur 32. Schwangerschaftswoche in 4-wöchentlichen Abständen und in den letzten Wochen im 14-täglichen Rhythmus durchgeführt.

Es werden folgende Untersuchungen durchgeführt:
- Zu Beginn der Schwangerschaft erfolgt eine Blutuntersuchung hinsichtlich Antikörpern gegen Röteln, Toxoplasmose, Syphilis und HIV, HBs-Antigen.
- Chlamydia-trachomatis-Antigen: Nachweis aus der Zervix.
- Bestimmung der Blutgruppe und des Rhesusfaktors.
- Es erfolgen regelmäßig Blutdruckkontrollen, Hämoglobinbestimmungen, die Erfassung des Körpergewichts, die Feststellung der Gebärmuttergröße und Aufzeichnungen der fetalen Herzschlagfrequenz.
- Ab der 30. SSW werden Wehentätigkeiten aufgezeichnet.
- Ultraschalluntersuchungen werden in der 10., 20., und 30. Schwangerschaftswoche durchgeführt.
- Kindliche Fehlbildungen bzw. Stoffwechselstörungen werden durch eine Amniozentese (Fruchtwasseruntersuchung) während ca. der 16.–17. SSW oder durch eine Chorionzottenbiopsie (kann schon während der 8.–11. SSW durchgeführt werden) festgestellt.

> **Spezieller Lernhinweis**
>
> Aktive Impfungen sind, abgesehen von Tetanus und Poliomyelitis, in der Schwangerschaft kontraindiziert. Passive Impfungen (z. B. gegen Hepatitis A, Masern) sind möglich.

38 Geburt und Wochenbett

Die Geburt ist die Ausstoßung der Frucht aus dem Mutterleib unter Muskelkontraktionen (=Wehentätigkeit) des Uterus.

38.1 Geburt

Eröffnungsphase

- Die Eröffnungsphase beginnt ab dem Einsetzen der regelmäßigen Wehen und dauert bei Erstgebärenden ca. 10–12 Stunden; der untere Teil der Gebärmutter wird erweitert und der Muttermund aufgedehnt.
- Am Ende (manchmal schon vorher) zerreißt die Fruchtblase und das Fruchtwasser fließt nach außen ab.

> **Spezieller Lernhinweis**
>
> Springt die Fruchtblase vor Beginn der Eröffnungswehen, besteht die Gefahr eines Nabelschnurvorfalls! Notarzt rufen, die Gebärende die Linksseitenlage einnehmen lassen und das Becken hoch lagern; evtl. Sauerstoffgabe, venöser Zugang.

Austreibungsphase

- Die Austreibungsphase beginnt mit der vollständigen Öffnung des Muttermundes (ca. 10 cm) und endet mit der Geburt des Kindes (dauert bei Erstgebärenden bis zu 3 Stunden).
- Wehenintensität und Wehenfrequenz nimmt stark zu (5 Wehen pro 10 Minuten).
- Hat der Kopf des Kindes den Beckenboden erreicht, soll die Gebärende die Austreibung des Kindes durch aktives Pressen unterstützen.
- Nach der Geburt des Kopfes wird der Rest des Körpers oft in einer einzigen Wehe ausgetrieben.

Nachgeburtsphase

- Die Nachgeburtsphase setzt Minuten nach der Geburt ein (Nachwehen) und dient der Ablösung und Ausstoßung von Plazenta und Eihäuten (kann bis zu einer Stunde dauern).
- Die Plazenta ist reich an Gerinnungsfaktoren, die die blutende Anhaftstelle abdichten; durch Uteruskontraktion wird die Wundfläche verkleinert.

38.2 Wochenbett (Puerperium)

Zeitraum von der Entbindung bis zur Rückbildung der Schwangerschafts- und Geburtsveränderungen bei der Mutter (Dauer: 6–8 Wochen); als Frühwochenbett bezeichnet man die ersten sieben Tage nach der Geburt (post partum).

- Der Uterus bildet sich zurück, u. a. durch die während des Stillens ausgeschütteten Hormone (v. a. Prolaktin).
- Ca. 4–6 Wochen nach der Geburt besteht der Wochenfluss (Lochien) als anfangs blutiges und später blasses Sekret infolge des Gewebeabbaus innerhalb des Uterus.

> **Spezieller Lernhinweis**
>
> Laut Hebammengesetz ist es dem Heilpraktiker verboten, Geburtshilfe zu leisten. Dies gilt ab dem Einsetzen der ersten Wehe bis zum Abschluss des Wochenbettes.

38.3 Das Neugeborene (1.–28. Lebenstag = Neonatalperiode)

- Zur Beurteilung der Vitalität werden wenige Minuten nach der Entbindung die Hautfarbe (Aussehen), der Puls, der Muskeltonus (Aktivität), die Atmung und die Grimasse beim Schleimabsaugen durch die Hebamme beurteilt.
- Eine intrauterine abgeschlossene Entwicklung zeigt folgende Zeichen der Reife an:
  - rosige/krebsrote Haut
  - Fingernägel überragen die Fingerkuppe
  - Hoden sind im Hodensack/große Schamlippen bedecken die kleinen Schamlippen
  - tastbare Ohr- und Nasenknorpel
  - Lanugobehaarung nur an Schultergürtel und Oberarmen
  - grauweiße Schmiere auf der Haut (Käseschmiere = Vernix caseosa)
  - Fußsohlenfalten verlaufen über die ganze Sohle
  - Normalgewicht: 2400 bis 4200 g.

- Das nachgeburtliche Leben bedarf der postpartalen Adaption, d. h. die Organe des Kindes passen sich an die neuen Bedingungen an:
  - Umstellung der Atmung (Entfaltung der Lungenbläschen)
  - Umstellung des Kreislaufs (Verschluss des Foramen ovale und Ductus arteriosus botalli)
  - Thrombosierung der Nabelschnurgefäße
  - Rückgriff auf eigene Energiereserven in der Leber
  - Ausscheidung des ersten Stuhls (Mekonium)
  - Aufnahme der Leberfunktion (Entgiftung).
- Nach dem 3.–10. Lebenstag des Neugeborenen (anfangs verliert der Säugling an Gewicht) kommt es zu einem Wiedereinsetzen des Wachstums.

38.4 Impfungen

Derzeit empfiehlt die STIKO (Ständige Impfkommission am Robert-Koch-Institut) Impfungen gegen folgende Krankheiten:
- Poliomyelitis
- Tetanus
- Diphtherie
- Masern
- Mumps
- Röteln
- Haemophilus influenzae Typ B
- Keuchhusten
- Hepatitis B
- Windpocken
- Influenza
- Pneumokokken
- Meningokokken.

39 Entwicklung

39.1 Größen- und Gewichtsentwicklung

Zur Vereinfachung werden an dieser Stelle 2 Merkregeln aufgeführt. Die Angaben sind nur Näherungswerte.

Gewichtsentwicklung
- Ein Kind wiegt bei der Geburt: 3,3 kg
- sein Gewicht hat sich mit 4–5 Monaten verdoppelt: 6,6 kg
- mit 1 Jahr verdreifacht: 10,0 kg
- mit 6 Jahren versechsfacht: 20,0 kg
- mit 12 Jahren verzwölffacht: 40,0 kg.

Größenentwicklung
- Ein Kind misst bei der Geburt: 50 cm
- die Länge beträgt mit 1 Jahr: 75 cm
- mit 4 Jahren: 100 cm
- mit 12 Jahren: 150 cm.

39.2 Zahnentwicklung

- Ab der 12. Schwangerschaftswoche beginnt die Verkalkung der Milchzahnkeime
- zum Zeitpunkt der Geburt verkalken die bleibenden Zähne
- die unteren mittleren Schneidezähne brechen als Milchzähne mit 5–8 Monaten durch
- mit 27 Monaten ist das Milchzahngebiss komplett
- mit ca. 6 Jahren bricht als erster bleibender Zahn der erste Molar durch
- mit ca. 12 Jahren ist der Zahnwechsel abgeschlossen
- der Durchbruch der „Weisheitszähne" ist individuellen Schwankungen unterlegen.

39.3 Statisch-motorische Entwicklung

- 6 Wochen: kann Kopf in Bauchlage kurz anheben
- 3 Monate: hebt den Kopf in Bauchlage über längeren Zeitraum
- 5 Monate: sitzt mit Unterstützung, greift nach Gegenständen
- 9 Monate: steht mit Unterstützung
- 10 Monate: sitzt frei und krabbelt
- 12 Monate: läuft mit Festhalten an einer Hand
- 14 Monate: steht ohne Unterstützung
- 18 Monate: läuft ohne Hilfe.

39.4 Sprachentwicklung

- Neugeborenes: Schreien, Husten, Gurr- und Brummlaute
- 6 Monate: bildet die ersten Silben auf m, p, d, b: daa, paa; imitiert Töne und Rhythmen
- 12 Monate: 2–3 erste Wörter, versteht mehr, als gesprochen wird
- 2 Jahre: kurze 2-Wort-Sätze
- 3 Jahre: kennt ca. 1000 Wörter, spricht vollständige Sätze und benutzt die Mehrzahl
- 6–10 Jahre: alle Laute der Muttersprache sind voll entwickelt.

39.5 Intellektuelle und emotionale Entwicklung

- Neugeborenes (Saug-Kind): zeigt Interesse am menschlichen Gesicht, beruhigt sich, wenn es in den Arm genommen wird; ab der 3. Woche zeigt sich das erste Lächeln
- 3 Monate (Schau-Kind): reagiert mit Begeisterung, wenn etwas Angenehmes in Aussicht ist, z. B. Fläschchen
- 6 Monate (Greif-Kind): freundliches Verhalten gegenüber Fremden
- 9 Monate (Krabbel-Kind): reagiert auf seinen Namen, winkt, wirft mit Gegenständen, kann sich zunehmend selbst beschäftigen
- 12 Monate (Geh-Kind): isst selbstständig Fingermahlzeiten, liebt kleine Spielchen, genießt Aufmerksamkeit
- 2 Jahre (Trotz-Kind): folgt einfachen Instruktionen, ausgeprägtes Besitzdenken, Trotzanfälle, ist tagsüber sauber und trocken
- 3 Jahre (Ich-Kind): Tag und Nacht sauber und trocken, kann Kinderlieder, bis 10 zählen, fragt

viel, ist stark egozentrisch und strebt nach Unabhängigkeit
- 6–10 Jahre (Bewegungs-Kind): Schulalltag prägt das Sozialleben: bevorzugt Gemeinschaftsspiele, Fähigkeit zum Abstraktionsdenken und schlussfolgerndem Denken; Kind experimentiert, sammelt und stellt Dinge her; oft herrscht eine klare Abgrenzung zum anderen Geschlecht.

XX Spezielle Prüfungspraxis

40 Atmungssystem

40.1 Fragen

1 Welche Symptome sind typisch für das Asthma bronchiale?

a) inspiratorischer Stridor
b) exspiratorischer Stridor
c) nachschleppende Atmung
d) Dyspnoe
e) feuchte Rasselgeräusche

A) b+c+e B) c+d+e C) b+d D) b+e
E) nur d ist richtig

2 Was begünstigt das Entstehen einer Pneumonie?

a) Immobilität
b) eine Operation im Thoraxbereich
c) Einnahme von Immunsuppressiva
d) lange Bettlägerigkeit
e) Lungenödem

A) alle richtig B) a+c+d C) c+d D) a+b+c
E) b+c+d+e

3 Wie wird ein Patient mit Lungenödem gelagert?

a) aufrecht sitzend
b) in Schocklage (Beine hoch)
c) stabile Seitenlage
d) Oberkörper um 15 Grad angehoben
e) Oberkörper nach vorn überbeugen lassen, damit Sekret abfließen kann

4 Asthma bronchiale ist charakterisiert durch

a) eine Erhöhung des Strömungswiderstandes in den kleinen Bronchien
b) eine Verkleinerung der funktionellen Residualkapazität
c) zähes Bronchialsekret
d) Verkürzung der Exspiration
e) Verminderung der Compliance (Ausdehnbarkeit)

A) alle richtig B) b+c C) c+d+e D) a+c
E) a+b+c

5 Auf welche blutchemischen Größen reagieren die peripheren Chemorezeptoren?

a) nur auf pCO_2
b) auf pH, pCO_2 und pO_2
c) nur auf den Glucosegehalt des Blutes
d) nur auf den Bikarbonatgehalt des Blutes
e) nur auf pH und pCO_2 des Blutes

6 Welche Befunde erwarten Sie bei einer Lobärpneumonie?

a) subfebrile Temperaturen
b) Befall eines ganzen Lungenlappens
c) Fieber
d) keine pathologischen röntgenologischen Befunde
e) am ersten Krankheitstag „Crepitatio redux"

A) a+b+c B) c+e C) b+c+d D) a+b E) b+c

7 Ursache einer Lungenembolie kann sein:

a) Thrombusbildung an der Aortenklappe
b) Heparinisierung
c) arterielle Verschlusskrankheiten
d) Venenthrombose
e) Aortenaneurysma

8 Bei einer obstruktiven Ventilationsstörung

a) besteht oft eine Belastungsdyspnoe
b) ist die relative Ausatmungskapazität erhöht
c) ist primär die Ausdehnungsfähigkeit der Lunge eingeschränkt
d) ist der Strömungswiderstand der Atemwege erhöht
e) kommt es fast immer zu einem fibrotischen Umbau der Alveolen

A) a+d B) c+d C) b+d+e D) a+b+c
E) alle richtig

9 Ein Bronchialkarzinom

a) ist immer im Bereich der Lungenspitze angesiedelt
b) führt immer zu Bluthusten
c) kann Ursache für einen erhöhten Spiegel von ADH im Serum sein
d) kann eine Rekurrensparese induzieren
e) zeigt als Frühsymptom Bluthusten

A) alle richtig   B) b+c+d   C) c+d   D) a+b+e
E) c+d+e

10 Welche Aussagen treffen nicht zu: Bei der atypischen Pneumonie

a) findet sich ein massiver Auskultationsbefund bei spärlichem röntgenologischen Befund
b) handelt es sich meist um eine bakterielle Pneumonie
c) handelt es sich beispielsweise um eine virusinduzierte Pneumonie
d) kann das Interstitium befallen sein
e) kann die Erkrankung „AIDS" ursächlich sein

A) a+b+e   B) a+b   C) b+c+d   D) b+c   E) a+d

11 Ursachen einer Tachypnoe:

a) Zwerchfellparese
b) schwere körperliche Arbeit
c) Fieber
d) Schädigung des Atemzentrums
e) Parese der Interkostalmuskulatur

A) b+c+d   B) a+d+e   C) b+c   D) a+b

12 Welche differenzialdiagnostischen Überlegungen treffen Sie beim Symptom Thoraxschmerz?

a) Arteriosklerose
b) Myokardinfarkt
c) Lungenembolie
d) Hypotonie
e) Angina pectoris

A) alle richtig   B) b+c+d+e   C) b+c+e
D) b+d+e   E) b+d+e

13 Die Bronchiolen

a) werden durch den Parasympathikus weit gestellt
b) werden durch den Sympathikus eng gestellt
c) werden durch die Innervation des Diaphragmas weit gestellt
d) werden durch die Innervation der Interkostalmuskulatur weit gestellt
e) können durch ein Bronchialkarzinom eingeengt werden

14 Bei Asthma bronchiale ist bei der klinischen Untersuchung des Thorax nachweisbar:

a) eine Verstärkung des Stimmfremitus
b) ein verlängertes Inspirium
c) eine beidseitige Dämpfung
d) Giemen, Pfeifen, Brummen
e) ein exspiratorischer Stridor

A) b+d   B) d+e   C) c+d+e   D) alle richtig
E) a+b+c

15 Welche Zuordnung von Auskultationsbefunden zu den Krankheiten treffen nicht zu?

a) Bronchialatmen → Emphysem
b) amphorisches Atmen → Kaverne
c) abgeschwächtes Atemgeräusch → Pleuraerguss
d) Crepitatio indux → Pneumonie
e) trockene Rasselgeräusche → chronische Bronchitis

16 Symptome einer Bronchopneumonie:

a) Fieber
b) diffuse, feinblasige Rasselgeräusche
c) Husten und Auswurf
d) Rechtsherzinsuffizienz
e) Lungenstauung

A) a+b+c   B) b+d+e   C) a+c   D) c+d+e   E) a+e

17 Ordnen Sie den folgenden Auskultationsphänomenen die infrage kommenden Krankheitsbilder zu:

a) Bronchialatmen
b) Kavernenatmen
c) Giemen, Pfeifen, Brummen
I) Obstruktion
II) Kaverne
III) Lobärpneumonie

A) a-II, b-III, c-I   B) a-II, b-I, c-III
C) a-III, b-I, c-II   D) a-III, b-II, c-I
E) a-I, b-III, c-II

18 Ein chronisches Cor pulmonale

a) ist häufig die Folge eines Emphysems
b) ist eine Komplikation der akuten Bronchitis
c) kann im Verlauf einer Lungenfibrose entstehen
d) kann die Folge einer massiven Thromboembolie sein
e) kann im Gefolge einer Lungensilikose entstehen

A) a+d+e   B) a+c+e   C) b+c   D) c+e   E) b+c+d

19 Typische Zeichen des Pneumothorax bei der physikalischen Untersuchung der betroffenen Seite sind:

a) aufgehobene Atemgeräusche
b) Dämpfung
c) hypersonorer Klopfschall

d) verschärftes Atemgeräusch
e) Giemen, Pfeifen, Brummen

A) b+c B) b+d+e C) a+c D) b+e E) c+e

20 Nach einer zentralen Atemdepression ist welche Störung des Säure-Basen-Haushaltes zu erwarten?

a) respiratorische Azidose
b) respiratorische Alkalose
c) metabolische Azidose
d) metabolische Alkalose
e) keine Störung des Säure-Basen-Haushaltes

21 Beim pollenallergischen Asthma wird vermehrt im Serum gefunden:

a) IgA
b) Albumin
c) IgM
d) IgE
e) Erythrozyten

22 Der Auswurf beim Lungenödem ist:

a) gelblich-bräunlich
b) schaumig-rötlich
c) eitrig putride
d) dreischichtig
e) zäh-glasig

23 Wichtigste Aufgabe der Pleura:

a) Abgrenzung der Lunge vom Mediastinum
b) Schutz der Lunge vor Verletzungen durch Lufteintritt
c) Gewährleistung der Verschieblichkeit der Lunge gegen den Thorax
d) Aufsaugen von Flüssigkeit bei Erguss
e) durch die Verbindung mit dem Zwerchfell trennt sie Thorax von Abdomen

24 Wo befindet sich das Atemzentrum?

a) im Kleinhirn
b) in der Medulla oblongata
c) im Rückenmark
d) im Großhirn
e) in den Basalganglien

25 Ein sicherer Nachweis des Bronchialkarzinoms:

a) Anamnese
b) Leistungsknick
c) Röntgen
d) Biopsie
e) Bluthusten

26 Welches Symptom ist am klassischsten für Patienten mit Bronchiektasen?

a) rezidivierende Fieberschübe
b) anhaltender trockener Husten
c) Hämoptysen
d) reichlicher morgendlicher Auswurf
e) stridoröse Atmung

27 Jemand leidet unter einer chronischen Bronchitis und spuckt plötzlich Blut. Woran denken Sie zuerst?

a) Tuberkulose
b) Pneumonie
c) Lungenkarzinom
d) Bronchiektasen
e) Lungenödem

28 Wie macht sich ein Cor pulmonale bemerkbar?

a) nachweisbare Polyglobulie
b) ausgeprägte Zyanose
c) arterielle Hypertonie
d) nachschleppende Atmung
e) eitriges Sputum

A) alle richtig B) b+d C) a+b+c D) b+e
E) a+b

29 Welche Symptome sprechen für ein Cor pulmonale?

a) arterieller Hypertonus
b) Hypertrophie des rechten Ventrikels
c) Galopprhythmus über der Herzspitze
d) hochgradige Zyanose
e) Nachweis von Polyglobulie

A) b+d+e B) c+e C) a+d D) b+c+d E) a+c+e

30 Hämoptoe tritt typischerweise bei welchen Erkrankungen auf?

a) Tuberkulose
b) Bronchialkarzinom
c) Asthma bronchiale
d) Steinstaublunge
e) Pleuritis

A) b+d B) a+b C) alle richtig D) a+b+c
E) b+c+e

31 Symptome von Bronchiektasen:

a) maulvolle Expektoration
b) 3-schichtiges Sputum
c) stechende Schmerzen hinter dem Brustbein
d) Trommelschlegelfinger

e) Striae rubrae

A) alle richtig B) b+c+d C) a+b D) a+b+d
E) b+e

32 Bei Pseudokrupp findet man nicht:
a) immer nächtliche Hustenanfälle
b) kann sich durch Heiserkeit ankündigen
c) stakkatoartige Hustenattacken
d) Dyspnoe
e) Hypersalivation

A) a+b+c+e B) c+d C) b+d+e D) a+c
E) b+c+e

33 Befunde bei Atelektasen:
a) Dämpfung bei der Perkussion
b) tympanitischer Klopfschall
c) Stimmfremitus abgeschwächt bis aufgehoben
d) komplizierend respiratorische Insuffizienz
e) Bronchialatmen

A) a+e B) d+e C) a+d D) a+c E) a+c+e

34 Die häufigste Ursache eines chronischen Cor pulmonale ist eine
a) chronisch obstruktive Lungenerkrankung
b) Lungenembolie
c) Tuberkulose
d) Silikose
e) Herzinsuffizienz

35 Das Atemzugvolumen bei normaler Einatmung eines Erwachsenen liegt etwa bei
a) 300 ml
b) 500 ml
c) 750 ml
d) 1000 ml
e) 1500 ml

36 Ein Fassthorax entsteht bei
a) akuter Bronchitis
b) Lungenemphysem
c) Morbus Bechterew
d) Lungentuberkulose
e) Lobärpneumonie

37 Folgende Erkrankungen können mit chronischem Husten einhergehen:
a) Lungenkarzinom
b) Tuberkulose
c) Linksherzinsuffizienz
d) Bronchiektasen
e) Lungeninfarkt

A) alle richtig B) a+b+d C) a+b+c+d
D) b+c E) b+d+e

38 Der Stimmfremitus ist abgeschwächt bzw. aufgehoben bei
a) viraler Pneumonie
b) Pneumothorax
c) Pleuraerguss
d) Emphysem
e) chronischer Bronchitis

A) b+c+d B) a+c C) d+e D) b+c E) nur b

39 Symptome einer akuten Sinusitis:
a) Ohrenschmerzen
b) Schwerhörigkeit
c) Kopfschmerzen
d) Eiter aus der Nase
e) Klopfschmerz des Gesichtes

A) b+c B) alle richtig C) c+d+e D) nur c
E) b+c+e

40 Die akute Bronchitis ist durch welchen Befund nicht gekennzeichnet?
a) Hämoptoe
b) exspiratorischer Stridor
c) Husten
d) gelblicher Auswurf
e) Fieber

41 Bei Asthma bronchiale
a) ist das Einatmen erschwert
b) ist „Giemen, Pfeifen, Brummen" der Auskultationsbefund
c) kann ein chronisches Cor pulmonale entstehen
d) wird nach dem Anfall zäher Schleim abgehustet
e) treten die Anfälle nur am Tage auf

A) a+b+c+d B) c+d C) a+b+d D) b+c+d+e
E) b+c+d

42 Beim Spannungspneumothorax
a) besteht auf der betroffenen Seite eine Dämpfung
b) kann sich ein schwerer Schockzustand entwickeln
c) besteht auf der betroffenen Seite ein verstärkter Stimmfremitus
d) ist mit einer spontanen Besserung zu rechnen
e) besteht auf der betroffenen Seite ein hypersonorer Klopfschall

A) b+e B) b+c C) c+e D) a+d+e E) b+d+e

43 Bei der Silikose trifft zu:

a) bei längerem Verlauf kommt es zu einer Linksherzbelastung
b) es besteht oft Hypertonie
c) das Lungengewebe wird bindegewebig umgebaut
d) es kommt frühzeitig zu Pleuraergüssen
e) besteht die Komplikation Lungenembolie

44 Symptome des Lungeninfarkts:

a) Kopfschmerzen
b) Atemnot
c) Abhusten von blutigem Sputum
d) Auftreten von Bradykardie
e) Linksherzhypertrophie

A) a+b+c B) b+c C) b+c+e D) c+e E) a+c

45 Befunde bei der Lobärpneumonie können sein:

a) Bronchialatmen über dem betroffenen Gebiet
b) verminderter Stimmfremitus
c) verminderte Bronchophonie
d) Dämpfung
e) Giemen, Pfeifen, Brummen

A) b+e B) a+d+e C) b+c D) b+c+d E) a+d

40.2 Lösungen

1. C)
2. A)
3. a)
4. D)
5. b)
6. E)
7. d)
8. A)
9. C)
10. B)
11. C)
12. C)
13. e)
14. B)
15. a)
16. A)
17. D)
18. B)
19. C)
20. a)
21. d)
22. b)
23. c)
24. b)
25. d)
26. d)
27. c)
28. E)
29. A)
30. B)
31. D)
32. A)
33. A)
34. a)
35. b)
36. b)
37. C)
38. A)
39. C)
40. a)
41. E)
42. A)
43. c)
44. B)
45. E)

41 Blut, Abwehr und Lymphe

41.1 Fragen

1 Bei der chronischen myeloischen Leukämie sind im peripheren Blut vermehrt:

a) stabkernige neutrophile Granulozyten
b) eosinophile Granulozyten
c) Lymphozyten
d) neutrophile Myelozyten
e) basophil punktierte Erythrozyten

    A) a+b+c B) nur a C) a+b+d D) alle richtig
    E) nur d

2 An der Blutstillung/Blutgerinnung sind v.a. beteiligt:

a) Kalziumionen
b) Fibrinogen
c) Thrombozyten
d) Plasminogen
e) Heparin

    A) a+b+c+e B) b+c C) b+c+d
    D) alle richtig E) a+b+c

3 Bei welcher Erkrankung handelt es sich um eine Neoplasie der B-Lymphozyten?

a) akute myeloische Leukämie
b) chronisch myeloische Leukämie
c) Plasmozytom
d) Polyglobulie
e) Osteomyelosklerose

4 Bei welcher der folgenden Erkrankungen finden Sie in der Regel die stärkste Milzvergrößerung?

a) Plasmozytom
b) chronisch myeloische Leukämie
c) akute lymphatische Leukämie
d) chronisch lymphatische Leukämie
e) akute myeloische Leukämie

5 Die Blutgerinnung läuft in verschiedenen Stufen ab. Bezeichnen Sie die richtige Reihenfolge!

a) Gewebsverletzung
b) Umwandlung von Fibrinogen in Fibrin
c) Thrombineinwirkung auf Fibrinogen
d) Freisetzung von Thrombozytenfaktor
e) Umwandlung von Prothrombin in Thrombin

6 Bilirubin ist ein Abbauprodukt

a) des Blutplasmas
b) der Leukozyten
c) des Hämoglobins
d) der Galle
e) der Leber

7 Wie viel Liter Blut besitzt der erwachsene Mensch?

a) Ca. 2–3 l
b) ca. 5–7 l
c) ca. 8–10 l
d) ca. 9–11 l
e) ca. 6–9 l

8 Was ist Blutserum?

a) Fibrin und Blutkuchen
b) Blutkörperchen und Blutplasma
c) Blutplasma ohne Fibrinogen
d) Blutplasma
e) Wasser, Elektrolyte, Ausscheidungsprodukte, Thrombozyten

9 Makrozytäre Anämien können in ursächlichem Zusammenhang mit auftreten:

a) bei Fischbandwurmträgern
b) nach partieller Gastrektomie
c) bei einer Pneumonie
d) nach Dickdarmresektion
e) bei Alkoholikern und älteren Menschen

    A) b+c B) a+b+e C) a+b+d+e D) d+e
    E) a+c+d+e

10 Allgemeine Hämolysezeichen sind:

a) erhöhte Retikulozytenzahl
b) verlängerte Erythrozytenlebenszeit
c) erhöhtes Serumeisen
d) erhöhtes indirektes Bilirubin im Serum
e) erhöhte Bilirubinausscheidung im Urin

    A) b+c+d+e B) a+c+d C) nur d D) c+e
    E) a+c+d+e

11 Eine sehr verlangsamte BSG findet man bei:

a) Leukämien
b) Polycythaemia rubra vera
c) Anämie
d) Osteoporose
e) nephrotischem Syndrom

12 Welche Aussagen treffen bei der Polycythaemia rubra vera zu?

a) Leukozytose und Thrombozytose sind im Blutbild ein Befund
b) die Ursache ist ein erythropoetinbildender Tumor
c) es liegt oft eine Milzvergrößerung vor
d) es finden sich gehäuft Thrombosen
e) eine spontane Heilung ist möglich

A) a+e   B) a+b+c   C) a+c   D) a+d   E) a+c+d

13 Was bewirkt Natrium-Citrat bei der BSG?

a) es verhindert die Blutgerinnung durch die Bindung von Kalziumionen
b) es hemmt Fibrin
c) es bindet Thrombozyten
d) es dient der Blutverdünnung
e) es aktiviert Phase II der Blutgerinnung

14 Die Hämophilie A

a) ist autosomal-rezessiv vererbbar
b) ist durch einen den Faktor VIII betreffenden Defekt verursacht
c) lässt sich aufgrund einer herabgesetzten Thrombozytenzahl diagnostizieren
d) tritt seltener bei Frauen auf
e) ist autosomal-dominant

A) b+d   B) a+b+c   C) b+d+e   D) a+b   E) a+d

15 Welche Befunde weisen auf eine akute myeloische Leukämie hin?

a) Lymphknotenschwellung im Axillarbereich
b) verstärkte Blutungsneigung
c) Anämie
d) therapieresistente eitrige Tonsillitis
e) Polyglobulie

A) b+c   B) nur c   C) a+b+c   D) a+c   E) b+c+d

16 Welche Zellen bilden Antikörper?

a) T-Lymphozyten
b) Monozyten
c) Plasmazellen
d) Granulozyten
e) Immunglobuline

17 Die Erythrozytenwerte beim Mann, auf einen Kubikmillimeter Blut, betragen?

a) 4–6 Milliarden
b) 4–6 Millionen
c) 4000–6000 Millionen
d) 400–600 Millionen
e) 40–60 Millionen

18 Wann kommt es zu Gerinnungsstörungen? Bei Mangel an:

a) Vitamin C
b) Eisen
c) Vitamin K
d) Vitamin A
e) Vitamin D

19 Normalwerte der Leukozyten, auf einen Kubikmillimeter Blut?

a) 40 000–90 000
b) 4000–9000
c) 400–900
d) 40–90
e) 10 000–16 000

20 Normalwerte der Thrombozyten, auf einen Kubikmillimeter Blut?

a) 4000–9000
b) 37–47 Vol. %
c) 150 000–380 000
d) 4–6 Millionen
e) ca. 500 000

21 Kreuzen Sie die typische Ursache für Mundwinkelrhagaden an:

a) Eisenmangel
b) Vitamin D-Mangel
c) Überproduktion von Magensäure
d) Überproduktion von Pankreassaft
e) Überproduktion von Gallensaft

22 Welche durchschnittliche Lebensdauer haben Erythrozyten?

a) 30 Tage
b) 50 Tage
c) 5 Tage
d) 120 Tage
e) 200 Tage

41 Blut, Abwehr und Lymphe

23 Eine erhöhte BSG ist für welche Erkrankungen typisch?
a) nephrotisches Syndrom
b) rheumatisches Fieber
c) Tonsillitis
d) rheumatoide Arthritis
e) Prostatitis

A) b+c+d+e B) c+e C) alle richtig D) nur c
E) b+c+d

24 Eine Verlängerung der Thromboplastinzeit im Quick-Test ist charakteristisch für:
a) Vitamin B_{12}-Mangel
b) Vitamin C-Mangel (Skorbut)
c) Vitamin K-Mangel
d) Folsäure-Mangel
e) Vitamin A-Mangel

25 Wodurch kann eine Erhöhung der Senkungsgeschwindigkeit (BSG) entstehen?
a) Vermehrung großmolekularer Eiweißkörper im Plasma
b) Verminderung der Erythrozytenzahl
c) Vermehrung der Erythrozytenzahl
d) eine vermehrte Antikörperzahl
e) eine Erhöhung der Thrombozyten

A) a+b B) c+d+e C) a+b+e D) a+b+d
E) nur d

26 Wenn der Eisengehalt im menschlichen Organismus etwa 3–6 Gramm beträgt, sind hiervon im zirkulierenden Hämoglobin gebunden:
a) $1/3$
b) $1/4$
c) $2/3$
d) $3/4$
e) $1/8$

27 Symptome bei einer Milzruptur sind:
a) stechend scharfe Schmerzen im linken Oberbauch
b) hypovolämischer Schock
c) Gallenblasenhydrops
d) akutes Abdomen
e) Pankreatitis

A) alle richtig B) a+b C) c+d+e D) a+d
E) a+b+d

28 Was versteht man unter einer passiven Immunisierung?
a) die Immunisierung mit abgetöteten Krankheitserregern
b) die Immunisierung mit abgeschwächten Krankheitserregern
c) die Immunisierung mit Antikörpern
d) die Immunisierung mit hitzeinaktiven Toxinen
e) einen Vorgang, der die Leukozyten zur Antikörperproduktion anregt

29 Lymphknoten
a) enthalten retikuläres Bindegewebe
b) sind normalerweise erbs- bis bohnengroß
c) produzieren die Lymphe
d) dienen als Ort der Lymphozytenteilung
e) sind dem lymphatischen Kreislauf zwischengeschaltet

A) a+b+c+d B) a+d C) b+c+d D) a+b+d
E) c+d+e

30 Welche Funktion hat die Mastzelle?
a) Phagozytose
b) Faserbildung
c) Bildung von Lymphozyten
d) Speicherung von Stoffwechsel-Zwischenprodukten
e) Ausschüttung von Histamin

31 Was sind Antikörper?
a) körperfremde Stoffe, gegen die Abwehrzellen gebildet werden
b) Abwehrstoffe, die gegen spezifische Antigene gerichtet sind
c) fiebererregende Stoffe
d) zählen zu der Leukozytenfraktion
e) Stoffe, die andere Zellen direkt lysieren können

32 Was sind Antigene?
a) körpereigene Abwehrstoffe, die gegen körperfremdes Eiweiß gerichtet sind
b) körperfremde Stoffe, gegen die Antikörper gebildet werden
c) körpereigene Stoffe, die gegen spezifische Toxine gerichtet sind
d) Stoffe, die sich gegen die genetischen Erbanlagen richten
e) es handelt sich z. B. um IgG

33 Was sind mögliche Befunde bei der Leukämie?

a) Blut im Stuhl
b) rezidivierende Bronchitiden
c) Blut im Urin
d) Hämoptyse
e) trockene Haut und Haare

A) alle richtig   B) a+c+d   C) b+d   D) a+c+d
E) nur b

34 Ordnen Sie zu:

I. Perniziöse Anämie
II. Hämolytische Anämie
III. Eisenmangelanämie
IV. Thalassämie
V. Sichelzellanämie

a) Kribbeln und Ameisenlaufen
b) Mundwinkelrhagaden
c) Retikulozytose
d) multiple Organinfarkte
e) Targetzellen

35 Ordnen Sie die Normwerte zu:

I. neutrophile Granulozyten
II. Lymphozyten
III. basophile Granulozyten
IV. eosinophile Granulozyten
V. Monozyten

a) 40–70 %
b) 25–40 %
c) 1–3%
d) 0–1%
e) 3–6%

36 Symptome der kindlichen Leukämie sind:

a) Gelenk- und Knochenschmerzen
b) gehäuft auftretende Blutungen
c) Ulzerationen der Mundschleimhaut
d) Lymphknotenschwellung
e) Thrombozytose

A) a+b+c   B) a+b+c+d   C) alle richtig
D) b+c   E) b+c+d+e

37 Typische Befunde bei der Lymphogranulomatose:

a) Schmerzen in den Lymphknoten bei Alkoholgenuss
b) Lymphknoten sind kartoffelsackartig verbacken
c) häufig Hepatosplenomegalie
d) subfebrile Temperaturen
e) Polyglobulie

A) b+c   B) a+b+c+d   C) alle richtig   D) a+b
E) b+c+d+e

38 Bei welchen der Anämieformen kommt es zu einer Hämolyse?

a) Eisenmangelanämie
b) Sichelzellanämie
c) Thalassämie
d) Kugelzellanämie
e) Vitamin-B_{12}-Mangelanämie

A) alle richtig   B) b+c+d   C) b+e   D) a+b+e
E) b+c+d+e

39 Die Funktion der Albumine ist:

a) Transportfunktion
b) Immunabwehr
c) Aufrechterhaltung des onkotischen Drucks
d) Antigeneigenschaft
e) dienen der Bildung von Gerinnungsfaktoren

A) a+b+c   B) a+c   C) c+d+e   D) a+d+e
E) nur c

40 Welche Substanzen hemmen die Blutgerinnung?

a) Cumarin
b) Hirudin
c) Acetylsalicylsäure
d) Fibrinogen
e) Kalzium

A) c+d   B) a+b+c+e   C) a+b+c   D) a+d   E) a+c

41 Passive Immunisierung erfolgt durch

a) abgetötete Erreger
b) lebende Erreger
c) Penicillin
d) Antikörper
e) Erregertoxine

42 Aufgaben der Leukozyten sind:

a) Phagozytose
b) Transport von Sauerstoff und Kohlendioxid
c) zelluläre Abwehr
d) neutrophile Leukozyten stellen Enzyme her
e) partielle Beteiligung an der Blutgerinnung

A) b+d   B) c+d   C) c+d+e   D) a+d   E) a+c+e

43 Laborbefunde bei einer Eisenmangelanämie sind:

a) Serumeisen erniedrigt
b) Schillingtest positiv
c) normochrome Anämie

d) Eisenbindungskapazität erniedrigt
e) indirektes Bilirubin erhöht

44 Aufgabe der Erythrozyten ist:
a) Abgabe von Thrombokinase
b) Herstellung von Erythropoetin
c) Transport von Sauerstoff und Kohlendioxid
d) Transport von Immunglobulinen
e) Phagozytose von Fremdeiweißen

41.2 Lösungen

1. C)
2. E)
3. c)
4. b)
5. a), d), e), c), b)
6. c)
7. b)
8. c)
9. B)
10. B)
11. b)
12. E)
13. a)
14. A)
15. E)
16. c)
17. b)
18. c)
19. b)
20. c)
21. a)
22. d)
23. C)
24. c)
25. D)
26. c)
27. E)
28. c)
29. D)
30. e)
31. b)
32. b)
33. A)
34. I-a), II-c), III-b), IV-e), V-d)
35. I-a), II-b), III-d), IV-c), V-e)
36. B)
37. B)
38. E)
39. B)
40. C)
41. d)
42. D)
43. a)
44. c)

42 Harnsystem

42.1 Fragen

1 Mögliche Ursachen für eine postrenale Anurie können sein:

a) Verschluss der ableitenden Harnwege
b) Volumenmangel
c) Niereninsuffizienz durch eine akute Glomerulonephritis
d) Exsikkose
e) Glomerulonephritis

2 Bei Erythrozytenzylindern im Urin ist welches Organ betroffen?

a) Blase
b) Ureter
c) Niere
d) Herz
e) Urethra

3 Große tastbare Tumoren im kindlichen Abdomen:

a) Nierenzysten
b) Wilms-Tumoren
c) Neuroblastome
d) Hypernephrome
e) Myosarkome

  A) alle richtig   B) b+c+d   C) b+c   D) c+d+e
  E) b+e

4 Typische Befunde bei der Pyelonephritis:

a) Fieber
b) Flankenschmerz
c) Leukozyturie
d) Bakteriurie
e) Erythrozytenzylinder

  A) a+b+c   B) b+c   C) a+b+c+d   D) nur d
  E) b+c+d

5 Welche Aussagen zur Pyelonephritis treffen zu?

a) Es handelt sich um ein immunologisch-allergisches Geschehen an den Nephronen, besonders nach extrarenaler Streptokokkeninfektion.
b) Die Pyelonephritis kann hämatogen und aszendierend über die Harnwege entstehen.
c) Sie geht immer mit einer Zystitis einher.
d) Ödeme und Hypertonie sind wichtige Symptome.
e) Sie ist eine bakterielle Entzündung in erster Linie des Niereninterstitiums und des Nierenparenchyms.

  A) nur b   B) c+d+e   C) a+b+d   D) a+e   E) b+e

6 Nennen Sie Spätkomplikationen bei der Niereninsuffizienz:

a) Lungenödem
b) Perikarditis
c) Mydriasis
d) Osteopathie
e) Anämie

  A) a+b+d+e   B) alle richtig   C) a+d+e
  D) d+e   E) a+b

7 Ein Patient kommt zu Ihnen mit kolikartigen, ziehenden Schmerzen in der rechten Leistengegend, ausstrahlend in die Oberschenkelinnenseite. Was vermuten Sie?

a) akute Appendizitis
b) Harnleiterstein
c) Gallenkolik
d) Divertikulitis
e) Dickdarmkarzinom

8 Der Primärharn enthält:

a) Albumine
b) Glukose
c) Erythrozyten
d) Urochrome
e) Wasser

  A) a+b   B) b+e   C) b+d+e   D) b+d   E) nur e

9 Welche Erkrankung kann die Folge einer chronischen Pyelonephritis sein?

a) Hydronephrose
b) chronische Niereninsuffizienz
c) Glomerulosklerose
d) Glomerulonephrose
e) Wilms-Tumor

10 Welche Symptome treten beim schweren Verlauf der akuten Glomerulonephritis auf?

a) Kopfschmerzen
b) Bakteriurie
c) Ödeme
d) Oligurie
e) septische Temperatur

A) alle richtig B) b+c+d C) a+c+d
D) c+d+e E) d+e

11 Symptome der akuten Zystitis:

a) evtl. Hämaturie
b) Pollakisurie
c) Dysurie
d) Erbrechen
e) Pyurie

A) c+d+e B) a+b C) a+b+c+e D) alle richtig
E) b+c

12 Ein akutes Nierenversagen

a) kann durch Nephrotoxine ausgelöst werden
b) endet häufig in einer Defektheilung mit Nierenfunktionsstörung
c) kann durch generalisierte Ödembildung charakterisiert sein
d) ist eine Krankheit, der oft eine Schocksymptomatik vorangeht
e) ist lebensbedrohlich durch die Hyperkaliämie

A) c+d B) nur d C) a+b+e D) b+e
E) a+c+d+e

13 Proteinurie findet man typischerweise

a) nach schwerer Muskelarbeit
b) bei Verschluss einer Nierenvene
c) bei Hypovolämie
d) bei Fieber
e) bei Hypertonie

A) alle richtig B) b+e C) a+b+d+e D) d+e
E) b+c+e

14 Das Stadium der kompensierten Retention ist definiert als:

a) Verminderung der osmotischen Konzentrationsfähigkeit der Niere
b) Absinken des Blut-pH unter 7,2
c) Erhöhung der Ammoniakkonzentration im Blut
d) Erhöhung harnpflichtiger Substanzen im Blut
e) Erhöhung der Harnsäure im Serum auf über 8 mg%

15 Eine Nephrokalzinose ist die Folge:

a) eines Plasmozytoms
b) multipler Knochenmetastasen und Knochentumoren
c) eines Hyperparathyreoidismus
d) einer systemischen Sklerodermie
e) einer Vitamin-D-Überdosierung

A) a+b+c B) c+e C) a+b+c+e D) alle richtig
E) b+c+d+e

16 Zu den begünstigenden Faktoren für die Entstehung einer chronischen Pyelonephritis zählen:

a) Prostataadenom mit Harnverhaltung
b) Narben innerhalb der Ureter
c) Diabetes mellitus
d) Gichtnephropathie
e) Nephrolithiasis

A) c+d B) b+d+e C) a+b+d D) alle richtig
E) a+b+c

17 Ein Patient mit fortgeschrittener chronischer Niereninsuffizienz klagt seit einigen Wochen über Parästhesien in beiden Beinen. Welche Verdachtsdiagnose steht an erster Stelle?

a) Wirbelfraktur infolge urämischer Osteopathie
b) Rückenmarktumor
c) Polyneuropathie
d) Vitamin-B_{12}-Mangel
e) Ischialgie

18 Welche Aussage trifft zu?

Ein nitritfreier Urin und rezidivierende Leukozyturie sind Hinweise auf

a) einen Blasenstein
b) eine Zystitis
c) ein Prostatakarzinom
d) eine Nierentuberkulose
e) einen Nierentumor

A) a+b B) c+d+e C) d+e D) b+e E) a+e

19 Harnsteine bestehen überwiegend aus:

a) Urat
b) Magnesium-Ammonium-Phosphat
c) Kalzium-Oxalat/-Phosphat
d) Zystin
e) Bilirubin

20 Beim Hypernephrom findet sich

a) eine Pyurie ohne Bakteriennachweis

b) eine Makrohämaturie
c) ein Erythropoetinmangel
d) in einigen Fällen eine Erythropoetinerhöhung im Serum
e) eine Ketonurie

A) c+e   B) b+d   C) b+d+e   D) a+b+d+e   E) b+c+d

21 Welche Befunde sprechen für ein nephrotisches Syndrom?

a) massive Makrohämaturie
b) generalisierte Ödeme
c) Proteinurie über 3,5 mg/Tag
d) Hypercholesterinämie
e) Hypoproteinämie

A) a+c+e   B) c+d   C) a+b+c   D) b+d+e   E) b+d

22 Wie viel % der Primärharnmenge werden ausgeschieden?

a) ca. 100 %
b) ca. 70 %
c) ca. 30 %
d) ca. 10 %
e) ca. 1%

23 Beim Erwachsenen entsteht Harndrang bei

a) einer Blasenfüllung von ca. 50 ml
b) einer Blasenfüllung von ca. 180 ml
c) einer Blasenfüllung von ca. 100 ml
d) einer Blasenfüllung von ca. 600 ml
e) einer Blasenfüllung von ca. 500 ml

24 Welche Aussagen über das Nephron treffen zu?

a) die kleinste funktionelle Einheit der Niere ist das Nephron
b) ein vollständiges Nephron besteht aus den Tubuli und der Henle-Schleife
c) im Nephron finden Filtrations-, Sekretions- sowie Resorptionsvorgänge statt
d) durch das Nephron wird die glomeruläre Filtrationsrate gesteuert
e) eine Nierenfunktionsstörung beruht in erster Linie auf einer verminderten Nephronzahl

A) c+d+e   B) a+c   C) a+b+e   D) a+c+d+e   E) a+e

25 Welche Ursachen sind für ein akutes Nierenversagen verantwortlich?

a) Hypervolämie
b) überhöhter Kochsalzspiegel im Blut
c) psychischer Stress
d) toxische Schädigungen
e) Blutverluste/Verletzungen

A) b+c+d+e   B) a+b+e   C) c+d+e   D) a+b   E) d+e

26 Was trifft zu bei einer Zystitis?

a) man erreicht durch Spülungen mit Kamillentee eine rasche Heilung
b) es kommt zu Brennen beim Wasserlassen
c) Wärme verschlechtert die Chance der schnelleren Heilung
d) in der Regel stellt sich eine Hämaturie ein
e) brennende Schmerzen im Lendenbereich

27 Hat eine Eiweißausscheidung im Urin von maximal 100–150 mg Eiweiß/24h Krankheitswert?

a) ja
b) nein

28 Welche Aussagen über den Harnstoff sind richtig?

a) 40 Gramm werden über die Niere am Tag ausgeschieden
b) neue Untersuchungen haben ergeben, dass die Harnstoffwerte bei Patienten mit Neurodermitis in der Haut (Hornhautschicht) erhöht sind
c) Leberenzyme, die Harnstoff abbauen, sind nur in der Leber vorhanden
d) der Schweißdrüsengehalt an Harnstoff liegt höher als der im Serum
e) es handelt sich um ein Abbauprodukt von Zellkernen

29 Harnanalyse mittels Trockenchemie-Teststreifen: was zeigt Nitrit an?

a) akute diffuse Glomerulonephritis
b) Glukose im Harn
c) Bilirubin im Harn
d) E.-coli-Bakterien im Harn
e) nitratreiche Nahrungszufuhr

30 Unkontrollierte Langzeitbehandlung mit Diuretika kann zu einem Kaliummangel führen; als Folgen können auftreten:

a) Muskelschwäche
b) Herzflimmern
c) Magen-Darm-Störungen
d) gestörter Knochenaufbau
e) Tetanie

A) alle richtig   B) a+b+d   C) a+b+c
D) b+d+e   E) c+e

31 Wie lautet der normale Urin-pH-Wert?
a) 8–9,5 alkalisch
b) 4–5 schwach sauer
c) 2,5–4 sauer
d) 8–9,5 sauer
e) 4–5 schwach alkalisch

32 Ordnen Sie zu:
a) Erythrozytenzylinder
b) Leukozytenzylinder
c) hyaline Zylinder
I. nephrotisches Syndrom
II. Glomerulonephritis
III. Pyelonephritis

33 Fieber und Flankenschmerz findet man bei:
a) akuter Glomerulonephritis
b) akuter Pyelonephritis
c) Zystitis
d) Urethritis
e) Prostatitis

34 Kreuzen Sie typische Beschwerden bei akuter Zystitis an!
a) Flankenschmerz
b) hohes Fieber
c) Dysurie
d) Diarrhöe
e) Brennen beim Wasserlassen

A) a+e   B) b+c+d+e   C) c+d+e   D) nur c
E) c+e

35 Wie hoch ist normalerweise die Harnsäure im Serum bei der Frau?
a) 2–7 mg/dl
b) 10–50 mg/dl
c) 0,6–1,3 mg/dl
d) 40 mg/dl
e) 8,3–10,9 mg/dl

36 Funktionen der Niere sind:
a) Regulierung des Säure-Basen-Haushaltes
b) Produktion von Erythropoetin
c) Produktion von Aldosteron
d) Ausscheidung von Glukose bei einem Blutzuckerspiegel von 140 mg/dl und darüber
e) Konstanthaltung des hydrostatischen Drucks

A) a+d   B) a+c+d+e   C) a+b+c+e   D) a+b+e
E) a+e

37 Kardinalsymptome des nephrotischen Syndroms sind:
a) Ödeme
b) Proteinurie
c) Hypolipidämie
d) Hyperlipidiämie
e) Exsikkose

A) a+b+d   B) c+d   C) a+b   D) a+d   E) a+d+e

38 Zu den Aufgaben der Nieren gehören:
a) Ausschwemmung von Viren
b) Ausscheidung von Salzen
c) Ausscheidung von überschüssigem Albumin
d) Temperaturregulation
e) Konstanthaltung des Blut-pH-Wertes

A) alle richtig   B) b+e   C) a+b+c+e   D) c+d+e
E) a+e

39 Wovon ist die Urinmenge abhängig?
a) dem Körpergewicht
b) der Flüssigkeitszufuhr
c) dem Blutdruck
d) der Nierenfunktion
e) dem Fassungsvermögen der Blase

A) a+b+c   B) b+c+d+e   C) nur d   D) b+d
E) b+c+e

40 Die Menge des in den Glomeruli gefilterten Primärharns beträgt täglich:
a) 1,5 l
b) 150 l
c) 15 l
d) 500 l
e) 150 ml

41 Symptome der Schwangerschaftsnephropathie (EPH-Gestose) sind
a) Bluthochdruck
b) Proteinurie
c) Ödeme
d) Hämaturie
e) Glukosurie

A) nur b   B) alle richtig   C) c+e   D) nur a
E) a+b+c

42 Was trifft zu? Das spezifische Gewicht des Harns
a) ist bei vermehrter Wasserzufuhr erniedrigt

b) ist bei einer Exsikkose erniedrigt
c) ist bei Diabetes mellitus erhöht
d) beträgt ca. 1002 bis 1034 g/l
e) sollte zur Abklärung eines bösartigen Geschehens immer bestimmt werden

A) c+d+e B) nur b C) nur a D) a+b+c E) a+c+d

43 Die häufigsten Erreger der primären Harnwegsinfekte sind:

a) E.-coli-Bakterien
b) Enterokokken
c) Staphylokokken
d) Proteus
e) β-hämolysierende Streptokokken

44 Ursachen einer Harnsteinbildung können sein?

a) Gicht
b) Harnwegsinfekte
c) chronische Pyelonephritis
d) Vitamin-D-Mangel
e) Vitamin-K-Überschuss

45 Die Aufbereitung des Primärharns zum Sekundärharn erfolgt

a) im Glomerulum
b) im Vas afferens
c) im Tubulussystem
d) im Sammelrohr
e) in der Blase

42.2 Lösungen

1. a)
2. c)
3. C)
4. C)
5. E)
6. A)
7. b)
8. C)
9. b)
10. C)
11. C)
12. E)
13. C)
14. d)
15. C)
16. D)
17. c)
18. B)
19. c)
20. B)
21. D)
22. e)
23. b)
24. B)
25. E)
26. b)
27. b)
28. a)
29. d)
30. C)
31. b)
32. aII), bIII), cI)
33. b)
34. E)
35. a)
36. D)
37. A)
38. B)
39. D)
40. b)
41. E)
42. E)
43. a)
44. a)
45. c)

43 Herz, Kreislauf- und Gefäßsystem

43.1 Fragen

1 Was sind Arterien?

a) sie führen zum Herzen hin
b) sie führen vom Herzen weg
c) sie enthalten nur sauerstoffreiches Blut
d) sie enthalten nur sauerstoffarmes Blut
e) Gefäße mit sauerstoffreichem und schadstoffarmem Blut

2 Zeichen eines akuten arteriellen Verschlusses im Bein:

a) das betroffene Bein ist hochrot und brennt
b) ein langsam beginnender Schmerz
c) ein plötzlich einsetzender Schmerz
d) kein tastbarer Puls proximal des Verschlusses
e) Muskelatrophie

3 Was bezeichnet man als ein Pulsdefizit?

a) Eine Pulsfrequenz unter 50/min.
b) es handelt sich dabei um die Differenz zwischen peripherem Puls und Herzfrequenz
c) Herzrhythmusstörungen
d) ein Defizit hinsichtlich der Schlagfrequenz < 30 mmHg
e) Vorhofflimmern

4 Wo befinden sich Herzklappen?

a) zwischen rechter Kammer und Aorta
b) zwischen rechtem Vorhof und Eintritt von Vena cava inferior und superior
c) zwischen rechter Kammer und dem Truncus pulmonalis
d) zwischen Vena pulmonalis und linkem Vorhof
e) zwischen linker Kammer und Pulmonalarterie

5 Ein Patient erleidet in Ihrer Praxis einen kardiogenen Schock. Was machen Sie?

a) Patienten mit erhöhtem Oberkörper lagern
b) Patienten vor Unterkühlung schützen
c) Notarzt rufen
d) im Falle eines Herzstillstandes Herzdruckmassage
e) im Falle eines Atemstillstandes beatmen

A) b+d+e   B) a+b+e   C) c+d+e
D) alle richtig   E) b+d

6 Was kann die Ursache einer Thromboembolie sein?

a) eine tiefe Beinvenenthrombose
b) eine Thrombozytenverminderung
c) die Einnahme von Cumarin
d) die Einnahme von Ascorbinsäure
e) Hämophilie

7 Welche Herzkreislaufuntersuchungen sollte der Heilpraktiker ausführen können?

a) Auskultation
b) Perkussion
c) Blutdruckmessung
d) Pulsmessung
e) Koronarangiografie

A) alle richtig   B) a+b+c+d   C) a+b
D) b+c+d   E) nur d

8 Wobei besteht ein erhöhtes Arteriosklerose-Risiko?

a) bei hohem HDL und niedrigem LDL
b) bei niedrigem LDL und niedrigem HDL
c) bei hohem HDL und hohem LDL
d) bei hohem LDL und niedrigem HDL
e) bei hohem LDL und hohem HDL

9 Welche Faktoren erhöhen das Risiko eines Herzinfarktes?

a) Rauchen
b) Lebererkrankungen
c) erhöhte Blutfette
d) Adipositas
e) Diabetes mellitus

A) a+b+d+e   B) alle richtig   C) a+d+e
D) a+c+d   E) a+c+d+e

10 Nennen Sie Zeichen der Rechtsherzinsuffizienz!

a) Lungenödem
b) Stauungsgastritis
c) Nykturie
d) Beinödeme
e) Lungenembolie

A) nur a   B) a+c+e   C) b+c+d   D) c+d   E) nur c

11 Welches der folgenden Symptome gehört nicht zum Myokardinfarkt?

a) Hämatemesis
b) Pulsunregelmäßigkeiten
c) Brustschmerz
d) kaltschweißige Haut
e) Blutdruck 90/60 mmHg

12 Bei welchen Erkrankungen finden sich hohe Blutdruckamplituden?

a) Aortenisthmusstenose
b) offener Ductus botalli
c) Vorhofseptumdefekt
d) Aortenklappeninsuffizienz
e) Aortenklappenstenose

A) a+b+d   B) c+e   C) b+c+d   D) nur d   E) a+b+c

13 Bei welchen folgenden Erkrankungen ist ein Saunabesuch kontraindiziert?

a) dekompensierte Herzinsuffizienz
b) Koronarsklerose mit Angina pectoris in Ruhe
c) vegetativ-endokrine Dysregulation im Klimakterium
d) 1 Jahr nach Herzinfarkt
e) Arteriosklerose

A) a+b+c   B) a+b   C) c+d+e   D) nur c   E) a+d

14 Ein Angina-pectoris-Anfall kann ausgelöst werden durch:

a) Stress
b) Bluthochdruckkrise
c) massive intestinale Blutung bei Ulkuskrankheit
d) ungewohnte körperliche Belastung
e) reichliche, fetthaltige Nahrung

A) alle richtig   B) a+b   C) a+b+d+e   D) d+e   E) b+e

15 Eine maligne Hypertonie ist gekennzeichnet durch

a) konstant deutlich erhöhte diastolische Blutdruckwerte
b) erhöhte Natriumkonzentration
c) hochdruckbedingte Augenhintergrundsveränderungen
d) hochdruckbedingte Läsionen an Herz, Gehirn und Nierengefäßen
e) einen gleichzeitig erhöhten Puls

A) c+d+e   B) alle richtig   C) b+c   D) a+c+d   E) c+d

16 Die Bildung von Thromben wird begünstigt durch

a) Verlangsamung der Blutzirkulation
b) Läsionen der Gefäßwand
c) Hämatokriterhöhung
d) Anstieg der Plasminaktivität
e) eine Verminderung von Gerinnungsfaktoren

A) c+d+e   B) a+e   C) c+d+e   D) b+d+e   E) a+b+c

17 Eine Hypertonie kann verursacht werden durch eine Erhöhung

a) der Noradrenalinausschüttung
b) der Natriumausscheidung
c) der Reninausschüttung
d) der Sekretinausschüttung
e) von Parathormon im Blut

A) a+c+d   B) a+c   C) c+d+e   D) a+b+e   E) c+d+e

18 Der Ductus botalli

a) ist eine Verbindung zwischen Aorta und Lungenarterien
b) verödet nach der Geburt
c) ist ein Bestandteil des Embryonalkreislaufs
d) transportiert sauerstofffreies Blut von der Plazenta zur Nabelvene
e) verhindert eine zu starke Durchblutung der Lunge des Ungeborenen

A) alle richtig   B) a+b+c+e   C) b+c+d   D) a+b+e   E) c+d+e

19 In welcher Phase des Herzzyklus sind Aortenklappe und Mitralklappe gleichzeitig geöffnet?

a) nur in der Anspannungszeit
b) in der Austreibungszeit
c) in der Füllungszeit
d) in der Entspannungszeit
e) in keiner Phase

20 Eine Patientin kommt mit rot-blauen Wangen in Ihre Praxis. Auskultatorisch stellen Sie einen paukenden 1. Herzton fest. Was ist Ihre Verdachtsdiagnose?

a) Mitralklappenstenose
b) Pulmonalklappenstenose
c) Mitralklappeninsuffizienz
d) Aortenklappeninsuffizienz
e) Trikuspidalinsuffizienz

43 Herz, Kreislauf- und Gefäßsystem

21 Welche Gefäße führen sauerstoffreiches Blut?
a) alle Arterien
b) alle Venen
c) alle Gefäße, die vom Herzen wegführen
d) alle Gefäße, die zum Herzen hinführen
e) keine Aussage ist richtig

22 Welche Aussagen treffen für die Herzinsuffizienz zu?
a) eine schwere Rechtsherzinsuffizienz führt in der Regel zum Lungenödem
b) ein ausgedehnter Herzinfarkt kann zu einer Linksherzinsuffizienz führen
c) eine akute Linksherzinsuffizienz geht häufig mit einer Aszites einher
d) eine Stenose der Aortenklappe kann zu einer Herzinsuffizienz führen
e) bei einer Herzinsuffizienz liegt eine Verminderung der kardialen Pumpleistung vor, die zu einer Sauerstoffminderversorgung der Organperipherie führt

A) a+c B) a+b+c C) b+e D) b+d+e E) d+e

23 Der Schmerz im Rahmen eines Angina-pectoris-Anfalles
a) ist in der Regel retrosternal
b) ist oft von brennendem, drückendem Charakter
c) kann durch einen Kältereiz ausgelöst werden
d) bildet sich nach der Einnahme eines Nitropräparates innerhalb von 3–5 Minuten zurück
e) ist bei einer koronaren Herzerkrankung immer vorhanden

A) a+b+c B) a+c+d C) b+c+d D) c+d+e E) a+d+e

24 Ein akuter Herzinfarkt
a) kann bei Diabetikern ohne typische Schmerzsymptomatik verlaufen
b) kann zu lebensbedrohlichen Rhythmusstörungen führen
c) macht eine sofortige klinische Einlieferung und eine intensivmedizinische Behandlung erforderlich
d) führt zu einer auf die Herzmuskelinnenschicht begrenzten Nekrose
e) kann zu einem Perikarderguss führen

A) alle richtig B) a+b+c C) b+c D) a+c E) a+b+c+e

25 Welche Aussage trifft nicht zu?
Bei der Blutdruckmessung nach Riva-Rocci/Korotkow
a) ist ein systolischer Druck von 160 mmHg immer pathologisch
b) kann eine zu schmale Manschette zu unpräzisen Druckwerten führen
c) sollte der zur Messung benutzte Arm in Herzhöhe gelagert werden
d) sollte mindestens einmal an beiden Armen gemessen werden
e) sollten mehrfache Messungen erfolgen

26 Welche Aussage trifft nicht zu? Die arterielle Hypertonie
a) verläuft oft über längere Zeit ohne Beschwerden
b) lässt in ca. 20 % aller Fälle keine organische Ursache erkennen
c) beruht in seltenen Fällen auf endokrinologischen Erkrankungen
d) kann zu akutem Linksherzversagen führen
e) führt zu einem wesentlich erhöhten Risiko, an Schlaganfällen und Herzinfarkt zu erkranken

27 Beim hämorrhagischen Schock kommt es zu
a) einer Azidose
b) einem Anstieg des Herzminutenvolumens
c) einem Sinken des Herzminutenvolumens
d) einer Alkalose
e) einer Bradykardie

A) a+b B) b+d C) a+e D) a+c E) nur a

28 Ursachen einer Herzinsuffizienz können sein:
a) Herzinfarkt
b) Herzklappenfehler
c) Herzrhythmusstörungen
d) Panzerherz
e) Myokarditis

A) alle richtig B) c+e C) a+d+e D) b+c+d E) a+b+c+e

29 Ab welchem diastolischen Blutdruckniveau besteht der Verdacht auf eine pathologische Nierenmitbeteiligung?
a) Blutdruck ab diastolisch 90 mmHg
b) Blutdruck ab diastolisch 100 mmHg
c) Blutdruck ab diastolisch 120 mmHg
d) Blutdruck ab diastolisch 140 mmHg
e) Blutdruck ab diastolisch 160 mmHg

30 Symptome einer Rechtsherzinsuffizienz sind:

a) Meteorismus
b) Gewichtszunahme
c) Asthma cardiale
d) Nykturie
e) Appetitlosigkeit

A) a+b+d   B) a+b+d+e   C) a+b+c+d
D) b+c+d+e   E) c+d

31 Welches Gefäß führt sauerstoffreiches Blut?

a) A. pulmonalis
b) V. pulmonalis
c) V. cava superior
d) V. cava inferior
e) V. renalis

32 Wo auskultieren Sie Fehler der Mitralklappe?

a) parasternal im 3. ICR links (Erb'scher Punkt)
b) parasternal des 5. ICR rechts
c) im 4. ICR links parasternal und über der Herzspitze in der Medioklavikularlinie des 5. ICR links
d) 2. ICR links parasternal
e) 2. ICR rechts parsternal

33 Ab wann ist während der Systole ein Korotkow-Ton hörbar?

a) 1. Ton unter dem obersten Manschettendruck
b) 1. Ton unter dem untersten Manschettendruck
c) 1. hörbarer Ton nach dem Ablassen des Manschettendrucks
d) 2. Ton nach Ablassen des Manschettendrucks
e) ab 120 mmHg

34 Was ist die Systole?

a) das Zusammenziehen der Arterie
b) der Druckwert im Gefäß, der bei Kammerentleerung auftritt
c) der Wert, der bei der Erschlaffung der Aortenwand im großen Kreislauf gemessen wird
d) die rhythmisch tastbare Ausdehnung z. B. der V. jugularis
e) eine Erhöhung des Blutvolumens innerhalb der Kammern

35 Häufigste Ursache für arteriellen Bluthochdruck beim Erwachsenen ist

a) der essenzielle Bluthochdruck
b) der renale Bluthochdruck
c) der endokrine Bluthochdruck
d) die Mitralstenose
e) Hyperaldosteronismus

36 Welches Organ wird bei einem Blutdruckanstieg am meisten belastet?

a) linkes Herz
b) rechtes Herz
c) Gehirn
d) Milz
e) Lunge

37 Was trifft für den offenen Ductus botalli zu?

a) fetaler Kurzschluss
b) Verbindung von V. pulmonalis und Karotis
c) Frühgeborene nicht beatmen wegen möglicher Komplikationen
d) auskultatorisch Maschinengeräusch
e) muss sofort operiert werden

A) a+b+d   B) a+b+c   C) a+d+e   D) a+d
E) a+b

38 Welche Aussagen zum Herzinfarkt treffen zu?

a) Nekrose des Herzmuskels infolge mangelnder Sauerstoffversorgung
b) bei 15% kann der Infarkt stumm verlaufen
c) der Schmerz ist immer stärker als bei Angina pectoris
d) bei Gabe von Nitroglycerin ist der Schmerz gut zu beeinflussen
e) es kann zu lebensbedrohlichen Herzrhythmusstörungen kommen

A) a+b+e   B) a+c   C) a+b+c   D) c+d+e
E) a+b+c+e

39 Ordnen Sie die aufgeführten Krankheiten den Symptomen zu!

a) Herzinsuffizienz
b) Herzinfarkt
c) Mitralinsuffizienz
I. Pendelblut
II. Lungenstauung
III. retrosternale Schmerzen

40 Welche Angaben zu den erworbenen Herzklappenfehlern treffen zu?

a) häufigste Ursache ist eine bakterielle Endokarditis
b) ein Herzklappenfehler kann zu einer chronischen Herzinsuffizienz führen

c) der häufigste erworbene Herzklappenfehler ist die Aortenklappenstenose
d) eine schwergradige Mitralstenose kann zu einem Lungenödem führen
e) eine Mitralstenose führt immer zu einem Lungenödem

A) a+d+e B) b+c C) c+d+e D) a+b+c E) b+d

41 Ein Angina-pectoris-Anfall tritt in der Regel auf:

a) bei Stress
b) nach reichlichem Essen
c) bei Kälte
d) in Ruhe
e) bei Belastung

A) b+c+e B) a+b C) a+b+c+e D) b+c+d E) a+c

42 Zur Anatomie des Herzens:

a) die linke Lungenarterie geht aus dem rechten Vorhof hervor
b) die linke Lungenarterie geht aus der linken Kammer hervor
c) die Aorta geht aus der rechten Kammer hervor
d) die Koronarvenen münden in den rechten Vorhof
e) das Herz liegt zu $1/3$ im linken und zu $2/3$ im rechten Thorax

43 Die Mitralklappe

a) trennt den rechten Vorhof von der rechten Kammer
b) trennt den linken Vorhof von der linken Kammer
c) ist eine dreizipfelige Segelklappe
d) ist eine Taschenklappe
e) dient dazu, den Blutfluss aus der Kammer zurück in den Vorhof zu verhindern

A) b+d B) a+c C) b+e D) c+d E) c+d+e

44 Bei der Blutdruckmessung nach Riva-Rocci

a) sollte der Arm des Patienten in Herzhöhe gelagert werden
b) werden die Werte in mmHg angegeben
c) wird das Stethoskop an der A. femoralis angelegt
d) spielt die Breite der Manschette keine Rolle
e) ist der diastolische Wert von entscheidender diagnostischer Bedeutung

A) a+b+c B) b+d C) c+d+e D) a+d+e E) a+b

45 Eine Thrombose geht häufig einher mit

a) einer Schwellung
b) Parästhesien
c) Schmerzen
d) Paresen
e) Rhythmusstörungen

A) a+b B) a+c C) a+b+c D) b+c+d E) a+b+e

43.2 Lösungen

1. b)
2. c)
3. b)
4. c)
5. D)
6. a)
7. B)
8. d)
9. E)
10. C)
11. a)
12. A)
13. B)
14. A)
15. D)
16. E)
17. B)
18. B)
19. e)
20. a)
21. e)
22. D)
23. B)
24. E)
25. a)
26. b)
27. D)
28. A)
29. b)
30. B)
31. b)
32. c)
33. c)
34. b)
35. a)
36. a)
37. D)
38. A)
39. aII), bIII), cI)
40. E)
41. c)
42. d)
43. c)
44. E)
45. B)

44 Hormonsystem

44.1 Fragen

1 Was ist für den Diabetes mellitus typisch?

a) Anurie
b) Mangel an ADH
c) Durst
d) Polyurie
e) Arthrose des Kniegelenks

    A) c+d+e B) b+c+d C) b+c D) c+d
    E) alle richtig

2 Ein Mangel an Cortisol führt zu:

a) Gewichtsverlust
b) verringerter Salzsäureproduktion
c) Hypoglykämie
d) Bradykardie
e) einem manifesten Diabetes mellitus

    A) alle richtig B) a+b+c C) a+d D) c+d+e
    E) a+b

3 Welche Ursachen kommen für den primären Hyperparathyreoidismus nicht infrage?

a) Adenom des Hypophysenvorderlappens
b) Niereninsuffizienz
c) Leberzirrhose
d) Adenom der Nebenschilddrüse
e) Osteomalazie

    A) d+e B) b+c+d+e C) a+b+c+e D) b+c+e
    E) nur b

4 Welche der folgenden Symptome sind typisch für die Akromegalie des Erwachsenen?

a) eine Körpergröße von 2,12 m eines männlichen Patienten bei einem Gewicht von 83 kg
b) verdickte Zunge
c) vergrößertes Herz
d) Exostosen
e) Hepatomegalie

    A) alles richtig B) b+c+e C) a+b D) a+b+e
    E) b+c+d+e

5 Zu den Erkrankungen der Nebennierenrinde gehören nicht:

a) Cushing-Syndrom
b) adrenogenitales Syndrom
c) Phäochromozytom
d) Hyperaldosteronismus
e) Morbus Addison

    A) nur c B) a+b+d+e C) nur e D) b+e
    E) c+b+e

6 Ein sog. „heißer Knoten" im Schilddrüsenszintigramm ist am ehesten Hinweis auf

a) ein Schilddrüsenkarzinom
b) einen Schilddrüsenabszess
c) ein autonomes Adenom
d) eine Schilddrüsenzyste
e) eine lokale Thyreoiditis

7 Was sind Folgen eines primären Hyperparathyreoidismus?

a) nephrotisches Syndrom
b) Osteoporose
c) Urolithiasis
d) Ulcus ventriculi
e) hyperkalzämische Krise

    A) c+d+e B) a+b+c C) b+c+e D) c+d
    E) a+d+e

8 Ein Aldosteronmangel

a) führt zu Wasserrückresorptionsstörungen an den Sammelrohren der Niere
b) bewirkt Dehydratation
c) bewirkt eine Verminderung der renalen Natrium-Ausscheidung
d) verursacht Ödeme
e) bewirkt evtl. eine Exsikkose

    A) a+b+e B) b+c+d C) c+d+e D) a+c E) b+e

9 Symptome des Morbus Cushing sind:

a) Akromegalie
b) Stammfettsucht
c) Hirsutismus
d) blau-rote Striae
e) Hypermenorrhöe

A) a+b+d B) b+e C) a+c+d D) b+c+d
E) b+c+d+e

10 Symptome einer Schilddrüsenunterfunktion sind:
a) heisere Stimme
b) der Betroffene fühlt sich unwohl in warmen Räumen
c) warme, feuchte Haut
d) trockene, schuppige Haut
e) Obstipation

A) a+e B) a+d+e C) b+d+e D) b+c+d+e
E) b+c+e

11 Welche Symptome sprechen für ein Cushing-Syndrom:
a) diabetische Stoffwechsellage
b) Hypercholesterinämie
c) Bradykardie
d) Vermehrung der Erythrozyten und Leukozyten
e) Erhöhung des Blutdrucks

A) alle richtig B) a+b+d+e C) a+b+c
D) a+c+e E) c+d+e

12 Symptome eines hyperglykämischen Komas sind:
a) Steigerung der Sehnenreflexe
b) ausgetrocknete Haut
c) Azetongeruch der Atemluft
d) Cheyne-Stokes-Atmung
e) weiche Augäpfel

A) a+b+e B) b+c C) nur c D) b+c+e E) c+e

13 Wodurch kann bei Diabetikern ein hyperglykämisches Koma entstehen?
a) lange Pausen zwischen den Mahlzeiten
b) Verringerung der Insulindosis
c) durch körperliche Anstrengung
d) durch fieberhafte Infekte
e) durch Schwangerschaft

A) b+d B) b+d+e C) alle richtig D) nur b
E) a+b

14 Für eine Unterfunktion der Nebennierenrinde sprechen:
a) Neigung zur Hypotonie
b) Ausbleiben der Menses
c) Neigung zur Hypoglykämie
d) Schwäche der Muskulatur
e) Hirsutismus

A) alle richtig B) a+c+d C) a+b+c+d
D) b+d E) a+c+e

15 Die Hypokaliämie beim Conn-Syndrom geht einher mit einer
a) metabolischen Alkalose
b) Hypokalzämie
c) respiratorischen Alkalose
d) respiratorischen Azidose
e) Hyponatriämie

16 Bei einer Hyperthyreose können folgende Symptome typischerweise auftreten:
a) gesteigerte Stuhlfrequenz, eventuell auch Durchfälle
b) Tachykardie
c) psychomotorische Unruhe (gesteigerte Nervosität)
d) Gewichtsverlust trotz Heißhunger
e) Wärmeintoleranz

A) alle richtig B) a+b+c+d C) b+d
D) c+d+e E) b+c+d+e

17 Symptom eines ketoazidotischen Komas kann sein:
a) Kußmaul-Atmung
b) Alkalose
c) Hypertonie
d) Schweißausbruch
e) Cheyne-Stokes-Atmung

18 Typische Symptome einer Hypoglykämie sind:
a) viel Durst und häufiges Wasserlassen
b) Zittern und Schwitzen
c) Tachykardie und Polyurie
d) Azetongeruch und hochrotes Gesicht
e) verminderter Hautturgor und trockene Lippen

19 Welches sind Folgeerkrankungen des Diabetes mellitus:
a) Hirntumor
b) Angiopathie
c) Retinopathie
d) Gangrän
e) Leberzirrhose

A) alle richtig B) b+d C) b+c+e
D) b+c+d+e E) b+c+d

20 Welche Symptome sprechen für ein Coma diabeticum?

a) weiche Augenbulbi
b) rotes Gesicht
c) harte Augenbulbi
d) Tachykardie
e) Hypoglykämie

A) a+d B) d+e C) a+b+d+e D) b+c+d
E) c+d+e

21 Ein erhöhter Insulinbedarf liegt vor bei:

a) Infektionen
b) Hyperthyreose
c) Hypothyreose
d) kleinen Mahlzeiten
e) Immobilität

A) a+c+d+e B) c+d+e C) a+b D) b+c+d
E) a+c+e

22 Keton im Urin findet sich bei:

a) Diabetes insipidus
b) Coma diabeticum
c) Hungerzuständen
d) Erbrechen
e) Fieber

A) b+c+d+e B) nur b C) b+c D) c+d+e
E) a+b+c

23 Azetongeruch in der Ausatemluft findet sich bei:

a) einer Fäulnisdyspepsie
b) einem Coma diabeticum
c) einer Insulinüberdosierung
d) Hypoglykämie
e) Fresssucht

24 Symptome der Hyperthyreose sind:

a) Bradykardie
b) Enophthalmus
c) Vergrößerung der Blutdruckamplitude
d) Myopathie
e) Hypertonie

A) c+e B) b+c+d+e C) a+c D) alle richtig
E) c+d+e

25 Was produziert die Schilddrüse?

a) Kortison
b) Thyroxin
c) Parathormon
d) Noradrenalin
e) ADH

26 Spätfolgen des Diabetes mellitus können sein:

a) Glaukom
b) Linsentrübung
c) Netzhautblutung
d) Exophthalmus
e) Arthritis

A) alle richtig B) a+b+c+e C) c+d+e
D) a+b+c E) b+c

27 Symptome des Morbus Cushing sind:

a) Stammfettsucht
b) Hyperpigmentation der Handlinien
c) Erythropenie
d) fleckige, pigmentierte Mundschleimhaut
e) Exophthalmus

A) a+c+e B) nur a C) a+c D) b+c+d+e
E) nur c

28 Insulin wird gebildet von

a) den A-Zellen der Langerhans-Inseln des Pankreas
b) den B-Zellen der Langerhans-Inseln des Pankreas
c) der Leber
d) der Milz
e) den D-Zellen des Pankreas

29 Folgende Hormone haben auf den Blutzuckerspiegel die angegebene Wirkung:

a) Insulin senkt den Blutzucker
b) Cortisol steigert den Blutzucker
c) Adrenalin senkt den Blutzucker
d) somatotropes Hormon steigert den Blutzucker
e) Glukagon senkt den Blutzucker

A) b+d+e B) a+b+d C) c+d D) a+d+e
E) a+b

30 Beim Diabetes insipidus

a) besteht ein relativer Insulinmangel
b) besteht ein Mangel an ADH
c) kommt es zu einer enormen Wasserausscheidung durch eine Störung der Rückresorption in den Tubuli und Sammelrohren der Niere
d) besteht eine Polyurie mit erhöhtem spezifischem Gewicht
e) besteht eine Polyurie mit niedrigem spezifischem Gewicht

A) b+c+e B) b+c+d C) a+c D) b+d E) a+e

44 Hormonsystem

31 Bei einer Überfunktion der Schilddrüse erwarten Sie folgende Laborwerte:

a) T3 und T4 erhöht
b) Calcitonin erhöht
c) Cortisol erhöht
d) Adrenalin erniedrigt
e) PTH erhöht

32 Welche Mechanismen sind für die Entstehung des Diabetes mellitus vom Typ I verantwortlich?

a) eine Insulinresistenz durch Adipositas
b) die Bildung von Antikörpern gegen die B-Zellen des Pankreas
c) Erschöpfung der B-Zellen durch einen zu hohen Kohlenhydratgehalt in der Nahrung
d) Inaktivierung von Insulin durch Insulinantikörper
e) Pankreasresektion

A) a+b+c B) c+d C) b+d D) b+e E) c+d+e

33 Welche Wirkung hat Insulin?

a) Zucker wird in die Zelle aufgenommen
b) Insulin hemmt die Glykogenspeicherung in der Leber
c) Steigerung der Glukose-Aufnahme in die Zellen des Muskelgewebes
d) Hemmung der Glukose-Aufnahme in die Zellen des Muskelgewebes
e) Steigerung der Glukose-Aufnahme in die Fettzelle

A) a+c+e B) b+e C) a+b+c+d D) alle richtig E) a+b

34 Wann dürfen Heilpraktiker Diabetespatienten behandeln?

a) grundsätzlich nicht
b) bei leichter Blutzuckererhöhung, die noch nicht insulinpflichtig ist
c) bei insulinpflichtigen Diabetikern darf der Heilpraktiker begleitend zum Arzt behandeln
d) bei einem Patienten mit deutlich erhöhten Blutzuckerwerten darf der Heilpraktiker nicht behandeln, weil auf jeden Fall Insulin vom Arzt verordnet werden muss
e) nur den Diabetes Typ 2b

35 Frühsymptome des Diabetes mellitus sind:

a) Gangrän
b) Müdigkeit
c) Polydipsie
d) Polyurie
e) Hochdruck

A) alle richtig B) a+b+c+d C) b+c+d D) c+d+e E) b+c+d+e

36 Wie kann Glukagon den Blutzuckerspiegel erhöhen?

a) es wirkt hemmend auf Insulin
b) es baut Glykogen aus der Leber ab
c) es baut Glykose zu Glykogen um
d) es leitet in der Muskulatur eine anaerobe Glykolyse ein
e) es bewirkt den Abbau von Fettsäuren aus den Fettzellen

A) b+c+d B) d+e C) nur a D) b+c E) a+b+e

37 Welche Änderung gegenüber einer normalen Schilddrüsenfunktion ist bei der primären Hyperthyreose nicht zu erwarten?

a) gesteigerte Herzfrequenz
b) Erhöhung von T3 und T4 im Plasma
c) körperliche Ermüdung und Muskelschwäche
d) erhöhte Sekretion von TSH
e) Änderung der Einbaurate von Jod in organische Verbindungen

38 Welche endokrinen Störungen beeinflussen den Proteinstoffwechsel?

a) Diabetes mellitus
b) Hypothyreose
c) Cushing-Syndrom
d) Hyperandrogenismus
e) adrenogenitales Syndrom

A) alle richtig B) c+d+e C) a+b D) nur a E) a+c+e

39 Eine 53-jährige Frau klagt über das Ausbleiben ihrer Regelblutung (Amenorrhöe). Eine Schwangerschaft wird ausgeschlossen. Bei der Untersuchung fällt Ihnen u. a. ein Hirsutismus auf; dieser männliche Behaarungstyp hat früher nicht bestanden. Sie denken an:

a) einen Mangel von Hormonen der Nebennierenrinde
b) eine Überfunktion des Nebennierenmarks
c) eine Nebennierenrinden-Hyperplasie
d) eine vermehrte Aldosteronbildung
e) Morbus Addison

40 Glukagon kann den Blutzuckerspiegel heben durch

a) vermehrte Resorption von Glukose
b) Umwandlung von Glukose in Glykogen in der Leber
c) Hemmung der Insulinproduktion
d) Abbau von Glykogen in der Leber
e) Freisetzung von Glukosereserven aus dem Bindegewebe

A) c+d+e B) c+d C) b+c+e D) a+b
E) alle richtig

41 Bei absolutem Insulinmangel kommt es zu einer

a) gesteigerten Glukoneogenese
b) verringerten Glukoneogenese
c) Steigerung von Cortisol
d) Verminderung von T3/T4
e) Erhöhung von ADH

42 Nennen Sie die Symptome des Schilddrüsenkarzinoms:

a) Heiserkeit
b) Venenstau
c) schnelles Wachstum
d) Schluckverschieblichkeit
e) euthyreote Struma

A) a+b+c B) b+c+d+e C) b+c+e D) b+c+d
E) alle richtig

43 Der Patient im Coma diabeticum riecht aus dem Mund nach:

a) Urin
b) Schweiß
c) Käse
d) fauligem Apfel
e) reifen Pflaumen

44 Die Nebennierenrinde wird durch welches Hormon gesteuert?

a) TSH
b) Adrenalin
c) ACTH
d) FSH
e) RH-GH

44.2 Lösungen

1. D)
2. B)
3. C)
4. E)
5. A)
6. c)
7. A)
8. E)
9. D)
10. B)
11. B)
12. D)
13. B)
14. C)
15. a)
16. A)
17. a)
18. b)
19. E)
20. A)
21. C)
22. C)
23. b)
24. E)
25. b)
26. D)
27. B)
28. b)
29. B)
30. A)
31. a)
32. C)
33. A)
34. c)
35. C)
36. E)
37. d)
38. A)
39. c)
40. B)
41. a)
42. A)
43. d)
44. c)

45 Infektionskrankheiten

45.1 Fragen

1 Welche Erreger werden nicht durch 90 %-Alkohol vernichtet?

a) Streptokokken
b) Salmonellen
c) Tetanus-Sporen
d) Gonokokken
e) Pilz-Sporen

2 Der Nachweis von Malaria-Erregern erfolgt

a) im Serum
b) im Blutausstrich
c) im Dicken Tropfen
d) in den Leberzellen
e) in der Milz

A) a+b+c   B) nur c   C) b+c   D) c+d   E) b+c+e

3 Ansteckende Hauterkrankungen sind:

a) Krätze
b) Furunkel
c) Psoriasis
d) Impetigo contagiosa
e) Warzen

A) alle richtig   B) a+b+c   C) a+d+e
D) a+b+d+e   E) b+c+d

4 Welche der folgenden Infektionskrankheiten werden durch ein Virus hervorgerufen?

a) Herpes zoster
b) Röteln
c) Scharlach
d) Diphtherie
e) Masern

A) a+b+c   B) a+b+e   C) b+c+e   D) a+b
E) a+d+e

5 Für die Meningokokken-Meningitis gilt:

a) die Kinder sind hochinfektiös und sollten abgesondert werden
b) das Waterhouse-Friderichsen-Syndrom zeigt Petechien
c) Geschwister sollten prophylaktisch geimpft werden
d) die Erkrankung hinterlässt stets bleibende neurologische Schäden
e) meist herrschen mäßige Fieberverläufe (ca. 38 °C)

A) a+b+c+e   B) a+e   C) a+b   D) a+e   E) a+d+e

6 Welche Aussagen zur Toxoplasmose sind richtig?

a) Erreger sind Protozoen
b) Verlauf ist oft stumm
c) Erkrankungen des Erwachsenen sind meldepflichtig
d) kommt äußerst selten vor
e) die Erkrankung kann durch Katzen übertragen werden

A) b+c   B) a+b+d   C) b+c+d   D) a+b+e
E) a+b+d+e

7 Herpes zoster wird durch das gleiche Virus hervorgerufen wie:

a) Herpes simplex
b) Poliomyelitis
c) Masern
d) Windpocken
e) Herpes genitalis

8 Für Keuchhusten trifft zu:

a) Inkubationszeit 7–14 Tage
b) Ansteckungsfähigkeit im Stadium convulsivum größer als zu Beginn
c) die Krankheit beginnt mit hohem Fieber
d) das Kind hustet besonders in der Nacht häufig
e) besonders Kinder im Alter von 2–3 Jahren sind durch Apnoe-Anfälle gefährdet

A) a+d   B) a+b+c+d   C) a+d+e   D) b+c
E) c+d+e

9 Was ist typisch für Scharlach?

a) das Exanthem beginnt am Hals und auf der Brust und Leistengegend
b) zu Beginn der Erkrankung findet sich eine Himbeerzunge
c) die Inkubationszeit beträgt 7–14 Tage
d) Pneumonie ist eine häufige Komplikation
e) zu Beginn häufig hohes Fieber und Erbrechen

A) a+c   B) b+c+d   C) d+e   D) a+e   E) a+b+e

10 Welche Aussagen über die Hepatitis A treffen zu?

a) die Inkubationszeit beträgt 7–10 Tage
b) die Virusausscheidung im Stuhl beginnt schon vor dem Ikterus
c) sie entsteht meist durch eine Schmierinfektion
d) ein chronischer Verlauf tritt bei ca. 40 % der Fälle ein
e) es entwickelt sich auch eine Immunität gegen Hepatitis B

A) a+c   B) b+c   C) c+e   D) b+c+d+e   E) c+d

11 Welche Aussagen über die Poliomyelitis treffen zu?

a) 10% der Fälle gehen mit Lähmungen einher
b) der Verlauf ist bei Erwachsenen leichter als bei Kindern
c) die Übertragung erfolgt meist durch eine Schmierinfektion
d) Viren sind nur im Stuhl nachweisbar
e) Lähmungen und Sensibilitätsstörungen können fehlen

A) a+b+c+d   B) b+c+d+e   C) nur c   D) c+d+e   E) c+e

12 Bei Reisen in den Vorderen Orient besteht erhöhte Infektions- und Erkrankungsgefährdung von

a) Influenza
b) Poliomyelitis
c) Hepatitis A
d) Tetanus
e) Scharlach

A) b+c+e   B) a+b+c+d   C) b+c   D) a+b+c   E) nur c

13 Welche Aussagen treffen zu? Für die Zytomegalie gilt:

a) sie ist eine hochinfektiöse Tröpfcheninfektion
b) pränatal infizierte Kinder scheiden das Virus monatelang aus
c) der Virusnachweis kann zur Diagnostik aus dem Urin erfolgen
d) sie ist die häufigste pränatale Virusinfektion
e) die pränatale Infektion kann zu zerebralen Verkalkungen und Mikrozephalie führen

A) alle richtig   B) a+b+c+d   C) b+c+d   D) b+c+d+e   E) c+d+e

14 Welche Aussage über die Ornithose trifft nicht zu?

a) die Erkrankung wird meist von Mensch zu Mensch übertragen
b) häufig besteht eine interstitielle Pneumonie
c) Mittel der Wahl sind Tetracycline
d) der Erreger der Ornithose gehört zu den Chlamydien
e) die Erkrankung ist gemäß Infektionsschutzgesetz meldepflichtig

15 Welche Erreger können intrauterin auf den Embryo bzw. Fötus übertragen werden?

a) Listerien
b) Zytomegalie
c) Toxoplasmose
d) Herpes
e) Röteln

A) alle richtig   B) b+c+e   C) b+c+d   D) a+c+e   E) a+b+c+e

16 Der Erreger des Wundstarrkrampfes

a) wird von Mensch zu Mensch übertragen
b) ist ein weltweit verbreitetes sporenbildendes grampositives Stäbchen
c) wird ausschließlich von Tieren auf den Menschen übertragen
d) ist ein in der Natur verbreiteter anaerober Sporenbildner
e) bildet in Nahrungsmitteln ein toxisches Exotoxin

A) a+b   B) b+c+d   C) d+c+e   D) b+d   E) a+b+d

17 Symptome der Syphilis im Stadium II:

a) Hautausschläge an Handtellern und Fußsohlen
b) starker Juckreiz
c) generalisierte Lymphknotenschwellung
d) es besteht keine Ansteckungsgefahr
e) weiches Knötchen mit perlschnurartigem Randsaum

A) b+e   B) a+b+c   C) a+c+d   D) nur a   E) a+c

18 Welche der folgenden Viren induzieren eine dauerhafte Immunität?

a) Mumpsviren
b) Rhinoviren
c) Masernviren
d) Rötelnviren
e) Hepatitisviren

A) alle richtig   B) c+d+e   C) a+c+d+e
D) a+c+d   E) nur e

19 Folgende Komplikationen sind typisch für Masern:

a) Otitis media
b) Enzephalitis
c) Aktivierung einer Lungentuberkulose
d) Pneumonie
e) rheumatisches Fieber

A) a+b   B) alle richtig   C) b+c+d   D) a+e
E) a+b+c+d

20 Welche Aussage über Trichomonas vaginalis trifft nicht zu?

a) es gehört zu den begeißelten Protozoen
b) es verursacht eine Kolpitis und Urethritis
c) es wird nur im Genitaltrakt der Frau pathogen
d) es wird beim Geschlechtsverkehr übertragen
e) es wird im Genitalsekret mikroskopisch nachgewiesen

21 Chlamydien rechnet man nicht zu den Viren, weil sie

a) lichtmikroskopisch sichtbar sind
b) Erreger ansteckender Krankheiten sind
c) sowohl DNS als auch RNS enthalten
d) sich nur intrazellulär vermehren
e) durch Arthropoden übertragen werden

22 Welche charakteristischen Symptome treten bei Influenza auf?

a) Schüttelfrost
b) Gliederschmerzen
c) Koplik-Flecken
d) Husten
e) Hämoptoe

A) nur d   B) c+d+e   C) a+b+d   D) c+e   E) b+d

23 Vorwiegend durch Tröpfcheninfektion übertragen werden:

a) Scharlach
b) Pneumokokkeninfektion
c) Meningokokkeninfektion
d) Keuchhusten
e) Diphtherie

A) b+d+e   B) c+d+e   C) a+b+c   D) b+e
E) alle richtig

24 Folgende Erkrankungen werden in der Regel aerogen übertragen:

a) Pocken
b) Tollwut
c) Influenza
d) Gelbfieber
e) Masern

A) a+c   B) c+e   C) c+d+e   D) a+b+c   E) a+c+e

25 Für den Typhus abdominalis gilt:

a) Erregernachweis im Blut in der 1. Krankheitswoche
b) Erregernachweis im Stuhl in der 1. Krankheitswoche
c) generalisierte Lymphknotenschwellung
d) 1. Krankheitswoche Fieber-Kontinua
e) Leukozytose mit Linksverschiebung

26 Der Primäraffekt bei Lues kann

a) 1–2 Wochen nach der Infektion auftreten
b) eine lokale Lymphknotenschwellung verursachen
c) ein Ulkus bilden, das ohne Therapie abheilt
d) bei Berührung sehr schmerzhaft sein
e) mit bronchitischen Symptomen einhergehen

A) a+e   B) a+c   C) a+b+c   D) alle richtig
E) c+d

27 Symptome bei Typhus abdominalis:

a) Tachykardie
b) Milzvergrößerung
c) relative Bradykardie
d) Leukopenie
e) Eosinophilie

A) a+b+c+d   B) b+c+d   C) a+d+e   D) a+d
E) d+e

28 Typische Symptome bei Masern:

a) Exanthem, hinter den Ohren beginnend
b) Masernkrupp heilt immer von selbst ab
c) Leukozytose
d) als Komplikation tritt häufig eine Bronchopneumonie auf
e) die Koplik-Flecken treten gemeinsam mit Exanthemausbruch auf

A) a+c   B) nur d   C) a+d+e   D) a+d   E) d+e

29 Ordnen Sie zu:

I) Röteln
II) Scharlach

III) Masern
IV) Exanthema subitum
a) Exanthem, mittelfleckig und blassrosa, geschwollene Nackenlymphknoten, häufig leichter Verlauf
b) Exanthem beginnt hinter den Ohren und im Gesicht
c) drei Tage lang Fieber, dann Entfieberung und sofortiges Erscheinen des Exanthems
d) kleinfleckiger Hautausschlag, der Teile des Gesichts ausspart

30 Was trifft bei der Plaut-Vincent-Angina zu?
a) meist hohes Fieber
b) Beläge grüngelb-grau
c) Erreger sind oft β-hämolysierende Streptokokken
d) Angina meist einseitig lokalisiert
e) übler Mundgeruch

A) b+d+e   B) a+c+d   C) a+b   D) c+d   E) b+c

31 Bei Pertussis kommt es zu
a) einer Leukopenie
b) einer Leukozytose mit Lymphozytose
c) Lymphknotenschwellungen im Nacken
d) vermehrtem nächtlichem Husten
e) einer BSG-Erhöhung

A) b+c+e   B) nur d   C) b+d+e   D) d+e   E) a+d+e

32 Welche Aussagen treffen auf Windpocken zu?
a) Inkubationszeit: 5–7 Tage
b) meist mäßiges Fieber (38 °C)
c) mehrere Exanthemstufen sind gleichzeitig vorhanden
d) Schleimhäute sind nicht befallen
e) Ansteckung beginnt mit Bläschenauftritt

A) b+c   B) c+e   C) a+b   D) nur e   E) a+b

33 Bei der Mononukleose
a) erkranken vorzugsweise junge Kinder bis 8 Jahre
b) kommt es zu einer generalisierten Lymphknotenschwellung
c) zeigt sich im Blutbild eine Leukozytose mit Linksverschiebung
d) sind die Transaminasen (GOT, GPT) im Blutbild oft erhöht

e) Lymphknotenschwellung nicht druckempfindlich

A) b+c+d   B) nur d   C) b+d   D) b+e   E) a+b

34 Welche Aussagen zur Tbc sind richtig?
a) der Verdacht auf Urogenital-Tbc ist meldepflichtig
b) die Übertragung erfolgt überwiegend durch Tröpfcheninfektion
c) mit Ausbildung des Primärkomplexes ist die Tuberkulinprobe positiv
d) eine offene Lungen-Tbc kann mit Bluthusten einhergehen
e) eine offene Tbc ist für den Organismus nicht schädlich

A) nur c   B) b+c   C) a+b+e   D) nur b   E) b+d

35 Welche der genannten Erkrankungen sind meldepflichtig?
a) Paratyphus
b) Lungentuberkulose
c) Amöbenruhr
d) Borreliose
e) Gelbfieber

A) a+b   B) nur b   C) b+d+e   D) a+c+e   E) b+e

36 Typische Komplikationen von Scharlach sind:
a) Meningitis
b) rheumatisches Fieber
c) Monarthritis
d) Glomerulonephritis
e) Pneumonie

A) a+b+e   B) b+c+d   C) b+d   D) nur b   E) a+b+c+d

37 Folgende Urinwerte treffen auf die Nieren-Tbc zu:
a) Hämaturie
b) Proteinurie
c) Leukozyturie
d) Nitrit im Urin positiv
e) Keton positiv

A) alle richtig   B) a+b   C) c+d   D) a+b+c   E) b+c+d+e

38 Die Fieberschübe der Malaria korrelieren mit
a) dem Befall des ZNS
b) dem Befall der Leber

c) dem Zerfall der Erythrozyten
d) der Stichfrequenz der Tse-Tse-Fliege
e) dem Stich der Anopheles-Mücke

39 Ordnen Sie die Krankheiten den Erregern zu!

a) Hirnhautentzündung
b) Wundstarrkrampf
c) Wurstvergiftung
d) Scharlach
e) Masern

I) Masern-Virus
II) Streptokokken mit erythrogenem Toxin
III) Meningokokken, Pneumokokken
IV) Clostridium tetani
V) Clostridium botulinum

40 Was trifft bei Poliomyelitis zu?

a) Vorderhörner sind betroffen
b) Hinterhörner sind betroffen
c) Muskeltonus gesteigert und Sensibilitätsverlust
d) Morgenlähmungen sind möglich
e) Eigenreflexe erhöht, Fremdreflexe abgeschwächt

A) b+d+e B) d+e C) nur d D) a+d
E) a+c+d+e

41 Ein Kind kommt in die Praxis. Es hat 38,5 Grad Fieber, Halsschmerzen, blasses Munddreieck, beginnendes Enanthem im Mundrachenraum, Exanthem an den Oberschenkelinnenseiten. Ihre Verdachtsdiagnose lautet:

a) Masern
b) Röteln
c) Scharlach
d) Dreitagefieber
e) Windpocken

42 Komplikationen der Parotitis epidemica:

a) Orchitis
b) Pankreatitis
c) Myokarditis
d) Nephritis
e) Iritis

A) alle richtig B) a+b+c C) a+b D) a+b+c+e
E) nur a

43 In welchem Stadium ist Keuchhusten am ansteckendsten?

a) Inkubationszeit
b) Stadium catarrhale
c) Stadium convulsivum
d) Rekonvaleszenz
e) in allen Stadien gleichermaßen ansteckend

44 Durchfälle können durch folgende Erreger verursacht werden:

a) Biovar eltor
b) Salmonellen
c) Bakteroides
d) Yersinia enterocolitica
e) Staphylokokken

A) b+d B) a+e C) a+b+c D) alle richtig
E) a+b+d+e

45 Welche Krankheiten werden durch Salmonelleninfektionen hervorgerufen?

a) Ruhr
b) Typhus abdominalis
c) Paratyphus
d) Botulismus
e) Milzbrand

A) a+b+c B) a+c C) c+d+e D) a+b E) b+c

45.2 Lösungen

1. c)
2. C)
3. C)
4. B)
5. C)
6. E)
7. d)
8. A)
9. D)
10. B)
11. E)
12. D)
13. D)
14. a)
15. E)
16. D)
17. E)
18. C)
19. E)
20. c)
21. c)
22. C)
23. E)
24. E)
25. a)
26. C)
27. B)
28. D)
29. I-a), II-d), III-b), IV-c)
30. A)
31. C)
32. A)
33. C)
34. E)
35. B)
36. C)
37. D)
38. c)
39. aIII), bIV), cV), dII), eI)
40. D)
41. c)
42. C)
43. b)
44. D)
45. E)

46 Verdauungssystem

46.1 Fragen

1 Eine Ösophagitis kann verursacht oder wesentlich mitbedingt sein durch:

a) Soor
b) Vitamin-D-Mangel
c) Reflux von Magensaft
d) Hyperthyreose
e) Säureverätzung

A) alle richtig B) a+c C) a+c+e D) a+d
E) a+d+e

2 Eine übergewichtige 50-jährige Frau klagt über Sodbrennen. Die Beschwerden verstärken sich beim Vornüberbeugen und beim Hinlegen. Welches ist die wahrscheinlichste Diagnose?

a) Divertikulose
b) akute Gastritis
c) Hiatushernie
d) Cholezystolithiasis
e) chronische Gastritis

3 Eine mit Ikterus einhergehende Störung der Gallenausscheidung

a) beeinträchtigt die Absorption von Fetten
b) kann durch einen akuten hämolytischen Ikterus verursacht sein
c) bedingt häufig einen Anstieg von Gallensäuren im Blut
d) führt zu Teerstuhl
e) geht mit einer dunkleren Stuhlfarbe einher

A) a+c+e B) a+d C) a+c D) a+b+c+e
E) nur c

4 Beim Ulcus duodeni

a) ist eine maligne Entartung in der Regel nicht zu erwarten
b) verstärken sich die Beschwerden meist beim Essen
c) sind Frauen häufiger als Männer betroffen
d) ist eine Ausstrahlung der Schmerzen in den Thorax typisch
e) kann der Hämoccullttest positiv sein

A) a+b+c+e B) nur a C) a+c+d D) a+d
E) a+e

5 Bei einer totalen Ileumresektion können folgende Störungen entstehen:

a) Malabsorption von Vitamin B_{12}
b) Steatorrhöe
c) Diarrhöe
d) Malabsorption von Eisen
e) Mangel an Intrinsic Factor

A) a+b+c B) alle richtig C) b+c+e D) b+c
E) a+b+c+d

6 Ursache einer Ulkusentstehung im Magen-Darm-Trakt:

a) Salzsäureüberproduktion
b) Gastrin produzierende Tumoren
c) Helicobacter pylori
d) lokale Ischämie
e) Hyperkalzämie

A) alle richtig B) a+c C) a+d+e D) a+b+c
E) a+c+d+e

7 Bei der Zöliakie besteht eine Unverträglichkeit gegen:

a) Glukose
b) Glukagon
c) Gliadin
d) Glukuronsäure
e) Glykogen

8 Welche Feststellung trifft für den Morbus Crohn zu?

a) charakteristisch ist der segmentale Befall
b) komplizierend sind perianale Fisteln und Abszessbildung
c) die Krankheit beginnt immer im Zäkum und breitet sich von dort nach oral und nach aboral aus
d) die Krankheit beginnt im Rektum und breitet sich in schweren Fällen bis zum terminalen Ileum aus
e) oft kommt es zu blutigen Durchfällen

A) a+b+e B) b+c+d+e C) a+e D) a+b E) b+e

9 Hellrote Blutbeimengungen im Stuhl können auf folgende Krankheiten hinweisen:

a) Colitis ulcerosa

b) blutendes Magengeschwür
c) Mallory-Weiss-Syndrom
d) Ösophagitis
e) Kolon-Karzinom

A) alle richtig   B) a+c+e   C) a+e   D) b+c+e
E) a+d+e

10 Das irritable Colon ist durch welchen Befund nicht gekennzeichnet:

a) Wechsel von Obstipation und Diarrhöe
b) Flatulenz und Blähungen
c) linksseitige Bauchschmerzen
d) Blutbeimengung im Stuhl
e) Schleimbeimengung zum Stuhl

11 Die Magensäuresekretion wird stimuliert durch

a) Sekretin
b) Histamin
c) Gastrin
d) Koffein
e) Kortikoide

A) alle richtig   B) b+c+d+e   C) c+d+e
D) c+d   E) a+c+d+e

12 Welche Symptome sprechen für eine Hiatushernie?

a) Aufstoßen, Völlegefühl
b) Loslassschmerz und Abwehrspannung
c) verstärkte Schmerzen im Liegen
d) Sodbrennen
e) Besserung des Schmerzes beim Liegen

A) alle richtig   B) a+b+c+d   C) a+d
D) a+d+e   E) a+c+e

13 Symptome von Colitis ulcerosa:

a) Stuhlentleerungen sind schmerzlos
b) es findet sich Blut im Stuhl, auch öfters Schleim
c) Anämie
d) Auftreten von Fieber ist völlig untypisch
e) Risiko einer Karzinomentwicklung

A) b+c+e   B) c+d   C) a+b+c   D) a+c+e
E) nur c

14 Ursachen für eine Pankreatitis können sein:

a) Gallensteinleiden
b) stauungsbedingte Herzinsuffizienz
c) Behandlung mit Kortikosteroiden
d) starker Nikotinabusus
e) starker Alkoholabusus

A) a+c+e   B) a+c+d+e   C) a+b+e   D) b+c+e
E) c+d+e

15 Ursachen für eine Obstipation können sein:

a) Kolonkarzinom
b) Unterfunktion der Schilddrüse
c) Digitalis-Überdosierung
d) Divertikulitis
e) Hypokalzämie

A) a+b+c   B) a+b+e   C) b+c+d+e   D) a+b+d
E) alle richtig

16 Welches Symptom ist für ein Ulcus ventriculi typisch?

a) Ein meist von Übelkeit und Erbrechen begleiteter Schmerz
b) der Schmerz strahlt in die rechte Schulter aus
c) der Schmerz verschwindet nach Nahrungsaufnahme
d) meist scharf umschriebener Schmerz im Oberbauch
e) Fettstühle

17 Richtige Aussagen über die Gallenkolik:

a) meist besteht eine Ausstrahlung der Schmerzen in die rechte Schulter
b) die Kolik ist oft mit Übelkeit verbunden
c) nach ca. 10 Minuten ist das Schmerzmaximum erreicht
d) Medikamente, die Magnesium und Aluminium enthalten, bessern den Schmerz deutlich
e) auslösende Ursache sind meistens im Gallengangsystem befindliche Kalziumsteine

A) a+b+e   B) b+c+d   C) a+b   D) nur a   E) b+e

18 Komplikationen einer akuten Pankreatitis können sein:

a) Pankreasabszess
b) Schock
c) paralytischer Ileus
d) Hypoglykämie
e) Pfortaderstau

A) alle richtig   B) a+b+c   C) b+c+d   D) b+c
E) a+b

19 Typisch für das Praecoma hepaticum:

a) Kußmaul-Atmung
b) Verlangsamung der Sprache
c) Desorientiertheit
d) Krampfanfälle

e) Störung des Bewusstseins

A) a+b+c B) alle richtig C) c+d+e D) b+c+e
E) b+e

20 Beim hämolytischen Ikterus ist:

a) Bilirubin im Urin nicht erhöht
b) der Stuhl hell
c) der Stuhl dunkel
d) Urobilinogen im Urin erhöht
e) der Urin hell

A) a+b+d B) b+e C) a+c+d D) d+e E) b+c

21 Typisch für einen paralytischen Ileus ist:

a) starke Peristaltik
b) starker Meteorismus
c) fehlende Darmgeräusche
d) Abgang von dünnflüssigem Stuhl
e) Darmsteifungen

A) b+c+d B) alle richtig C) b+e D) a+b+c
E) b+c

22 Bei einer akuten Appendizitis sind folgende Symptome typisch:

a) Fieberanstieg und Schüttelfrost schon zu Beginn der Erkrankung
b) die Schmerzen beginnen meist periumbilikal
c) die Symptomatik ist bei alten Patienten oft gering
d) Erbrechen tritt erst bei drohender Perforation auf
e) die rektale Untersuchung ist kontraindiziert

A) b+c B) a+e C) b+c+d D) nur b E) c+d+e

23 Welche Strukturen sind für das Kolon charakteristisch?

a) Brunner-Drüsen
b) Haustren
c) Taenien
d) Zotten
e) Adventitia

A) a+b+c B) c+d+e C) b+c D) b+c+d
E) a+b+c+e

24 Welche Aussage trifft nicht zu?

a) das Blut des Pankreas fließt unmittelbar in die V. cava inferior
b) die Trachea liegt ventral des Ösophagus
c) das Pankreas ist ca. 15 cm lang und lässt sich in Caput, Korpus und Cauda teilen
d) das Pankreas ist sowohl eine endokrine, als auch eine exokrine Drüse
e) das Inselorgan produziert sowohl Insulin als auch Glukagon

25 Die Pfortader erhält ihr Blut aus der

a) Vena mesenterica superior
b) Vena gastrica
c) Vena lienalis
d) Vena pankreaticus
e) Vena hepatica

A) alle richtig B) b+c+d C) a+b+c+d
D) c+d+e E) b+c+d+e

26 Welche Aussage trifft zu?

a) Sekretin wird vorwiegend im oberen Dünndarm gebildet
b) die Entleerung des Magens wird nicht durch den Nervus vagus gesteuert
c) die mittlere Enge ist die engste Stelle des Ösophagus
d) fettreiche Nahrung verweilt bis zu einer Stunde im Magen
e) die abdominalen Schmerzen bei der Appendizitis beginnen immer im rechten Unterbauch

27 Welche Aussage trifft zu?

a) bei der akuten Appendizitis besteht die Gefahr der Perforation in die freie Bauchhöhle
b) bei der Colitis ulcerosa handelt es sich um eine chronisch entzündliche Dünndarmerkrankung
c) die Divertikulose des Dickdarms findet sich überwiegend bei jungen Menschen
d) der Morbus Crohn ist eine Darmerkrankung vorwiegend im Colon descendens
e) beim Morbus Crohn kommt es so gut wie nie zu Fistelbildungen

28 Welche Aussagen über das Pankreas treffen zu?

a) es ist eine Drüse mit endokriner und exokriner Funktion
b) die Stimulation des Pankreas erfolgt u. a. durch den N. vagus
c) es produziert u. a. die Enzyme α-Amylase und Chymotrypsinogen
d) es stimuliert die Herztätigkeit
e) die endokrinen Zellen sind im Pankreaskopf lokalisiert

A) a+b+c B) a+c+d C) b+c+d D) a+e
E) c+d+e

29 Indikation für eine sofortige Operation:

a) Magenperforation
b) Schmerzen im Oberbauch
c) akute Appendizitis
d) mechanischer Ileus
e) paralytischer Ileus

A) a+d+e   B) alle richtig   C) nur a   D) a+d
E) a+b+c+d

30 Fettreiche Ernährung bewirkt:

a) verzögerte Darmentleerung
b) erhöhte Gastrinausschüttung
c) verminderte Gastrinbildung
d) Übelkeit, Erbrechen
e) Fettstühle

A) a+b   B) b+d+e   C) a+c   D) a+d+e
E) a+c+d+e

31 Kontraindikationen von Fastenkuren:

a) nach Operationen und schweren Erkrankungen
b) Allergien
c) Pilze im Darm
d) Tuberkulose, Krebs
e) akute pAVK

A) a+b+c+d   B) b+c+e   C) a+e   D) a+d
E) a+b+d

32 Bei welcher Erkrankung kommt es zu einem Mekoniumileus?

a) Pylorospasmus
b) Mukoviszidose
c) Zöliakie
d) chronische Pankreatitis
e) Phenylketonurie

33 Welche der folgenden Erkrankungen haben als Symptom Teerstuhl?

a) Ösophagusvarizenblutungen
b) Magenkarzinom
c) Karzinom im Bulbus duodeni
d) Dickdarmerkrankungen
e) Erkrankungen im terminalen Ileum

A) a+b   B) b+c   C) a+c+e   D) a+b+c
E) alle richtig

34 Wann ist Alpha-Amylase im Serum erhöht?

a) bei Lebererkrankungen
b) bei Speicheldrüsenerkrankungen
c) bei Pankreaserkrankungen
d) bei Ulcus ventriculi
e) Niereninsuffizienz

A) a+b   B) a+b+e   C) nur c   D) b+c+e   E) b+c

35 Welche Untersuchungen sind positiv bei einer akuten Appendizitis?

a) Palpation des Bauchraumes
b) Psoasschmerz
c) Temperaturdifferenz rektal/axillar
d) Messen des Bauchumfanges
e) McBurney-Punkt schmerzhaft

A) a+b+e   B) alle richtig   C) a+b+c
D) a+b+c+e   E) b+c+e

36 Gallenkoliken können ausstrahlen in

a) die rechte Schulter
b) den rechten Unterbauch
c) die Flanken
d) das Epigastrium
e) die linke Lendenregion

A) a+b+c   B) b+e   C) a+d   D) alle richtig
E) nur a

37 Kaffeesatzartiges Erbrechen findet sich bei:

a) Magenulkus
b) Magenkarzinom
c) Ösophagusvarizen
d) Mangel an Magensäure
e) Gastritis

A) a+b   B) a+b+c   C) b+e   D) b+c+d   E) nur b

38 Welche Aussagen zu Gallensteinerkrankungen treffen zu?

a) Gallensteine führen über kurz oder lang zu Koliken
b) Gallensteine müssen immer operiert werden
c) der Patient leidet unter Übelkeit
d) es kommt zu einer Fettunverträglichkeit
e) typisch ist eine Schmerzausstrahlung in den linken Arm

A) a+e   B) b+c+d   C) c+d+e   D) a+b   E) c+d

39 Welche Aussagen treffen zu beim Pankreaskarzinom?

a) Ikterus mit Fieber
b) Ikterus ohne Fieber
c) Fettstühle
d) Meteorismus und Diarrhöe
e) Blutstühle

A) b+c B) c+d+e C) a+c+e D) a+c+d+e E) c+d

40 Welche Aussage zur Leberzirrhose ist richtig?

a) die Ursachen sind immer entzündliche Prozesse
b) die Ursachen sind immer degenerative Prozesse
c) es kommt zu einem bindegewebigen Umbau des Leberparenchyms
d) in die Leberzellen ist vermehrt Fett eingelagert worden
e) ein ordnungsgemäßer Blutfluss innerhalb der Sinusoide ist gewährleistet

41 Welches Hormon regt die Produktion von Salzsäure an?

a) Sekretin
b) Gastrin
c) Serotonin
d) Adrenalin
e) Insulin

42 Früh- und Spätsymptome bei Magenkrebs sind:

a) Magenschmerzen
b) Eosinophilie
c) Abneigung gegen Fleisch
d) Schwellung der Virchow-Drüse
e) Leukozytose mit Linksverschiebung

A) alle richtig B) c+d C) a+d+e D) a+c+d+e E) a+b+c

43 Zu den Aufgaben der Gallenblase zählen:

a) Produktion der Gallenflüssigkeit
b) Eindickung der Gallenflüssigkeit
c) Speicherung der Gallenflüssigkeit
d) Speicherung von Eisen
e) Ausschüttung von Verdauungsenzymen

A) a+b+c+e B) alle richtig C) b+e D) b+c+e E) b+c

44 Welche Aussage zur Fettleber ist richtig?

a) eine Fettleber, die sich aufgrund von Adipositas gebildet hat, geht fast immer in eine chronische Hepatitis über und später in eine Leberzirrhose
b) eine Fettleber, die sich aufgrund von Adipositas gebildet hat, geht praktisch nie in eine Leberzirrhose über
c) eine Fettleber, die sich aufgrund von Alkoholabusus gebildet hat, kann in eine chronische Hepatitis und später in eine Leberzirrhose übergehen
d) Ursache kann eine Lungenembolie sein
e) es handelt sich um ein irreversibles Krankheitsbild

45 Ein 75-jähriger Patient klagt über Schmerzen im linken Unterbauch. Wechsel von Obstipation und Diarrhöe, sowie gelegentlich Blutbeimengungen im Stuhl. Welches ist die wahrscheinlichste Diagnose?

a) Enteritis infectiosa
b) Kolonkarzinom
c) Sigma diverticulitis
d) aszendierende Appendizitis
e) Bridenileus

46.2 Lösungen

1. C)
2. c)
3. C)
4. E)
5. A)
6. A)
7. c)
8. D)
9. C)
10. d)
11. B)
12. C)
13. A)
14. A)
15. D)
16. d)
17. C)
18. B)
19. D)
20. C)
21. E)
22. A)
23. C)
24. a)
25. C)
26. a)
27. a)
28. A)
29. D)
30. C)
31. D)
32. b)
33. D)
34. D)
35. D)
36. C)
37. B)
38. E)
39. A)
40. c)
41. b)
42. D)
43. E)
44. c)
45. b)

47 Auge und Ohr

47.1 Fragen

1 Was ist der schärfste Punkt des Sehens?

a) der gelbe Fleck
b) der schwarze Fleck
c) der grüne Fleck
d) der blinde Fleck

2 Welches ist die Symptomentrias bei Fremdkörperverletzung des Auges?

a) Tränenträufeln, Schmerzen, Sehschwäche
b) Farbensehen, Eiter, rotes Auge
c) Blitze sehen, Kopfschmerzen, Augenblinzeln
d) Schlieren sehen, Schwindel, Stauungspapille
e) Flusen sehen, Nystagmus, Erbrechen

3 Was ist bei einer Verätzung der Augen mit Säure sofort zu unternehmen?

a) mit verdünnter Säure behandeln
b) mit viel Wasser spülen
c) mit Borwasser spülen
d) mit Laugen ausspülen
e) Augenklappe anlegen

4 Ursachen für einen Tinnitus können sein:

a) Hörsturz
b) Morbus Ménière
c) Hypertonie
d) Mikrozirkulationsstörungen im Innenohr
e) akutes Glaukom

A) alle richtig   B) b+e   C) b+c+e
D) a+b+c+d   E) nur b

5 Symptome des akuten Glaukomanfalls sind:

a) starke Kopfschmerzen
b) Übelkeit
c) häufiges Erbrechen
d) weiche Augenbulbi
e) Tinnitus

A) a+c+e   B) nur a   C) alle richtig   D) a+b+c
E) b+c+d+e

6 Eine Linsentrübung ist

a) ein Katarakt
b) der graue Star
c) immer viral bedingt
d) evtl. bei Rötelnembryopathie angeboren
e) eine infektiöse Erkrankung

A) a+b+d   B) b+c   C) nur d   D) b+e   E) a+d

7 Eine Innenohrerkrankung ist

a) Morbus Ménière
b) Otitis media acuta
c) eine Schallleitungsstörung
d) der Hörsturz
e) ein Ohrschmalzpropf

A) a+c+d   B) alle richtig   C) nur d   D) a+d
E) b+c+d+e

8 Bei akutem Hörverlust (Hörsturz)

a) tritt eine Störung meist einseitig auf
b) liegt eine Mittelohrschwerhörigkeit vor
c) sind Ohrensausen und Ohrgeräusche weitere Symptome
d) kann die Ursache eine Durchblutungsstörung sein
e) liegt als Ursache stets ein akutes Schalltrauma vor

A) a+c+d   B) c+d+e   C) b+d   D) b+e   E) a+e

9 Für Morbus Ménière sprechen folgende Symptome:

a) anfallsweise auftretender Schwankschwindel
b) anfallsweise auftretender Drehschwindel
c) Auftreten von Ohrensausen
d) Übelkeit und Erbrechen beim Anfall
e) Auftreten von pathologischen EKG-Veränderungen

A) a+b+c   B) b+c+d   C) c+d+e   D) a+b+e
E) b+d

10 Symptome der Digitalisüberdosierung sind:

a) Appetitverlust
b) Obstipation
c) Rhythmusstörungen
d) Hypoglykämie
e) Flimmern vor den Augen

A) alles richtig   B) b+d   C) c+d+e   D) b+c
E) a+c+e

47 Auge und Ohr

11 Symptome einer Netzhautablösung sind:
a) Rötung des Auges
b) Sehverschlechterung
c) Schmerzen im Auge
d) Übelkeit und Erbrechen
e) Blitze- und Funkensehen

A) b+c+e   B) a+b+e   C) b+c   D) b+e
E) alles richtig

12 Beim akuten Glaukom tritt auf:
a) Nebelsehen, Lichtblitze
b) Nebelsehen, Regenbogenfarbensehen
c) Erhöhung des Augeninnendrucks
d) Kopfschmerzen
e) Erbrechen

A) alles richtig   B) a+c   C) nur c   D) a+c+d
E) b+c+d+e

13 Lage des Hör- und Gleichgewichtsorgans
a) Felsenbein
b) Siebbein
c) Keilbein
d) Hinterhauptsbein
e) Warzenfortsatz

14 Was trifft zu? Die Linse
a) geht in die Lederhaut über
b) ist von pigmentierten Zellen durchsetzt
c) ist nach beiden Seiten gewölbt und völlig durchsichtig
d) wird durch die Sklera geschützt
e) kann operativ ersetzt werden

A) c+e   B) a+c   C) b+d   D) a+c+e   E) b+c

15 Die Hornhaut wird physiologischerweise ernährt:
a) vom Randschlingennetz
b) von der Tränenflüssigkeit
c) vom Kammerwasser
d) von der Bindehaut direkt durch Diffusion
e) vom Schlemm-Kanal

16 Komplikationen der Otitis media:
a) Parotitis
b) Fazialisparese
c) Perforation
d) Mastoiditis
e) Otitis externa

A) b+c+d   B) a+c   C) a+b+d   D) d+e
E) a+d+e

17 Eine Stauungspapille kommt vor bei:
a) raumfordernden Gehirnprozessen
b) Meningoenzephalitis
c) Rechtsherzinsuffizienz
d) maligner Hypertonie
e) Migräne

A) c+e   B) a+c   C) a+b+d   D) d+e   E) a+d+e

18 Bei einer Hyperopie (Weitsichtigkeit) wird welche Art von Brillengläsern verordnet?
a) Brillen mit konkaven Gläsern
b) Brillen mit konvexen Gläsern
c) Brillen mit Zylindergläsern
d) Brillen mit Fenstergläsern
e) Brillen mit spezial angefertigten Gläsern

19 Welche Symptome sprechen für eine akute eitrige Mittelohrentzündung?
a) Gleichgewichtsstörungen
b) starke Schmerzen im Ohr
c) Hörverminderung
d) eitriger Ausfluss aus der Nase
e) Temperaturanstieg

A) a+b   B) a+b+c+d   C) alles richtig
D) b+d+e   E) b+c+e

20 Das Innenohr
a) dient der Schallleitung
b) entzündet sich häufig durch äußerlich eindringende Mikroorganismen
c) dient der Schallempfindung
d) beinhaltet das Hörorgan und das Gleichgewichtsorgan
e) steht mit dem Rachen über die Tuba eustachii in Verbindung

A) c+d   B) c+d+e   C) a+b+c+e   D) b+c+d+e
E) d+e

21 Eine Funktion des Mittelohrs besteht in der/dem
a) Steuerungsfunktion
b) Gleichgewichtserhaltung
c) Koordination der Geräusche
d) Transport der Schallwellen
e) Erhaltung des Gleichgewichtes

47.2 Lösungen

1. a)
2. a)
3. b)
4. D)
5. D)
6. A)
7. D)
8. A)
9. B)
10. E)
11. D)
12. E)
13. a)
14. A)
15. c)
16. A)
17. C)
18. b)
19. E)
20. A)
21. d)

48 Bewegungsapparat

48.1 Fragen

1 Was gehört anatomisch zu einem Gelenk?

a) Gelenkpfanne
b) Gelenkspalt
c) Gelenkkopf
d) Bänder
e) Sehnen

A) alle richtig B) a+b+c+d C) a+c+d+e
D) a+b+c E) a+c+d

2 Bei der Untersuchung eines männlichen Patienten fällt Ihnen auf, dass der untere Teil des Kniegelenks schubladenartig hervorsteht. Wie lautet Ihre Verdachtsdiagnose?

a) Seitenbandriss
b) Kreuzbandriss
c) Meniskusschaden
d) Zustand nach Bänder-Operation
e) Schlottergelenk

3 Das Atlas-Axis-Gelenk ist welche Gelenkform?

a) Zapfengelenk
b) Scharniergelenk
c) Kugelgelenk
d) Eigelenk
e) Rotationsgelenk

4 Welchen Laborparameter veranlassen Sie bei Verdacht auf Gicht?

a) Bestimmung der Fette
b) Bestimmung der Harnsäure
c) Bestimmung des Blutzuckers
d) Bestimmung von Harnstoff
e) Bestimmung von Harnstoff und Harnsäure

5 Wo finden sich bevorzugt Knochenmetastasen? (nur 1 Antwort möglich)

a) Rippen
b) Brustbein
c) Extremitäten
d) Wirbelsäule
e) Becken

6 Welche Aussagen zur Scheuermann-Krankheit sind richtig?

a) die Erkrankung tritt bevorzugt bei Adoleszenten auf
b) bei der Erkrankung kommt es immer zu Rückenschmerzen
c) die Erkrankung befällt vorwiegend den HWS-Bereich
d) die Erkrankung befällt vorwiegend den BWS-Bereich
e) es kommt meist zu Deckplatteneinbrüchen (Schmorl-Knorpelknötchen)

A) a+b+c B) a+d+e C) c+e D) b+c+e
E) nur d

7 Beim lumbalen Bandscheibenprolaps:

a) ist das Lasègue-Zeichen negativ
b) besteht ein Austritt von Nucleus-pulposus-Gewebe durch Risse im Anulus fibrosus
c) kommt es zu Schmerzen und Parästhesien
d) ist generell eine gezielte chiropraktische Behandlung angezeigt
e) kann es zu motorischen Ausfallerscheinungen kommen

A) a+b+e B) b+c+d C) c+d+e D) b+c+e
E) b+c

8 Das Ewing-Sarkom:

a) befällt vorwiegend alte Menschen
b) kann röntgenologisch vermutet, muss aber histologisch gesichert werden
c) stellt eine bösartige retikuläre Knochenmarksgeschwulst dar
d) befällt vorwiegend kurze Knochen
e) ist ein gutartiger Tumor der langen Knochen

A) a+b+e B) b+e C) b+c D) b+c+d E) nur e

9 Bei der Bursitis handelt es sich um eine

a) meldepflichtige Infektionskrankheit
b) Entzündung der Sehnen
c) Entzündung des Kniegelenks
d) Schleimbeutelentzündung
e) Entzündung der Bänder

10 Das Bild der „Bambusstabwirbelsäule" ist charakteristisch für:

a) Bechterew-Strümpell-Marie-Krankheit
b) Bandscheibenprolaps
c) Osteodystrophia deformans
d) Osteoporose
e) Ewing-Sarkom

11 Die Epiphysenfugen des Jugendlichen

a) sind die Orte des Längenwachstums
b) liegen zwischen Kompakta und Epiphyse
c) lassen röntgenologisch eine Bestimmung des Alters zu
d) können bei Störungen des Kaliumhaushaltes verformt werden
e) stehen unter der Wirkung des Wachstumshormons

A) b+c+d B) a+c+d+e C) a+c+e D) c+d+e
E) alle richtig

12 Beim Karpaltunnel-Syndrom

a) liegt eine Kompression des N. medianus vor
b) kommt es zu Sensibilitätsstörungen des 4. + 5. Fingers
c) atrophiert oft die Daumenballenmuskulatur
d) wird die Diagnose durch eine Biopsie gestellt
e) handelt es sich um eine verkürzte Sehne des Zeigefingers

A) a+c B) a+b+c+e C) b+c D) a+e E) c+d

13 Akuter Gichtanfall:

a) das betroffene Gelenk ist geschwollen und gerötet
b) kann durch übermäßigen Alkoholgenuss ausgelöst werden
c) die betroffenen Gelenke schmerzen nur bei Belastung
d) es werden eher übergewichtige Frauen als Männer befallen
e) die Schmerzen verschwinden innerhalb eines Tages

A) b+e B) a+c C) c+d D) a+b+c E) a+b

14 Beim rheumatischen Fieber

a) befinden sich im Blut β-hämolysierende Streptokokken
b) ist der Antistreptolysintiter erhöht
c) heilt die Gelenkentzündung mit Deformierungen aus
d) ist die BSG deutlich erhöht
e) sind u. a. die großen Gelenke befallen

f) ist der Latex-Rheuma-Test meist positiv

A) b+d+e B) a+c+d C) a+d+e D) b+c E) a+e

15 Typisch für die chronische Polyarthritis:

a) morgens Steifheit der Gelenke
b) das Auftreten von Heberden-Knötchen an den Fingern
c) ein meist symmetrischer Befall der kleinen Gelenke
d) ein positiver Rheuma-Latex-Test
e) vermindertes Natrium im Blut

A) b+c+d B) nur a) C) a+d D) a+c+d
E) a+c+d+e

16 Die Osteoporose

a) hat meist Kalzium und Phosphat im Blut erniedrigt
b) kann durch Kortikoidtherapie verursacht sein
c) ist ein generalisierter oder lokalisierter Knochengewebsschwund
d) kann durch sehr lange Bettlägerigkeit verursacht sein
e) kann durch nicht steroidale Antirheumatikatherapie verursacht sein

A) a+c+e B) b+c+e C) c+d+e D) a+c E) c+e

17 Welche der folgenden Aussagen treffen für den Morbus Bechterew zu?

a) alkalische Phosphatase ist erhöht
b) Erkrankungsgipfel ist zwischen dem 40. und 50. Lebensjahr
c) HLA-B27 ist häufig positiv
d) der Rheumafaktor ist nachweisbar
e) beginnt oft an den Ileosakralfugen

A) a+c B) a+c+d C) a+e D) c+e E) a+c+e

18 Symptome einer Lumbago sind:

a) der Schmerz ist auf die Lenden-Kreuzbeingegend beschränkt
b) die Schmerzen strahlen ins Bein aus
c) später kommt es zu Gefühlsstörungen in den Beinen
d) die Sehnenreflexe sind gestört
e) positives Ott-Zeichen

19 Bei der rheumatoiden Arthritis

a) ist immer auch das Herz mitbeteiligt
b) sind die Schwellungen meist symmetrisch
c) findet man immer eine Anämie
d) ist der Rheumatest positiv
e) nimmt die Steifigkeit im Laufe des Tages zu

A) b+d+e B) c+d+e C) a+b+c D) b+c+d
E) b+d

20 Mit der Schober-Untersuchungsmethode stellt man fest:

a) den Bewegungsausschlag der Funktionskette Hüftgelenk/ganze Wirbelsäule
b) die Vergrößerung des Abstandes von zwei Markierungen über der LWS beim Nach-vorne-Neigen
c) die Schmerzauslösung im Iliosakralgelenk bei Überstreckung des Hüftgelenks der gleichen Seite
d) Schmerzen bei der Überstreckung des Beines im Hüftgelenk (bei Entzündung in der Nähe des M. iliopsoas)
e) Schmerzen im Bereich des Plexus brachialis bei Drehen des Kopfes zur gesunden Seite

21 Bei einem Patienten mit Rückenschmerzen sind folgende Untersuchungen zur Beurteilung einer evtl. vorhandenen Wurzelschädigung im LWS-Bereich sinnvoll:

Prüfung
a) des Zeichens nach Lasègue
b) des Zeichens nach Bragard
c) des Achillessehnenreflexes
d) des Fersenganges
e) des Ott-Zeichens

A) a+b+c+d B) alle richtig C) a+c+e
D) b+c+d E) a+c+d

22 Ein Patient klagt über diffuse Schmerzhaftigkeit im Bereich der Wirbelsäule und der peripheren Knochen, leichte Knochenverbiegungen an den unteren Extremitäten und zunehmende Rundrückenbildung.

Röntgenbefund: erhöhte Strahlentransparenz, strähnige Kompakta- und verwaschene Spongiosazeichen, typische Looser-Umbauzonen
Labor: Serum-Kalzium und Phosphor erniedrigt, AP erhöht, BSG normal
Welche der folgenden Diagnosen ist am wahrscheinlichsten?
a) Osteomalazie durch Vitamin-D-Mangel
b) Morbus Paget
c) generalisiertes Plasmozytom
d) primäre Osteoporose
e) generalisierte Knochenmetastasen

23 Bei der chronischen Polyarthritis können außer den Gelenken betroffen sein?

a) Lunge und Pleura
b) Herz
c) Leber
d) Arterien
e) Augen

A) alle richtig B) a+b+c C) b+c+e
D) b+c+d+e E) a+b+c+e

24 Was ist bei der Perthes-Krankheit betroffen?

a) Humeruskopf
b) Hüftgelenkskopf
c) Schienbeinkopf
d) Os naviculare
e) Schultergelenk

25 An der Bildung des Beckengürtels sind beteiligt:

a) Darmbein
b) Os pubis
c) Sitzbein
d) Lendenwirbelsäule
e) Femurkopf

A) alle richtig B) a+c+d C) b+c+e D) a+b+c
E) a+d+e

26 Das Hüftgelenk ist

a) ein Sattelgelenk
b) ein Kugelgelenk
c) ein Scharniergelenk
d) ein Eigelenk
e) ein Zapfengelenk

27 Die Wachstumszone des Röhrenknochens wird bezeichnet als:

a) Zona granulomatosa
b) Groth-Zone
c) somatotroper Bereich
d) Epiphysenfuge
e) Diaphysenfuge

28 Unter einer Skoliose versteht man:

a) eine Rückgratverbiegung nach hinten
b) eine seitliche Verbiegung der Wirbelsäule
c) eine Rückgratverbiegung der Brustwirbelsäule nach vorne
d) eine Neigung des Beckens nach hinten
e) eine Verbiegung der Wirbelsäule immer im Zusammenhang mit Osteoporose

48.2 Lösungen

1. B)
2. b)
3. a)
4. b)
5. d)
6. B)
7. D)
8. C)
9. d)
10. a)
11. C)
12. A)
13. E)
14. A)
15. D)
16. B)
17. D)
18. a)
19. E)
20. b)
21. E)
22. a)
23. A)
24. b)
25. D)
26. b)
27. d)
28. b)

49 Fortpflanzungsorgane

49.1 Fragen

1 Was zählt zu den inneren Geschlechtsorganen der Frau?
a) Gebärmutter
b) Scheide
c) Schamberg
d) Kitzler
e) Scheidenvorhof

    A) alle Aussagen richtig   B) a+b+d   C) c+d+e
    D) a+b   E) a+b+e

2 Welche Aussagen treffen für die Anatomie des Hodens nicht zu?
a) zwischen den Samenkanälchen befinden sich die Leydig-Zwischenzellen
b) Testosteron dient u. a. der Spermienreifung
c) im Nebenhodengang herrscht ein alkalisches Milieu
d) überalterte Spermien werden phagozytiert
e) der Nebenhoden liegt den Hoden oben auf und ist durch eine Fettschicht von ihm getrennt

    A) a+b   B) c+e   C) nur d ist richtig
    D) a+b+e   E) c+d+e

3 Welche Aussage ist richtig? Die Eierstöcke
a) sind paarig angelegte Organe, die Hormone produzieren
b) werden in eine Rinden- und eine Markzone unterteilt
c) enthalten keimhaltige Follikel
d) liegen am seitlichen Rand des kleinen Beckens
e) sind Ort der Eizellbildung

    A) b+d+e   B) c+e   C) a+b   D) b+c+d+e
    E) alle Aussagen richtig

4 Welche Aussagen sind für den Menstruationszyklus zutreffend?
a) unter der Sekretionsphase versteht man die Phase, die die Gebärmutterschleimhaut auf eine mögliche Einnistung der befruchteten Eizelle vorbereitet
b) während der Abstoßungsphase springt die Eizelle aus dem Graaf-Follikel
c) die Follikelphase beschreibt die Ausdifferenzierung einiger Primärfollikel zu Sekundär- und Tertiärfollikel
d) als erster Tag der Menstruation gilt der erste Tag der Blutung
e) der Menstruationszyklus endet immer zwischen dem 45. und 50. Lebensjahr

    A) b+c+d   B) a+d+e   C) a+c+d   D) b+d
    E) alle Aussagen sind richtig

5 Zur Anatomie der Gebärmutter sind folgende Aussagen zutreffend:
a) die Submukosa der Gebärmutter entspricht dem Stratum basale
b) während der Schwangerschaft vermehren sich die Muskelzellen und weisen eine enorm hohe Zellteilungsrate auf
c) der Uterushals ragt zapfenartig in die Scheide hinein
d) die Gebärmutterschleimhaut dient der Einnistung der befruchteten Eizelle
e) während der Menstruation wird das Stratum basale abgestoßen und unter Einfluss von Hormonen wieder aufgebaut

    A) a+d   B) d+e   C) c+d   D) c+d+e   E) b+c

6 Welche Ursachen kommen für die Sterilität beim Mann infrage?
a) Diabetes insipidus
b) Hodenhypoplasie
c) verstärkte Spermatogenese
d) Hypothyreose
e) Morbus Conn

    A) alle Aussagen richtig   B) a+b+d+e
    C) c+d+e   D) b+d   E) nur b ist richtig

7 Welche Ursachen kommen für die Sterilität der Frau infrage?
a) Dsymenorrhöe
b) Prämenstruelles Syndrom
c) pathologischer Zervixfaktor
d) Hypermenorrhöe
e) Uterusmyom

    A) a+c+d+e   B) b+c+d   C) a+c+e   D) b+d
    E) c+e

8 Das Prostatakarzinom geht mit folgenden Symptomen einher:

a) tröpfelnder Harnstrahl
b) LDL erhöht
c) Schmerzen in der Brustwirbelsäule
d) Hämaturie
e) Glukosurie

A) a+b+c B) b+d+e C) c+d D) a+d E) d+e

9 Welche Hodenform stellt keine Indikation zur Operation dar?

A) Bauchhoden
B) Leistenhoden
C) Gleithoden
D) Pendelhoden

10 Welche Aussagen treffen zur Extrauteringravidität zu?

a) eine Schwangerschaft kann in einigen Fällen ausgetragen werden
b) Ursachen sind häufig Entzündungen der Eileiter mit Narbenbildung
c) es kann zu Blutungen kommen
d) die befruchtete Eizelle kann sich in der Harnblasenschleimhaut ansiedeln
e) im Falle einer Tubargravidität kommt es zu wehenartigen Schmerzen

A) b+c+e B) c+e C) a+d+e D) c+d E) a+d+e

11 Ursachen einer Fehlgeburt:

a) schwere Allgemeinerkrankungen, z. B. Tuberkulose
b) Sauerstoffmangel
c) Gastritis
d) Bronchitis
e) Intoxikationen

A) alle Aussagen sind richtig B) b+c+d C) a+b+e D) c+e E) a+c

12 Was trifft für die EPH-Gestose zu?

a) meist sind Frauen über 35 Jahre betroffen
b) es kommt zu starken Schmerzen, v. a. in den Armen
c) eine starke Proteinurie und Hämaturie sind typische Symptome
d) meist tritt die Erkrankung im letzten Trimenon auf
e) komplizierend kann sich eine Eklampsie einstellen

A) a+c+d+e B) b+d C) c+e D) a+d+e E) d+e

13 Was sind Hinweise auf ein Mammakarzinom?

a) Eiterfluss aus der Mamille
b) Orangenschalenhaut
c) Rötung und Schwellung der Brust mit Fieber und Schüttelfrost
d) neu aufgetretene Größendifferenz eines bestehenden Knotens
e) abstehende Brustwarzen

A) alle Aussagen sind richtig B) a+b+d C) d+e D) b+d E) b+c

14 Welche Aussagen sind für Erkrankungen der Gebärmutter zutreffend?

a) die Gebärmutter kann aus der Vulva vorfallen (Prolapsus uteri)
b) unter einer Endometriose versteht man eine Versprengung der Gebärmutterschleimhaut
c) ein Myom kann eine Frühgeburt verursachen
d) Myome entarten häufig und sollten prophylaktisch operativ entfernt werden
e) ein Uteruskarzinom blutet nie

A) a+b+c B) b+c+d C) c+d+e D) b+e E) a+d

15 Ein Myom

a) ist oft eine Indikation für eine Operation, da eine erhöhte Entartungsrate besteht
b) kann einen Abort verursachen
c) ist eine benigne Entartung der Gebärmutterschleimhaut
d) ist eine maligne Entartung der Gebärmutterschleimhaut
e) sollte immer operiert werden

A) b+c B) nur b ist richtig C) a+b+c D) b+d E) b+c+e

16 Welche Erkrankungen werden durch Sexualverkehr übertragen?

a) Krätze
b) Trichomoniasis
c) Lepra
d) Hepatitis B
e) Neurodermitis

A) alle Aussagen richtig B) b+c+d C) a+b+d D) a+d+e E) a+d

17 Sekundäre Geschlechtsmerkmale

a) sind sowohl für den Mann als auch für die Frau körperliche Merkmale, z. B. Arme und Beine
b) sind Merkmale, die sich während der Pubertät entwickeln, z. B. Bartwuchs
c) sollten vom Heilpraktiker nie untersucht werden, da Behandlungsverbot besteht
d) können sich im Falle einer Erkrankung zurückentwickeln
e) dienen der Fortpflanzung

A) b+d   B) b+e   C) a+c+e   D) b+c+d
E) b+d+e

18 Was trifft für die Orchitis nicht zu?

a) Ursache ist häufig Masern
b) meist ist die Erkrankung nicht schmerzhaft
c) eine Sterilität kann die Folge sein
d) meist kommt es auch zu einer Prostatitis
e) komplizierend kann eine maligne Entartung die Folge sein

A) b+c   B) c+d+e   C) a+b+d+e
D) nur c ist richtig   E) a+d

19 Was trifft für Erkrankungen der Hoden bzw. Nebenhoden nicht zu?

a) eine Epididymitis führt häufig zur Sterilität
b) häufigster Tumor der jüngeren Männer ist der Hodentumor
c) unter einer Hodentorsion versteht man einen Hodenhochstand
d) eine Orchitis ist eine Entzündung von Hoden und Nebenhoden
e) ein Pendelhoden führt nicht zur Sterilität

A) a+d+e   B) a+d   C) b+c+e   D) a+c+d
E) c+d+e

20 Für welche Erkrankungen besteht Behandlungsverbot?

a) Lues
b) Mammakarzinom
c) Prostatakarzinom
d) Endometriose
e) Dysmenorrhöe

A) a+b+c   B) b+c   C) a+d+e
D) nur a ist richtig   E) alle Aussagen richtig

49.2 Lösungen

1. D)
2. B)
3. E)
4. C)
5. C)
6. D)
7. E)
8. D)
9. D)
10. A)
11. C)
12. E)
13. D)
14. A)
15. B)
16. C)
17. A)
18. C)
19. D)
20. D)

50 Haut

50.1 Fragen

1 Das Erythema nodosum

a) tritt meist einseitig auf
b) ist häufig lokalisiert an den oberen Extremitäten
c) kommt vor beim Morbus Boeck
d) kommt vor bei Tbc
e) zeichnet sich durch gelbliche Flecken (Ablagerungen von Bilirubin) an der Schienbeinkante aus

A) c+d+e B) b+d+e C) c+d D) a+b+d
E) nur d

2 Welcher Entzündungsprozess breitet sich entlang bindegewebiger Septen aus?

a) Abszess
b) Empyem
c) Phlegmone
d) Lymphangitis
e) Karbunkel

3 Symptome der Psoriasis sind:

a) Gelenkbefall bei positivem Rheumatest
b) häufiger Befall der behaarten Kopfhaut
c) oft Befall der Beugeseiten der Gelenke
d) Tüpfelnägel
e) häufig Pilzbefall an den Nägeln

A) b+d B) a+b C) b+d+e D) a+c+d+e E) b+e

4 Eine Phlegmone

a) heilt ohne therapeutische Maßnahmen ab
b) ist eine sich flächenhaft ausbreitende Infektion
c) ist eine Sonderform der Osteomyelitis
d) wird mittels Zytostatika behandelt
e) muss stationär behandelt werden

5 Welche Ursache hat die Schuppenflechte?

a) es ist ein das ganze Leben persistierendes Virus
b) es liegt eine Kontaktallergie zugrunde
c) es handelt sich um eine Dermatomykose (Pilzerkrankung) mit Nagelbeteiligung
d) sie wird polygen und multifaktoriell vererbt
e) es liegt eine bakterielle Besiedlung von Hornschichten der Haut vor

6 Ein Pruritus kann auftreten bei:

a) Leberinsuffizienz
b) Cholangitis
c) Diabetes mellitus
d) Urämie
e) Pyelonephritis

A) a+c B) alle richtig C) c+d+e D) nur c
E) a+b+c+d

7 Symptome bei Neurodermitis:

a) nicht juckendes, chronisch verlaufendes Ekzem
b) im Schub Juckreiz
c) die Patienten neigen zu Sekundärinfektionen auf der vorgeschädigten Haut
d) Sommer und Sonne verschlechtern die Symptome
e) Verlust der lateralen Augenbrauen

A) a+c B) b+c C) a+b+c D) b+c+e E) a+c+d

8 Ein Basaliom

a) ist benigne
b) metastasiert selten
c) neigt zur frühen Metastasierung
d) tritt bevorzugt im Gesicht auf
e) ein multiples Auftreten ist möglich

A) a+b B) a+c+e C) c+d+e D) b+d+e E) b+d

9 Ordne zu:

a) Abszess
b) Empyem
c) Papula
d) Urtika

I) Eiteransammlung in einer vorgebildeten Höhle
II) Eiteransammlung in einer nicht vorgebildeten Höhle
III) Quaddel
IV) Knötchen

10 Welche Zellen kommen innerhalb der unterschiedlichen Hautschichten vor?

a) Vater-Pacini-Zellen
b) Langhans-Inselzellen
c) melatoninhaltige Zellen
d) Plasmazellen
e) Osteozyten

11 Das Erysipel ist

a) die Wundrose
b) die Gürtelrose
c) eine Pilzerkrankung
d) ein mit einer Erythrozytose einhergehende entzündliche Hauterkrankung
e) ein Erythem der Handinnenflächen

12 Was trifft auf das Erythema nodosum zu?

a) Prädilektionsstelle sind die Unterschenkel
b) es kommt zu einer Geschwürbildung mit Einschmelzungen
c) ist nicht druckschmerzhaft
d) kommt vor beim Rheumatischen Fieber
e) ist meist einseitig am Bein lokalisiert

A) a+d   B) a+c+e   C) b+d   D) c+d+e
E) a+b+c+e

13 Welche Aussage trifft zu?

Die Oberhaut
a) wird zusammen mit der Unterhaut als Kutis bezeichnet
b) besteht hauptsächlich aus Keratinozyten
c) ist zwischen 0,03–4 mm dick
d) setzt sich aus mehreren Schichten zusammen
e) ist der Ort, wo eine subkutane Injektion indiziert ist

A) d+e   B) a+b+d   C) b+d   D) b+c+e
E) b+c+d+e

14 Verhornendes Plattenepithel findet sich beim Gesunden

a) in der Epidermis
b) in der Hornhaut des Auges
c) in der Blase
d) im proximalen Drittel des Ösophagus
e) in den Nierenbecken

15 Welche Aussage ist für die Candidose zutreffend?

a) Der Erreger ist auch für die Erkrankung „Herpes zoster" verantwortlich
b) es kann nach Antibiotika-Therapie zu Krankheitssymptomen kommen
c) bei Kleinkindern kommt es zu massiven Gedeihstörungen
d) es handelt sich um eine Zoonose
e) Ableger des Candida-Pilzes bezeichnet man als „Nissen"

16 Welche Veränderungen an Muttermalen können für eine bösartige Entartung sprechen?

a) Farbveränderungen
b) Blutungen
c) Juckreiz
d) Haarwuchs
e) Bildung eines Hofes um das Muttermal herum

A) alle richtig   B) a+b+c+e   C) a+b
D) c+d+e   E) b+e

17 Die Sklerodermie:

a) ist eine infektiöse Erkrankung fast aller Organsysteme
b) betrifft meist Frauen zwischen 20.–30. Lebensjahr
c) hat als Symptom das Madonnengesicht
d) weist als Komplikation eine Sklerosierung innerer Organe auf
e) geht mit dem sog. „Zahnradphänomen" einher

A) c+d   B) c+d+e   C) a+b+c   D) nur c
E) a+c+d

18 Welche Aussage(n) ist/sind für ein malignes Melanom zutreffend?

a) entsteht oft aus einem Nävus
b) betrifft bevorzugt Personen über 60 Jahre
c) wächst oft langsam über Jahre
d) frühzeitiges Auftreten von Metastasen
e) das Auftreten von Metastasen ist sehr selten

A) nur a   B) a+d+e   C) c+d   D) a+d   E) b+c+d

50.2 Lösungen

1. C)
2. c)
3. A)
4. b)
5. d)
6. E)
7. D)
8. D)
9. a-II), b-I), c-IV), d-III)
10. a)
11. a)
12. A)
13. C)
14. a)
15. b)
16. B)
17. A)
18. D)

51 Nervensystem

51.1 Fragen

1 Das Parkinson-Syndrom

a) beruht auf einem Dopaminmangel
b) kann als gefürchtete Nebenwirkung durch Medikamente verursacht werden
c) hat stimulierende Wirkung auf das ZNS
d) zeigt Hyperkinesien
e) geht häufig mit Nystagmus einher

    A) a+e B) a+c+d C) a+b D) nur c E) nur a

2 Sympathikusaktivität bedeutet:

a) Zunahme der Herzfrequenz
b) Mydriasis
c) Miosis
d) Erschlaffung der Bronchialmuskulatur
e) Anregung der Darmperistaltik

    A) c+e B) a+c C) a+b D) c+d+e E) a+b+d

3 Ursachen einer Polyneuropathie können sein

a) Vitamin-B_{12}-Mangel-Anämie
b) Alkohol
c) Poliomyelitis
d) Analgetika
e) Magenulkus

    A) alle richtig B) a+b+d C) a+b D) nur a E) c+d

4 Ein so genanntes „Freies Intervall" findet man

a) beim Hirntumor
b) beim epiduralen Hämatom
c) bei einer Meningitis
d) bei Commotio cerebri
e) bei einer Subarachnoidalblutung

5 Sitz des Atemzentrums ist

a) die Medulla oblongata
b) das Kleinhirn
c) das Rückenmark
d) das Großhirn
e) die Brücke

6 Bei passiver Beugung des Kopfes kommt es zu einer reflektorischen Beugung der Beine in den Kniegelenken. Welches Zeichen ist das?

a) Kernig-Zeichen
b) Brudzinski-Zeichen
c) Babinski-Zeichen
d) Ott-Zeichen
e) Kniekussphänomen

7 Typische Symptome bei Epilepsie:

a) Aura
b) Krämpfe
c) Übelkeit
d) Schwindel
e) Nackensteifigkeit

    A) a+b B) a+b+c+d C) a+b+c D) b+c+d
    E) alle richtig

8 Wo spielt sich die subdurale Blutung ab?

a) zwischen Hirnhaut und Dura mater
b) zwischen Arachnoidea und Schädelkalotte
c) zwischen Dura mater und Arachnoidea
d) oberhalb der Dura mater, es handelt sich meist um eine venöse Blutung
e) im 3. Ventrikel

9 Eine Erregung des N. vagus bewirkt am Herzen

a) eine Zunahme der Herzfrequenz
b) eine Abnahme der Herzfrequenz
c) eine Zunahme der Leitungsgeschwindigkeit der Herzerregung
d) eine Abnahme des Herzminutenvolumens
e) eine Zunahme der Kontraktionskraft

    A) a+c B) c+d+e C) c+d+e D) b+d E) a+d+e

10 Welche der folgenden Angaben treffen für die Subarachnoidalblutung zu?

a) plötzlich dramatisch starke Kopfschmerzen
b) gute Prognose
c) freies Intervall
d) Latenzzeit von Wochen möglich
e) Amaurosis fugax

    A) alle richtig B) a+b+c C) b+c+d
    D) b+c+e   E) nur a

51 Nervensystem

11 Welche Symptome lassen Sie an eine Multiple Sklerose denken?

a) Sehen von Doppelbildern
b) Gangunsicherheit
c) abgehackte Sprache
d) typische Augenhintergrundveränderungen
e) Steppergang

A) alle richtig   B) a+b+c+d   C) a+c+d+e
D) b+c+d   E) a+d

12 Welche Symptome hat man bei einer peripheren Fazialisparese rechts?

a) der Lidschluss rechts ist nicht möglich
b) der Mundwinkel hängt links
c) das Stirnrunzeln rechts ist nicht möglich
d) das rechte Unterlid hängt herab
e) auch Geschmacksstörungen sind möglich

A) a+c   B) a+c+d   C) a+c+d+e   D) b+c+d
E) a+d

13 Ursachen für eine Polyneuropathie können sein:

a) Mangelernährung an Vitamin B$_{12}$
b) rezidivierende Schlaganfälle
c) chronische Herzinsuffizienz
d) Diabetes mellitus
e) chronischer Alkoholmissbrauch

A) a+d+e   B) alle richtig   C) a+c+d+e
D) nur d   E) d+e

14 Welche Aussagen über die Multiple Sklerose treffen zu?

a) schlaffe Lähmungen
b) die häufigste Erkrankungszeit ist zwischen dem 20. und 35. Lebensjahr
c) kann es sich um einen schubartigen Verlauf handeln
d) die Bauchdeckenreflexe sind gesteigert
e) es kommt dabei häufig zu vorübergehenden Sehstörungen

A) b+c+e   B) a+c+d   C) a+c   D) a+e
E) alle richtig

15 Parkinsonerkrankung, was trifft zu?

a) erhöhter Speichelfluss
b) Tremor der zielgerichteten Bewegung
c) starre Mimik
d) kleinschrittiger, schlurfender Gang
e) leise, monotone Stimme

A) c+d   B) a+c+d+e   C) c+d+e   D) c+d
E) a+d+e

16 Typisch für eine Trigeminusneuralgie:

a) anfallsweise Schmerz
b) Schmerzlokalisation isoliert im Stirnbereich
c) das Vorhandensein einer sog. Triggerzone, von der der Schmerz ausgelöst werden kann
d) Beginn in der Jugend
e) Erbrechen während des Schmerzanfalls

A) b+e   B) a+c   C) nur c   D) c+d+e   E) nur e

17 Der Achillessehnenreflex (ASR) kann fehlen infolge einer/eines

a) Polyneuropathie
b) Schädigung des Nervus peroneus
c) Schädigung des Nervus ischiadicus
d) Bandscheibenvorfalls im Bereich von L5/S1
e) Tumors der Halswirbelsäule

A) c+d   B) b+d+e   C) a+c+d   D) nur a
E) nur d

18 Eine länger dauernde periphere (schlaffe) Lähmung ist charakterisiert durch:

a) Muskelatrophie
b) pathologisch gesteigerte Reflexe
c) Beeinträchtigung der Feinmotorik
d) Parese oder Paralyse
e) Hypotonus der Muskulatur

A) alle richtig   B) c+d   C) a+b+e   D) a+c+d+e
E) a+d

19 Das Babinski-Zeichen

a) ist eine Sensibilitätsstörung im Bereich der unteren Extremitäten
b) deutet auf eine Läsion peripherer Nerven hin
c) weist auf eine Schädigung der Pyramidenbahn hin
d) ist bei Säuglingen physiologischerweise vorhanden
e) gehört zu den Eigenreflexen

A) c+d+e   B) c+d   C) a+e   D) a+b   E) a+d

20 Kleinhirnerkrankungen führen zu:

a) Antriebsmangel
b) Beeinträchtigung der Feinmotorik
c) Hörstörungen
d) Missempfindungen an den unteren Extremitäten
e) Hypertonie

21 Welche Aussagen über Reflexe treffen zu?

a) Reflexprüfungen sind nur im akuten Notfall indiziert
b) weite, lichtstarre Pupillen beim Kreislaufstillstand sind Ausdruck eines erloschenen Reflexes
c) man unterscheidet Eigen- und Fremdreflexe
d) die Reizung der lateralen Fußsohle führt zur Plantarflexion der Zehen bei gesunden Erwachsenen
e) Reflexe werden unter Umgehung des Gehirns ausgelöst

A) b+c+d+e B) c+d C) a+c+d D) b+d E) d+e

22 Beim Apoplex ist die Ursache

a) immer ein Aneurysma
b) immer eine Thrombose
c) möglicherweise ein Hirninfarkt
d) möglicherweise eine Hirnblutung
e) oft Alkoholismus

A) c+d+e B) a+b+e C) b+e D) a+e E) c+d

23 Bei welcher Erkrankung ist ein plötzlich eintretender Halbseitenkopfschmerz am wenigsten wahrscheinlich?

a) Migräne
b) Glaukom
c) Arteriitis temporalis
d) Zoster ophthalmicus
e) Subarachnoidalblutung

24 Beim Karpaltunnelsyndrom ist folgender Nerv betroffen:

a) N. medianus
b) N. radialis
c) N. ulnaris
d) N. carpalis
e) N. brachialis

25 Der klassische „kleinschrittige Gang" ist charakteristisch für:

a) spastische Hemiparese
b) zerebelläre Ataxie
c) Muskeldystrophie
d) Parkinson-Syndrom
e) Peroneuslähmung

26 Das akute meningitische Syndrom kann einhergehen mit:

a) Kopfschmerzen und Nackensteifigkeit
b) Fieber und Erbrechen
c) Überempfindlichkeit gegenüber Sinnesreizen
d) Palmar-Plantar-Erythem
e) positive Zeichen nach Brudzinski, Kernig und Lasègue

A) alle richtig B) c+e D) a+b C) b+c E) a+b+c+e

27 Was versteht man unter einem klinischen Tod?

a) Atem- und Kreislaufstillstand mit Wiederbelebungschancen
b) Feststellung des Hirntodes in der Klinik
c) endgültige Feststellung des Todes durch den Klinikarzt
d) Tod während der Behandlung in einer Klinik
e) Vorliegen von sicheren Todeszeichen wie Totenflecken, Totenstarre, Verwesungszeichen

28 Das Rückenmark endet beim Erwachsenen in Höhe des

a) 12. Brustwirbels
b) Os carum
c) 4. Lendenwirbels
d) 1./2. Lendenwirbels
e) 3. Lendenwirbels

29 Als Energiequelle braucht das Gehirn vorwiegend

a) Fette
b) Glukose
c) Aminosäuren
d) Glukuronsäure
e) Glykogen

51.2 Lösungen

1. C)
2. E)
3. C)
4. b)
5. a)
6. b)
7. A)
8. c)
9. D)
10. E)
11. B)
12. C)
13. A)
14. A)
15. B)
16. B)
17. C)
18. D)
19. B)
20. b)
21. A)
22. E)
23. e)
24. a)
25. d)
26. E)
27. a)
28. d)
29. b)

52 Gesetzeskunde

52.1 Fragen

1 Welche gesetzlichen Bestimmungen schränken den Heilpraktiker ein?

a) Arzneimittelgesetz
b) Hebammengesetz
c) Bürgerliches Gesetzbuch
d) Heilpraktikergesetz
e) Eichgesetz

    A) alle richtig   B) a+b+c   C) a+d+e   D) a+d
    E) a+b+d

2 Zutreffend für die Meldepflicht von AIDS ist:

a) meldepflichtig bei Verdacht
b) keine Meldepflicht für den Heilpraktiker
c) meldepflichtig bei Erkrankung
d) namentliche Meldung durch das Labor lt. Laborberichtsverordnung
e) nur wenn der Patient eine Behandlung verweigert, erfolgt eine Meldung an das Gesundheitsamt

3 Für Opium trifft zu:

a) Opium fällt nicht unter das Betäubungsmittelgesetz
b) der Besitz von Opium kann für den Heilpraktiker nur von Vorteil sein
c) Opium darf ab einer Potenz von D6 vom Heilpraktiker verordnet werden
d) Opium ist das Mittel gegen Schmerzen und darf in keiner Praxis fehlen
e) Opium darf in keiner Form der Potenzierung vom Heilpraktiker verabreicht werden

4 Welche der nachfolgend aufgeführten Krankheiten darf der Heilpraktiker behandeln?

a) Borkenflechte
b) Myokarditis
c) Harnwegsinfektionen
d) Pyelonephritis
e) Krätze

    A) nur d   B) c+d   C) a+b+d+e   D) b+d+e
    E) b+c+d

5 Wann wurde das Heilpraktikergesetz erlassen?

a) am 17.6.1958
b) am 17.6.1939
c) am 17.2.1930
d) am 17.2.1939
e) am 17.4.1956

6 Eine Ausübung der Heilkunde im Umherziehen liegt vor, wenn …

a) ich als Heilpraktiker regelmäßig eine Visite in einem Sanatorium mache und Patienten, die mich dort ansprechen, behandle
b) ich als Heilpraktiker Hausbesuche mache, die vorher über die Praxis vereinbart wurden
c) ich im benachbarten Ort an der Volkshochschule Vorträge über Fußreflexzonentherapie halte
d) ich zu einem Notfall auf offener Straße gerufen werde
e) ein Patient umgezogen ist und ich ihn weiterhin behandle

7 Ein Schulkind erkrankt an Zeckenenzephalitis. Als was sind die Geschwister zu bezeichnen, die keine Krankheitssymptome zeigen?

a) ansteckungsverdächtig
b) krankheitsverdächtig
c) krank
d) nicht ansteckungsverdächtig
e) sie befinden sich wahrscheinlich in der Inkubationszeit und können andere Kinder anstecken

8 Laut § 30 IfSG sind Personen mit folgenden übertragbaren Krankheiten unverzüglich abzusondern:

a) Cholera
b) Pocken
c) Lungenpest
d) virusbedingtes hämorrhagisches Fieber
e) Typhus

    A) a+b+c+d   B) c+d+e   C) a+b+d+e   D) c+d
    E) nur d

9 Folgende Krankheiten sind für den Heilpraktiker nicht meldepflichtig, dürfen aber dennoch nicht behandelt werden:

a) Röteln
b) Impetigo contagiosa
c) Parotitis epidemica
d) Masern
e) Windpocken

A) alle richtig   B) a+b+c+e   C) a+b+e
D) c+d+e   E) nur d

10 Zu den Pflichten eines Heilpraktikers zählt nicht:

a) Aufklärungs-, Dokumentations- und Sorgfaltspflicht in der Betreuung des Patienten
b) Fortbildungspflicht
c) Pflicht zur Praxisanmeldung beim Gesundheitsamt und Finanzamt
d) Mitgliedschaft in einem Verband
e) Schweigepflicht

11 Die Behandlung von folgenden Krankheiten sind dem Heilpraktiker nicht ausdrücklich gesetzlich verboten:

a) Diabetes Typ I
b) Mundsoor
c) Herzinsuffizienz
d) Niereninsuffizienz
e) rheumatoide Arthritis

A) alle richtig   B) b+e   C) a+c+d+e   D) a+d
E) a+c+d

12 Wer darf Betäubungsmittel verschreiben?

a) Ärzte
b) Heilpraktiker
c) Hebammen
d) Tierärzte
e) Zahnärzte

A) a+e   B) d+e   C) a+c+d+e   D) alle richtig
E) a+d+e

13 In Ihre Praxis kommt ein Patient, der zur Zeit an Ihrem Wohnort Urlaub macht. Sie wissen, dass er an einer meldepflichtigen Infektionskrankheit erkrankt ist. Welche Schritte unternehmen Sie?

a) ich melde die Erkrankung bei dem Gesundheitsamt, welches den Wohnort des Patienten betreut
b) ich schicke ihn direkt nach Hause, er soll sich mit seinem Hausarzt auseinander setzen
c) ich melde innerhalb von 24 Stunden an das Gesundheitsamt, welches für meine Praxis zuständig ist
d) ich schicke den Patienten direkt zum Arzt und lasse mir dies auch schriftlich geben
e) ich melde die Erkrankung nur, wenn eine Epidemie vermutet wird

14 Darf ein Patient Sie anzeigen?

a) ja, aber nur, wenn der Heilerfolg ausbleibt
b) nur bei Kunstfehlern
c) ja, bei grob fahrlässigem Verhalten
d) nein, Sie können nicht angezeigt werden, weil Sie der Schweigepflicht unterliegen
e) ja, aber nur wenn Sie versäumt haben einen Arzt zu Rate zu ziehen

15 Folgendes trifft für den Heilpraktiker zu:

a) er darf die Geschlechtsorgane untersuchen, aber keine Erkrankungen therapieren
b) er darf eine Zahnfleischentzündung diagnostizieren und behandeln
c) er darf eine Brustuntersuchung bei der Frau vornehmen
d) er darf bei einem Mann einen Katheter legen
e) er darf bei einer Frau einen Katheter legen

A) c+d+e   B) alle richtig   C) b+d+e   D) a+d
E) b+d

16 Welche Infektionskrankheit(en) ist/sind bei Verdacht und Erkrankung meldepflichtig?

a) Gelbfieber
b) Diphtherie
c) Tuberkulose
d) Tollwut
e) Meningitis

A) b+d+e   B) a+b   C) d+e   D) a+d+e   E) nur e

17 Welche Aussage über die Ornithose trifft zu?

a) die Erkrankung wird meist von Mensch zu Mensch übertragen
b) häufig besteht eine interstitielle Pneumonie
c) Mittel der Wahl sind Tetracycline
d) der Erreger der Ornithose gehört zu den Chlamydien
e) die Erkrankung ist gemäß IfSG meldepflichtig für den Heilpraktiker

A) b+c+d   B) a+b+d   C) c+d+e   D) a+c+e
E) a+b

18 Bei welchen Erkrankungen besteht für den Heilpraktiker Behandlungsverbot?

a) Erysipel
b) Tonsillitis
c) Tollwut
d) Hepatitis A
e) Myokarditis

A) alle richtig   B) c+d   C) c+d+e   D) nur c
E) a+b+c+d

19 Unter einer nosokomialen Erkrankung versteht man:

a) eine Infektion, die epidemisch gehäuft auftritt
b) eine im Krankenhaus erworbene Erkrankung
c) eine zu Hause erworbene Erkrankung, mit der Folge, dass die anderen Familienmitglieder angesteckt werden
d) eine Erkrankung, die nur in Afrika vorkommt
e) auf der Insel Komio zuerst aufgetretene Erkrankung

20 Was versteht man unter einem Impfschaden?

a) ein Impfschaden tritt im Verhältnis 1 : 1 Mio. auf und ist nicht behandlungsbedürftig
b) ein Impfschaden könnte mit bleibenden Lähmungen einhergehen
c) typisch sind leichte Entzündungsreaktionen im Bereich der Injektionsstelle
d) die Symptome entwickeln sich nach 72 Stunden zurück
e) schon der Verdacht auf einen Impfschaden erfordert die Meldung beim Gesundheitsamt

A) c+d+e   B) nur a   C) a+d   D) b+e
E) b+c+d+e

21 Patienten, die an einer Lungentuberkulose leiden

a) werden zwangsbehandelt, wenn sie eine Behandlung verweigern
b) müssen gemeldet werden, wenn sie eine Behandlung abbrechen
c) dürfen nicht in lebensmittelverarbeitenden Betrieben arbeiten
d) müssen einen Mundschutz tragen, um andere nicht zu infizieren
e) werden unter Quarantänebedingungen abgesondert

A) a+b+c+d   B) a+b   C) c+d   D) b+c+d
E) b+d

22 Ordnen Sie die Erreger den aufgeführten Krankheiten zu:

a) Chlamydia psittaci
b) Hantavirus
c) Coxiella burnetii
d) Rickettsia prowazekii
e) Borrellia recurrentis
I. virusbedingtes hämorrhagisches Fieber
II. Q-Fieber
III. Ornithose
IV. Rückfallfieber
V. Fleckfieber

23 Unter einem indirekten Nachweis von Krankheitserregern versteht man

a) den Nachweis eines Krankheitserregers oder dessen Bestandteile
b) eine erhöhte BSG
c) den Nachweis spezifischer Antikörper
d) am Körper auftretende Symptome, die für die Erkrankung typisch sind
e) eine labortechnische Maßnahme, die über die Gerinnungsfaktoren erfolgt

24 Welche Erkrankungen sind Geschlechtskrankheiten?

a) AIDS
b) Syphilis
c) Ulcus molle
d) Herpes genitalis
e) Hepatitis

A) alle richtig   B) b+d   C) a+b+d+e
D) a+b+c+d   E) b+c+d

25 Der Heilpraktiker ist zur Meldung verpflichtet,

a) nur wenn kein Arzt zugegen ist
b) wenn er den Verdacht auf eine Malariaerkrankung hegt
c) wenn im Falle einer meldepflichtigen Krankheit eine andere meldepflichtige Person noch nicht ordnungsgemäß gemeldet hat
d) wenn der Patient ihn darauf hinweist
e) wenn er den Verdacht auf das Vorliegen von z. B. Masern hegt

26 Bei der namentlichen Meldung müssen folgende Punkte mit aufgeführt werden:

a) der Besitz von Haustieren
b) die Anzahl der Personen, die mit im Haushalt leben
c) die Anschrift des Wohnortes

d) eine Tätigkeit in lebensmittelverarbeitenden Betrieben
e) wahrscheinliche Infektionsquelle

A) c+d+e B) b+d C) a+b+d D) a+b+c
E) c+d

52.2 Lösungen

1. E)
2. b)
3. c)
4. E)
5. d)
6. a)
7. d)
8. D)
9. B)
10. d)
11. C)
12. E)
13. c)
14. c)
15. A)
16. A)
17. A)
18. E)
19. b)
20. D)
21. B)
22. a-III, b-I, c-II, d-V, e-IV
23. c)
24. E)
25. e)
26. A)

53 Hygiene / Injektionstechniken

53.1 Fragen

1 Welche Aussagen zur Sterilisation und Desinfektion sind richtig?

a) bei der Heißluftsterilisation lässt sich eine sichere Kontrolle der Temperaturmaxima und der Einwirkzeit durch ein so genanntes Maximalthermometer erzielen
b) plötzliche Druckminderung in einem Autoklaven kann zur Explosion von geschlossenen, mit H_2O gefüllten Gefäßen führen
c) Desinfektionsmaßnahmen sind so durchzuführen, dass unabhängig von der präsenten Keimflora alle pathogenen Mikroorganismen inaktiviert werden
d) Desinfektionsmaßnahmen dienen der Abtötung aller pathogenen Sporen
e) meist werden in den Praxen Sterilfiltrationsverfahren angewandt

A) a+b+c   B) b+c+e   C) b+c   D) b+e
E) a+c+e

2 Man unterscheidet die chirurgische von der hygienischen Händedesinfektion. Welche Aussage gilt für die hygienische Händedesinfektion?

a) mehrmaliges Waschen der Hände mit Seife, dann 1 Minute mit Desinfektionsmittel verreiben
b) Hände mit Bürste und Seife 5 Minuten waschen, 5 Minuten mit Desinfektionsmittel einreiben
c) intensives Händewaschen mit desinfizierender Seife
d) mit 70 % Isopropanol Hände 30 sec. lang einreiben
e) erst Hände waschen, dann desinfizieren

3 Sie führen regelmäßig Injektionsbehandlungen durch. Welche hygienischen Vorsichtsmaßnahmen sind wichtig?

a) die Injektionsstelle muss gründlich desinfiziert werden
b) Sie sollten Schutzmaßnahmen ergreifen, um nicht mit Patientenblut in Berührung zu kommen
c) Sie dürfen nur Einmalspritzen verwenden, da Glasspritzen aus hygienischen Gründen verboten sind
d) Sie sollten prinzipiell nur mit Gummihandschuhen Blut abnehmen
e) die gebrauchten Kanülen sollten in speziell dafür vorgesehenen Behältern entsorgt werden, um Verletzungen zu vermeiden

A) c+e   B) nur d   C) a+b+c+e   D) b+c+d+e
E) a+b+d+e

4 Eine Arbeitsfläche in Ihrer Praxis wurde durch Patientenblut verunreinigt. Wie sollten Sie bei der Reinigung vorgehen?

a) gründliche Abwaschung mit Seifenlauge reicht aus
b) Flächendesinfektion mit 96% Aethanol
c) desinfizierende Reinigung durch eine Kombination von Tensiden mit Phenolderivaten
d) Desinfektion mit organischen Quecksilberverbindungen
e) Desinfektionsmittel auf das Blut sprühen und 30 Minuten einwirken lassen; danach mit einem Lappen entfernen

5 Welche der aufgeführten Mikroorganismen werden durch Alkohol abgetötet?

a) Streptokokken
b) Gonokokken
c) Tetanus-Sporen
d) Staphylokokken
e) Pilz-Sporen

A) a+b+c+e   B) alle richtig   C) a+d
D) a+b+d+e   E) b+d

6 Welche Gegenstände müssen desinfiziert werden?

a) Schröpfköpfe
b) Handschuhe
c) Schmuck (z. B. Ringe)
d) Brillen
e) Baumwollkittel

A) a+b+e   B) b+d   C) c+d+e   D) a+e   E) a+b+e

7 Die Sterilisierzeit und Temperatur bei der Heißluftmethode beträgt

a) 60 min. 180 °C ohne Luftumwälzung

b) 30 min. 180 °C mit Luftumwälzung
c) 5 min. 134 °C mit Luftumwälzung
d) 20 min. 120 °C ohne Luftumwälzung
e) 4 min. 200 °C ohne Luftumwälzung

A) a+b+d   B) a+b   C) c+d+e   D) nur a
E) b+d+e

8 Welches ist die richtige Reihenfolge?
a) Desinfektion
b) Sterilisation
c) Reinigung

9 Wie lautet die korrekte Definition für Sterilisation?
a) eine Maßnahme, die fast völlige Keimfreiheit bezweckt
b) nur Mikroorganismen können abgetötet werden (keine Viren)
c) im Notfall mit Feuerzeug und Kerze
d) mit Ausnahme von Sporenbildnern kann durch diese Maßnahmen alles abgetötet werden
e) eine Abtötung von apathogenen und pathogenen Mikroorganismen einschließlich ihrer Dauerformen (Sporen)

10 Womit darf man desinfizieren?
a) Alkohol
b) Formaldehyd
c) Kalkmilch
d) Fettsäuren
e) Laugen

A) a+b+c+d   B) alle richtig   C) a+b+d+e
D) a+c+d+e   E) a+b+c+e

11 Wann erfolgt eine hygienische Händedesinfektion?
a) immer dann, wenn der Behandler die Toilette benutzt hat
b) grundsätzlich alle 30 Minuten, um ein Infektionsrisiko weitgehend auszuschalten
c) immer exakt 2 Minuten vor einer Injektion
d) nachdem man Patientendaten in einen Computer eingegeben hat
e) direkt nach der Begrüßung des Patienten

12 Womit kann man sterilisieren?
a) heiße Luft
b) geballter Dampf
c) 2-stündiges Abkochen der Instrumente
d) Feuerzeug
e) Kerze

A) a+b+c   B) a+b   C) b+d+e   D) nur a   E) b+c

13 Möglichkeiten der Instrumentaldesinfektion:
a) automatische Dampfdesinfektion
b) 15-minütiges Abkochen in einer 0,5%igen Sodalösung
c) ordentliches Einsprühen mit einem zugelassenen Desinfektionsmittel unter Beachtung der Einwirkzeit ist völlig ausreichend
d) gewissenhaftes Abreiben mit einem Tupfer
e) Spülmaschine, 90 °C

A) alle richtig   B) c+d   C) a+d+e   D) nur a
E) a+b

14 Zur Desinfektion eignet sich nicht:
a) Formaldehyd
b) Phenol
c) Alkohol
d) Essig
e) Chlor

15 Formaldehyd wird benutzt für die Desinfektion von
a) Wunden
b) Händen
c) Haut
d) Gegenständen
e) Kittel

16 Wie lange beträgt die Einwirkzeit eines Händedesinfektionsmittels?
a) bei der hygienischen Händedesinfektion mindestens 3 sec.
b) bei der chirurgischen Händedesinfektion mindestens 30 min.
c) grundsätzlich 2 min.
d) so lange, bis das Mittel angetrocknet ist
e) bei der hygienischen Händedesinfektion mindestens 30 sec.

17 Bei welcher der angegebenen Konzentrationen hat Ethanol die beste Desinfektionswirkung bei Bakterien?
a) 10 Vol-%
b) 20 Vol-%
c) 40 Vol-%
d) 80 Vol-%
e) 100 Vol-%

18 Die Wirkung einer Sterilisation ist nicht abhängig von
a) der angewandten Temperatur
b) dem angewandten Verfahren

c) der Virulenz der Erreger
d) der Einwirkzeit
e) der Anzahl der Bakterien

A) c+d B) b+d+e C) a+e D) b+c E) b+c+e

19 Was wird durch Alkohol nicht abgetötet?

a) die Dauerformen des Tetanuserregers
b) die Dauerformen des Botulismuserregers
c) die Dauerformen des Erregers, der Milzbrand verursacht
d) die Dauerformen von Pilzen
e) Candida albicans

A) alle richtig B) a+d+e C) a+b+c
D) b+c+d+e E) a+b+d

20 Die hygienische Händedesinfektion

a) kann mit einem alkoholhaltigen Desinfektionsmittel durchgeführt werden
b) reduziert vorwiegend die transiente (Anflugskeime) Hautflora
c) reduziert vorwiegend die residente (physiologische Haftkeime) Hautflora
d) bedeutet: erst waschen, dann desinfizieren
e) bedeutet: erst desinfizieren, dann evtl. waschen

A) b+e B) c+d C) a+b+d D) a+b+e E) a+c+d

21 Bei Kühlschranktemperatur

a) werden Bakterien inaktiviert
b) kann das Bakterienwachstum gehemmt werden
c) werden Viren inaktiviert
d) wachsen Bakterien schneller als bei Zimmertemperatur
e) werden die Sporenpäckchen zur Überprüfung der Sterilisationsanlage bebrütet

22 Intramuskuläre Injektionen

a) dürfen vom Heilpraktiker aus Gründen der Sorgfaltspflicht nicht durchgeführt werden
b) können sowohl in den Oberarm als auch in den Oberschenkel erfolgen
c) werden häufig bei Marcumar*-Patienten eingesetzt
d) sollten nur unter Aufsicht eines Arztes durchgeführt werden
e) können in den oberen rechten Quadranten erfolgen

23 Vorgehen bei einer intravenösen Injektion; richtige Reihenfolge:

a) Stauriemen lösen
b) langsam injizieren
c) Punktion der Vene im Winkel von 30°
d) Hautdesinfektion
e) Patient um Erlaubnis fragen

24 Welche Vene wird zur intravenösen Injektion bevorzugt ausgewählt?

a) V. mediana cubiti
b) V. basilica
c) V. medialis antbrachii
d) V. cephalica
e) V. brachialis

25 Gefürchtetste Komplikation der intravenösen Injektion:

a) Durchstechen der Vene
b) versehentliche intraarterielle Injektion
c) paravenöse Injektion
d) Treffen eines Nervs
e) Hämatombildung

26 Ordnen Sie zu. Welche Kanülen werden für die verschiedenen Applikationsarten benutzt?

a) i. m. Injektion
b) i. v. Injektion
c) s.c. Injektion
d) i.c. Injektion
I) Nr. 18
II) Nr. 20
III) Nr. 1
IV) Nr. 2

27 Therapie einer versehentlichen intraarteriellen Injektion:

a) Kanüle herausziehen, Druckverband anlegen
b) Kanüle in der Arterie liegen lassen, 10 % Kalziumlösung spritzen, um eine Schockgefahr zu verhindern!
c) Notarzt rufen, den Patienten entsprechend lagern (Oberkörper hoch)
d) keine Therapie erforderlich
e) Kanüle in der Arterie liegen lassen, mit 0,9%iger Kochsalzlösung nachspülen

28 Anwendungsgebiete der intrakutanen Injektion:

a) Allergietestung
b) Schmerztherapie
c) Schutzimpfung
d) Antibiotikabehandlung
e) Eisensubstitution

A) a+b+c B) alle richtig C) c+d D) nur a
E) a+b+c+e

29 Kontraindikationen für intramuskuläre Injektionen

a) Antikoagulanzientherapie
b) Muttermal an der Injektionsstelle
c) Bettlägerigkeit
d) starke Infektionen
e) Digitaliseinnahme

A) b+c+e   B) alle richtig   C) b+e   D) a+b
E) a+b+e

30 Injektionsarten, die der Heilpraktiker im Rahmen der Sorgfaltspflicht nicht durchführen sollte:

a) intraarteriell
b) intrathekal
c) intramuskulär
d) intrakardial
e) intravenös

A) d+e   B) a+b+c+d   C) a+b+d   D) b+d
E) c+d

53.2 Lösungen

1. C)
2. d)
3. E)
4. c)
5. D)
6. D)
7. B)
8. a), c), b)
9. e)
10. E)
11. a)
12. B)
13. E)
14. d)
15. d)
16. e)
17. d)
18. E)
19. C)
20. D)
21. b)
22. b)
23. e-d-c-a-b
24. d)
25. b)
26. a-III, b-IV, c-I, d-II
27. e)
28. A)
29. D)
30. C)

54 Notfall

54.1 Fragen

1 Welche wichtigen Veränderungen sind mit einem hämorrhagischen Schock verbunden?

a) Azidose
b) Anstieg des Herzminutenvolumens
c) Abfall des Herzminutenvolumens
d) Alkalose
e) Bradykardie

   A) a+c B) c+d+e C) c+e D) b+e E) a+c

2 Beim Fleischgang eines Festessens fängt ein 40-jähriger Mann an zu würgen und wird stark zyanotisch. Der Mann ist bei Bewusstsein, kann aber nicht sprechen und nicht husten. Was unternehmen Sie?

a) Mund-zu-Mund-Beatmung
b) Esmarch-Handgriff durchführen
c) ihn auffordern einen Kopfstand zu machen
d) kräftige Schläge auf den Rücken bei vorgebeugtem Oberkörper
e) Tracheotomie

3 Ordnen Sie zu:

a) Kreislaufschock
b) Wirbel- und Beckenfraktur
c) Herzinfarkt
I. Flachlagerung
II. Oberkörperhochlagerung
III. Kopftieflagerung

4 Wie lauten die Leitsymptome des Schocks?

a) niedriger Blutdruck, hoher Puls
b) Unruhe, kaltfeuchte Haut
c) hoher Blutdruck, niedriger Puls
d) hohes Fieber, Dyspnoe
e) Zittern und primitive Automatismen

   A) a+e B) c+e C) b+e D) a+b E) d+e

5 Welche der nachfolgend genannten Erstmaßnahmen sollten bei einem Patienten mit Hitzschlag ohne Bewusstseinstrübung veranlasst werden?

a) sofortige Kopftief- und Beinhochlagerung
b) kühlende Umschläge auf den entkleideten Oberkörper
c) i. v. Infusion einer Elektrolytlösung
d) Patient in den Schatten bringen
e) ein Narkotikum geben

   A) a+d B) a+b+c C) b+c+d D) a+b+c+d
   E) alle richtig

6 Beim Auffinden einer Person geht man als Ersthelfer nach welcher „Regel" vor?

a) 9er-Regel nach Wallace
b) ABCD-Regel
c) BAP-Regel
d) Verkehrsregel
e) WOP-Regel

7 Welche Aussagen zum Coma diabeticum sind richtig?

a) Biot-Atmung
b) erhöhter Puls
c) Azetongeruch
d) plötzlicher Beginn
e) feuchte, heiße Haut

   A) b+c B) a+b+e C) c+d D) b+c+e E) b+d+e

8 Wie lagern Sie einen Verletzten, der nicht bei Bewusstsein ist?

a) aufrecht sitzend
b) Schocklage, Beine hoch
c) Linksseitenlage
d) Oberkörper um 15 Grad angehoben
e) stabile Seitenlage

9 Der Grad einer Verbrennungsverletzung wird beurteilt nach

a) den Hautveränderungen
b) der Stärke der Diureseeinschränkung
c) der 9er-Regel nach Wallace
d) der Dauer der Hitzeeinwirkung
e) der Art der Hitzeeinwirkung

10 Was versteht man unter inverser Atmung?

a) tiefe, gleichmäßige Atmung mit leicht vorgestülptem Mund
b) tiefe Atmung, die immer flacher wird, mit Atempausen

c) ruckartige Atembewegungen ohne effektiven Atemstoß mit Zeichen von Ateminsuffizienz
d) Abhusten von Schleim, Blut oder Erbrochenem
e) Synonym für Atemspende

11 Atemspenden und Herzmassagen wechseln sich bei der Ein-Helfer-Methode wie folgt ab:
a) 5 : 1
b) 5 : 2
c) 15 : 1
d) 15 : 2
e) 60 : 15

12 Symptome der Hirndrucksteigerung:
a) Bradykardie
b) Benommenheit
c) Hypertonie
d) gesteigerte Aufmerksamkeit
e) Kopfschmerzen

A) b+c+e B) a+b+c+e C) nur a D) a+e
E) b+d+e

13 Wie lautet der klinische Befund beim Spontanpneumothorax?
a) gedämpfter Klopfschall
b) abgeschwächtes oder erloschenes Atemgeräusch
c) verstärkter Stimmfremitus
d) tympanitischer Klopfschall
e) Bronchophonie

A) a+b+c B) a+c C) d+e D) a+b+d+e
E) nur b

14 Woran erkennt man einen Kreislaufkollaps?
a) feucht-kalte Haut
b) schneller fadenförmiger Puls
c) Bewusstseinstrübung
d) Pupillendifferenz
e) hohe Blutdruckamplitude

A) alle richtig B) c+d C) a+b+c+d D) b+e
E) a+b+c

15 Ordnen Sie bitte zu:
a) Blutdruck 95/60, Puls 105
b) harter Bulbus
c) positives Rovsingzeichen
d) epidurales Hämatom
e) Brustenge

I. akutes Glaukom
II. Angina pectoris
III. ungleiche Pupillen
IV. Schock
V. Verdacht auf Appendizitis

16 Welche Maßnahmen ergreifen Sie bei einem Patienten, der gerade einen zerebralen Krampfanfall hatte?
a) Blutzuckerbestimmung
b) O_2-Gabe
c) Freihalten der Atemwege
d) ggf. stabile Seitenlage
e) venösen Zugang legen

A) alle richtig B) c+e C) b+c+d+e D) c+d+e
E) a+b+d

17 Eine stärkere venöse Blutung versorgen Sie in der Ersten Hilfe durch:
a) Abbinden des Gliedes bis zur Höchstdauer von 120 Minuten
b) Gabe von blutstillenden Medikamenten i. v.
c) Druckverband und Hochlagerung
d) Abklemmen der blutenden Gefäße
e) Anbringen einer Gefäßklemme

18 Eine Hyperventilationstetanie
a) ist als Notfall anzusehen und gehört in ärztliche Behandlung
b) ist durch CO_2-Gabe zu beheben
c) geht mit einer Pseudohypokalzämie einher
d) führt zu einer Alkalose im Blut
e) ist durch O_2-Gabe zu beheben

A) c+d+e B) nur a C) c+e D) b+c+d
E) a+b+c

19 Der Schockindex errechnet sich wie folgt:
a) Pulsfrequenz geteilt durch systolischen Blutdruck
b) systolischer Blutdruck geteilt durch Pulsfrequenz
c) Pulsfrequenz geteilt durch diastolischen Blutdruck
d) systolischer Blutdruck minus diastolischem Blutdruck
e) Pulsfrequenz minus systolischem Druck

20 Welches Symptom ist bei allen Schockformen gleich?
a) verminderte Gewebsversorgung
b) Blutverlust
c) gestaute Halsvenen

d) rosige Haut
e) Bradykardie

21 Der Heimlich-Handgriff wird angewendet:

a) zur Reposition von Knochenbrüchen
b) zur Entfernung von Fremdkörpern aus den Atemwegen
c) zur Rettung von Verletzten
d) zur Vermeidung von Aspiration
e) zum Freihalten der Atemwege

22 Welches Symptom ist typisch für einen Asthma-bronchiale-Anfall?

a) einseitig aufgehobene Atemgeräusche
b) Fieber
c) inverse Atmung
d) paradoxe Atmung
e) keuchende, pfeifende Atmung

23 Welche Aussagen zum Lungenödem treffen zu? Es ist

a) eine Folge einer akuten Rechtsherzinsuffizienz
b) eine Folge einer Linksherzinsuffizienz
c) nicht in jedem Falle behandlungsbedürftig
d) evtl. durch einen erhöhten onkotischen Druck verursacht worden
e) durch feuchte Rasselgeräusche wahrzunehmen

A) b+c+e B) b+e C) b+c+d+e D) a+d+e
E) a+d

24 Der Pneumothorax

a) kann bei Patienten mit Tbc, Pneumonie oder Rippenbruch auftreten
b) kann nach körperlicher Anstrengung auftreten
c) kann infolge einer akuten Bronchitis ausgelöst werden
d) kann mit einer Verlagerung des Herzens einhergehen
e) zeigt einen verstärkten Stimmfremitus

A) a+b B) alle richtig C) a+b+d D) b+d+e
E) nur b

25 Welche der folgenden Erkrankungen führt ggf. zu einseitiger Pupillenerweiterung?

a) E605-Vergiftung
b) Atropin-Vergiftung (systemisch)
c) Atemstillstand
d) Schädel-Hirn-Trauma
e) Heroin-Vergiftung

26 Sie befinden sich auf einer Party in einem überfüllten, verrauchten Raum. Plötzlich bricht ein junges Mädchen zusammen. Was tun Sie als erstes?

a) Mund-zu-Mund-Beatmung
b) Bewusstseinslage prüfen und ggf. Patienten an die frische Luft bringen
c) Herzdruckmassage
d) Patientin in stabile Seitenlage bringen
e) Patientin in Rückenlage bringen

54.2 Lösungen

1. A)
2. d)
3. a-III, b-I, c-II
4. D)
5. C)
6. c)
7. A)
8. e)
9. a)
10. c)
11. d)
12. B)
13. E)
14. E)
15. a-IV, b-I, c-V, d-III, e-II
16. A)
17. c)
18. D)
19. a)
20. a)
21. b)
22. e)
23. B)
24. C)
25. d)
26. b)

55 Psychiatrie

55.1 Fragen

1 Bei schizophrenen Patienten

a) kann es aufgrund von Geruchs- und Geschmackstäuschungen zur Essensverweigerung kommen
b) sind auch Gefühlsausbrüche ohne erkennbaren Grund zu erwarten
c) sollte der Heilpraktiker versuchen, dem Patienten die Wahnideen auszureden
d) gibt es die Möglichkeit einer sofortigen vorläufigen Unterbringung in einer psychiatrischen Klinik bei Selbst- und/oder Fremdgefährdung
e) sollte der Heilpraktiker Gespräche behutsam von krankhaften Gedanken weg zu anderen Themen lenken, die mit seiner Krankheit wenig zu tun haben

A) a+c+d   B) b+c+e   C) c+d+e   D) a+b+d+e
E) alle richtig

2 Welche der aufgeführten Symptome werden typischerweise bei einer Depression angetroffen?

a) verminderte Konzentration und Aufmerksamkeit
b) das Gefühl, von außen gelenkt zu werden
c) Schlafstörungen
d) Suizidgedanken
e) Gedankenlautwerden

A) c+d   B) a+b+c   C) a+c+d   D) a+b+c+d
E) alle richtig

3 Welche der folgenden Aussagen über das charakteristische Bild des manischen Zustandes treffen zu?

a) es liegt eine Antriebssteigerung vor
b) wegen des rastlosen Tätigkeitseins leiden die Patienten unter einem erhöhten Schlafbedürfnis
c) es fällt ausgeprägte Gesprächigkeit auf
d) meistens fehlt die Krankheitseinsicht
e) häufig besteht Selbstüberschätzung

A) a+b   B) b+c   C) a+b+e   D) a+c+d+e
E) alle richtig

4 Bei einer 50-jährigen Frau besteht ein fortschreitender Verlust intellektueller Fähigkeiten. Merkfähigkeits- und Gedächtnisstörungen lassen sich nachweisen, das logische Denken und die Urteilsfähigkeit sind beeinträchtigt.

Das Gesamtbild lässt am wahrscheinlichsten schließen auf:
a) paranoide Schizophrenie
b) Hospitalisationssyndrom
c) demenzielles Syndrom
d) schwere traumatische Hirnschädigung
e) neurotische Depression

5 Welche der folgenden Aussagen zur Prognose der Anorexia nervosa treffen zu?

a) bei leichten Formen (geringer Gewichtsabnahme, später Krankheitsbeginn) sind spontane Besserungen möglich
b) viele Patientinnen bleiben auch nach der Phase der Magersucht psychisch auffällig
c) bei einigen Patientinnen entwickelt sich ein depressives Zustandsbild
d) die statistische Lebenserwartung ist normal

A) a+b   B) nur a   C) a+b+c   D) a+c+d
E) alle richtig

6 Welche der folgenden Aussagen sprechen für eine manische Episode?

a) bs besteht Selbstüberschätzung
b) das Krankheitsgefühl fehlt
c) der Patient hat Ideenflucht
d) der Patient ist vermehrt ablenkbar
e) der Patient hat Suizidgedanken

A) a+b   B) a+e   C) b+e   D) a+b+c+d
E) alle richtig

7 Für Zwangserlebnisse in Rahmen einer Neurose gilt, dass

a) die Phänomene u. a. als Gedankenentzug, Gedankenausbreitung und so genannte Willenbeeinflussung auftreten können
b) die Patienten Bewusstseinsinhalte nicht beiseite schieben können

c) die eigenen seelischen Vorgänge als von anderen und außen gemacht erlebt werden
d) als Erklärung oft Suggestion oder Hypnose genannt werden
e) die sich aufdrängenden Bewusstseinsinhalte als unsinnig oder als ohne Grund dominierend und beharrend beurteilt werden

A) nur b   B) a+d   C) b+e   D) a+b+e
E) a+b+c+d

8 Bei welchen der folgenden Patienten mit Alkoholproblemen fehlt die Fähigkeit zur Abstinenz, obwohl kein Kontrollverlust besteht?

a) Alpha-Trinker (Konflikt-, Erleichterungstrinker)
b) Beta-Trinker (Gelegenheitstrinker)
c) Gamma-Trinker (süchtiger Trinker)
d) Delta-Trinker (Gewohnheitstrinker)
e) Epsilon-Trinker (episodischer Trinker)

9 Welche der folgenden Erkrankungen bzw. Störungen kommen bei Vorliegen eines paranoid-halluzinatorischen Syndroms differenzialdiagnostisch als Ursache in Frage?

a) Enzephalitis
b) schizophrene Psychose
c) Durchgangssyndrom
d) Drogenkonsum

A) a+b   B) b+c   C) c+d   D) a+c+d
E) alle richtig

10 Bei Demenz werden folgende Ausfallerscheinungen beobachtet:

a) Orientierungsstörungen
b) Unsicherheit beim Lesen
c) Perseveration (Gedankenhaften)
d) Wortfindungsstörungen
e) Unsicherheit beim Rechnen

A) a+e   B) b+d   C) b+c+d   D) a+b+c+d
E) alle richtig

11 Welche der folgenden Aussagen treffen für die Diagnose Schizophrenie zu?

a) das Denken wird vage und verschwommen
b) der sprachliche Ausdruck wird gelegentlich unverständlich
c) Einschiebungen in den Gedankenfluss sind relativ häufig
d) die Stimmung ist charakteristischerweise flach, kapriziös oder unangemessen

e) wahnhafte Ideen und Wahrnehmungsstörungen können vorkommen

A) a+c   B) a+b+c   C) a+b+c+d   D) a+b+c+e
E) alle richtig

12 Bei der Bulimia nervosa finden sich:

a) Zahnveränderungen
b) Elektrolytstörungen
c) Herzrhythmusstörungen
d) Laxanzienabusus

A) nur b   B) a+b   C) a+c+d   D) b+c+d
E) alle richtig

13 Hinsichtlich Patienten mit einer depressiven Störung gilt:

a) es besteht kein erhöhtes Risiko hinsichtlich suizidaler Handlungen
b) bei depressiven alleinstehenden alten Menschen besteht ein erhöhtes Risiko hinsichtlich suizidaler Handlungen
c) der depressive alleinstehende alte Mensch plant und durchführt die suizidale Handlung in der Regel so sorgfältig und konsequent, dass eine Rettung unwahrscheinlich ist
d) im Patientengespräch sollte nach evtl. Suizidgedanken lieber nicht gefragt werden

A) nur a   B) nur b   C) a+b   D) a+b+d
E) alle richtig

14 Bei welchen der vorliegenden Erkrankungen sind häufig psychische Faktoren beteiligt?

a) Neurodermitis
b) Adipositas
c) Bulimie
d) Diabetes mellitus
e) Lungenembolie

A) a+b   B) a+c   C) a+b+c   D) b+c+d   E) b+c+e

15 Welche drei Kardinalsymptome kennzeichnen eine Manie?

a) Antriebsarmut, Suizidgefahr, Schlaflosigkeit
b) Ideenflucht, Gedankenlautwerden, kommentierende Stimmen
c) formale Denkstörungen, Autismus, Antriebsstörungen
d) Gedankenausbreitung, Willensbeeinflussung, Verstimmtheit
e) Antriebssteigerung, Stimmungshöhenflüge, Ideenflucht

55 Psychiatrie

16 Welche Symptome sind für eine schizophrene Psychose charakteristisch?

a) Gedankeneingebung
b) Willensbeeinflussung
c) kommentierende Stimmen
d) Gedankenlautwerden
e) Gedankenentzug

A) alle richtig B) c+d+e C) b+d+e
D) a+b+c+d E) c+e

17 Welche körperlichen Symptome sind für Anorexie nervosa typisch?

a) Gewichtszunahme
b) Hypotonie
c) Hypercholesterinämie
d) Diarrhöe
e) Hypermenorrhöe

A) a+d+e B) nur b C) b+e D) c+d+e E) a+d

18 Welche Aussage(n) ist /sind für die Bulimie zutreffend?

a) die Patienten können auch normalgewichtig sein
b) die Erkrankung geht in der Regel mit einer starken Abmagerung einher, da kontinuierlich auf Nahrungszufuhr verzichtet wird
c) es handelt sich bei dieser Erkrankung um Fressattacken, die zu einem starken Übergewicht führen
d) Dehydration und Elektrolytverlust können sich einstellen
e) meist leiden die Patienten unter starken Depressionen

A) nur a B) c+d C) nur e D) b+c+d E) a+d

19 Was bedeutet Klaustrophobie?

A) ständige Diebstahlbereitschaft
B) Angst zu erröten
C) Angst vor Schlangentieren
D) Platzangst
E) Höhenangst

20 Welche Komplikationen bzw. Symptome können bei einer Anorexia nervosa auftreten?

a) Abführmittelmissbrauch
b) Suizidalität
c) Natrium- und Kaliummangel
d) Ausbleiben der Monatsblutung
e) deutliche Verminderung der Libido bei Männern

A) a+b+c B) b+c+e C) a+b+c+d
D) b+c+d+e E) alle richtig

55.2 Lösungen

1. D)
2. C)
3. D)
4. c)
5. C)
6. D)
7. C)
8. d)
9. E)
10. E)
11. E)
12. E)
13. B)
14. C)
15. e)
16. A)
17. B)
18. E)
19. D)
20. E)

56 Schwangerschaft und Entwicklung

56.1 Fragen

1 Das Körpergewicht eines (termingerecht geborenen) normal ernährten gesunden Kindes entspricht – statistisch gesehen – dem Dreifachen seines Geburtsgewichtes am wahrscheinlichsten im Lebensalter von

a) 6 Monaten
b) 12 Monaten
c) 26 Monaten
d) 30 Monaten
e) 36 Monaten

2 Absolut kontraindiziert sind in der Schwangerschaft aktive Schutzimpfungen gegen

a) Tetanus
b) Masern
c) Röteln
d) Polio

    A) b+c B) a+b+d C) a+c+d D) b+c+d
    E) alle richtig

3 Welche der folgenden Aussagen zum akuten Brechdurchfall bei Kleinkindern treffen zu?

a) ein Gewichtsverlust von etwa 2% des Körpergewichtes spricht für eine schwere Dehydratation (Flüssigkeitsverlust)
b) Ursache sind häufig Virusinfektionen (z. B. Rotaviren)
c) bei Kleinkindern mit akutem Brechdurchfall sollte für 24 Stunden keinerlei Nahrung oder Flüssigkeit zugeführt werden
d) symptomlose Kontaktpersonen (z. B. Eltern) scheiden als mögliche Ansteckungsquelle aus
e) blutige Durchfälle können auf eine bakterielle Infektion (z. B. EHEC) hinweisen

    A) a+b B) b+e C) a+b+c D) b+c+d+e
    E) alle richtig

4 Welche Befunde in der Entwicklung wird man – statistisch gesehen – bei gesunden Kindern erwarten?

a) 6 Monate alt: kann mit Hilfe sitzen
b) 9 Monate alt: macht Aufstehversuche an Gegenständen (z. B. Gitter)
c) 12 Monate alt: kann Dreiwortsätze sprechen
d) 18 Monate alt: kann frei gehen
e) 36 Monate alt: ist (hinsichtlich Stuhlgang und Wasserlassen) über Tag sauber

    A) a+b+c B) a+b+c+e C) a+b+d+e
    D) alle richtig E) nur a

5 Welche der folgenden Aussagen zur Schwangerschaft trifft (treffen) zu?

a) die durchschnittliche Dauer einer normalen Schwangerschaft beträgt etwa 40 Wochen ab dem ersten Tag der letzten Menstruation
b) die Gewichtszunahme sollte wenigstens 18 kg betragen
c) die Einnahme von Phytotherapeutika ist grundsätzlich unbedenklich
d) das durchschnittliche Geburtsgewicht eines Mädchen beträgt etwa 2000 g
e) eine Ringelröteln-Infektion stellt bei natürlich erworbenem Rötelnschutz keine Gefahr dar

    A) nur a B) a+e C) a+b+c D) b+c+e
    E) alle richtig

6 Sie werden zu einem bisher gesunden Kindergartenkind (1,10 m groß, 18 kg schwer) gerufen. Die Mutter berichtet Ihnen, das Kind habe durch einen seit drei Tagen bestehenden Brechdurchfall etwa zwei bis drei Kilogramm Gewicht abgenommen, die Temperatur betrage 38,2 °C (rektal). Bei dem offensichtlich tief schlafenden Kind stellen Sie kühle Hände und Füße fest.

Welche der folgenden Aussagen trifft (treffen) zu?

a) der Untersuchungsbefund (kühle Extremitäten) deutet auf eine baldige Genesung hin
b) zur Verhinderung eines weiteren Erbrechens sollte für 24 Stunden keinerlei Nahrungs- oder Flüssigkeitszufuhr erfolgen
c) da die übrigen Familienmitglieder gesund sind, ist eine ansteckende Erkrankung äußerst unwahrscheinlich

    A) keine richtig B) nur a C) nur b D) a+c
    E) alle richtig

56 Schwangerschaft und Entwicklung

7 Für einen 12 Monate alten, gesunden Säugling gilt durchschnittlich:

a) er ist etwa 75 cm groß
b) er hat sein Geburtsgewicht bis zum Ende des zwölften Monats verdreifacht
c) seit mindestens 3 Monaten spricht er einzelne Worte, jetzt schon kurze Sätze
d) er sitzt seit mindestens 3 Monaten frei
e) er kann seit längerer Zeit laufen

    A) keine richtig B) nur d C) a+b+d
    D) a+c+e   E) alle richtig

8 Welche Aussage ist für die Entwicklung eine Kindes zutreffend?

a) mit 6 Monaten isst es selbstständig kleine Fingermahlzeiten
b) mit 3 Jahren ist es sauber und trocken (tags und nachts)
c) Neugeborene zeigen ab der 10. Woche das erste Lächeln
d) mit 9 Monaten kann es leichte Kinderlieder singen
e) mit 3 Monaten kann es nach Gegenständen greifen

9 Die Entwicklung eines Kindes im Mutterleib. Welche Aussagen sind richtig?

a) als Embryonalperiode bezeichnet man den Zeitraum von der Befruchtung bis zum Ende der 12. Woche
b) die Fetalperiode ist der Zeitraum vom Anfang der 9. Woche bis zur Geburt
c) die embryonalen Organanlagen sind nach der 12. Schwangerschaftswoche abgeschlossen
d) ab der 28. Schwangerschaftswoche ist ein Fetus als Frühgeburt lebensfähig
e) eine Röteln-Infektion der Mutter kann zu einem Abort führen

    A) a+b+e B) b+c+d+e C) b+e D) a+d
    E) b+c+d

10 Das Schwangerschaftshormon β-HCG

b) wird ab dem Zeitpunkt der Befruchtung vom Gelbkörper produziert
c) lässt sich ausschließlich über einen Urintest nachweisen
d) hält die Funktion des Gelbkörpers aufrecht
e) wird vom Myometrium produziert und gewährleistet eine Versorgung des Embryos mit Nährstoffen
f) ist in allen Körperflüssigkeiten nachweisbar

56.2 Lösungen

1. b)
2. A)
3. B)
4. C)
5. A)
6. A)
7. C)
8. b)
9. B)
10. d)

Anhang

Über die Autorin

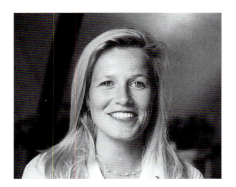

Margit Allmeroth
Geboren am 17.3.67 in Meerbusch, 1986 Abitur in Meerbusch, 1987–1995 abgeschlossenes Studium Kommunikationswirtin, Tätigkeiten in Werbeagenturen. Seit 1995 Heilpraktikerin mit eigener Praxis und Dozentin an mehreren Heilpraktikerschulen. Lektorin und Autorin eines Fernstudienganges, Autorin von „Diagnose-Lehrbuch für Heilpraktiker", 3. Aufl. Stutttgart: Sonntag; 2006. Ab 1999 Eröffnung einer eigenen Heilpraktikerschule in Düsseldorf mit folgendem Ausbildungsangebot:
→ Heilpraktikerausbildung für Anfänger
→ Heilpraktikerausbildung für medizinische Berufe
→ Intensive Prüfungsvorbereitung/Repetitorien (regional und überregional)
→ Individuelle Heilpraktikerausbildung.
Weitere Informationen erhalten Sie unter folgender Telefonnummer: 02 11/9 66 50 88
Homepage:
www.heilpraktiker-ausbildung-duesseldorf.de
E-mail: Margit.Allmeroth@gmx.de

Literatur

Alberts B, Johnson A, Lewis J, Raff M, Roberts K, Walter P: Molekularbiologie der Zelle. 4. Aufl. Weinheim: Wiley-VCH; 2003.

Allmeroth M: Diagnose-Lehrbuch für Heilpraktiker. Stuttgart: Sonntag; 2004.

Brandis HJ, Schönberger W: Anatomie und Physiologie. 9. Aufl. München: Urban & Fischer; 1995.

Braun J, Dormann A (Hrsg.): Klinikleitfaden Innere Medizin. 9. Aufl. München: Urban & Fischer; 2003.

Dahmer J: Anamnese und Befund. Die ärztliche Untersuchung als Grundlage klinischer Diagnostik. 9. Aufl. Stuttgart, New York: Thieme; 2002.

Delank HW, Gehlen W: Neurologie. 10. Aufl. Stuttgart, New York: Thieme; 2003.

Faller A: Der Körper des Menschen. Einführung in Bau und Funktion. 14. Aufl. Stuttgart, New York: Thieme; 2004.

Füeßl HS, Middeke M: Anamnese und Klinische Untersuchung. 2. Aufl. Stuttgart, New York: Thieme; 2002.

Georgi: Infektionskrankheiten für Heilpraktiker. München, Wien: aescura; 1997.

Gerlach U, Wagner H, Wirth W: Innere Medizin für Pflegeberufe. 5. Aufl. Stuttgart, New York: Thieme; 2000.

Hahn JM: Checkliste Innere Medizin. 4. Aufl. Stuttgart, New York: Thieme; 2003.

Herold G: Innere Medizin. Köln: Eigenverlag; 2005.

Hildebrand N: Injektionen, Infusionen, Blutentnahmen. Neckarsulm: Jungjohann; 1995.

Jipp P (Hrsg.): Differenzialdiagnose internistischer Erkrankungen. 2. Aufl. München: Urban & Fischer; 2003.

Kayser F, Bienz KA, Eckert J, Zinkernagel RM (Hrsg.): Medizinische Mikrobiologie. Verstehen, Lernen, Nachschlagen. 10. Aufl. Stuttgart, New York: Thieme; 2001.

Koolman J, Röhm KH: Taschenatlas der Biochemie. 3. Aufl. Stuttgart, New York: Thieme; 2003.

Krieger S: Pathologie-Lehrbuch für Heilpraktiker. 4. Aufl. Stuttgart: Sonntag; 2003.

Lippert H: Anatomie. 7. Aufl. München: Urban & Fischer; 2001.

Lutomsky B, Flake F (Hrsg.): Leitfaden Rettungsdienst. Notfallmanagement, Organisation, Arbeitstechniken, Algorithmen. 3. Aufl. München: Urban & Fischer; 2003.

MSD Sharp & Dohme GmbH (Hrsg.): MSD-Manual der Diagnostik und Therapie. 6. Aufl. München: Urban & Fischer; 2000.

Pschyrembel. Klinisches Wörterbuch. 260. Aufl. Berlin: de Gruyter; 2004.

Rätig HJ, Alexander M: Infektionskrankheiten. Epidemiologie – Klinik – Prophylaxe. 5. Aufl. Stuttgart, New York: Thieme; 1998.

Schäffler A, Schmidt S, Raichle G (Hrsg.): Mensch, Körper, Krankheit und Biologie, Anatomie, Physiologie - 110 Overheadfolien. 4. Aufl. München: Urban & Fischer; 2000.

Schäffler A, Menche N: Pflege konkret. Innere Medizin. Lehrbuch und Atlas für Pflegende. 3. Aufl. München: Urban & Fischer; 1996.

Schoppmeyer MA, Schmidt S: Physiologie. Neckarsulm: Jungjohann; 1995.

Schwegler JS: Der Mensch – Anatomie und Physiologie. Schritt für Schritt Zusammenhänge verstehen. 3. Aufl. Stuttgart, New York: Thieme; 2002.

Siegenthaler W (Hrsg.): Siegenthalers Differentialdiagnose: Innere Krankheiten - vom Symptom zur Diagnose. 19. Aufl. Stuttgart, New York: Thieme; 2005.

Siegenthaler W (Hrsg.): Klinische Pathophysiologie. 8. Aufl. Stuttgart, New York: Thieme; 2001.

Silbernagl S, Despopoulous A: Taschenatlas der Physiologie. 6. Aufl. Stuttgart, New York: Thieme; 2003.

Sobotta J: Atlas der Anatomie des Menschen. Bd. 1 + 2. 21. Aufl. München: Urban & Fischer; 1999.

Studt HH: Allgemeine und spezielle Infektionslehre. Infektionskrankheiten, Mikrobiologie, Parasitologie, Hygiene. 13. Aufl. Stuttgart: Kohlhammer; 2003.

Thews G, Mutschler E, Vaupel P: Anatomie, Physiologie, Pathophysiologie des Menschen. 5. Aufl. Stuttgart: Wissenschaftliche Verlagsgesellschaft; 1999.

Thomas L: Labor und Diagnose. Indikation und Bewertung von Laborbefunden für die medizinische Diagnostik. 5. Aufl. Frankfurt/Main: Th-Books; 2000.

Woschnagg H, Exel W: Mein Befund. Laboruntersuchungen verständlich gemacht. 2. Aufl. Wien: Ueberreuter; 2001.

Zöllner N, Gresser U, Hehlmann R: Innere Medizin. Berlin, Heidelberg: Springer; 1991.

Abbildungsnachweis

Abb. 1, 2a u. b, 4, 5, 6, 7, 8, 10, 11, 12, 14, 15
 Faller A: Der Körper des Menschen. Einführung in Bau und Funktion. 14. Aufl. Stuttgart, New York: Thieme; 2004.

Abb. 13
 Schwegler JS: Der Mensch – Anatomie und Physiologie. Schritt für Schritt Zusammenhänge verstehen. 3. Aufl. Stuttgart, New York: Thieme; 2002.

Sachverzeichnis

A

A-B-C-D-Regel 363
AB0-System 32
Abdomen
- akutes 71, 198, 203 f.
Abfallbeseitigung 354
Ablatio retinae 224
Abort 263 f., 396
Abszess 51, 65, 75, 119, 141, 198, 201, 203, 205, 222, 241, 249, 261, 267, 272, 318
Achalasie 187 ff.
Adenoviren 12 f., 96, 134, 167, 222 f., 332 f.
Adiuretin 57, 108 f.
Adnexitis 265
Adrenalin 77, 112 f., 124, 204, 366
Affektivität 385, 387, 391
- Störungen der 385, 387
Agonist 234, 291
AIDS 22, 152, 169, 187, 277, 328, 334
Akromegalie 62, 98, 114 f., 125, 297
Aldosteron 55 ff., 80, 112, 121, 123
Alkoholismus 187
Allergien 13, 30 f., 47 f., 66, 96, 274, 352
Alzheimer-Krankheit 294, 382
Amenorrhöe 109, 115 f., 122, 125, 208, 263, 393
Amnesien 300 f., 383, 392
Analfissur 197
Analgetikanephropathie 69
Anämie 164, 166, 169, 171
- hämolytische 38, 40, 47, 51, 62, 157, 166, 170, 207
- renale 38, 42, 60
- Symptome 69, 195, 199, 307 f.
Androgene 112, 122, 184
Aneurysma 99, 300
Angina pectoris 77, 83 f., 93, 100, 363
Angiopathien 48
Angstneurose 389
Anorexia nervosa 393
Anpassungsstörungen 389
Antagonist 32, 37
Antigene 30 ff., 47, 66, 274, 397
Antikörper 30 ff., 46 f., 66, 96, 115, 117, 119, 124, 169 f., 241, 258, 280, 333
Antikörpernachweis 140, 141, 151, 166
Antriebsstörungen 385 ff., 391
Aorteninsuffizienz 93

Aortenisthmusstenose 90, 92, 98
Aortenstenose 83, 90, 92 f., 99
Apnoe 8
Appendizitis 197, 202
Arterien 49, 56, 74 ff., 79 ff., 100 f., 183
Arteriitis temporalis 101
Arteriolen 55, 79 f., 180, 254
Arteriosklerose 83 f., 89, 98 ff., 115, 126, 297, 300
Arthritis
- reaktive 241, 244
Arthrose 241, 244, 296
Asbestose 17
Asthma bronchiale 9, 11, 15 f., 20, 25
Astigmatismus 225
Aszites 89, 204, 208, 210 f.
Atelektasen 11, 24, 26, 206
Atemexkursionen 7 f., 18
Atemgrößen 7
Atemlähmung 149, 152
Atemmuskulatur 6 f., 148
Atemverschiebbarkeit 9
Atemwege
- zuleitende 4, 6
Atlas 231
Atmung
- innere 4
- unwillkürliche 6
- willkürliche 6 f.
Augapfel 216, 225
Auge 81, 149, 167, 218, 222 ff., 272
Augenbindehaut 145
Augenhäute 194, 216 f.
Augenhintergrund 98, 217
Augeninfektion 162
Augenkammern 216, 224
Augenlider 66, 218, 222, 276, 297
Augensymptomatik 152
Ausatmung 6 f., 15 f.
Auskultation 9, 17, 21 f., 24, 60, 78, 81, 86, 96, 110, 369
Axis 231

B

Bakterien 133
Bakteriengifte 134
Bakteriophagen 134
Bandscheiben 244
Bandscheibenvorfall 238 ff., 247

Basaliom 278 f.
Bauchfell 176, 182, 201
Bauchfellentzündung 202
Bauchspeicheldrüse 106 f., 113, 176, 178 f., 182 f.
Befruchtung 255 ff., 396 f.
Behandlungsverbot 136, 138 ff., 252, 331 ff., 337, 339
Belastungsstörungen 389
Bewegungsapparat 120, 216 f., 229 f., 234, 278
Bewusstseinsstörungen 151, 297 f., 300, 366, 382 f., 391
Bilirubin 29, 35, 40, 62, 184 f., 204, 206 ff., 210
Bindehaut 141, 165, 167, 223
Blue bloater 16
Blumberg-Zeichen 198
Blut 4, 10, 15, 18, 27 ff., 31 ff., 35 ff., 40, 46 f., 51, 55 ff., 59 f., 63, 65 ff., 69 ff., 74 ff., 79 ff., 84 f., 90, 93, 95, 97, 99, 103, 106, 109 ff., 118, 124, 127 f., 132, 136, 176, 180, 182 ff., 194 ff., 199, 206 ff., 237, 242, 246, 252, 254 f., 274, 282, 285, 288 f., 291, 299, 332, 335, 339, 351 f., 358 f., 366
Blutbild
– großes 36
– kleines 36
Blutdiagnostik 63
Blutdruck 19, 54, 56 f., 67, 80 ff., 93, 97, 100, 109, 123, 128, 137, 192, 204, 301, 363, 365 f., 368 f.
Blutentnahme 126, 359
Bluterkrankheit 48
Blutgasanalyse 10
Blutgerinnung 31
Blut-Liquor-Schranke 289, 291
Blutgruppen 32, 397
Blutplasma 28, 42, 49, 192, 289
Blutstillung 28, 31 f., 196, 199, 299 f., 358, 365
Blutungen
– akute 38, 208
– gastrointestinale 39, 195, 199
Blutzellen 27 ff., 36, 39, 396
Borkenflechte 338
Borrelia recurrentis 171, 332 f.
Botulismus 136, 152, 225, 330, 333
Bradykardie 59, 86 ff., 97, 116, 118, 146 f., 154 f., 165, 168, 172, 299, 369, 393
Bronchialkarzinom 18, 23, 114, 122, 246
Bronchiektasen 9 f., 14, 24, 26, 144, 206
Bronchien 4 ff., 9, 16, 21 f., 24, 147, 177, 293
Bronchitis 140, 154, 167
– akute 9, 13, 22
– chronische 11, 14, 16 f., 20, 25, 42, 206
Bronchophonie 8 f.
Bronchopneumonie 9, 14, 22, 140, 145, 147, 154 f., 164, 171

Bronchoskopie 10, 23
Brucella-Spezies 333
Brucellose 13, 51, 165, 333
Brustfell 6
BSG 15, 17 f., 22, 24, 35 f., 43 ff., 65, 85, 95 f., 103, 119, 241 ff., 246, 275
Bulimie 393

C

Calcitonin 107, 110 f., 120, 236, 238
Candidosis 277
Cauda-equina-Syndrom 239
Chalazion 222
Chlamydia
– psittaci 21, 146, 332 f.
– trachomatis 160, 337, 397
Chlamydien 21 f., 61, 133, 222, 244, 267, 396
Cholelithiasis 62, 194, 198, 200, 209
Cholera 136, 154, 195, 200, 330, 333, 335, 338 ff.
Choleragesicht 154
Cholezystitis
– akute 210
Chondrosarkom 245, 319
Clostridium botulinum 136, 152, 200, 332 f.
Colitis ulcerosa 198 ff., 275
Colon irritabile 196
Coma diabeticum 96, 126 f., 366
Commotio cerebri 300
Conjunctivitis epidemica 167, 223, 333
Conn-Syndrom 121
Contusio cerebri 300
Cor pulmonale
– chronisches 20, 24, 89
Corynebacterium diphtheriae 137, 145, 332 f.
Coxiella burnetii 21, 147, 332 f.
Cryptosporidium parvum 157, 332
Cushing-Syndrom 35, 98, 121 f., 236, 244

D

Darmverschluss 194, 201
Denkstörungen 383 f., 386 f., 391 f.
Depression 99, 278, 291, 294, 382, 386
Dermatitis 272 f.
Dermatomyositis 249, 278
Desinfektion 223, 350, 352 f.
Diabetes
– insipidus 17, 28, 61, 114, 365
– mellitus 61 f., 64, 90, 100, 124 ff., 200, 202, 205, 209, 217, 222 ff., 236, 240, 244, 258, 277, 297, 301, 365
– primärer 124
– sekundärer 124

Diagnostik
- bildgebende 10
Diarrhöe 59, 114, 117, 123, 126, 128, 158, 193 ff., 199 f., 205, 365
Diathesen
- hämorrhagische 37, 43, 48, 62, 168, 170 f., 195
Dickdarm 80, 156 f., 176, 179 ff., 193, 199
Diffusionsstörungen 11
Digitalisintoxikation 97
Diphtherie 13, 22, 96, 137 f., 145, 297, 329 f., 333, 338 f., 399
Distorsion 247
Divertikulitis 189, 196, 199, 201 f.
Divertikulose 196
Drüsen
- endokrine 105 f., 110
- exokrine 106, 205
Dumping-Syndrom 192
Dünndarm 80, 106, 136, 154 ff., 176, 178 ff., 183, 192 f., 199, 206
Duodenaldivertikel 193, 204
Durchblutungsstörungen
- zerebrale 297
Dysmenorrhöe 262, 266

E

Ebola-Virus 171, 332 f.
Echinokokkose 155, 334
Effloreszenzen 272
Eierstöcke 256, 263
Eileiter 254 ff., 396
Einatmung 5 f., 9, 183
Eisenmangelanämie 36 ff., 188, 195, 199
Eisenspiegel 36
Eiweiß 61, 112 f., 127, 184, 289
Eizellbildung 256
Ekzem 272 f., 279
Elektrokardiogramm (EKG) 78, 86 f.
Elektrolythaushalt 58 f., 121
Elektrophorese 28, 36, 47
Ellennerv 296
Embryonalperiode 396
Emphysemtypen 16
Empyem 272
Enanthem 272
Enddarm 176, 180 f.
Endemie 133
Endharn 55, 57
Endokard 75
Endokarditis 23, 51, 88, 91 ff., 165, 168, 187, 278
Endometriose 258, 266
Endotoxine 134

Enteritis infectiosa 156, 195, 200
Enzephalomalazie 297
Enzephalopathie 153, 169, 208 f., 330, 333
Enzymproduktion 182
EPH-Gestose 61, 264
Epidemie 133
Epidermis 270 f., 278 f.
Epididymitis 162, 258, 261
Epiglottitis 12 f., 144
Epikard 75
Epilepsie 87, 278, 291 ff., 297, 301, 391 f.
Erkrankungen
- allergische 273 f.
Ersthelfer 362, 369
Erysipel 66, 142, 276, 339
Erythem 151, 272 ff.
Erythema nodosum 17, 94, 145, 194, 198, 275
Erythrozyten 21, 28 f., 32 f., 35 f., 38 ff., 50, 55, 63, 66, 71, 112, 122, 127, 157, 166, 206 f.
Escherichia coli 328, 332 f., 340
Euthyreote Struma 116
Ewing-Sarkom 246
Exanthem 140, 141, 164 f., 168 f., 272
Exanthemstadium 140
Exitus letalis 302
Exotoxine 134
Extrasystolen 88, 96 f.
Extrauteringravidität 263
Extrinsic-System 32, 37

F

Fallot-Tetralogie 90 f.
Faustschlussprobe 82
Fazialisparese 152, 226, 228, 295, 298
Fehlgeburt 149, 168, 263
Feig- oder Feuchtwarzen 276
Fetalperiode 396
Fettleber 117, 122, 126, 208 f., 392
Fieber 138 ff.
- virusbedingtes hämorrhagisches 330, 333, 338
Fistel 194, 196, 272
Follikelreifung 256
Folsäure-Mangel-Anämie 38, 40
Folsäure 29, 38, 40
Fortpflanzungsorgane 113, 124, 251
Fraktur 241, 248
Freisetzungsreiz 57, 108 ff., 178, 180
Frühgeburt 161, 168, 170, 264, 396
FSME-Virus 151, 332 f.
Furunkel 272, 297

G

Gallenblase 183 ff., 203, 205 f., 209 f.
Gallenkapillaren 183 f.
Gallenwege 185, 206
Gastritis
- akute 187, 190 ff.
- chronische 190, 192

Gebärmutter 254 ff., 263, 266, 398
Gebärmuttersenkung 265 f.
Gebärmuttervorfall 265 f.
Geburt 33, 50, 81, 109, 113, 256, 258, 264, 335, 343, 396 ff., 400
Gedächtnisstörungen 294, 383, 386, 391
Gefäßerkrankungen
- venöse 102

Gehirn 23, 41, 80, 98, 101, 146, 148, 150, 153, 179, 216, 220, 230, 266, 279 f., 282, 284, 286 ff., 300, 365, 387, 391
Gehtest 82
Gelbfieber 172, 333
Gelbkörper 255 ff.
Gelbsucht 206
Gelenke 5, 94 f., 229, 231 f., 242, 248
Genitale
- weibliches 203

Geschlechtsdrüsen 252 f.
Geschlechtsorgane
- männliche 252
- weibliche 199

Gesetzeskunde 362
Gicht
- chronische 244

Gichtanfall
- akuter 243

Gigantismus 115
Glasknochenkrankheit 237
Glaskörper 216 f.
Glaukom
- akutes 224
- chronisches 224

Gleichgewichtsorgan 215, 219 f., 288
Gleitbruch 189
Glomerulonephritis 48, 61 ff., 65 ff., 94, 138, 140
- -Syndrom 66

Glukagon 107, 113, 183
Glukokortikoide 101, 112, 191, 194, 199, 204, 275, 280, 295
Glukose 35, 38, 41, 56, 62, 113, 127 f., 176, 184, 204, 289, 292
Glukosetoleranztest
- oraler 126

Gonorrhöe 162, 261, 337

Grand-mal-Anfall 292
Granulozyten 29 ff., 33, 47, 242
Grauer Star 223
Grawitztumor 70
Großhirn 284
Grüner Star 223

H

Haare 39, 139, 219, 270 f., 280
Haemophilus influenzae 12 f., 21, 144, 226, 332 f., 338 f., 399
Hagelkorn 222
Halluzinationen 294, 384, 386 ff., 392
Hämatom
- epidurales 299, 367
- subdurales 299 f., 367

Hämoglobin 29, 33, 36, 39 f., 62, 206 f.
Hämorrhoiden 196 f., 199, 201, 208
Harnanalyse 60
Harnblase 54, 57 f., 182, 203, 253, 255, 266
Harnkultur 63
Harnleiter 54, 57 f., 61, 64, 71, 182
Harnröhre 54, 58, 64, 67, 71, 141, 162, 253 f., 256, 259
Harnsediment 63
Harnsekret 162
Harnsystem 29, 42, 53, 80, 112, 259, 308, 367, 371
Harnwegsinfektionen
- abakterielle 65

Haut 17, 28, 39, 42, 44 f., 50, 58, 69, 94, 100, 117 f., 120, 122 f., 125 f., 132, 137 ff., 176, 181, 206 f., 242, 248 f., 253 f., 267, 269 ff., 286, 297, 302, 350, 352 f., 356 ff., 363, 365 f., 368 f., 384, 396 ff.
Hautanhangsgebilde 270 f.
Hautdrüsen 271
Hautschichten 270
Hautveränderungen 81, 139, 143, 151, 249, 262, 272
Henle-Schleife 55 f.
Hepatitis 158 ff., siehe Virushepatitis
Herpes simplex 163
Herpes simplex-Infektion 275
Herpes zoster 45, 134, 141, 152, 169, 202
Herz 8, 19 ff., 69, 73 ff., 86, 88 ff., 92 ff., 97 f., 101, 140, 146, 151, 164, 228, 241 f., 244, 280, 285, 289, 297 f., 365 ff., 396
Herzfehler 141
- angeborener 87, 90, 298

Herzhälfte
- linke 74
- rechte 74

Herzinfarkt 62, 77, 83 ff., 97, 99 ff., 103, 124, 127, 204, 358, 366 f.

Herzinsuffizienz 146, 157, 164, 171
Herzklappenfehler
- erworbener 92
Herzkrankheit
- koronare 83 f., 89, 126
Herzkranzgefäße 75, 77, 84
Herz-Kreislaufversagen 139 f., 142, 145, 148, 164, 168
Herzminutenvolumen 77, 79, 86, 116
Herzrhythmusstörungen 23, 25, 68 f., 83 ff., 88 ff., 93, 97, 120, 137, 366
Herztöne 76, 97, 302
Herzwände 75, 85, 95
Hexenschuss 240
Hiatushernien 189
Hirnabszess 150
Hirnblutungen 299, 301
Hirnerschütterung 300
Hirnhäute 288
Hirnnerven 284 f., 287 f., 290
Hirnprellung 300
Hirnquetschung 301
Hirnstamm 281, 284 f., 294, 301
Hirntod 302
Hirnvenenthrombose 297
Hitzeerschöpfung 368
Hitzekrämpfe 368
Hitzeschäden 368
Hitzschlag 367 f.
HIV-Erkrankung 169
Hoden 71, 80, 106 f., 109, 252, 254, 258, 260 f., 398
Hodendystopie 260
Hodenektopie 260
Hodenretention 260
Hodensack 252, 254, 260
Hodentorsion 261
Hodentumor
- maligner 262
Homan-Zeichen 103, 310, 372
Hormone 23, 28, 54 ff., 80, 106 ff., 115 ff., 128, 180, 183, 285, 398
Hormonsystem 56 f., 69, 105 f., 108, 183, 257, 282, 285, 366 f., 374
Hörsturz 228
HWS-Syndrom 240
Hygieneanforderungen 349 f., 357
Hyperopie 225
Hyperparathyreoidismus
- primärer 71, 204
- sekundärer 69
Hyperthyreose 62, 83, 85 f., 88, 98, 116 ff., 125, 127, 200, 236

Hypertonie
- arterielle 126, 244
Hypertriglyzeridämie 126
Hypogonadismus 115 f., 122, 236, 258
Hypokortisolismus 122 f.
Hypoparathyreoidismus 121, 200
Hypophyse 106 ff., 114, 122 f., 285, 289
Hypothalamus 106 ff., 112, 123, 285, 289
Hypothyreose 87, 99, 116, 118 f., 201, 258, 297, 369
Hypotonie 68, 92 f., 99, 116, 118, 123, 126, 128, 168, 291, 393

I

Ich-Störungen 385, 387 f.
Ikterus 39, 118, 155, 157 f., 164, 166, 168, 170 ff., 204 ff., 210
Ileus 71, 194, 196, 199, 201 ff., 206
Immunglobuline 28, 31, 184, 253
Immunkomplextyp 47
Impfen 31, 346
Impfungen 138 ff., 330, 336, 397, 399
Impotenz 115, 126, 258
Infektanämie 37 f., 42
Infektionskrankheiten 12, 22, 24, 31, 51, 131 ff., 136 ff., 207, 240, 275 f., 294, 328
Infertilität 258
Influenza 10, 96, 134, 147, 200, 333
Injektion
- intrakutane (i.c.) 357
- intramuskuläre (i.m.) 240
- intravenöse (i.v.) 359
- subkutane (s.c.) 357
Injektionstechniken 355
Inkubationszeit 133, 136 ff., 223, 275 ff., 329
Innenohr 215, 219 ff., 227, 288
Insuffizienz 10, 14 ff., 23 f., 92, 102, 118, 123, 128, 143, 195, 206
Insulin 107, 113, 124 f., 127 f., 183, 356
Insulingabe 128
Intrinsic-Faktor 37, 39, 178, 191
- -System 32, 37
Inzidenz 133
Iris 216 f.
Ischämie
- zerebrale 367
Ischiassyndrom 239 f., 260

K

Kammerdiastole 76, 79
Kammersystole 76
Kapillare 11, 30, 49, 79, 184, 274
Karbunkel 272

Karzinom
- kolorektales 194, 199
Kehlkopf 4 f., 137, 145, 147
Keuchhusten 13, 22, 24, 144, 337 ff., 399
Kleinhirn 284 ff.
Klimakterium 263
Knochenaufbau 230 f., 238
Knochenbruch 248
Knochenhaut 231
Knochennekrosen
- aseptische (ischämische) 246
Knochentumoren 71, 173, 245 f., 248
Knochentypen 230
Knotenrose 275
Kochlea 220
Kollagenosen 16, 61, 96, 277, 295, 297
Kolonpolypen 197
Koma 8, 69, 118, 123, 127 f., 137, 148, 150, 153 f., 166, 209, 292, 356, 366 ff., 382
Konjunktiva 218
Konjunktivitis 17, 47, 140, 142, 156, 167 f., 172, 222 f., 244
Kontaktekzem 48, 274
Koronararterien 75, 79 f., 84
Korsakow-Syndrom 383, 391 f.
Kreatinin-Clearance 63, 67 ff.
Kreislauf 20, 24, 29, 62, 68 f., 73 ff., 79 ff., 86, 88, 90 ff., 132, 136, 184 f., 206, 228, 244, 285, 288 f., 367
- fetaler 81
Kreislaufkollaps 156
Kreislaufschock 166
Kreislaufstillstand 152
Kreislaufstörungen 147
Kreislaufsystem 171
Kreislaufversagen 154, 155, 170, 172
Kretinismus 118
Krätze 138, 337, 339
Kugelzellanämie 38, 40
Kurzsichtigkeit 225

L

Lagerungsprobe nach Ratschow 82
Lähmungen 59, 145 ff., 202, 240, 249, 295 ff., 301, 330
Laktasemangel 193, 200
Lamellenknochen 231
Langerhans-Inseln 106, 113
Laryngitis 12 ff.
Läuse 133 f., 139, 171, 337, 339
Läusebiss 142
Lebensmittelvergiftungen 190, 200, 330 f., 333

Leber 23, 29, 31 f., 36, 42, 45, 51, 57, 68, 71, 80, 106, 109, 113, 146, 149, 155, 158 f., 164 ff., 170, 172, 176, 178, 180 ff., 192, 199, 205 ff., 210, 237, 241, 260, 266, 268, 280, 283, 396, 399
Leberausfallkoma 208 f.
Leberversagen 168
Leberzirrhose 18, 36 f., 48, 51, 120, 155, 158, 195, 197, 200, 206 ff., 391 f.
Lederhaut 216 f., 270
Legionellose 22, 333
Lepra 297, 333
Letalität 68, 84, 118, 133, 168, 171, 209
Leukämie 35, 43 ff., 51, 71, 243
- akute lymphatische 43 f.
- chronisch lymphatische 43, 45
- myeloische 43 f.
Leukozyten 28 ff., 33, 39 f., 43 ff., 61, 63 ff., 69 ff., 85, 112, 119, 122, 164, 204, 289
Linse 216 ff., 223, 225
Linsentrübung 223
Liquor cerebrospinalis 289
Listeriose 168, 333, 396
Lobärpneumonie 8 f., 21 f.
Luftröhre 4 f., 110, 177
Lumbalgie 240
Lunge 4 ff., 9 ff., 17, 19 f., 45, 57, 60, 71, 74, 79 ff., 91 f., 132, 139, 143, 146, 149, 155, 170, 192, 199, 205, 241 f., 260, 266, 268, 278, 280, 365
Lungenbläschen 4 ff., 399
Lungenembolie 11, 16, 18 ff., 88, 102 f.
Lungenemphysem 16, 25, 78
Lungenfibrosen 16, 20, 24
Lungenödem 10 f., 19 f., 26, 60, 66, 69, 84, 89 f., 93, 97, 124, 366
Lungenpest 164
Lupus erythematodes
- systemischer 96, 277, 323
Luxation 247
Lyme-Borreliose 151, 295
Lymphangitis 50, 139
Lymphödem 50
Lymphome 45, 48
- maligne 45
Lymphozyten 17, 27, 29 ff., 33, 45 f., 48 ff., 112, 119, 122, 164
Lähmungsstadium 148

M

Magen 9, 29, 38, 69 f., 83 f., 113, 123, 126, 176 ff., 181 ff., 190, 195, 203 ff., 211, 237, 265, 293, 356, 363
Magen-Darm-Trakt 149, 165

Magenkarzinom 191, 195
Magensaftproduktion 178 f.
Magenschleimhaut 178, 190 f., 194
Makroangiopathien 126
Malaria 62, 134, 166, 207, 334
Malassimilationssyndrom 120, 193, 195
Maldigestion 126, 195, 200, 205
Mamma 96, 257, 263
Mammakarzinom 18, 50, 69, 246, 267
Masern 13, 22, 24, 48, 134, 140, 150, 293, 330, 333, 338 f., 397, 399
Mastitis 267
Mastoiditis 221, 226
Mastopathie 267
Medulla spinalis 286
Meläna 191, 194 f.
Melanom 279 f.
- malignes 279
- Meningeom 280, 323
Meningismuszeichen 149, 150
Meningoenzephalitis 141, 154, 155, 169
Meningokokken-Meningitis 37, 150, 330
Menstruationszyklus 257, 266, 321
Meyer-Zeichen 310, 372
Migräne 101, 310
Mikroangiopathie 125 f.
Milzbrand 139, 330, 333
Milzruptur 51
Mitralinsuffizienz 88, 93
Mitralstenose 92 f.
Mittelnerv 296
Mittelohr 215, 219 ff., 227
Monozyten 29, 31, 33, 49, 270
Morbus 17, 39, 42, 45 f., 51, 101, 117 f., 194 f., 199 ff., 227 f., 238, 241, 243, 246 f., 275, 291, 369, 391
- Bang 165
- Basedow 311
- Bechterew 241, 243, 320
- Boeck 17
- Crohn 275, 317
- Hodgkin 152, 308
- Koch 145
- Lyme 151
- Ménière 227 f., 319, 375
- Paget 238, 320
- Perthes 247
- Scheuermann 246, 320
- Weil 168, 314
Mortalität 133
Mukosa 179, 181, 185
Mukoviszidose 16, 24, 195, 205
Multiple Sklerose 201, 225, 293, 295, 301

Mumps 150, 167, 204, 261, 330, 337, 339, 399
Mundhöhle 176 ff., 343
Muskelfaserriss 249
Muskelfaser 234, 282
Myelom 46
- multiples 46
Myogelose 249
Myokard 75 f., 83
Myokarditis 85, 87 ff., 96, 142, 145 ff., 149, 151, 154 f., 157, 164, 168, 171, 242, 278, 366
Myom 266
Myopie 224 f.
Myositis 249

N

Nägel 39, 270 f., 273, 353
Nävus 272, 280
Nase 4, 12, 132, 145, 218, 226, 248, 277 f., 287, 362 f.
Nasenbluten 171, 172
Nasennebenhöhlen 4, 12, 226
Nebengeräusche 9
- pathologische 9
Nebenhoden 252, 254
Nebennieren 23, 106 f., 111
Nebennierenrinde 57, 109, 112, 121 f., 258
Nebennierenschädigung 145
Nebenschilddrüsen 106 f., 110 f., 120 f.
Nephron 54
Nephrotisches Syndrom 36, 61, 63, 66
Nervensystem
- peripheres 282, 284, 287
- somatisches 284
- vegetatives 80, 112, 202, 234, 284 f., 289
- zentrales 209, 282, 284
Nervenzelle 282 f.
Nesselsucht 47, 274
Netzhaut 149, 216 ff., 224 f., 287
Netzhautablösung 224
Netzhautentzündung 170
Neurodermitis 273
Neuroglia 282
Nieren 4, 54 f., 57, 59 ff., 89, 101, 111, 114, 146, 164, 172, 202, 237, 278
Niereninsuffizienz 19, 42, 47, 59 f., 65 ff., 98, 120, 125, 157, 236, 259, 294
- chronische 308
Nierentuberkulose 145
Nierentumoren 42, 60 ff., 70
Nierenversagen 67 f., 146, 168, 172, 204, 278
- akutes 67, 204, 308
Nierenzysten 70, 309
Nitrit 61, 64 f., 70

Non-Hodgkin-Lymphom 45, 169
Noradrenalin 80, 112 f.
Notfall 13, 15, 19 f., 38, 71, 83, 85, 88, 97 f., 101, 103, 128, 191, 198, 202, 204, 209 f., 224, 227 f., 239 f., 248, 261 f., 264 f., 292, 298 f., 358, 362

O

Obstipation 59, 118, 120 f., 123, 126, 136, 152, 154, 158, 187, 196 f., 199 f., 240, 266, 291, 294, 393
Ohren 120, 132, 139 ff., 176, 221, 225
Ohrenschmalzpfropf 226
Ohrmuschel 219 ff., 225 f.
Ohrspiegelung 221
Ohrtrompete 215, 219, 226, 248
Orchitis 147, 165, 167, 258, 261
Ornithose 22, 275, 333
Ösophagitis 187, 189 f., 306
Ösophagus 23, 136, 177 f., 187 ff., 195, 278
Ösophagus-Karzinom 187 f., 195, 318
Ösophagusdivertikel 188
Osteomalazie 69, 120, 195, 208, 236 f.
Osteomyelitis 12, 144, 241, 248 f., 297
Osteoporose 122, 236, 242, 244, 248, 263
Osteosarkom 238, 245
Otitis 12, 23, 51, 66, 221, 225 f., 241, 295, 339
- externa 221, 225, 319
- media 140, 141, 144, 147
- media, akute 226, 318
Otosklerose 227, 237
Otoskopie 221
Ovarialkarzinom 265
Ovarien 106, 109, 254, 257 f., 266, 268
Oxytocin 108 f., 285

P

Pancoast-Tumor 23
Pandemie 133
Pankreas 80, 106, 113, 124, 178 ff., 182 f., 185, 195, 204, 206, 396
Pankreaskarzinom 124, 200, 205
Pankreatitis 18, 62, 84, 120, 124, 147, 167, 195, 200, 202, 204 f., 210 f., 392
- akute 62, 202, 204, 316, 375
- chronische 124, 195, 204 f., 317
Paramnesie 383
Parasiten 134
Parasympathikus 77, 80, 87, 126, 179, 217, 254, 284, 288 ff.
Paratyphus 51, 155, 200, 330, 333, 335, 339 f.
Parkinson-Syndrom 291
Paukenhöhle 219, 227, 248
Payr-Zeichen 103, 310, 372

Penis 58, 163, 252 ff., 262, 276
Perfusionsstörungen 11
Perikard 50, 73, 75, 182
Perikarditis 23, 69, 85, 89, 96 f., 242, 278
- akute 96
- chronisch konstriktive 97, 309
- exsudativa 96
- sicca 96
Periost 231, 241
Peritoneum 182, 263
Peritonitis 69, 139, 156, 162, 198, 202 ff., 211
Perkussion 8, 25 f., 60, 78, 96, 369
Persönlichkeitsstörungen 390
Pest 143, 164, 330, 333, 339
Petit-mal-Epilepsie 293
Pfeiffer-Drüsenfieber 164
pH-Wert 7, 10, 28, 59 ff., 64 f., 69, 71, 179
Phäochromozytom 62, 98, 123, 125
Pharyngitis 12, 144, 167, 306
Pharynx 5, 25, 177
Phimose 262
Phlebothrombose 102
Phlegmone 142, 272
Pilze 135
Pink puffer 16
Plenomegalie 170
Pleurapunktion 10, 18 f.
Pleuritis 9, 11, 18, 22 f., 25, 69, 242, 278
- exsudativa 18, 23
Pleuritis sicca 9, 18, 25
Pneumocystis-carinii-Pneumonie 22
Pneumonie 21 ff., 141, 144, 163, 165
- atypische 146, 147, 170
Pneumothorax 8 f., 11, 16, 19
Poliomyelitis 134, 149, 150, 301, 330, 333, 339, 397, 399
Polyarthritis 95, 236, 241 f.
- chronische 236, 241 f., 320
Polyglobulie 16, 25, 35, 42 f., 70 f., 83, 91
Polyneuropathien 296, 392
Polyzythämie 43, 51, 243, 297
Prämenstruelles Syndrom 262
Praxisausstattung 354
Primärharn 55 ff., 70
Prolaktin 109, 115 f., 398
Prolaktinom 115
Prostata 252 ff., 259 f., 293
Prostatahyperplasie 259, 322
Prostatakarzinom 61 f., 246, 259, 322
Prostatitis 163, 258 f., 261
Protozoen 134
Pseudokrupp 13

Psittakose 22, 146
Psoriasis vulgaris 272
Psychosen 69, 278, 386 f., 391
- chronisch symptomatische 391
- endogene 382, 386
- organisch bedingte 382, 391 f.
- psychogene 382, 389
Psychosyndrom 128, 383, 391
Pulmonalklappenstenose 92
Pyelonephritis 61 ff., 68, 125
- akute 64, 308
- chronische 65, 68, 125, 308

Q
Q-Fieber 22, 147, 333
Quincke-Ödem 274 f., 323

R
Rachen 4 f., 12, 49, 137, 140 f., 145, 164, 176 ff., 219, 248, 276, 288
Rachenabstrich 147, 168
Rachenepithel 149
Rachensekret 144, 149
Rachitis 120, 236
Reaktion 17, 47 f., 55, 59 ff., 64, 90, 106, 108, 128, 132, 187, 193, 196, 202, 222, 245, 271, 274 f., 277, 286, 302, 329, 366, 389
- zytotoxische 47
Refluxkrankheit 187
Refluxösophagitis 187, 189
Regenbogenhaut 216 f.
Reitersyndrom 244
Reizleitungsstörungen 87
Reizmagen 190
Reizweiterleitung 282 f.
Retina 217
Rhesus-System 32
Rheuma 241
Rhinitis 12, 14, 47
- akute 12, 306
Rickettsien 21 f., 133
Rinne-Test 221
Rotavirus 332
Röteln 37, 90, 134, 141, 330, 334, 397, 399
Rückenmark 153, 202, 232, 282, 284, 286 f., 289
Rumpel-Leede-Test 37

S
Sarkoidose 16 f., 115, 241, 244, 275
SAS 25
Säuglingsbotulismus 152
Säuglingssyphilis 161

Schädelbasisfraktur 248
Scharlach 13, 37, 48, 66, 140, 329, 337, 339
Schellong-Test 81, 126
Schielen 136, 152, 225
Schilddrüse 5, 106 f., 109 ff., 116 ff., 396
Schilddrüsenkarzinom 117, 119
Schilling-Test 37
Schizophrenie 387 f.
Schlafapnoesyndrom 25
Schlagvolumen 77, 80, 86, 93
Schock 8, 19 f., 38, 47, 67, 84, 86, 90, 101, 123, 128, 137, 142, 145 f., 171, 193, 196, 199, 201 ff., 274, 356 f., 362, 365 f.
- anaphylaktischer 155
- hypoglykämischer 126, 128 f., 374
- hypovolämischer 38, 137, 154, 193, 196, 199, 312, 316, 318, 365, 367
- kardiogener 84, 97
- septischer 201, 203
Schuppenflechte 272
Schwangerschaft 20, 28, 33, 39 f., 61 f., 90, 99, 103, 109, 116, 141, 149, 187, 197, 201, 227, 240, 255, 257 f., 263 ff., 273, 277, 297, 386, 395, 397
Schwangerschaftsabbruch 264
Schwangerschaftserbrechen 264
Schwangerschaftsvorsorge 397
Schwartz-Bartter-Syndrom 28, 114
Sehvorgang 218
Shigellenruhr 156, 200, 340
Sichelzellanämie 38, 41
Silikose 16
Sinnestäuschungen 384
Sinusitis 12, 51, 144, 295
Sinusoide 183 f.
Skabies 138, 337, 339
Skelett 23, 45, 230, 246, 260, 396
Skelettmuskulatur 49, 80, 85, 234, 284
Sklerodermie 278
Skrotum 252, 254, 260
Soforttyp 47, 366
Sondergeräusche 9
Sonnenstich 368
Spannungsthorax 19
Spätreaktion 48
Speicheldrüsen 148, 167, 176
Speichennerv 296
Speiseröhre 5, 74, 80, 176 ff., 187, 189 f., 277
Sperma 169, 254
Spinaliom 279
Spinalnerven 282, 284, 286 f.
Splenomegalie 141, 142
Splenomegalie 40, 44, 51, 89, 95, 208

Spongiosa 231
Sprachentwicklung 400
Sprue 40, 193, 195
Sputum 10, 20, 24, 89, 139, 143 ff., 164, 332
Stenose 78, 83 f., 92 f., 101, 160, 195
Sterilisation 350 f.
Sterilisationsverfahren 350 f.
Sterilität 162, 167, 258, 261, 353
Störungen 8, 11, 19 f., 39 f., 42, 48, 59 f., 64, 70, 85, 87, 95, 97, 100, 106, 121 f., 124 ff., 128, 136, 190, 195 f., 227, 237, 240, 258, 260, 262 ff., 273, 278, 292 ff., 297, 300 f., 366 ff., 369, 382 ff., 391
- neurotische 389
Strabismus 225
Subarachnoidalblutung 299 f.
Subkutis 270, 275, 396
Suizidneigung 386
Suizidrisiko 387
Sympathikus 77, 80, 217, 284, 289 f., 365
Synapse 283, 290
Syndrom 17, 19, 23, 28, 35 f., 39, 45 ff., 61, 63, 66 f., 83 f., 86 ff., 90, 98 f., 101, 103, 114 f., 121 ff., 125, 128, 187 f., 192, 195, 211, 223, 236 f., 239 f., 244, 262, 278, 291, 293, 297, 328, 330, 383, 391 f.
- adrenogenitales 122, 310
Synergisten 234
Syphilis 99, 160, 396 f.
System
- lymphatisches 49 f.

T

T4-Lymphozyten 169
Tachykardie 15, 20, 38, 59, 68, 86, 89, 95, 99, 117 f., 123, 128, 192, 201 f., 206, 368 f.
Testosteron 112, 122 f., 252, 260
Tetanus 397, 399
Thalassämie 38, 41
Thoraxdeformitäten 7, 11
Thrombophlebitis 102, 197, 297, 358
Thrombozyten 28 f., 31 ff., 37, 39 f., 43 ff., 112, 122, 157
Thrombozytopenie 48, 62, 157, 166, 168, 170
Thyreoiditis 118 f., 167
- de Quervain 119, 311
- Hashimoto 118 f.
Thyroxin (T4) 107, 110 f., 116 ff.
Tinnitus aurium 227 f.
Tod 66, 68, 136, 153, 158 f., 168 ff., 302, 330 f., 344
- biologischer 302
- klinischer 302
Todgeburt 149, 161, 168, 170
Tollwut 148, 330, 333

Tonsillenabszess 140
Tonsillitis 51, 241
- akute 51
Toxoplasmose 134, 149, 169, 334, 397
Tränenapparat 216, 218
Trauma 19, 38, 50, 228, 247 f., 261, 263, 299 f., 365, 391
- akustisches 228, 318
Trichinose 157, 333
Trigeminusneuralgie 294 f.
Trijodthyronin (T3) 107, 110 f., 116 ff.
Trommelfell 215, 219 ff., 226, 248
Tubenkatarrh 221
Tuberkulose 9, 70, 123, 144, 145, 169, 188, 195, 275, 330 f., 333, 335 f.
Tumoren 8, 12, 23 f., 35 f., 37 ff., 42, 46, 50, 62, 64, 70 f., 98, 103, 114, 121 ff., 169, 188, 199, 201, 205, 211, 222, 228, 243, 245 f., 258 ff., 262 f., 267, 278 f., 292 f.
Typhus abdominalis 51, 154, 200, 339 f.
- exanthematicus 51, 142, 200, 339 f.

U

Ulcus duodeni 194 f.
- molle 161, 316, 337
- ventriculi 192, 194 f., 203
Universalempfänger 32
Universalspender 32
Unterkühlung 13, 64, 87, 243, 369
Urämie 18 f., 48, 60, 68, 96, 137, 154, 157, 166, 202, 292, 297, 391
Urolithiasis 62, 71
Urtikaria 47, 274 f., 366
Uterus 253 ff., 258, 264 ff., 396, 398
Uteruskarzinom 62, 266

V

Vagina 160, 163, 254 f., 258, 265 ff.
Vaginitis 266
Varikozele 258, 260
Varizellen 222
Varizen/Varikosis 102
Venen 19, 74, 79 ff., 102 f., 254, 299, 365
Venolen 79, 180
Ventilationsstörungen 11, 14, 16
- chronisch obstruktive 14
- obstruktive 11
- restriktive 11
Ventilpneumothorax 19
Verbrennungen 28, 71, 190 f., 194, 365, 367
Verdauungssystem 29, 39, 62, 84, 136, 154, 175, 179, 367, 374

Verrenkung 247
Verruca vulgaris 276
Verschlusskrankheit 82, 100, 126, 297
– periphere arterielle 82, 100, 126, 297
Virchow'sche Trias 103
Viren 134
Virushepatitis 207 f., 330, 335, 339 f.
– akute 312, 335
Vitamin B_{12}-Mangel-Anämie 37 ff., 48, 191, 195, 308
Vitamin B_{12} 29, 37, 40, 178, 184, 186, 191, 282, 297
Vitiligo 280
Vorhaut 253, 262
Vorhofdiastole 76
Vorhofsystole 76
Vulva 256, 266, 276

W

Wahn 384
Wahrnehmungsstörungen 384, 386 f.
Warzen 163, 272
Wasserhaushalt 125, 285
Weber-Test 221
Weichteilerkrankungen 241, 245
Weitsichtigkeit 225

Wilms-Tumor 60, 70, 260, 309
Windpocken 141, 316, 337, 339, 399
Wirbelsäule 7, 23, 54, 230, 237 ff., 243, 245 f., 268, 287, 363
Wochenbett 398

X

Xanthelasma 222

Z

Zähne 58, 95, 115, 161, 176 f., 224, 287, 342, 363, 400
Zervikalsyndrom 240
Ziliarkörper 216 f.
Zöliakie 193, 195, 200, 297
Zunge 39, 115, 176 f., 140, 154, 190, 288, 295, 363
Zwang 189, 384
Zwangsneurosen 389
Zwischenhirn 284 f.
Zyste 70, 155, 222, 272
Zystenniere 60 ff., 68, 70, 309
Zystitis 61 f., 64 f., 163
Zytomegalie 163, 169, 170
Zytoplasma 29, 133

Punktion – Einstechen mit spezieller Nadel in Gefäße, Körperhohlräume um Körperflüssigkeiten oder Gewebe zu entnehmen

Sonographie – Ultraschalldiagnostik

Biopsie – Entnahme von Gewebeprobe am lebenden Patienten

Laparoskopie – Bauchspiegelung

Tomographie – Schichtaufnahme

Angiographie – Darstellung Gefäße

Computertomographie, CT – schichtweises röntgen / Schichtaufnahme

Kernspin = bildgebendes Verfahren ohne ionisierende Strahlung
(im Gegensatz zum CT)
auch MRT (Magnetresonanztomographie)

Laparoskopie (Spiegelung)
Endoskopie – Betrachtung von Körperhöhlen, Hohlorganen mit Endoskop – operative Eingriffe

Anamnese:
Lokalisation: Wo sind Schmerzen? Seit wann? Essen / Trinken?
· Wann haben Sie begonnen?   V. Auslandsaufenthalte
· Begleiterscheinungen?
· Eß-Trink- u. Schlafgewohnheiten
· Arbeit – Weg, Noxen, Chemikalien
· Medikamente, Allergien